I0882157

Gela Becker, Klaus Hennicke, Michael Klein, Mirjam N. Landgraf (Hrsg.)

Erwachsene mit Fetalen Alkoholspektrumstörungen

Gela Becker, Klaus Hennicke, Michael Klein, Mirjam N. Landgraf (Hrsg.)

Erwachsene mit Fetalen Alkoholspektrum-störungen

Diagnostik, Screening, Intervention, Suchtprävention

2. Auflage

DE GRUYTER

Herausgeber

Dipl. Psych. Gela Becker
Evangelischer Verein Sonnenhof e. V.
Neuendorfer Str. 60,
13585 Berlin
fasd-sprechstunde@ev-sonnenhof.de

Prof. Dr. rer. nat. Michael Klein
Katholische Hochschule NRW
Wörthstr. 10,
50668 Köln
mikle@katho-nrw.de

Prof. Dr. med. Klaus Hennicke
Nelkenstr. 3,
12203 Berlin
klaus.hennicke@posteo.de

Priv. Doz. Dr. med. Dipl.-Psych.
Mirjam N. Landgraf
LMU – Klinikum der Universität München
Kinderklinik und Kinderpoliklinik im
Dr. von Haunerschen Kinderspital
Lindwurmstr. 4
80337 München
Mirjam.Landgraf@med.uni-muenchen.de

Das Buch enthält 20 Abbildungen und 8 Tabellen.

ISBN: 978-3-11-059595-6
e-ISBN (PDF): 978-3-11-059449-2
e-ISBN (EPUB): 978-3-11-059378-5

Library of Congress Control Number: 2019947584

Bibliografische Information der Deutschen Nationalbibliothek
Die Deutsche Nationalbibliothek verzeichnet diese Publikation in der Deutschen Nationalbibliographie; detaillierte bibliografische Daten sind im Internet über http://dnb.d-nb.de abrufbar.

Einbandabbildung: Malerei eines Bewohners des Sonnenhofs, 22 Jahre alt, FASD
Satz/Datenkonvertierung: L42 AG, Berlin
Druck und Bindung: CPI Books GmbH, Leck

www.degruyter.com

Geleitwort der ehemaligen Bundesdrogenbeauftragten[1]

Liebe Leserinnen und Leser,
die Situation von FASD-Betroffenen hat sich in den letzten Jahren erfreulicherweise deutlich verbessert. FASD mit seinen besonderen Problemlagen ist in der Gesellschaft und der Politik angekommen. Die Bereitschaft zur Unterstützung der Betroffenen und ihrer Familien wächst und die besonderen Bedarfe der Menschen mit FASD werden zunehmend anerkannt und in der Betreuung und Versorgung berücksichtigt. Die S3-Leitlinie zur Diagnostik von FAS bei Kindern und Jugendlichen, deren Erarbeitung ich unterstützt habe, ist sicher als ein Meilenstein in der Diagnostik von FASD zu sehen. Eine frühe, korrekte Diagnose ist wichtig, um die betroffenen Kinder und Jugendlichen adäquat zu fördern und ihnen ein selbstständiges Leben zu ermöglichen. Damit ist Deutschland international Vorreiter. Und die daraus entstandenen Materialien (Buch sowie Pocketguide für die Kitteltasche) sind mittlerweile unter Fachkräften weit verbreitet. Dennoch gibt es noch eine Menge zu tun, insbesondere für die Jugendlichen und Erwachsenen mit FASD. Für diese sind die erforderlichen Hilfen und die Integrationsangebote ins Arbeitsleben und im Bereich Wohnen noch ungenügend.

Die Versorgungsangebote müssen den speziellen Bedürfnissen von Menschen mit FASD besser gerecht werden, damit sich ihre Teilhabechancen erhöhen. Ich habe mich dafür eingesetzt, dass spezielle Präventionskurse für FASD-Betroffene in das Präventionsangebot der gesetzlichen Krankenkassen aufgenommen wurden. Dies war wichtig, damit möglichst viele Kinder und Jugendliche mit FASD durch solche Kurse darin unterstützt werden, nicht selbst als Erwachsene Alkohol-/Drogenmissbrauch oder Suchtstörungen zu entwickeln.

Die Neuauflage „Erwachsene mit Fetalen Alkoholspektrumstörungen“ bietet neben einem fundierten Überblick zum Thema FASD eine Fülle an praxisrelevanten Informationen und Ansätzen. Die enthaltenen individualisierbaren Materialien und praxistauglichen Bausteine für ein Gruppenangebot stellen eine solide Hilfe für die Institutionen dar, die Menschen mit FASD ganz konkret in ihren Einrichtungen unterstützen wollen.

Ich wünsche mir, dass dieses praxisorientierte Buch rasch weite Verbreitung findet und bin mir sicher, dass es einen wichtigen Baustein in der Weiterentwicklung einer bedarfsgerechten Betreuung von erwachsenen Menschen mit FASD ist.

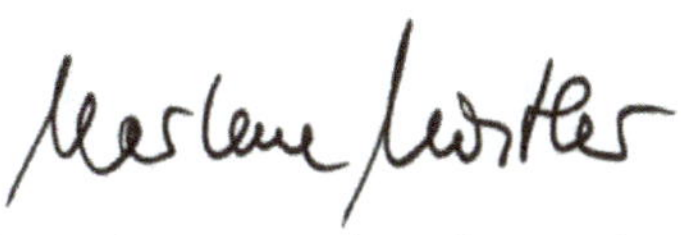

ehemalige Drogenbeauftragte der Bundesregierung

1 Frau Mortler wechselte zum 01.07.2019 als Abgeordnete in das Europäische Parlament. Die Nachfolge als Bundesdrogenbeauftragte(r) stand zum Zeitpunkt der Drucklegung des Buches noch nicht fest.

https://doi.org/10.1515/9783110594492-201

Vorwort 1. Auflage

Der Evangelische Verein Sonnenhof e. V. in Berlin-Spandau hat sich bereits vor 15 Jahren auf die Diagnostik von Kindern und Erwachsenen mit Fetalen Alkoholspektrumstörungen (FASD) spezialisiert. In Zusammenarbeit mit der zuständigen Senatsverwaltung, den Fachdiensten, der Patientenvertretung FASD Deutschland e. V. sowie dem Diakonischen Werk als Spitzenverband hat der Evangelische Verein Sonnenhof 2004 mit dem Aufbau und der Konzipierung der bundesweit ersten Betreuungsformen für Menschen mit Fetalen Alkoholspektrumstörungen begonnen. Nicht zuletzt mit der fachlichen Unterstützung und Begleitung durch Prof. Hans-Ludwig Spohr konnte eine differenzierte Diagnostik in Theorie und Praxis entwickelt und ein therapeutisch begründetes Versorgungsangebot aufgebaut werden. Durch Vernetzungsarbeit sowie durch den Aufbau eines breiten Fortbildungsangebotes konnten weitere Träger und Kooperationspartner gewonnen und zumindest in Berlin die Versorgung im Rahmen der Behindertenhilfe deutlich verbessert werden.

In dieser Zeit wurde deutlich, dass ein großer Teil der intensiv geförderten Kinder als Erwachsene, nach Phasen von Substanzmissbrauch, Suchtstörungen entwickelt haben (konkordant mit der amerikanischen Langzeitstudie von Streissguth et al., 1996) und aus einer Reihe von Gründen, die im Folgenden vorgestellt werden, die vorhandenen Angebote der Suchthilfe nicht annehmen konnten.

Den Schwerpunktsetzungen der Bundesdrogenbeauftragten Frau Marlene Mortler, die sich intensiv für die Belange von Menschen mit FASD einsetzt, verdanken wir den Auftrag, ein Modellprojekt für Erwachsene mit FASD und vergleichbaren Beeinträchtigungen sowie riskantem bis abhängigem Alkohol- / Drogenkonsum zu konzipieren.

Während dieser intensiven Projektentwicklung wurde deutlich, dass die großen Hilfesysteme, wie Eingliederungs- und Suchthilfe, die für die Betreuung der Betroffenen zuständig sind, zunächst Information und Aufklärung über die besondere Problematik dieser Menschen benötigen. Unsere bisherigen umfangreichen Erfahrungen mit FASD wollen wir daher nutzen, um den Erfahrungs- und Wissenstransfer zu beschleunigen: Aus dem (mit Blick auf Einrichtungen, die diese Behinderung noch nicht zur Kenntnis genommen haben) „dritten Schritt vor dem ersten" wollen wir einen Dreischritt machen. Zugang finden können die Betroffenen nur, wenn sie in den sie betreffenden Hilfesystemen auch identifiziert und diagnostiziert werden können. Sie als Leserinnen und Leser erhalten daher als Ergebnis unserer interdisziplinären und multiprofessionellen Projektgruppe ein Hand- und Arbeitsbuch, das Ihnen als ersten Schritt einen Überblick über die komplexe Versorgungsproblematik vermittelt, die unter verschiedenen Aspekten in allen Kapiteln thematisiert wird, eine Art Leitmotiv für die Autorinnen und Autoren. Ausführlich wird die Diagnostik von Kindern und Erwachsenen eingeführt und ein Überblick über Screening-Modelle im Erwachsenenbereich wird gegeben (insbesondere mit Vorstellung des Life History Screen). Im zweiten Schritt diskutieren wir evaluierte Interventionsansätze für Menschen mit

https://doi.org/10.1515/9783110594492-202

FASD und vergleichbaren Beeinträchtigungen. Im dritten Hauptschritt stellen wir unser interdisziplinär entwickeltes Modellprojekt einer Clearinggruppe für erwachsene Menschen mit FASD/vergleichbaren Behinderungen und Suchtproblematik, vor.

Gela Becker, Klaus Hennicke, Michael Klein
Berlin, Köln im Mai 2015

Vorwort

Fetale Alkoholspektrumstörungen (FASD) werden durch Alkoholexposition während der intrauterinen Entwicklung verursacht und können zu dauerhaften hirnorganischen Funktionsstörungen führen. Inzwischen werden FASD- betroffene Menschen durch eine erhöhte Sensibilisierung der Fachöffentlichkeit deutlich häufiger wahrgenommen. Im Erwachsenenbereich gibt es jedoch nach wie vor Defizite mit der Folge, dass Betroffene fehldiagnostiziert, nicht fachgerecht behandelt und in den Versorgungsangeboten der Eingliederungshilfe oder der Suchthilfe unzureichend betreut werden. Spezialisierte Diagnostik-, Therapie- und Betreuungsmöglichkeiten für Menschen mit dieser komplexen und tiefgreifenden Behinderung sind auch im Erwachsenenalter notwendig – erste Schritte dazu werden im vorliegenden Buch vorgestellt. Die mit der Einführung des Bundesteilhabegesetzes und der Pflegeleistungsgesetze entstehenden neuen Problematiken werden kritisch diskutiert.

Mit der überarbeiteten und ergänzten zweiten Auflage „Erwachsene mit Fetalen Alkoholspektrumstörungen" und der Erweiterung des Herausgeberkreises wird ein praxisbezogenes Buch vorgelegt, das einen umfassenden Überblick zu den folgenden Themen bietet:
- Einführung in die Versorgungsproblematik im Bereich Betreuung, Justiz und Forensik
- Überblick zum aktuellen Forschungsstand zu FASD und zur Bedeutung der exekutiven Funktionen
- Beeinträchtigungen der Teilhabe infolge Einschränkungen der exekutiven Funktionen äquivalent zur Intelligenzminderung trotz durchschnittlich getestetem IQ
- Praxisrelevanter Einstieg in die Diagnostik von betroffenen Erwachsenen
- Vorstellung eines für Deutschland evaluierten biographischen Screening-Ansatzes (BSI)
- Informationen zum aktuellen Stand der Weiterentwicklungen in den Klassifikationssystemen DSM-5 und ICD-11
- Hinweise zu Interventionsansätzen – auch in der Suchthilfe
- Individualisierbare Materialien und praxisorientierte, maßgeschneiderte prätherapeutische Bausteine für ein Gruppenangebot.

Die Pilottestung des in der Erstauflage vorgestellten Modellprojektes hat nicht nur eine hohe Zustimmung bei den Teilnehmenden gefunden, sondern ergab deutliche Hinweise für weitere differenzierte Behandlungsansätze. Der neu aufgenommene Beitrag von Natalie N. Brown – einer ausgewiesenen Forscherin zum Thema exekutive Funktionen und FASD – liefert dazu den aktuellen Forschungsstand.

Mit Unterstützung des Bundesdrogenbeauftragten konnte unser Modellprojekt in die kassenfinanzierten Gesundheitskurse mit den Schwerpunkten Stressbewälti-

https://doi.org/10.1515/9783110594492-203

gungskompetenzen, Suchtprävention und Psychoedukation implementiert werden. Dies stellt eine deutliche Verbesserung der Versorgung für Menschen mit FASD dar.

Das Buch soll insgesamt dazu beitragen, den speziellen Bedürfnissen von Menschen mit FASD in den Versorgungsangeboten besser gerecht zu werden und damit ihre Teilhabechancen zu erhöhen.

Wir danken dem Vorstand des Ev. Vereins Sonnenhof e. V. in Berlin-Spandau für die großzügig ideelle und finanzielle Unterstützung.

Gela Becker, Klaus Hennicke, Michael Klein und Mirjam N. Landgraf
Berlin, Köln und München im November 2019

Inhalt

Geleitwort der ehemaligen Bundesdrogenbeauftragten — V
Vorwort 1. Auflage — VII
Vorwort — IX
Hinweise zur Benutzung — XVI
Zu den Autoren — XVII
Abkürzungsverzeichnis — XXI

1 Gesundheitliche Versorgung von Menschen mit Fetalen Alkoholspektrumstörungen (FASD) — 1
1.1 Zur Komplexität des Problems FASD — **1**
1.2 Allgemeine Versorgungsprobleme — **3**
1.2.1 Eingliederungshilfe für Behinderte — **3**
1.2.2 Suchthilfe, FASD und Intelligenzminderung — **10**
1.3 UN-Konvention über die Rechte von Menschen mit Behinderung, Inklusion und FASD — **13**
1.4 Sozialrechtliche Leistungsansprüche (junger) Erwachsener mit einer Fetalen Alkoholspektrumstörung unter besonderer Berücksichtigung der Reform der Eingliederungshilfe und der Pflegeversicherung — **20**
1.4.1 Einleitung — **21**
1.4.2 Die Reform der Eingliederungshilfe — **23**
1.4.3 Änderungen im Bereich der Ansprüche gegenüber der Pflegeversicherung und die Schnittstellenproblematik — **38**
1.4.4 Fazit — **43**
1.5 Schwierigkeiten im Umgang mit Gesetzen und Normen — **44**
1.5.1 Das Ursachengefüge — **46**
1.5.2 Mangelnde Berücksichtigung von FASD im Justizsystem und die Folgen — **49**
1.5.3 Was müssen Institutionen und einzelne Berufsgruppen wissen? — **51**
1.6 Erwachsene Menschen mit FASD in einer heilpädagogischen Einrichtung der Behindertenhilfe — **56**
1.6.1 Bedeutung des „pädagogischen Bezugs" bei Menschen mit FASD — **56**
1.6.2 Informationen zur Einrichtung — **58**
1.6.3 Tagesstruktur, Arbeit und Beschäftigung — **64**
1.6.4 Therapeutische Angebote — **65**
1.6.5 FASD als ein persönlichkeitsbildendes Behinderungsbild — **66**
1.6.6 Ressourcen und Probleme zugleich — **68**
1.6.7 Chancen und Risiken für die Betroffenen — **71**
1.6.8 Chancen und Risiken für die Einrichtung — **72**
1.6.9 Schlussfolgerungen — **73**

2 Diagnose der FASD — 75
2.1 Diagnose der Fetalen Alkoholspektrumstörungen bei Kindern und Jugendlichen — **75**
2.1.1 Fetales Alkoholsyndrom — **76**
2.1.2 Partielles Fetales Alkoholsyndrom — **79**
2.1.3 Alkoholbedingte entwicklungsneurologische Störung — **81**
2.2 Differenzialdiagnosen zu den Fetalen Alkoholspektrumstörungen — **82**
2.3 Erwachsene mit FASD – Hinweise zur Lebenssituation — **85**
2.4 FASD-Diagnosestellung im Erwachsenenalter am Beispiel des FASD-Fachzentrums Sonnenhof — **89**
2.4.1 Einleitung — **90**
2.4.2 Folgen der fehlenden Diagnose — **90**
2.4.3 Diagnose mit Hilfe der deutschsprachigen S3-Leitlinie – Anpassungen und Ergänzungen aus anderen Diagnosesystemen — **91**
2.4.4 Hinweise zu Besonderheiten der Wachstumsauffälligkeiten und zur Messung der Dysmorphien mittels Software — **98**
2.4.5 Darstellung des Diagnostikprozesses — **99**
2.4.6 Hinweise zur Bewertung der Testergebnisse — **101**
2.4.7 Hinweise zur Erstellung der Gutachten mit Blick auf Fragen der Zuordnung — **102**
2.4.8 Ermittlung der Teilhabestörung als Basis der Ermittlung von Betreuungsbedarfen — **103**
2.5 FASD, Komorbidität und sekundäre Störungen — **104**
2.6 FASD in DSM-5 und Ausblick auf ICD-11 — **108**
2.7 Möglichkeiten und Grenzen von Diagnostik — **112**
2.8 Fetale Alkoholspektrumstörungen: Gleichrangigkeit mit intellektuellen Beeinträchtigungen — **115**
2.8.1 Neuropsychologische Funktionen versus Intelligenzquotient — **116**
2.8.2 Defizite der exekutiven Verarbeitung und Integration — **121**
2.8.3 Intellektuelle Beeinträchtigungen und die Äquivalenz mit adaptiven Funktionen bei Menschen mit FASD — **125**
2.8.4 Der Zugang zu den Hilfesystemen — **130**

3 Screening für Fetale Alkoholspektrumstörungen — 133
3.1 Screening für Fetale Alkoholspektrumstörungen: ein entscheidender Schritt zur Verbesserung der Versorgung — **133**
3.1.1 Überblick zu FASD-Screeningverfahren — **135**
3.1.2 Anstoß zur Entwicklung eines FASD-Screenings für Erwachsene — **136**
3.1.3 Die Entwicklung des FASD-Screenings für Erwachsene (LHS) — **137**
3.1.4 Entwicklung der Screening-Psychometrie für den LHS — **138**
3.1.5 Behandlungsmodifikationen — **143**

3.2 Biographisches-Screening-Interview für Menschen mit Verdacht auf FASD (BSI-FASD) — 146
3.2.1 Entstehungsprozess — 146
3.2.2 Ergebnisse der Evaluation — 149
3.2.3 Zusammenhang von Screening-Ergebnis und FASD-Diagnose — 153
3.2.4 Sensitivität und Spezifität — 154
3.2.5 Möglichkeiten und Grenzen des biographischen Screenings — 155

4 Suchtgefährdung von Menschen mit FASD — 159
4.1 Suchtentstehung — 159
4.1.1 Vom ersten Alkoholkonsum zur Entstehung problematischen Alkoholkonsums — 160
4.1.2 Biopsychosoziales Ätiologiemodell — 161
4.1.3 Kriterien der Alkoholsucht — 162
4.1.4 Risikogruppen — 165
4.2 Suchtprävention, insbesondere Prävention des Alkoholmissbrauchs — 166
4.2.1 Gesundheitsökonomische Grundlagen der Suchtprävention — 166
4.2.2 Geschichte der Suchtprävention — 167
4.2.3 Konzeptionalisierung von Suchtprävention — 168
4.3 Risikofaktoren zur Entwicklung einer Suchtstörung bei Menschen mit FASD und vergleichbaren Beeinträchtigungen — 169
4.3.1 Risikofaktoren bei Menschen mit FASD — 171
4.3.2 Menschen mit vergleichbaren Beeinträchtigungen und erhöhtem Risiko: ADHS — 173
4.4 Die besondere Situation von Menschen mit FASD und vergleichbaren Beeinträchtigungen mit Blick auf Angebote der Suchthilfe — 174

5 Interventionsforschung für Menschen mit FASD im Überblick, mit einem Schwerpunkt auf Suchtstörungen — 177
5.1 Projekt „Step Up“ ein Alkohol-Präventionsprogramm für Jugendliche mit FASD (O’Connor et al., 2016) — 179
5.2 Neurokognitive Therapie für Kinder mit FASD: eine Anpassung des Alert© Programms — 180
5.3 Kinder-Freundschafts-Training und Adaptionen für FASD: Bruin Buddies und Good Buddies — 181
5.4 Interventionen für Menschen mit geistiger Behinderung — 182
5.4.1 Das DIDAK© Präventionsprogramm — 183
5.4.2 Weitere spezialisierte Interventionen von ambulant bis stationär — 183

6 Hinweise für Entwicklung und Adaption von Gruppenangeboten für Menschen mit FASD — 187
6.1 Vordiagnostik — 188
6.2 Von der Vordiagnostik zu den Schwerpunkten der Teilhabeförderung — 192
6.2.1 Einzelgespräche zum Beziehungsaufbau und zur Entwicklung personenbezogener Materialien — 193
6.2.2 Chronifizierte Vermeidungshaltungen — 194
6.2.3 Schulenübergreifender theoretischer Hintergrund — 195
6.3 Allgemeine Hinweise für Einzel- und Gruppensettings — 197
6.3.1 Verständigungshinweise für Fachkräfte — 199
6.3.2 Interventionen, die vermieden werden müssen (Grant et al., 2013) — 199
6.4 Gewichtung der Vordiagnostik mit Folge für die Interventionen — 200
6.4.1 Überblick über Verhaltensbesonderheiten und exemplarische Interventionsmöglichkeiten — 202
6.4.2 Allgemeine Hinweise für Adaptionen in weitere Settings — 204

7 Modell eines Gruppenangebotes für suchtgefährdete Erwachsene mit FASD – „Clearinggruppe" — 205
7.1 Einleitung — 205
7.2 Modell einer Clearinggruppe — 208
7.2.1 Vom Co-Abhängigen zum Co-Therapeuten — 208
7.2.2 Kinderbetreuung — 215
7.3 Allgemeine Hinweise zur Durchführung der Clearinggruppe — 216
7.3.1 Voraussetzungen der Teilnehmenden — 216
7.3.2 Voraussetzungen der Trainerinnen und Trainer — 217
7.3.3 Strukturelle Voraussetzungen — 218
7.3.4 Aufteilung der Gruppen — 218
7.3.5 Allgemeiner Ablauf der Gruppe — 219
7.3.6 Rahmenbedingungen für die Sitzungen im Überblick — 219
7.3.7 Ziele — 220
7.3.8 Überblick über die einzelnen Modulblöcke — 221
7.4 Modulblock I: FASD und dann? Psychoedukation für Menschen mit FASD — 222
7.4.1 FASD und dann? — 222
7.4.2 Was geht gut, was geht manchmal nicht so gut? — 225
7.4.3 Wie erkläre ich FASD? — 227
7.4.4 Die Herkunftsfamilien: Hilfe holen verboten? — 229
7.4.5 Frauen mit FASD — 232
7.5 Modulblock II: Alkohol ein Hindernis. Clearinggruppe für Menschen mit FASD und vergleichbaren Beeinträchtigungen — 234

7.5.1 Alkohol: ein Hindernis — 234
7.5.2 Wie geht's weiter – Wege — 237
7.5.3 Was könnte helfen – Teil I — 239
7.5.4 Was könnte helfen – Teil II — 242
7.5.5 Was könnte helfen – Teil III — 244
7.6 Modulblock III: Wo kann es hingehen? Vermittlung weiterführender Angebote — 246
7.6.1 Wo kann es hingehen – Informationen — 246
7.6.2 Gespräch mit denen, die es „geschafft" haben — 247
7.6.3 Einladung von Fachkräften — 247
7.6.4 Einzelgespräche für personenbezogene Empfehlungen — 247

Nachwort — 249
Danksagung — 253

Anhang

Anhang A: Interventionsmöglichkeiten im Überblick — 256
Anhang B: Ressourcenkarte — 264
Anhang C: Hilfen in Stresssituationen — 265
Anhang D: Was ist manchmal schwer für mich? — 266
Anhang E: Was löst bei mir Stress aus? — 267
Anhang F: Was hilft mir im Alltag? — 268
Anhang G: Materialien aus dem Internet — 269
Anhang H: Hilfreiche Adressen — 271

Literaturverzeichnis — 275

Stichwortverzeichnis — 299

Hinweise zur Benutzung

Verzeichnis der Abkürzungen
Allgemeine Abkürzungen sind im Abkürzungsverzeichnis aufgeführt (s. S. XXI).

Im Text verwendete Symbole sowie Sonderauszeichnungen des Textes
Neben den üblichen Symbolen und Sonderzeichen wird folgendes Symbol im Text verwendet:

wichtige Informationen:

Fallbeispiel

Zu den Autoren

B. Sc. Psych. Sandra Maria Ahlert
arbeitet seit mehreren Jahren im Sonnenhof, Träger von inklusiver Jugend- und Eingliederungshilfe, und ist seit November 2018 dort als Koordinatorin mit einem Schwerpunkt in der Arbeit mit Menschen, die von FASD betroffen sind, tätig. Zudem ist sie zertifizierte Trainerin eines Gruppenangebotes für FASD-betroffene Jugendliche und Erwachsene.
E-Mail: ahlert@ev-sonnenhof.de

Dipl.-Psych. Gela Becker
ist psychologische Psychotherapeutin, langjährige Fachliche Leitung des Sonnenhofs. Aufbau des FASD-Fachzentrums, Entwicklung von Interventionen und Betreuungsangeboten, Mitarbeit an der S-3 Leitlinie zur Diagnostik der FASD, FASD-Fort- und Weiterbildung u.a. Trainerausbildung für FASD-Gesundheitskurse.
E-Mail: fasd-sprechstunde@ev-sonnenhof.de; www.fasd-fachzentrum.de

Natalie Novick Brown, Ph.D.
ist als Psychologin in den USA in den Staaten Washington und Florida zugelassen und hat sich in ihrer 20-jährigen Berufslaufbahn auf Fetale Alkoholspektrumstörungen, Entwicklungsstörungen und die Entwicklung von Kindern spezialisiert. Dr. Brown gründete und leitet FASDExperts (www.FASDExperts.com), eine multidisziplinäre Gruppe von Fachleuten, die forensische FASD-Evaluationen in den gesamten Vereinigten Staaten durchführt und ist klinische Assistenzprofessorin am Institut für Psychiatrie und Verhaltenswissenschaften der medizinischen Fakultät der Universität von Washington, USA.
E-Mail: drnataliebrown@gmail.com

Dan Dubovsky, M. S. W. (Master of Social Work)
hat sich als Diplom-Sozialpädagoge auf FASD spezialisiert und ist in einer Privatpraxis in Philadelphia, Pennsylvania, USA, tätig. Er ist Vater eines Sohnes mit FASD.
E-Mail: ddubovksy@verizon.net

Andreas Francke
Krankenpfleger/Dipl.-Heilpädagoge/Leitung sozialpsychiatrischer Wohnkonzepte (DGSP, Köln). Entwicklungs- und Führungsmanagement in Einrichtungen der Eingliederungshilfe für Erwachsene.

Ulf Gerhardt
ist Facharzt für Innere Medizin, Psychiatrie und Psychotherapie mit FASD Zertifikat der Universität Washington. Von 2011 bis 2014 war er Leitender Abteilungsarzt, von 2015 bis 2018 Chefarzt einer Suchtfachklinik. Außerdem verfügt er über einen ökonomischen Mastergrad der Universität Erlangen-Nürnberg und wurde 2017 zum Lehrbeauftragten der Hochschule Flensburg für strategisches Management ernannt. Seit dem 1.7.2018 ist er in eigener Praxis niedergelassen.
Email: Dr.gerhardt@hausarzt-luebbecke.com

Therese Grant, Ph.D.
ist Erziehungswissenschaftlerin und Epidemiologin. Sie bekleidet die außerordentliche Ann Streissguth, Ph.D. Professur zu FASD am Institut für Psychiatrie und Verhaltenswissenschaften der medizinischen Fakultät der Universität von Washington, USA. Seit 2005 ist sie dort Leiterin der Abteilung FASD und Sucht und arbeitet in dieser Funktion international mit Wissenschaftlern und Klinikern in den Bereichen FASD-Screening, -Intervention, -Prävention und -Politikentwicklung zusammen. Als Expertin in Gesundheitsforschung und -intervention bei Risikogruppen mit verschiedenen kulturellen Hintergründen ist sie seit 2001 die Leiterin eines Eltern-Kind-Hilfsprogramms mit umfassenden Interventionsangeboten für Hochrisikomütter mit Subtanzmissbrauch, das inzwischen in mehreren Staaten der USA und in Kanada angeboten wird.
E-Mail: granttm@uw.edu

Dorothea Hantelmann
ist Ärztin für Neurologie und Psychiatrie. Sie war von 1981 bis 1989 im vollstationären Bereich der Psychiatrie und Neurologie tätig, von 1989 bis zur Pensionierung im Sozialpsychiatrischen Dienst Berlin-Spandau. Dort hatte sie seit 1991 die Leitungsstelle inne. Seit 2014 ist sie im FASD-Fachzentrum des Sonnenhofs tätig.

Prof. Dr. med. Klaus Hennicke
ist Facharzt für Kinder-Jugendpsychiatrie und -psychotherapie, Dipl.-Soziologe und Familientherapeut und seit vielen Jahren mit der Thematik „Menschen mit Intelligenzminderung und psychischen Störungen“ befasst. Von 1995 bis 2014 war er stellvertretender Vorsitzender der „Deutschen Gesellschaft für seelische Gesundheit bei Menschen mit geistiger Behinderung“ (DGSGB). Von 2002 bis 2010 lehrte er Soziale Medizin an der Evangelischen Fachhochschule Bochum im Fachbereich Heilpädagogik. Über viele Jahre war er Leiter des Kinder- und Jugendpsychiatrischen Dienstes des Gesundheitsamtes Spandau von Berlin. Von 2005 bis 2016 hatte er den Vorsitz der Gemeinsamen Kommission „Inklusion und Intelligenzminderung“ der drei kinder- und jugendpsychiatrischen Fachverbände in Deutschland.
E-Mail: klaus.hennicke@posteo.de

Prof. Dr. med. Annemarie Jost
ist Fachärztin für Psychiatrie und Psychotherapie, systemisch lösungsorientierter Coach, marte meo Supervisorin. Sie war als Ärztin und Psychiaterin am St. Martinus Hospital Olpe und an der Rheinischen Landesklinik Bonn, tätig. Seit 1994 Professorin für Sozialpsychiatrie incl. Suchterkrankungen an der (Fach-)Hochschule Lausitz, seit 2013 an der BTU Cottbus-Senftenberg.

Prof. Dr. rer. nat. Michael Klein
ist Klinischer Psychologe und Psychotherapeut, langjährig in der Suchtforschung und Suchttherapie tätig mit Schwerpunkt „Sucht und Familie“, Leiter verschiedener Fachkliniken im Bereich Alkohol- und Drogenabhängigkeit, seit 1994 Professor für Klinische Psychologie, Mental-Health- und Suchtforschung an der Katholischen Hochschule NRW, Köln. Leiter des Deutschen Instituts für Sucht- und Präventionsforschung (DISuP) und Past-Präsident der Deutschen Gesellschaft für Suchtpsychologie e. V. (dgsps).
E-Mail: Mikle@katho-nrw.de

Priv. Doz. Dr. med. Dipl.-Psych. Mirjam N. Landgraf
ist Kinder- und Jugendärztin, Oberärztin, Psychologin, Leiterin der TESS-Ambulanz (für Risikokinder mit Toxinexposition in der Schwangerschaft) im iSPZ des Dr. von Haunerschen Kinderspitals der Universitätsklinik München, war Leitlinienkoordinatorin und -autorin der S3-Leitlinie zur Diagnostik der Fetalen Alkoholspektrumstörungen, ist Leiterin des Deutschen FASD KOMPETENZZENTRUMS Bayern und ist FASD-Beauftragte der Gesellschaft für Neuropädiatrie GNP.
E-Mail: mirjam.landgraf@med.uni-muenchen.de; www.ispz-hauner.de

Dipl.-Soz. Päd. Gisela Michalowski
ist diplomierte Sozialpädagogin, Vorsitzende der Selbsthilfegruppe FASD Deutschland e. V. und hat sich bereits jahrzehntelang sowohl im persönlichen als auch im professionellen Bereich für Menschen mit FASD engagiert.
E-Mail: info@fasd-deutschland.de

Dipl.-Psych. Elke Rethmann
ist Psychologin, Suchttherapeutin (VdR) sowie Supervisorin (DGSv) und ltd. Psychologin der Paracelsus-Wiehengebirgsklinik in Bad Essen, einer Rehabilitations-Fachklinik für die Behandlung von Abhängigkeitserkrankungen.

Gila Schindler
Studium der Sozialarbeit/Sozialpädagogik und Rechtswissenschaft. Fachanwältin für Sozialrecht in Heidelberg/Berlin, Schwerpunkt Eingliederungshilfe, Kinder- und Jugendhilfe sowie Pflege. Tätigkeit als Dozentin und Autorin.

Dipl.-Psych. Ellen Scholz
ist psychologische Psychotherapeutin mit Schwerpunkt FASD, Mitarbeiterin in der FASD-Beratungsstelle von 2007 bis 2010 im FASD-Fachzentrum des Sonnenhofs seit 2014, und führt Supervision und Fortbildung in Institutionen mit FASD-Betroffenen durch.
E-Mail: e.scholz@p-soft.de

M. Sc. Psych. Lina Schwerg
ist Psychologin und seit 2014 Mitarbeiterin des FASD-Fachzentrums des Sonnenhof e. V. mit einem Schwerpunkt in der Diagnostik von FASD bei Erwachsenen. Frau Schwerg ist Mitglied des Expert Advisory Committee für die jährlichen UBC FASD Research Konferenzen in Vancouver, Zertifizierte Trainerin eines Gruppenangebotes für Menschen, die von FASD betroffen sind und hält deutschlandweit Vorträge zum Thema FASD: Erkennung, Umgang und mögliche Interventionen. Frau Schwerg hat das erst deutschsprachige Screening für FASD für Erwachsen entwickelt und evaluiert, das *Biographische Screeninginterview für FASD (BSI-FASD)*.

Dipl.-Psych. Jessica Christine Wagner
ist Diplom-Psychologin, Psychologische Psychotherapeutin/Verhaltenstherapie, Leiterin für therapeutischen Tanz (DGT) und arbeitete als wissenschaftliche Mitarbeiterin am Institut für Gesundheitspsychologie an der Europa-Universität Flensburg. Seit 10 Jahren ist sie national und international im Bereich FASD tätig und hat sich auf die neuropsychologische Diagnostik, Beratung und Therapie von Menschen mit FASD und vergleichbaren kognitiven Beeinträchtigungen spezialisiert.
E-Mail: je.wagner@keh-berlin.de

Dr. Theo Wessel
ist Diplom Psychologe, approbierter Psychotherapeut (Verhaltenstherapie), Supervisor, Gesundheitswissenschaftler und Trainer Motivational Interviewing (MINT Inc.). Seine Arbeitsschwerpunkte: Suchtkrankenversorgung und Suchthilfeverbund, Psychoedukation bei Suchterkrankungen und Doppeldiagnosen, Geistige Behinderung und Sucht, Motivierende Gesprächsführung.
E-Mail: theowessel@t-online.de

Abkürzungsverzeichnis

ϕ	Phi-Koeffizient
3D	dreidimensional
4DDC	4-Digit Diagnostic Code
AAIDD	American Association on Intellectual and Developmental Disability
AAMD	American Association on Mental Retardation
Abs.	Absatz
ADHD	attention deficit/hyperactivity disorder
ADHS	Aufmerksamkeit-Hyperaktivitäts-Syndrom
AE	alkoholexponiert
APA	American Psychiatric Association
ARBD	alkoholbedingte Geburtsdefekte
ARND	alkoholbedingte entwicklungsneurologische Störungen
Art.	Artikel
ASMK	Arbeits- und Sozialministerkonferenz
ASI	Addiction Severity Index
AUC	area under the curve
AUDIT	Alcohol Use Disorders Identification Test
BADS	Behavioral Assessment of the Dysexecutive Syndrome
BEW	Betreutes Einzelwohnen
BGB	Bürgerliches Gesetzbuch
BGBL	Bundesgesetzblatt
B-Hinweise	Betroffenen-Hinweise
B-MAST	Brief Michigan Alcoholism Screening Test
BRIEF	Verhaltensinventar zur Beurteilung exekutiver Funktionen
BSG	Bundessozialgericht
BSI-FASD	Biographisches Screeninginterview für FASD
BT-Drucks.	Drucksache des Deutschen Bundestages
BVerfG	Bundesverfassungsgericht
BVerwG	Bundesverwaltungsgericht
BzgA	Bundeszentrale für gesundheitliche Aufklärung
CAGE	Detecting alcoholism – The CAGE questionnaire
CBCL	Child behavior checklist
CD	Conduct Disorder
CDC	Centers for Disease Control and Prevention
CFT	Children's Friendship Training
CFT 20-R	Grundintelligenztest
CFT 20-R WS	Ergänzungstest Wortschatz
CFT 20-R ZF	Ergänzungstest Zahlenfolge
CFT 3	Grundintelligenztest
C-MRT	craniale Magnetresonanztomographie
CMV	Cytomegalie Virus
DBT	Dialektisch behaviorale Therapie
DCS II	Diagnosticum für Cerebral-schädigung II
DEGS	Studie zur Gesundheit Erwachsener in Deutschland
DGSGB	Deutsche Gesellschaft für seelische Gesundheit bei Menschen mit geistiger Behinderung e.V.
dgsps	Deutsche Gesellschaft für Suchtpsychologie

https://doi.org/10.1515/9783110594492-204

DHS	Deutsche Hauptstelle für Suchtfragen
DIDAK©	didaktisch handlungsorientiertes Primär- und Sekundärpräventionsprogramm für erwachsene Menschen mit geistiger Behinderung
DISuP	Deutsches Institut für Sucht- und Präventionsforschung
DSHS	Department of Social and Health Services
DSM III	Diagnostisches und statistisches Manual psychischer Störungen III
DSM IV	Diagnostisches und statistisches Manual psychischer Störungen IV
DSM V	Diagnostisches und statistisches Manual psychischer Störungen V
DTVP-A (FEW-JE)	Developmental Test of Visual Perception-Adolescent and Adult (Frostigs Entwicklungstest der visuellen Wahrnehmung – Jugendliche und Erwachsene)
EBV	Epstein-Barr-Virus
EEG	Elektroenzephalografie
EF	exekutive Funktionen
FABS	Fetal Alcohol Behavior Scale
FAE	Fetale Alkoholeffekte
FAMOS	Fragebogen zur Analyse Motivationaler Schemata
FAS	Fetales Alkoholsyndrom
FASD	Fetale Alkoholspektrumstörung
FSE	FASD – Screening für Erwachsene
FWIT	Farbe-Wort-Interferenztest
GNP	Gesellschaft für Neuropädiatrie
H.M.B.W.©	Hilfebedarf von Menschen mit Behinderung, Fragebogen zu Erhebung im Lebensbereich Wohnen/Individuelle Lebensgestaltung
HBG	Hilfebedarfsgruppe
HIV	Humanes Immundefizienz-Virus
HOTAP	Testverfahren zur Erfassung der Planungsfähigkeit im Alltag
HPA	Hypothalamus-Hypophysen-Nebennierenrinden-Achse
HSV	Herpes-simplex-Virus
ICD-10-GM	Internationale statistische Klassifikation der Krankheiten und verwandter Gesundheitsprobleme, 10. Revision, German Modification
ICD-11	International Statistical Classification of Diseases and Related Health Problems
ICF	International Classification of Functioning, Disability and Health
ID	Intellektuelle Beeinträchtigung (intellektuelle Entwicklungsstörung)
IQ	Intelligenzquotient
iSPZ	integriertes Sozialpädiatrisches Zentrum
JVA	Justizvollzugsanstalt
KATE 5.	Kölner ADHS-Test für Erwachsene: 5. „Fragebogen zu den Exekutiven Funktionen“
K-NEK	Kaufman- Neuropsychologischer Kurztest
LHS	Life History Screen
LSG	Landessozialgericht
M	Mittelwert
MAST	Michigan Alcoholism Screening Test
MdB	Mitglied des Deutschen Bundestages
MI	Motivational Interviewing
Mini-ICF-APP	Mini-ICF-Rating für Aktivitäts- und Partizipationsbeeinträchtigungen bei psychischen Erkrankungen
MKS	Marburger Kompetenzskala
M-WCST™	Modified Wisconsin Card Sorting Test

N	Probandenanzahl
ND	Neurodevelopemental disorder
ND-AE	Neuropsychologische Funktions- und Verhaltensstörung, bei pränataler Alkoholexposition
ND-PAE	entwicklungsneurologische Störung mit pränataler Alkoholexposition
NIDA	National Institute on Drug Abuse
NIMH	National Institute of Mental Health
NRW	Nordrhein-Westfalen
NS	Nationalsozialismus
ns.	nicht signifikant
NST	Neurobehavioral Screening Test
ODD	Oppositional Defiant Disorder
ÖPNV	Öffentlicher Personen-Nahverkehr
OVG	Oberverwaltungsgericht
p	Signifikanzwert
PAE	pränatale Alkoholexposition
PCAP	Parent-Child Assistance Program
pFAS	Partielles Fetales Alkoholsyndrom
PRODEMA®	Professionelles Deeskalations Management
RCFT	Rey Complex Figure Test and Recognition Trial
Rn.	Randnummer
ROC	Receiver Operating Characteristic
RWT	Regenburger Wortflüssigkeitstest
SAMHSA	Substance Abuse and Mental Health Services Administration
SD	Standardabweichung
SE	Standard Error (Standardfehler)
SGB III	Sozialgesetzbuch III
SGB V	Sozialgesetzbuch V
SGB XII	Sozialgesetzbuch XII
SLP	Standardisierte Link'sche Probe
S-MAST	Short Michigan Alcoholism Screening Test
SON-R 6-40	Non-verbaler Intelligenztest
SPZ	Sozialpädiatrisches Zentrum
Step Up	Alkohol Präventionsprogramm für Jugendliche mit FASD
TAP	Testbatterie zur Aufmerksamkeitsprüfung
T-ACE	Alcohol Screening Tool
TL-D	Turm von London
TMT	Trail Making Test
TTM	Transtheoretisches Modell
TWEAK	Screening von Risikokonsumentinnen während der Schwangerschaft
UN	United Nations
UNGAR	United Nations General Assembly Resolution
UNO	United Nations Organisation
UNODC	United Nations Office on Drugs and Crime
VGH	Verwaltungsgerichtshof
vgl.	vergleiche
VLMT	Verbaler Lern- und Merkfähigkeitstest
VS-PAE	Verhaltensstörung aufgrund pränataler Schädigung durch Alkohol
WAIS-IV	Wechsler Adult Intelligence Scale

WCST-64	Wisconsin Card Sorting Test – 64 Card Version
WHA	World Health Assembly
WHO	Welt-Gesundheits-Organisation
WMS-IV	Wechsler Memory Scale
WST	Wortschatztest
WTB	Werdenfelser Testbatterie zur Messung kognitiv-intellektueller Fähigkeiten bei Menschen mit Behinderung
z. B.	zum Beispiel
ZNS	Zentrales Nervensystem
ZRM	Zürcher Ressourcenmodell
ZVT	Zahlen-Verbindungs-Test

1 Gesundheitliche Versorgung von Menschen mit Fetalen Alkoholspektrumstörungen (FASD)

Menschen mit FASD sind eine äußerst vielfältige Personengruppe: vom schwerst-mehrfachbeeinträchtigten Betroffenen bis hin zu leicht, nur in bestimmten neurokognitiven Bereichen beeinträchtigten Menschen. FASD betrifft ganz unterschiedliche Aspekte der Persönlichkeit mit ganz unterschiedlichen sekundären Folgen. Entsprechend differenziert müssen die diagnostischen Angebote und vor allem die psychiatrischen, psychotherapeutischen und sozialpädagogischen Unterstützungen gestaltet und zugänglich gemacht werden. Es werden die allgemeinen Versorgungsprobleme im Bereich der Eingliederungshilfe für Behinderte und in der Suchthilfe sowie der Psychiatrie diskutiert – im Kontext der UN-Konvention über Menschen mit Behinderungen, der neuen gesetzlichen Entwicklungen (BTHG), auch unter fachjuristischen Aspekten, und welche Schwierigkeiten auftauchen, wenn FASD-Betroffene mit dem Gesetz in Konflikt geraten. Das Kapitel schließt mit einem Erfahrungsbericht aus einer Einrichtung der Behindertenhilfe, in der diese Menschen mit ihren Beeinträchtigungen lernen können, mit sich und der Welt besser zurechtzukommen.

1.1 Zur Komplexität des Problems FASD

Klaus Hennicke, Michael Klein, Gela Becker

Mütterlicher Alkoholkonsum während der Schwangerschaft führt häufig zu Schäden beim ungeborenen Kind. Intrauterine Alkoholexposition kann Auffälligkeiten des Wachstums, kraniofaziale, kardiale, renale, ossäre und okuläre Malformationen, Störungen der Entwicklung, der Kognition und des Verhaltens sowie Einschränkungen in Teilleistungen und somit globale Einschränkungen im Alltag bewirken. Die Risiken für soziale und psychische Folgestörungen sind erheblich. Schädigungen, die durch intrauterine Alkoholexposition hervorgerufen werden, werden unter dem Oberbegriff Fetale Alkoholspektrumstörungen (FASD, *engl. fetal alcohol spectrum disorders*) zusammengefasst (S3-Leitlinie: Fetale Alkoholspektrumstörungen – Diagnose, 2016). Zu den Fetalen Alkoholspektrumstörungen gehören das Vollbild Fetales Alkoholsyndrom (FAS, *engl. fetal alcohol syndrome*), das partielle Fetale Alkoholsyndrom (pFAS, *engl. partial fetal alcohol syndrome*) und die alkoholbedingte entwicklungsneurologische Störung (ARND, *engl. alcohol related neurodevelopmental disorder*).

Aus aufsuchenden Studien an italienischen Schulen wurde abgeleitet, dass ca. 4 pro 1.000 Kinder das Vollbild eines Fetalen Alkoholsyndroms (FAS) und 19 pro 1.000 Kinder eine andere alkoholbedingte Spektrum-Störung (FASD außer FAS) aufweisen (May et al. 2006 u. 2010). Auf Deutschland bezogen würde das bedeuten, dass ca. 1.500.000 Menschen von dieser Störung betroffen sind. Somit wäre die intrauterine Alkoholexposition eine der häufigsten Ursachen für angeborene Erkrankungen (Landgraf et al., 2013). Die ehemalige Bundesdrogenbeauftragte, Frau Marlene Mortler, MdB, geht für Deutschland daher aufgrund der hohen Dunkelziffer von ca.

https://doi.org/10.1515/9783110594492-001

10.000 Neugeborenen jährlich aus, die während der Schwangerschaft Alkohol mit schädigenden Folgen ausgesetzt werden.

Nur ein kleiner Teil der exponierten Kinder entwickelt das Vollbild des Fetalen Alkoholsyndroms, die allermeisten Kinder zeigen diskretere äußerliche, neuropsychologische und kognitive Beeinträchtigungen. Dieser Sachverhalt ist von erheblicher Bedeutung, da diese Symptome schwerer zu erkennen sind und daher die damit einhergehenden Fetalen Alkoholspektrumstörungen seltener korrekt diagnostiziert werden.

Zunächst wird also bei einer Vielzahl der Kinder und Erwachsenen aufgrund der unsicheren Symptomatik das Störungsbild nicht erkannt und daher in der weiteren Versorgung nicht berücksichtigt, d. h. sie können von den vorhandenen pädagogischen und therapeutischen Angeboten aufgrund ihrer neuropsychologischen und kognitiven Defizite nicht oder nicht in Gänze profitieren. Zudem werden sie möglicherweise mit anderen nicht adäquaten primären psychiatrischen Diagnosen belegt (z. B. ADHS F90, Störung des Sozialverhaltens F91 und F92, Hirnorganische Störung n. n. b. F0; globale Intelligenzminderung) und danach „störungsspezifisch" behandelt. Allerdings kommen diese und andere Störungsbilder in erheblicher Häufigkeit als *Komorbiditäten* bei FASD vor. Bei ca. 40 % der Betroffenen findet sich zudem noch eine *zusätzliche* Intelligenzminderung, die die FASD-typischen neuropsychologischen Defizite überdeckt („overshadowing"), sodass sie nicht als solche wahrgenommen werden.

Ebenfalls noch wenig bekannt ist, dass ein substanzieller Teil der FASD-Betroffenen eine Suchtproblematik entwickelt (29 % der 12- bis 20-Jährigen und 46 % der Erwachsenen nach Streissguth et al. 1996, 2004; 54,5 % der Erwachsenen nach Popova et al., 2016). Der Anteil von Menschen mit FASD an der Gesamtgruppe der Alkoholabhängigen könnte damit – bislang meist unerkannt – im zweistelligen Bereich liegen. Auch bei Menschen mit vergleichbaren hirnorganischen Beeinträchtigungen anderer Verursachung (genetische Veränderungen, prä- und perinatal erworbene Schäden, Schädel-Hirn-Traumen) dürften die Zahlen für Suchtprobleme und riskanten Konsum im Kontext der Normalisierung der Lebensbedingungen, der Integration in die Gemeinde und seit einigen Jahren durch inklusive Angebote auf die gesamtgesellschaftlichen Werte in Zukunft ansteigen (Kap. 4.3).

Schließlich wachsen FASD-Betroffene häufig in prekären familiären und sozialen Verhältnissen auf, die im Zusammenwirken mit den neuropsychologischen Beeinträchtigungen und den sekundären psychischen Auffälligkeiten und Störungen (einschließlich Suchtproblemen) für das hohe Risiko verantwortlich sind, in den Teufelskreis einer „dissozialen" Entwicklung zu geraten.

Menschen mit FASD aller Altersgruppen stellen somit die sozialpädagogischen, psychologisch-psychiatrischen und medizinischen Fachkräfte – Forscher wie Praktiker – vor enorme fachliche Herausforderungen, um die Diagnostik und Differenzialdiagnostik der verschiedenen primären und sekundären Beeinträchtigungen und Störungen zu leisten. Vor allem aber sind die Hilfesysteme gefordert, angemessene und passende Unterstützungsszenarien und Therapiemodalitäten anzubieten.

1.2 Allgemeine Versorgungsprobleme

Mit dem Gesetz zur Stärkung der Teilhabe und Selbstbestimmung von Menschen mit Behinderungen (Bundesteilhabegesetz – BTHG) werden die rechtlichen Voraussetzungen der Hilfegewährung im Bereich der Eingliederungshilfe neu geregelt. Umstritten sind noch der Umfang der Versorgungsansprüche sowie die Bedarfsermittlung. Das BTHG ändert nichts an den bestehenden „Schnittstellenproblemen" zwischen den Versorgungssystemen Eingliederungshilfe für Behinderte (Behindertenhilfe), Suchthilfe und Gesundheitswesen (Psychiatrie), die jeweils ihre eigenen „Eintrittskarten", Logiken und Probleme haben. FASD-Betroffene sitzen buchstäblich „zwischen allen Stühlen". Bei der Inanspruchnahme müssen erhebliche strukturelle wie auch persönliche Hürden überwunden werden, sodass viel personelle Unterstützung notwendig wird, manchmal sogar „erzwungen" werden muss.

1.2.1 Eingliederungshilfe für Behinderte

Mit dem *Gesetz zur Stärkung der Teilhabe und Selbstbestimmung von Menschen mit Behinderungen (Bundesteilhabegesetz – BTHG)* vom 23.12.2016 (BGBl. I S. 3234) wurde das Ziel der Eingliederungshilfe für Menschen mit Behinderungen neu gefasst. Der § 1 SGB IX n. F. (Selbstbestimmung und Teilhabe am Leben in der Gesellschaft) lautet:

> „Menschen mit Behinderungen oder von Behinderung bedrohte Menschen erhalten Leistungen nach diesem Buch und den für die Rehabilitationsträger geltenden Leistungsgesetzen, um ihre Selbstbestimmung und ihre volle, wirksame und gleichberechtigte Teilhabe am Leben in der Gesellschaft zu fördern, Benachteiligungen zu vermeiden oder ihnen entgegenzuwirken. Dabei wird den besonderen Bedürfnissen von Frauen und Kindern mit Behinderungen und von Behinderung bedrohter Frauen und Kinder sowie Menschen mit seelischen Behinderungen oder von einer solchen Behinderung bedrohter Menschen Rechnung getragen."

Der Behinderungsbegriff wurde neu definiert (§ 2 SGB IX n. F.):

> „Menschen mit Behinderungen sind Menschen, die körperliche, seelische, geistige oder Sinnesbeeinträchtigungen haben, die sie in Wechselwirkung mit einstellungs- und umweltbedingten Barrieren an der gleichberechtigten Teilhabe an der Gesellschaft mit hoher Wahrscheinlichkeit länger als sechs Monate hindern können. Eine Beeinträchtigung nach Satz 1 liegt vor, wenn der Körper- und Gesundheitszustand von dem für das Lebensalter typischen Zustand abweicht. Menschen sind von Behinderung bedroht, wenn eine Beeinträchtigung nach Satz 1 zu erwarten ist."

Es sind also nicht mehr, wie bisher allein, die Funktionseinschränkungen entscheidend, sondern auch die Wechselwirkungen mit den verschiedenen Barrieren in der Gesellschaft. Nach dem erklärten Willen des Gesetzgebers soll der Umfang des bisherigen Personenkreises erhalten bleiben, was von den Fachverbänden mit Recht auf Basis eines umfangreichen Forschungsprojekts angezweifelt wird[1]. Das bedeutet, dass die allgemeinen Voraussetzungen des § 53 Abs. 1 S. 1 SGB XII erhalten bleiben:

> „[...] Personen, die durch eine Behinderung im Sinne von § 2 Abs. 1 Satz 1 des Neunten Buches wesentlich in ihrer Fähigkeit, an der Gesellschaft teilzuhaben, eingeschränkt oder von einer solchen wesentlichen[2] Behinderung bedroht sind, erhalten Leistungen der Eingliederungshilfe, wenn und solange nach der Besonderheit des Einzelfalles, insbesondere nach Art oder Schwere der Behinderung, Aussicht besteht, dass die Aufgabe der Eingliederungshilfe erfüllt werden kann. Personen mit einer anderen körperlichen, geistigen oder seelischen Behinderung können Leistungen der Eingliederungshilfe erhalten."

Kontrovers ist aber die konkrete Definition des Personenkreises sowie die Art der Bedarfsermittlung, sodass noch offen ist, ob die bisherigen Rechtsansprüche erhalten bleiben.

Die bisherigen Bedarfsermittlungsinstrumente (z. B. das H.M.B-W-(„Metzler"-)Verfahren, das GBM-Verfahren[3] nach Haisch sowie die länderspezifischen Instrumente) sollen zum 01.01.2020 ersetzt werden[4]. Die Feststellung der Teilhabebeeinträchtigungen obliegt den Fallmanagern der Eingliederungshilfe. Dazu können sie, müssen aber nicht „einen geeigneten Sachverständigen" (§ 17 SGB IX n. F.) vorschlagen (mind. drei und wohnortnah), die der Antragsteller auswählen darf. Es können aber auch in Amtshilfe, d. h. kostenlos, die örtlichen Gesundheitsämter in Anspruch genommen werden.

Nach § 5 SGB IX n. F. können folgende Leistungsbereiche zur Teilhabe am Leben in der Gesellschaft erbracht werden:
1. Leistungen zur medizinischen Rehabilitation
2. Leistungen zur Teilhabe am Arbeitsleben
3. unterhaltssichernde und andere ergänzende Leistungen
4. Leistungen zur Teilhabe an Bildung (ab 2020)
5. Leistungen zur sozialen Teilhabe

---

1 Pressemitteilung der Fachverbände für Menschen mit Behinderungen „Zugang zu Eingliederungshilfeleistungen braucht qualitativen Ansatz!" vom 12.10.2018 unter Bezug auf den Abschlussbericht zum Forschungsprojekt „Rechtliche Wirkungen im Fall der Umsetzung von Artikel 25a § 99 BTHG (ab 2023) auf den leistungsberechtigten Personenkreis der Eingliederungshilfe" erstellt von der Arbeitsgemeinschaft ISG Institut für Sozialforschung und Gesellschaftspolitik GmbH und transfer – Unternehmen für soziale Innovation in Kooperation mit Prof. Dr. Felix Welti, Universität Kassel, und Dr. med. Matthias Schmidt-Ohlemann vom 23.08.2018 (Quelle Internet); vgl. auch A. Welke (2019) im Rechtsdienst der Bundesvereinigung Lebenshilfe e. V. (4/2018) (Quelle: Intenet)

2 „Wesentlich" bezieht sich nach dem neuen BTHG daher nicht mehr (allein) auf die Funktionsstörungen, sondern auf die Teilhabeeinschränkung.

3 H.M.B.-W steht für „Hilfebedarf von Menschen mit Behinderung", GBM für „Gestaltung der Betreuung von Menschen mit Behinderung".

4 Die Leistungspraxis der Eingliederungshilfe wird nach wie vor durch zahlreiche landesrechtliche Verordnungen umgesetzt, im Ergebnis wird es dadurch in jedem Bundesland eine andere Bedarfsermittlung geben.

Die Praxis wird zeigen, ob der nicht ganz zu Unrecht begrüßte „Paradigmenwechsel“ des BTHG in Bezug auf Menschen mit FASD eine Erweiterung der Anspruchsberechtigten mit sich bringen wird. Es könnte sein, dass die Abkehr vom Fokus Funktionsbeeinträchtigung (z. B. Intelligenzminderung, die ja bei vielen Menschen mit FASD nicht die maßgebliche Beeinträchtigung ist) dazu führt, dass die Beeinträchtigungen in der gesellschaftlichen Teilhabe durch die neuropsychologischen Besonderheiten (z. B. Störungen der exekutiven Funktionen) ein größeres Gewicht bekommt. Das wird wesentlich davon abhängen, wie qualifiziert und differenziert die Sachverständigengutachten und/oder die Fallmanager bereit und in der Lage sind, die Beeinträchtigungen der Teilhabe wirklich zu erfassen[5]. Dennoch kann davon ausgegangen werden, dass die meisten Menschen mit FASD infolge ihrer vielfältigen Beeinträchtigungen und Funktionsstörungen zum Personenkreis der Eingliederungshilfe für Behinderte gemäß §§ 53 SGB XII gehören. Zur Problematik der Abbildung mittelgradiger ZNS-Einschränkungen verweisen wir auf Kap. 2.4.

Zusätzlich zur gegenwärtigen Rechtsunsicherheit kann es in der Praxis schwierig sein, das individuell passende *Versorgungsangebot* für in der Regel mehrfachbehinderte Menschen mit FASD zu finden, sowohl im Bereich der Eingliederungshilfe als auch bezüglich der gesundheitlichen Versorgung.

Die ambulante und stationäre Betreuung von Menschen mit intellektuellen Beeinträchtigungen, resp. spezieller Funktionsstörungen, wie z. B. bei FASD-Betroffenen, ist genuine pädagogische Aufgabe des *Versorgungssystems* „Eingliederungshilfe für Behinderte“. Gegebenenfalls müssen zusätzliche Kenntnisse erworben oder zusätzliches spezialisiertes pädagogisch-therapeutisches Personal eingestellt werden, um den besonderen Bedarfen gerecht zu werden (s. Francke, Kap. 1.6 in diesem Band). Innerhalb des *Versorgungssystems* differenzieren sich die Angebote in stationäre, teilstationäre und ambulante Settings mit jeweils unterschiedlichen Aufträgen und Betreuungsdichten für alle Formen von Behinderungen, teilweise mit zusätzlichen Subspezialisierungen. So verfügt jede Region über ein mehr oder weniger breites und differenziertes Angebot. Dennoch fehlt es nach wie vor an tragfähigen und qualifizierten Angeboten insbesondere für intellektuell beeinträchtigte Menschen, denen aufgrund von Verhaltensauffälligkeiten und psychischen Störungen oder anderen Besonderheiten, wie z. B. bei FASD-Betroffenen, die durchschnittlichen Betreuungsmöglichkeiten in der Behinderten- und Suchthilfe nicht (mehr) gewachsen sind (vgl. Vorbohle, 2009; Seidel, 2011). In den letzten Jahren wird daher verstärkt auf die Notwendigkeit „gesundheitsbezogener Leistungen“ im Rahmen der Eingliederungshilfe hingewiesen. Zuletzt veröffentlichte der Arbeitskreis Gesundheitspolitik der Fachverbände für Menschen mit Behinderung am 21.06.2018 in einer „Arbeitshilfe“ folgende Feststellung:

5 Vgl. zu den möglichen Praxisformen sowie zur schwierigen Schnittstelle Eingliederungshilfe-Pflege die kritischen Anmerkungen von Schindler in Kap. 1.4. dieses Buches.

> „Die Unterstützung von Menschen mit Behinderung bei der Gesundheitssorge ist eine Assistenzleistung zur Sozialen Teilhabe (§§ 113 Abs. 2 Nr. 2, 78 SGB IX-neu). Der Rechtsanspruch von Menschen mit Behinderung auf Unterstützung bei der Gesundheitssorge wird durch das in Art. 25 UN-BRK garantierte Recht auf das erreichbare Höchstmaß an Gesundheit ohne Diskriminierung aufgrund von Behinderung richtungsweisend untermauert.“ (https://www.diefachverbaende.de/files/stellungnahmen/2018-06-21-GesundheitssorgeArgumentationshilfederFVfinal.pdf; Zugriff 02.02.2019)

Die Diagnostik und die Behandlung der sekundären, in der Folge auftretenden Verhaltensauffälligkeiten sowie der komorbiden psychischen Störungen liegen in der Verantwortung des allgemeinen Gesundheitswesens gem. SGB V und werden durch niedergelassene Ärzte, Psychotherapeuten und Krankenhäuser erbracht. Die dafür erforderlichen Settings bzw. strukturellen Voraussetzungen *müssen* je nach regionalen Voraussetzungen bereitgestellt werden und verlangen ein Höchstmaß an kooperativer, manchmal auch rechtskreisüberschreitender Bereitschaft in Form z. B. eines verbindlichen Konsiliardienstes, einer vertraglichen heimärztlichen Versorgung oder sogar eines integrierten ärztlich-psychotherapeutischen Dienstes. Betreuungsrahmen könnten die allerdings durchaus kritisch zu diskutierenden Angebote der sogenannten Intensivbetreuung darstellen, die bereits in größeren Einrichtungen der Behindertenhilfe etabliert sind (Glasenapp u. Hennicke, 2013). Die Komplexität der Lebensprobleme dieser Menschen erfordert komplexe Versorgungsangebote, ohne in alte Mechanismen und Ideologien der *Vollversorgung* der totalen Institution zurückzufallen, die keinen Raum mehr lässt für selbstbestimmtes Leben.

Nach jahrelangen Auseinandersetzungen wurde, orientiert am Modell der bestehenden sozialpädiatrischen Zentren für Kinder und Jugendliche mit Behinderungen, schließlich 2015 die Einrichtung von „Medizinischen Zentren für Erwachsene mit geistiger oder mehrfacher Behinderung“ (MZEB) im § 119c SGB V gesetzlich verankert, ein wichtiger Schritt, komplexe (ambulante) Versorgungsangebote zu verwirklichen. Allerdings wird berichtet, wie extrem schwierig das Zulassungsverfahren durch die Kassenärztlichen Vereinigungen und die Krankenkassen gestaltet wird.

Im Prinzip gilt alles bisher Gesagte auch für Menschen mit Suchterkrankungen, für die zwar primär das psychiatrische Versorgungssystem zuständig ist, wo sich aber – positiv gesehen – seit jeher das spezialisierte „Sonderversorgungssystem“ Suchtkrankenhilfe für alle Altersgruppen und Suchtformen ergänzend etabliert hat. Es spielt in unserem Kontext eine besondere Rolle, da wie oben erwähnt, ca. ein Drittel der Jugendlichen und bis zur Hälfte der Erwachsenen mit FASD eine Suchtproblematik entwickelt.

So wird bereits deutlich, dass die Versorgung v. a. von erwachsenen Menschen mit FASD keinem der genannten Hilfesysteme – Eingliederungshilfe für Behinderte, Psychiatrie und Psychotherapie, Suchtkrankenhilfe – eindeutig zuzuordnen ist und die Betroffenen buchstäblich „zwischen allen Stühlen sitzen“.

1.2.1.1 Inanspruchnahme der Hilfesysteme

Viele Versorgungsprobleme bei Menschen mit komplexen Hilfebedarfen ergeben sich aus der erwähnten Schnittstellenproblematik zwischen den Finanzierungs- bzw. Hilfesystemen. Die gegenwärtige Struktur der gegliederten („versäulten") psychosozialen Versorgung besteht aus Gesundheitswesen, Sozialhilfe, Eingliederungshilfe für Behinderte, Kinder- und Jugendhilfe, Suchthilfe sowie aus den *als Hilfesysteme* häufig nicht wahrgenommenen Sonder-/Förderschulwesen, abgelöst im Erwachsenenalter durch verschiedene Angebote der Berufsfindung, der beruflichen Bildung und der Arbeitsangebote auf dem sogenannten zweiten Arbeitsmarkt insbesondere der Werkstätten für Menschen mit Behinderungen (Bundesagentur für Arbeit, Jobcenter).

Jedes System hat dabei seine jeweils eigenen „Eintrittskarten", Zugangshürden und „interne Logiken", die von den Antragstellern bzw. Hilfeersuchenden zu bewältigen sind. Aus der Finanzierunglogik ergibt sich, dass jedes System versucht, solange es irgend geht, Betroffene im jeweils anderen System zu belassen[6].

Die Inanspruchnahmemöglichkeiten für den einzelnen Hilfesuchenden sind in der Praxis dadurch erheblich eingeschränkt. Selbst Experten sind kaum noch in der Lage, diese Komplexität zu überblicken (Wacker et al., 2009). Die oft beklagte geringe „Compliance" der Betroffenen ist daher sicher nicht nur Ausdruck ihrer Funktionsstörungen (z. B. Resultat der Eigendynamik des Suchtgeschehens, von unzureichender Planungsfähigkeit oder begrenzten Durchhaltevermögens), sondern schlicht Ausdruck von Überforderung der Eltern im Kinder- und Jugendbereich als auch von Erwachsenen und deren Angehörigen. Natürlich spielen auch ganz persönliche Gründe eine Rolle, wie grundsätzliches Misstrauen, Ängste, Scham oder auch Misserfolgserwartung. Insgesamt zeigt sich hier ein gravierendes sozialmedizinisches bzw. versorgungspolitisches Problem, das im Kontext unzureichender Finanzierung, aber auch unter der (häufig neoliberal zugespitzten) Ideologie von Selbstbestimmung und Autonomie durchaus auch Aspekte einer verweigerten und unterlassenen Hilfeleistung annehmen kann (vgl. Dörner, 2007; Beck u. Beck-Gernsheim, 1994; Waldschmidt, 2003). Daraus ergeben sich Forderungen nach niederschwelligen, vielleicht auch aufsuchenden Beratungsangeboten oder sogar Hinweise auf Möglichkeiten der Anbahnung („Erzwingung") von Hilfeleistungen, zunächst auch gegen den Willen des Betroffenen, sofern ein rechtlicher Rahmen dafür gegeben ist.

6 Und dies trotz zahlreicher Fristregelungen und Prozessvorschriften zur Klärung der Zuständigkeiten (s. § 14 ff. SGB IX). Quelle: Rundschreiben Soz Nr. 08/2017 über zum 01.01.2018 in-Kraft-tretende Änderungen des SGB IX und SGB XII durch das Bundesteilhabegesetz und anderer Gesetze mit Wirkung für die Eingliederungshilfe (§§ 53 ff. SGB XII) vom 26. Januar 2018 (https://www.berlin.de/sen/soziales/themen/berliner-sozialrecht/kategorie/rundschreiben/2017_08-670492.php; Zugriff. 3.2.2019)

Erwachsene Betroffene[7] sind in ihrem Inanspruchnahmeverhalten weitgehend auf sich alleine gestellt. Es hängt von ihnen ab bzw. von ihrem engeren sozialen Bezugssystem, ob sie sich Hilfe und Unterstützung suchen. Sie können sich jederzeit und konsequent verweigern. Aufsuchende, d. h. auf den Klienten aktiv zugehende, oder gar erzwingende Interventionsstrategien sind im Erwachsenenbereich fast völlig unüblich. Sie kommen nur dann in Frage, wenn *„Gefahr für Leib und Leben für sich und andere“* besteht oder nach einer Formulierung des § 8 des *Gesetzes über Hilfen und Schutzmaßnahmen bei psychischen Krankheiten* (PsychKG Berlin),

> „wenn und solange sie durch ihr krankheitsbedingtes Verhalten ihr Leben, ernsthaft ihre Gesundheit oder besonders bedeutende Rechtsgüter anderer in erheblichem Maße gefährden und diese Gefahr nicht anders abgewendet werden kann.“

Bei Menschen, die unter gesetzlicher Betreuung stehen, kann der Betreuer gem. § 1906 BGB beim Betreuungsgericht die zwangsweise Unterbringung *„zum Wohl des Betreuten“* beantragen, wenn

> „1. auf Grund einer psychischen Krankheit oder geistigen oder seelischen Behinderung des Betreuten die Gefahr besteht, dass er sich selbst tötet oder erheblichen gesundheitlichen Schaden zufügt, oder
>
> 2. eine Untersuchung des Gesundheitszustands, eine Heilbehandlung oder ein ärztlicher Eingriff notwendig ist, ohne die Unterbringung des Betreuten nicht durchgeführt werden kann und der Betreute auf Grund einer psychischen Krankheit oder geistigen oder seelischen Behinderung die Notwendigkeit der Unterbringung nicht erkennen oder nicht nach dieser Einsicht handeln kann.“

Voraussetzung ist natürlich, dass der gesetzliche Betreuer eine Gefahr erkennt und seine Fürsorgepflicht gegenüber dem Betreuten wahrnimmt. Die Feststellung, ob eine seelische Krankheit oder geistige Behinderung und die damit verbundenen Gefahren vorliegen, muss von einem Arzt attestiert werden, der nicht notwendig Facharzt für Psychiatrie sein muss. Die letztliche Entscheidung über den Vollzug trifft dann das zuständige Gericht.

Die Anbahnung von Hilfeleistungen nach den genannten Voraussetzungen bedeutet bei sorgsamem und begründetem Vorgehen nicht notwendig körperliche oder

---

7 „Erwachsen“ im rechtlichen Sinn ist jemand, wenn er mit Vollendung des 18. Lebensjahrs volljährig geworden ist. Bei Menschen mit Intelligenzminderung liegt das Entwicklungsalter *immer* (mehr oder weniger) weit unter dem Lebensalter, je nach Ausmaß der intellektuellen Beeinträchtigung. Bei Menschen mit FASD und einem durchschnittlichen IQ-Wert muss häufig nicht nur von einer kognitiven Entwicklungsstörung aufgrund der toxischen Gehirnschädigung, sondern auch von einer sozio-emotionalen Entwicklungsverzögerung ausgegangen werden, da häufig frühe Beziehungs- und Bindungsprobleme ähnlich denen anderweitig traumatisierter Menschen mit Traumafolgestörungen (z. B. einer emotional instabilen Persönlichkeitsstörung) vorliegen.

psychische Gewalt gegenüber dem Betroffenen, sondern zunächst die *konsequente Durchsetzung einer für dringend erachteten Hilfe* gegenüber einer Person, die diese Hilfen aus bestimmten Gründen nicht einsieht bzw. derzeit nicht einsehen kann (z. B. Intoxikation, Minderung der Einsichtsfähigkeit, intellektuelle Beeinträchtigung, sozioemotionaler Entwicklungsrückstand). Erfahrungsgemäß gelingt es in diesem Kontext häufig im Verlauf bei dem Betroffenen eine Bereitschaft zu erwirken, sich „freiwillig" den erforderlichen Maßnahmen zu unterziehen. Bloße Disziplinierung, Willkür und aggressive Gewalt sollten in diesem Prozess jedoch unbedingt vermieden werden. Mit Recht hat der Gesetzgeber hohe Hürden formuliert, bevor freiheitsentziehende Maßnahmen eingesetzt werden dürfen bzw. bei Gefahr im Verzug diese eingesetzt wurden. Alle Maßnahmen stehen unter Richtervorbehalt und müssen hinreichend ärztlich begründet sein. Disziplinierende oder nicht pädagogisch bzw. psychiatrisch begründete Gewalt ist in allen betreuenden Kontexten eine Straftat. Mit Erreichen der Volljährigkeit gilt im Wesentlichen nur noch der erklärte Wille der Person, auch im Kontext einer gesetzlichen Betreuung. Nur durch sogenannte *Einwilligungsvorbehalte*, die gerichtlich entschieden werden müssen, können Einschränkungen erlassen werden, die vor allem die „Geschäftsfähigkeit" betreffen. Die Einwilligung in eine Heilbehandlung kann nicht unter Vorbehalt gestellt werden. Aufgrund der Rechtslage kommt es häufig zu Konfusionen, wenn volljährige kognitiv eingeschränkte Menschen als Erwachsene behandelt und gefordert werden, sie aber nach ihrem Entwicklungsstand in allen Bereichen in keiner Weise den Anforderungen gewachsen sind. Hier bedarf es sehr einfühlsamer und ethisch reflektierter Beziehungsgestaltungen, um zu guten Ergebnissen zu kommen. Die bloße Feststellung der Volljährigkeit ist obsolet und fahrlässig (vgl. dazu Hennicke, 2013).

Nicht selten sind die angefragten Psychiater oder die psychiatrischen Kliniken nicht bereit, die Not und das Leid dieser eben häufig entwicklungsbeeinträchtigten Menschen wahrzunehmen. Sie verweigern die entsprechenden Hilfen oder wollen sie nicht durchsetzen (im Rahmen des Unterbringungsgesetzes der Länder). Sowohl aus der Perspektive der Betroffenen, vor allem aber auch auf dem Hintergrund mancher leidvoller Erfahrungen der Angehörigen in der Familie oder der Betreuungspersonen in der Behindertenhilfe mit den aggressiv-expansiven und/oder risikoreichen Verhaltensweisen, können sich hier extrem belastende Zyklen der Gewalt und Gegengewalt entwickeln, wenn es nicht gelingt, diese für alle Beteiligten schädlichen Kreisläufe zu durchbrechen.[8]

8 Die hier doch relativ ausführliche Auseinandersetzung mit „erzwingender Hilfe" ergibt sich aus Erfahrungen u. a. aus der Betreuung Erwachsener mit FASD im betreuten Einzelwohnen und in FASD-Wohngemeinschaften, Hilfen anzunehmen und, wenn sie dann dazu bereit sind, sie nicht zu bekommen.

1.2.2 Suchthilfe, FASD und Intelligenzminderung

Das Arbeitsfeld Suchthilfe besteht vor allem aus den Teilgebieten Suchtprävention, Suchtberatung und Suchttherapie. Der Arbeitsbereich Suchtprävention ist mit der Verhinderung des Auftretens von Suchtproblemen und -störungen befasst. Noch sehr selten wird auch die Prävention von FASD als Aufgabenfeld der Suchtprävention praktisch durchgeführt (Ausnahme sind z. B. die Materialien „Blau im Bauch" von Wigwam Zero in Berlin; www.wigwamzero.de/blauimbauch/). Suchtberatung und -therapie befassen sich mit der Modifikation von problematischem Konsum, Missbrauch und Abhängigkeit in Bezug auf Suchtmittel bzw. süchtiges Verhalten. Das gesamte Arbeitsfeld der Suchthilfe hat, vor allem wegen der zu leistenden präventiven Aufgaben sowie den Tätigkeiten in Beratung und Therapie, in den letzten Jahren in Medizin, Psychologie und Sozialer Arbeit erheblich an Bedeutung gewonnen. Dies resultiert auch aus einer Zunahme substanzbezogener Störungen in der Gesamtbevölkerung, wie z. B. Missbrauch und Abhängigkeit von Alkohol ab den frühen 1960er Jahren sowie von psychotropen Medikamenten und illegalen Drogen ab den 1970er Jahren.

In einer neuen repräsentativen Bevölkerungsstudie (DEGS1) fanden sich 41,6 % der erwachsenen Männer und 25,6 % der erwachsenen Frauen mit riskantem Alkoholkonsum (Jacobi et al., 2014). Nach dem letzten vorliegenden epidemiologischen Suchtsurvey konsumierten in Deutschland, bezogen auf die jeweils letzten 30 Tage, 15,6 % der Männer und 12,8 % der Frauen mehr als die empfohlene Trinkmenge pro Tag (bei Männern > 24 g, bei Frauen > 12 g) (Kraus et al., 2013). Zu den erwähnten Alkoholproblemen kommen weitere Probleme im Umgang mit anderen psychotropen Substanzen und riskanten Verhaltensweisen hinzu. Die häufigste interne Komorbidität innerhalb der Suchtstörungen ist die Alkohol- und Nikotinabhängigkeit. Diese liegt bei etwa 85 % aller Alkoholabhängigen vor (Scherbaum, 2003).

In Folge der Zunahme betroffener Süchtiger und Gefährdeter erfolgte ein erheblicher Ausbau des Suchthilfesystems (siehe zusammenfassend Klein, 2003). Dennoch sind die Suchtkrankheiten von allen psychischen Störungen diejenigen mit der geringsten Behandlungsquote (Wittchen u. Jacobi, 2002). Während von allen Personen, die von einer psychischen Störung betroffen sind, durchschnittlich 36,4 % eine Behandlung erhalten, beträgt die entsprechende Quote bei Personen mit einer Missbrauchs- oder Abhängigkeitsdiagnose in Bezug auf eine psychotrope Substanz (außer Tabak) nur 29,0 %. Die Suchtkranken stellen damit nach wie vor in der Reichweite der Versorgung und Behandlung die am schlechtesten erreichte Gruppe dar, was u. a. an der schwierigen Motivierung und der oft geringen Behandlungscompliance liegen dürfte.

Die Suchthilfe in Deutschland ist durch gegliederte Hilfen und eine breite Zuständigkeit vieler verschiedener Sozialleistungsträger, vor allem Renten- und Krankenversicherung, geprägt. Seit dem Jahre 1968, in dem durch ein Grundsatzurteil des Bundessozialgerichts das Suchthilfesystem in seinen wesentlichen Bestandteilen nach den tiefen Beschädigungen in der NS-Diktatur wiedererrichtet wurde, haben sich vielfältige Angebote und eine hohe Differenzierung entwickelt. Insgesamt tauchen im Suchthilfesystem Hilfeleistungen aus den verschiedensten Sozialleistungsbereichen auf, vor allem aus SGB II (Sicherung des Lebensunterhalts), SGB III (Arbeitsförderung), SGB V (Krankenkasse), SGB VI (Rentenversicherung, Rehabilitation), SGB VIII (Kinder- und Jugendhilfe), SGB IX (Teilhabe) und SGB XII (Daseinsvorsorge und Eingliederungshilfe für Behinderte). Das Versorgungssystem der Suchthilfen in Deutschland ist im internationalen Vergleich sehr gut ausgebaut. Derzeit gibt es ca. 1.300 Suchtberatungs- und Behandlungsstellen sowie ca. 500 ambulante und ca. 320 stationäre Therapieeinrichtungen. Auch die ca. 300 psychiatrischen Institutsambulanzen arbeiten eng mit dem Suchthilfesystem zusammen. 800 Einrichtungen der Eingliederungshilfe, vor allem Angebote im Bereich des Betreuten Wohnens, sind außerdem vorhanden (Leune, 2014).

Im umfassenden Suchthilfesystem werden jährlich über 500.000 ambulante Beratungsfälle, mehr als 220.000 psychiatrische Behandlungen und über 50.000 Entwöhnungsbehandlungen durchgeführt (Leune, 2014; Beckmann u. Neumann, 2014). Leider gibt es trotz umfangreicher Dokumentationssysteme (EBIS, PATFAK, Horizont, FVS) bislang keine verlässlichen Angaben, wie viele der behandelten Suchtkranken erwachsene Personen mit FASD-Symptomatik sind. Auch ist bislang nicht bekannt, wie viele der behandelten suchtkranken Frauen ein Kind mit einer FASD-Symptomatik geboren haben. Hier sind strukturelle Verbesserungen geboten, um die Reichweite und Spezifität des Suchthilfesystems zu optimieren.

In den letzten Jahren wurden von verschiedener Seite immer wieder kritische Anmerkungen zum Suchthilfesystem eingebracht. Diese reichen von mangelnder Reichweite, insbesondere bei Alkoholstörungen (Wienberg u. Drießen, 1992), über die Absolutheit des Abstinenzdogmas als Therapieziel (Körkel, 2014), der geringen Verzahnung von Forschung und Praxis (Bühringer et al., 2012) und der mangelnden transgenerationalen Orientierung des Suchthilfesystems (Klein, 2008). Als Problem erweist sich dabei, dass das Suchthilfesystem als spezialisiertes Hilfe- und Versorgungssystem („Sonderversorgungssystem") zwar hohe Spezialisierungen, aber auch teilweise mangelnde Kooperationsformen mit anderen Hilfebereichen (z. B. Kinder- und Jugendhilfe, Psychiatrie, Wohnungslosenhilfe) entwickelt hat. Dadurch entstehen typische „Schnittstellenprobleme", an denen Betroffene suboptimal oder gar nicht versorgt werden. Zu diesen Gruppen gehören auch geistig behinderte Suchtkranke und Suchtgefährdete (Kretschmann-Weelink u. Hörning, 2014). Bei einer stärkeren transgenerationalen Orientierung des Suchthilfesystems könnten auch mehr Probleme im Zusammenhang mit der Prävention von FASD angegangen werden.

1.2.2.1 FASD und Suchthilfesystem

Michael Klein

Männlicher Alkoholabhängiger mit FASD (32 Jahre): „In meinen bisherigen drei Therapien bin ich immer wieder gescheitert. Habe nach einigen Wochen abgebrochen oder wurde disziplinarisch entlassen. Ich gehe nie wieder in so eine Klinik."

Menschen mit einer Suchtstörung und gleichzeitiger FASD-Vorgeschichte müssten im Suchthilfesystem besonderes Verständnis und suchtspezifische Empathie für ihre Besonderheiten finden. Ihre überdauernde Störung resultiert aus dem Alkoholkonsum ihrer Mütter in ihrer Embryo-Fetalphase. Häufig spielen auch andere Substanzen eine kausale Rolle bei den pränatal erworbenen Störungen, insbesondere Tabak, Benzodiazepine, Kokain, Amphetamine. Hinzu kommt, wie eine Meta-Analysestudie zeigt, ein eigenes Suchterkrankungsrisiko dieser Menschen von bis zu 54,5 % (Popova et al., 2016). Dies entspricht einer Risikoerhöhung um den Faktor 4 im Verhältnis zur Normalpopulation. Bislang ist nicht bekannt, wie viele in der Suchthilfe behandelte Menschen eine FASD-Diagnose aufweisen.

Im Grunde sind Menschen mit FASD und einer sich entwickelnden Suchtstörung jedoch eine Klientel, die in der Suchthilfe besonders einfühlsame Hilfen finden sollten. Dies einerseits aus rehabilitativen Gründen, weil sie umfassende Hilfe wegen der eigenen Suchtstörung und der Folgen des Suchtmittelmissbrauchs der Mutter erhalten sollten. Dafür sollte die Suchthilfe – in Kooperation mit der Behindertenhilfe oder anderen zuständigen Diensten – besondere Empathie und Engagement entwickeln. Und andererseits gilt es auch, einen präventiven Auftrag zu erfüllen. Dieser besteht darin, eine Wiederholung des transgenerationalen Zyklus der Weitergabe von FASD und späterhin auch Suchtstörungen zu verhindern. Das kann am besten geschehen, wenn in allen Tätigkeitsbereichen der Suchthilfe und auch in den entsprechenden Ausbildungscurricula das Thema und die Gefährdungen durch FASD routinehaft thematisiert werden. So geht es im Bereich der Prävention missbräuchlichen Substanzkonsums darum, Jugendlichen im Allgemeinen (universelle Prävention) und gefährdeten Mädchen und jungen Frauen im Speziellen die Risiken von Alkohol- und Drogenkonsum im Zusammenhang mit Sexualität (indizierte Prävention) und nach einer Zeugung im Verlauf der Schwangerschaft aufzuzeigen. Gerade früh konsumierende Mädchen weisen eine erhöhte Gefahr auf, ungewollt schwanger zu werden und diese Schwangerschaft spät zu bemerken (Spohr u. Steinhausen, 2007).

Suchthilfeeinrichtungen – ambulant wie stationär – sollten das Thema FASD durch verbesserte Diagnostik und Früherkennung angehen, um dann die entsprechenden Maßnahmen einzuleiten. Die Diagnostik kann mit Hilfe des in Kap. 3 vorgestellten Screeninginstruments LHS bei erstem Verdacht routinemäßig erfolgen. Bei positivem Resultat und folgender Differenzialdiagnostik sollte eine entsprechende Anpassung der Beratung und Therapie an die kognitiven und neuropsychologischen

Kapazitäten der Klienten erfolgen, um Behandlungsabbrüche und resignativen Rückzug zu vermeiden. Eine stabile Behandlungsmotivation bei suchtkranken Klienten mit FASD kann durch motivierende Interventionen (Miller u. Rollnick, 2015) geschehen, wie sie in Kap. 5 beschrieben werden.

Die Suchthilfe sollte insgesamt ein breites Portfolio an Interventionen – in Kooperationen mit anderen Sozial- und Gesundheitsdiensten – von der Prävention über Frühintervention bis hin zu Psycho- und Soziotherapie und Rehabilitation vorhalten, um suchtgefährdeten und suchtkranken Menschen mit FASD gezielt und nachhaltig zu helfen. Dies muss als ein selbstverständlicher Auftrag der Suchthilfe aufgefasst werden.

1.3 UN-Konvention über die Rechte von Menschen mit Behinderung, Inklusion und FASD

Die *UN-Konvention über die Rechte von Menschen mit Behinderungen* fordert tiefgreifende Veränderungen in den sozialen Sicherungssystemen, im Bildungswesen, in der Jugendhilfe und im Gesundheitssystem. Das Kapitel beschäftigt sich mit einigen Grundsätzen sowie vor allem Missverständnissen, die die Inklusionsdebatte manchmal so schwierig machen. *Spezialisierte* Diagnostik und Therapieangebote für Menschen mit FASD in allen Versorgungsbereichen werden als notwendig gerade auch im Sinne der UN-Konvention gefordert, weil erst damit das Ziel verbesserter Teilhabemöglichkeiten erreicht werden kann.

Mit der Ratifizierung der *UN-Konvention über die Rechte von Menschen mit Behinderungen* im Jahre 2009 in Deutschland und ihrem Kerngedanken der „inklusiven Gesellschaft“ ist ein Diskurs über tiefgreifende Veränderungen vor allem in den sozialen Sicherungssystemen, im Bildungswesen, in der Jugendhilfe und im Gesundheitssystem begonnen worden. Dieser bezieht sich einerseits auf die konkreten praktischen Umgestaltungen der Systeme, die von vornherein der realen Vielfalt der Lebenslagen von Menschen (insbesondere derer mit Behinderungen) gerecht werden sollen (Inklusion), andererseits auf ethisch-humanistische Grundsätze im Rang von unveräußerlichen Menschenrechten. Die Idee einer inklusiven Gesellschaft, in der kein Mensch mehr wegen irgendeinem Merkmal oder einer Eigenschaft diskriminiert wird, ist eine faszinierende Vision in einer Welt voller evidenter Ungerechtigkeiten und Ungleichheiten. Und es gibt sicherlich bereits einige Beispiele gelungener inklusiver Angebote insbesondere im Bildungsbereich. Auf der anderen Seite steht der vielerorts ziemlich hilflose, manchmal für die Betroffenen schädliche Versuch, inklusive Angebote in technischer Hinsicht zu entwickeln (Gestaltung von Räumlichkeiten, Einsatz von Personal ohne tiefergehende konzeptionelle und kompetenzorientierte Überlegungen), sie möglichst kostenneutral zu gestalten oder sogar Kosten einzusparen durch Abbau von „Sondersystemen“ aller Art, durch Deckelung der Ausgaben unabhängig vom Bedarf, durch amtliche Festlegung von Förderquoten, durch Verhinderung notwendiger spezieller zusätzlicher Leistungen. Die Unterfinanzierung von „Inklusion“ ist seit jeher *ein* wesentliches Defizit in der Realisierung.

Im folgenden Abschnitt wird auf einige Aspekte dieser Debatte bei der Untersuchung der Frage eingegangen, ob es im Sinne der UN-Konvention zu vertreten ist, ein weiteres spezielles Versorgungsangebot für eine sehr besondere Personengruppe von Menschen mit Behinderungen, wie in diesem Buch vorgestellt, zu entwickeln. Spezielle Versorgungsangebote für Menschen mit Behinderungen sollten heutzutage nicht mehr entwickelt werden, ohne sie auf Kompatibilität mit der „UN-Konvention über die Rechte von Menschen mit Behinderungen“ zu prüfen.

Die UN-Konvention präzisiert aus der Perspektive der behinderten Menschen die gültigen Menschenrechte (Aichele, 2010) und fordert deren uneingeschränkte Anwendung im Kontext der besonderen Lebenssituationen behinderter Menschen. Sie fordert daher kein privilegiertes Sonderrecht für behinderte Menschen, sondern die konsequente Durchsetzung sämtlicher *bürgerlicher, politischer, wirtschaftlicher, sozialer und kultureller Rechte.* Damit soll gewährleistet sein, dass dies den „barrierefreien“ *vollen Zugang zur physischen, sozialen, wirtschaftlichen und kulturellen Umwelt, zu Gesundheit und Bildung sowie zu Information und Kommunikation haben, damit sie alle Menschenrechte und Grundfreiheiten voll genießen können (UN-Konvention Präambel Abs. v).* In den *Allgemeinen Grundsätzen* (Art. 3, Abs. d) wird *die Achtung vor der Unterschiedlichkeit von Menschen mit Behinderungen und die Akzeptanz dieser Menschen als Teil der menschlichen Vielfalt und der Menschheit* betont. Die Formulierung „Teil der menschlichen Vielfalt“ wird häufig grob missverstanden oder wissentlich umgedeutet als *„alle Menschen sind in ihrer Vielfalt gleich“*. Die evidenten Ungleichheiten unter den Menschen und in unserem Kontext besonders bei den Menschen mit spezifischen Funktionsbeeinträchtigungen sind damit Ausdruck von Vielfalt als positivem Wert an sich und werden so moralisch-ideologisch aufgehoben. So wird unterstellt, dass die explizite Feststellung von Ungleichheit (z. B. einer Intelligenzminderung) als Quelle der Diskriminierung dienen würde. Die UN-Konvention legitimiert dieses Verständnis jedoch nicht. Vielmehr werden sehr deutlich die besonderen Maßnahmen aufgeführt, die zur Verwirklichung der Kernforderungen der Konvention notwendig sind, im Übrigen über einen längeren zeitlichen Prozess.

In den *Allgemeinen Verpflichtungen* (Art. 4) werden neben dem durchgehenden Diskriminierungsverbot Forderungen aufgestellt, die in unserem Kontext bedeutsam sind:

> „(1) Die Vertragsstaaten verpflichten sich, die volle Verwirklichung aller Menschenrechte und Grundfreiheiten für alle Menschen mit Behinderungen ohne jede Diskriminierung aufgrund von Behinderung zu gewährleisten und zu fördern. Zu diesem Zweck verpflichten sich die Vertragsstaaten, [...]
>
> Abs. h) für Menschen mit Behinderungen zugängliche Informationen über Mobilitätshilfen, Geräte und unterstützende Technologien, einschließlich neuer Technologien, sowie andere Formen von Hilfe, Unterstützungsdiensten und Einrichtungen zur Verfügung zu stellen;

Abs. i) die Schulung von Fachkräften und anderem mit Menschen mit Behinderungen arbeitendem Personal auf dem Gebiet der in diesem Übereinkommen anerkannten Rechte zu fördern, damit die aufgrund dieser Rechte garantierten Hilfen und Dienste besser geleistet werden können."

In unserem Verständnis kann das nichts anderes bedeuten als die *zusätzliche* Bereitstellung von Mitteln und Maßnahmen sowie von ausgebildetem, qualifiziertem Personal, um beeinträchtigten Menschen die Teilhabe an den gesellschaftlichen Ressourcen zu ermöglichen bzw. zu verbessern. Unter Bezug auf die „*Unterschiedlichkeiten der Menschen mit Behinderungen*" (Art. 3, Abs. d) bedeutet das zudem, dass diese Angebote *spezifisch* sein müssen.

Im Art. 25 *Gesundheit* werden diese Spezifitäten eindeutig gefordert: Es müssen Versorgungsangebote zunächst *in derselben Bandbreite, von derselben Qualität und auf demselben Standard* wie für nichtbehinderte Menschen angeboten werden. Das ist die *Mindestanforderung* an das Gesundheitssystem. Darüber hinaus müssen *Gesundheitsleistungen* vorgehalten werden, *die von Menschen mit Behinderungen speziell wegen ihrer Behinderungen benötigt werden* (ebd.). Der Maßstab ist also nicht der Bedarf nichtbehinderter Menschen an Gesundheitsleistungen, sondern es müssen die speziellen, behinderungsbedingten Bedürfnisse im Rahmen der üblichen Qualität und Standards der Versorgung *zusätzlich* Berücksichtigung finden. Spezialisierte diagnostische, therapeutische und rehabilitative Angebote für Menschen mit den unterschiedlichsten Behinderungen müssen in ihrer Qualität also weiterhin bestehen bleiben, neue Angebote in Richtung Teilhabeverbesserung müssen zusätzlich mehr denn je eingerichtet werden, um die o. g. Prämissen zu erfüllen (Seidel, 2011; Wunder, 2011). Die Feststellung von persönlichen Beeinträchtigungen (Diagnostik) auch und gerade *in Wechselwirkung mit einstellungs- und umweltbedingten Barrieren* (§ 1 SGB IX n. F.) ist unvermeidbar und Voraussetzung, nicht nur Sozialleistungen zu erhalten, sondern auch die Chance, mehr in das gesellschaftliche Leben einbezogen zu sein, also „teilzuhaben".

Spezialisierungen im Gesundheitswesen sind selbstverständlich und von jedermann weitgehend akzeptiert. Subspezialisierungen in den Facharztweiterbildungen, Spezialambulanzen in den Krankenhäusern, Spezialstationen in den Krankenhäusern sind eher die Regel als die Ausnahme und spiegeln den medizinischen Fortschritt wider oder machen diesen erst möglich. Einerseits kann dies durchaus berechtigt beklagt werden als Verlust einer ganzheitlichen ärztlichen Sichtweise auf den leidenden, kranken Menschen, andererseits kann dies begrüßt werden als besondere Expertise in einzelnen Bereichen, die keiner missen möchte, weil er sich ein Optimum an diagnostischer Sicherheit und therapeutischer Effizienz verspricht. Diese Entwicklung zurückdrehen zu wollen, steht in der Tat weder auf der Agenda der Inklusion noch ist es wünschenswert. Die durchaus kritische Situation kann durch interdisziplinäre, multiprofessionelle und wirklich kooperative Organisationsformen effektiv abgemildert werden. Diese Strategie sollte auch für die „versäulten" Hilfesysteme (einschließlich der Bildungssysteme) gelten, wie es an einigen Stellen durchaus erfolgreich geschieht und wie es ja – wie oben gezeigt – der Komplexität der Lebensprobleme der Menschen mit FASD angemessen wäre.

Wenn man die obigen Aussagen der UN-Konvention wirklich ernst nimmt, könnte die zeitweilig sehr schwierige Debatte über den Weg zur Inklusion deutlich versachlicht werden:

Es könnte ohne weiteres akzeptiert werden, dass wir auf dem Weg zur Inklusion noch viele Zwischenetappen zu bewältigen haben, sowohl was die Anzahl und Qualität der inklusiven Angebote angeht, als auch, wie oben ausgeführt, was die Menge und Qualität der *speziellen* Leistungen für die unterschiedlichen behinderten Menschen angeht, damit sie Inklusion für sich nutzen können. Es wäre kontraproduktiv, ja fahrlässig, Spezialwissen und spezielle Fachgebiete abzuschaffen zugunsten eines noch keineswegs wissenschaftlich begründeten, geschweige denn praktisch evidenten „Inklusionskontextes". Es ist kaum zu übersehen, dass hier Kostengründe eine wesentliche Rolle spielen, und es muss sehr genau darauf geachtet werden, dass nicht im Namen der Inklusion letztlich qualitätsreduzierende Sparmodelle im Sozial- oder Gesundheitswesen implementiert werden.

Erst in ferner Zukunft wäre es denkbar (so die Vision der inklusiven Gesellschaft), reale gesellschaftliche Bedingungen zu haben, die von vornherein der gegebenen Vielfalt der Lebenslagen aller Menschen gerecht werden. Gerade aber auch dann muss es noch spezielle Hilfen und Unterstützungen für funktionsbeeinträchtigte Menschen geben, um die Folgen auf die Teilhabebeeinträchtigung, d. h. die Behinderung, so gering wie möglich zu gestalten. Keiner wird ernsthaft bezweifeln, dass es auch in der inklusiven Gesellschaft noch seelische, kognitive und körperliche Beeinträchtigungen geben wird.

Wir würden, wenn wir die UN-Konvention so nehmen wie sie ist, den Versuchungen entgehen, die subjektive Seite von Funktionsbeeinträchtigungen oder Behinderung zu verharmlosen oder einfach nicht wahrzunehmen (Bielefeldt, 2009). Wir bräuchten nicht zu befürchten, dass es in Zeiten immer knapper werdender öffentlicher Ressourcen für die sozialen Sicherungssysteme *„problematisch werden könnte, spezifische medizinische und soziale Leistungsansprüche zu begründen [...], wenn alle Menschen nur noch als ‚besonders' gelten" (durch die „Abkehr vom Defizitverständnis";* KH) (Bundesärztekammer, 2010).

Vielleicht würde schließlich auch akzeptiert werden, dass die „Schuld" für die evidenten Ungleichheiten und Ausgrenzungen von behinderten Menschen nicht bei den Sozialsystemen zu suchen ist, sondern der Konkurrenz- oder Leistungsgesellschaft (schlicht dem nicht gebändigten Kapitalismus in seiner neoliberalen Form) immanent sind (Wohlfahrt, 2014). Die sozialen Sicherungssysteme sind ja historisch aus keinem anderen Grunde entstanden bzw. von den Menschen erkämpft worden, als die Risiken des Lebens in einer kapitalistisch organisierten Gesellschaft abzumildern.

Spezielle Versorgungsangebote für Menschen mit Behinderungen sind – wie gezeigt – kompatibel mit der UN-Behindertenrechtskonvention, mehr noch, sie werden sogar explizit von ihr gefordert. Trotzdem müssen diese Angebote hinreichend plausibel die individuelle Nützlichkeit in Bezug auf die Verbesserung des subjektiven Wohlbefindens und der individuellen Teilhabe am gesellschaftlichen Leben nachweisen können. Bereits hiermit ergibt sich eine hohe Relevanz für die Unterstützung inklusiver Prozesse, die ja vor allem für die einzelne Person bedeutsam sein müssen, sonst würden sie wenig Sinn machen. Gleichzeitig aber muss gezeigt werden, dass sie inklusive Prozesse auch gesamtgesellschaftlich unterstützen. Auch das erscheint zunächst unproblematisch: Die Nutzung inklusiver Angebote, die ja bislang eher nur sporadisch sind bzw. noch ganz in den Anfängen stecken, ist für den Einzelnen umso leichter, je besser er die vorgegebenen Strukturen für sich und seine Entwicklung nutzen kann.

Die Nützlichkeit der Angebote i. S. der UN-Konvention bemisst sich auch danach, ob die Angebote die volle Verwirklichung der Menschenrechte unterstützen oder eher dazu beitragen, dass der derzeitige Zustand unverändert bleibt, d. h. einen Behinderungszustand dauerhaft zementiert. Und sie bemisst sich auch daran, inwieweit die Versorgungsangebote den besonderen Anforderungen, die sich aus der Art der Behinderungen ergeben, gewachsen sind.

Das hat einige Konsequenzen, die in der Diskussion um Inklusion häufig ebenfalls nicht bedacht, manchmal auch aus naheliegenden technisch-sachlichen Gründen einfach ignoriert werden:

Die Gewährung der notwendigen zusätzlichen Hilfen *speziell wegen ihrer Behinderungen* („Nachteilsausgleiche“) setzt selbstverständlich voraus, dass diese Besonderheiten festgestellt werden, also mit geeigneten Methoden diagnostiziert werden müssen. Da nicht erwartet werden kann, dass alle Einrichtungen des Gesundheitswesens dieses Spezialwissen vorhalten können, müssen diese im Sinne von Kompetenzzentren regional oder häufig sogar überregional vorgehalten werden. Gleichzeitig muss gewährleistet sein, dass die Einrichtungen der Regelversorgung in der Lage sind, sowohl die Akutversorgung als auch insbesondere die Differenzialdiagnostik durchzuführen, also zu erkennen, welche speziellen Leistungen notwendig sind, um dann die Vermittlung an die Spezialangebote zu übernehmen. Dort, wo die Regelversorgung *fachlich* an ihre Grenzen stößt, müssen Spezialangebote eingesetzt werden. Allerdings darf dieses Prinzip nicht im Sinne einer „Ultima-ratio-Strategie“ aufgefasst werden, sondern ausschließlich im Sinne qualifizierter Indikationsüberlegungen für eine angemessene Versorgung.

In ähnlicher Weise gelten diese Aussagen auch für die Systeme der Eingliederungshilfe, der Jugendhilfe und der Suchtkrankenhilfe. Schon lange wird auch hier zwischen Regelversorgung und Spezialangeboten unterschieden, natürlich nicht so weit gefächert wie im Gesundheitswesen. Konkret bezogen auf die Personengruppe der Menschen mit FASD und vergleichbaren Beeinträchtigungen bedeutet das:

Es müssen für viele Menschen mit FASD spezielle Angebote in diesen Versorgungsbereichen vorgehalten werden. Dabei sollten integrative, interdisziplinäre und rechtskreisübergreifende Konzepte Vorrang haben, die aus praktischen Gründen fast nur überregional umgesetzt werden können. Bisher sind solche Angebote äußerst selten.

Menschen mit Fetalen Alkoholspektrumstörungen haben große Schwierigkeiten, einen für sie adäquaten Zugang zu den Hilfesystemen zu finden. Sie überfordern häufig die Regelversorgung in den ambulanten und stationären Angeboten der Hilfen für Menschen mit Intelligenzminderung oder für Menschen mit psychiatrischen Störungen oder der Suchtkrankenhilfe. Aufgrund ihrer besonderen Funktionsbeeinträchtigungen wie auch infolge der häufigen komorbiden Verhaltensauffälligkeiten und psychischen Störungen werden die Zugangsmöglichkeiten immer schwieriger, vor allem dann, wenn darüber hinaus noch eine Suchtproblematik vorhanden ist. Wer sich letztendlich dann zuständig fühlt, entscheidet sich meist durch Zufälle und regionale Besonderheiten.

Anzunehmen ist daher, dass in jedem Behandlungs- bzw. Betreuungskontext (psychiatrische Einrichtung, pädagogisch ausgerichtete Angebote der Behindertenhilfe sowie spezifische Angebote der Suchtkrankenhilfe) Menschen mit FASD aufgrund ihrer neurokognitiven Defizite geringere Chancen haben, von den Angeboten zu profitieren. Grant et al. (2013) konnten in einer Pilotstudie zeigen, dass die Behandlungsmisserfolge bei Menschen mit pränataler Alkoholexposition und FASD signifikant höher liegen als bei denjenigen ohne diese Beeinträchtigungen.

> „As this initial study implies, if undiagnosed cognitive deficits and associated learning problems do in fact play a significant role in treatment failure, it will be important for treatment programs to screen for such factors during intake and modify therapeutic approaches accordingly" (Grant et al. 2013).

Der Entwicklung von „maßgeschneiderten Bausteinen", die den Zugang zur Regelversorgung behinderungsgerecht ergänzen können, kommt daher neben der humanitären perspektivisch auch eine weitere Funktion in Hinsicht auf eine Verbesserung des effizienten Einsatzes von Rehabilitationsmitteln zu.

Ziel muss sein, dass beispielsweise ein junger Mensch mit einer typischen FASD-Symptomatik und einem Suchtproblem für seine FASD-spezifische Problematik adäquate Unterstützung bekommt, die ihn in die Lage versetzt, einen Platz im Regelversorgungssystem der *Behindertenhilfe* zu finden. Oder anders formuliert: Der Regelversorgungsplatz in den Einrichtungen der Behindertenhilfe oder der Suchtkrankenhilfe oder für seelisch Behinderte ist ihm sicher, wenn er die FASD-spezifischen Hilfen intern oder extern bekommt und für sich nutzen kann. Je nach Ausprägung seiner Funktionsbeeinträchtigungen wird er von dort aus in eine eigene oder eine betreute Wohnung ziehen und einen Arbeitsplatz, in welchem Setting und mit welcher Assistenz auch immer, einnehmen.

An dieser Stelle noch eine Bemerkung zur „Diagnostik", weil in der Inklusionsdebatte dieses Vorgehen oftmals sehr heftig als stigmatisierend und diskriminierend abgelehnt wird (ohne allerdings eine wirkliche Alternative aufzuzeigen). Um passende Hilfen und Unterstützungen zu leisten (z. B. sogenannte Nachteilsausgleiche, die ja auch in inklusiven Kontexten erforderlich sind), müssen die individuellen, spezifischen Funktionsbeeinträchtigungen zunächst überhaupt erkannt werden. Ist dies nicht der Fall, wird auf spontane Lebensäußerungen und Verhaltensweisen des Betroffenen gesetzt, die natürlich *irgendwie* bewertet werden müssen. Liegen diese Evaluationskriterien offen und nachvollziehbar vor, dann handelt es sich um ein Ergebnis genauer Diagnostik, ist das nicht der Fall, bleibt alles im Beliebigen und Willkürlichen, ohne die befürchtete Diskriminierung auszuschließen.

Das Dilemma, reale Unterschiede zwischen den Menschen (z. B. hinsichtlich Beeinträchtigungen) festzustellen, um ihnen gerecht zu werden, ohne diese Unterschiede „wirklich" zu machen, d. h. in irgendeiner Form gesellschaftlich zum Tragen kommen zu lassen, ist derzeit unter der Prämisse „Behinderung als soziale Konstruktion" nicht aufzulösen (Uphoff et al., 2010). Natürlich erfährt der einzelne Betroffene seine Beeinträchtigungen wesentlich auch in den Reaktionen der Umwelt auf seine Behinderung („soziale Konstruktion") und so, wie die Welt strukturell vorgegeben ist, aber mit dem Alter zunehmend auch als persönliche Einschränkung im Umgang mit den (normativen) Anforderungen der Welt. Beide Prozesse hängen selbstverständlich eng miteinander zusammen und sind unvermeidlich. Entscheidend ist, wie „kohärent" oder „harmonisch" der Betroffene seine Beeinträchtigungen in sein Leben integriert und sich dabei trotzdem zufrieden fühlt, und wie schwer es ihm durch die strukturellen Bedingungen der Umwelt gemacht wird, an dieser Gesellschaft teilzuhaben. Von daher ist „Inklusion" sehr sinnvoll, sie schafft aber weder die Beeinträchtigungen („Schädigung" oder Funktionsstörung gemäß der Internationalen Klassifikation der Funktionsfähigkeit, Behinderung und Gesundheit (ICF; WHO, 2005) noch deren subjektive Bewältigungsformen ab. Die Praxis der „Förderdiagnostik" weist hier einen pragmatischen Weg, indem die Voraussetzungen und Entwicklungsschritte des Betroffenen im Verlauf fortwährend (mit validen und nachvollziehbaren Methoden) festgestellt werden, um die entsprechenden, passenden Unterstützungsangebote bereitzustellen (Bertrand, 2001). Gerade auch in inklusiven Kontexten bedarf es dieser behutsamen empathischen Begleitung. Es wäre fahrlässig, nur auf die spontanen Entwicklungsschritte zu hoffen, die sich aus der Begegnung mit anderen Menschen ergeben (können) oder in der Auseinandersetzung mit Herausforderungen der Umwelt, wie es z. B. das Konzept des „gemeinsamen Unterrichts" verspricht. Unbegrenzte Teilhabe allein oder ungehindertes Einbezogensein wird sicher die Entwicklungschancen für den beeinträchtigten Menschen erhöhen, erhöht aber gleichzeitig auch die Risiken des Scheiterns, der Überforderung und der ebenso „spontanen" Diskriminierung.

Diagnostik muss im „Verdachtsfall" sehr früh angeboten werden (bereits im Kindergartenalter), um die angemessenen Hilfen und Unterstützungen möglichst frühzeitig in der kindlichen Entwicklung einzuleiten und vor allem den Eltern oder Bezugspersonen qualifizierte Möglichkeiten der Förderung im Alltag anzubieten. Nicht zuletzt geht es dabei um ein Angebot der Orientierung für alle Beteiligten, an dem sie ihrer Hoffnungen und Erwartungen, ihre Ängste und Befürchtungen messen können. Die bestehenden gut ausgebauten Angebote der Frühförderung und der Sozialpädiatrischen Zentren (SPZ) sollten die notwendige Früherkennung leisten. Falls dies versäumt wurde, sollte Diagnostik unbedingt unabhängig vom Lebensalter nachgeholt werden, wenn es entsprechende Hinweise gibt.

1.4 Sozialrechtliche Leistungsansprüche (junger) Erwachsener mit einer Fetalen Alkoholspektrumstörung unter besonderer Berücksichtigung der Reform der Eingliederungshilfe und der Pflegeversicherung

Gila Schindler

Der Beitrag gibt einen Überblick über Chancen und Risiken, die sich aus der umfassenden Reform der Eingliederungshilfe mit dem Bundesteilhabegesetz (BTHG) insbesondere für junge Volljährige mit FASD ergeben. Besondere Beachtung erfährt dabei die Schnittstellenproblematik, die sich mit dem BTHG zum Pflegestärkungsgesetz und der Reform des Pflegebedürftigkeitsbegriffs ergibt.

Während der Abschnitt zum Inhalt der Rechtsansprüche auf Teilhabeleistungen von Menschen mit FASD aufgrund der nur geringfügigen gesetzlichen Änderungen im Leistungsrecht kurz gehalten wird, liegt ein Schwerpunkt auf den Chancen, die sich für die Betroffenen aus den Änderungen im Verfahrensrecht ergeben. Mit der Pflicht einer umfassenden und inhaltlich detailliert vorgegebenen Gesamt- und Teilhabeplanung auf Grundlage einer instrumentenbasierten Bedarfsermittlung sind die Träger der Eingliederungshilfe erstmals voll rechenschaftspflichtig, was Art, Inhalt und Umfang ihrer Leistungen angeht. Die Verfahrensvorgaben sollen sowohl Tendenzen zur Willkür in der Leistungsbewilligung entgegenwirken als auch höhere Fachlichkeit in die reformierte Eingliederungshilfe integrieren. Dies wird zusätzlich betont mit dem Anspruch auf externe Begutachtung des Rehabilitationsbedarfs, der als Chance für zusätzliche Transparenz und bedarfsgerechte Leistungen verstanden wird.

Parallel zur Reform der Eingliederungshilfe hat sich die die Schnittstellenproblematik zwischen Teilhabe und Pflege mit den Pflegestärkungsgesetzen intensiviert. Auslöser ist, dass mit der Reform des Pflegebedürftigkeitsbegriffs der Zugang zur Pflege aufgrund der klassischen Symptomatik durch FASD eröffnet wurde und mit der Einführung neuer Pflegeleistungen zumindest eine „optische" Leistungsidentität von Teilhabe und Pflege besteht. Da eine Verhältnisklärung zwischen Pflege und Teilhabe im Gesetzgebungsverfahren nicht gelang, sind Tendenzen der Träger der Eingliederungshilfe zu beobachten, sich die verbesserten Leistungen der Pflegeversicherung auf Kosten der Berechtigten selber zunutze zu machen. Vor diesem Hintergrund werden die Praxisprobleme an der Schnittstelle zwischen Teilhabe und Pflege erläutert und Lösungsansätze aufgeführt.

1.4.1 Einleitung

Menschen, die von einer Fetalen Alkoholspektrumstörung (FASD) betroffen sind, erfüllen in aller Regel die Voraussetzung der sozialrechtlich definierten „wesentlichen Behinderung“. In der Folge eröffnet dies für sie den Zugang zu sozialrechtlichen Leistungen. Im Mittelpunkt stehen dabei Ansprüche auf persönliche Dienstleistungen. Dazu gehören insbesondere die Eingliederungshilfe und Pflegeleistungen.

Eine persönliche Dienstleistung zeichnet sich dadurch aus, dass der Leistungsberechtigte eine konkrete Unterstützung benötigt, die nur durch eine andere Person erbracht werden kann. Ein Anspruch auf finanzielle Leistungen allein würde ihm nichts nützen. Wenngleich sich der Anspruch auf Bewilligung der erforderlichen Teilhabeleistungen im Wege eines persönlichen Budgets als Regelrechtsanspruch etabliert hat, so bleibt der Prüfungsmaßstab doch der, ob ein Leistungsberechtigter einer persönlichen Dienstleistung bedarf.

Lässt sich also leichthin schreiben, dass Teilhabe- oder Pflegebedarfe auf Grundlage von Rechtsansprüchen durchgesetzt werden können, ist mit ihrer Einlösung in der Praxis oft ein mühseliger Weg verbunden, auf dem den Betroffenen eher Steine in den Weg gelegt werden. Für Menschen mit FASD wird besonders deutlich, dass in Deutschland Defizite weniger im Bereich der gesetzlich verbrieften Leistungsansprüche zu finden sind als vielmehr in der Gewährungspraxis der Leistungsträger.

Insofern ist es von besonderer Bedeutung, dass sich mit Inkrafttreten der UN-Behindertenrechtskonvention zum 29.03.2009 der Zugang der von Behinderung betroffenen Menschen zu geeigneten Teilhabeleistungen deutlich verbessern sollte. Wenngleich sich dieser Wunsch in der Praxis auf unmittelbarer Grundlage der Konvention nur sehr bedingt verwirklichen ließ, so ergab sich für die Gesetzgebung der deutliche Auftrag, eine Reform der Eingliederungshilfe unter Beachtung der UN-Konvention umzusetzen.[9]

Zum 23.12.2016 wurde mit dem Gesetz zur Stärkung der Teilhabe und Selbstbestimmung von Menschen mit Behinderungen (Bundesteilhabegesetz – BTHG) ein umfangreiches Änderungswerk zur Reform der Eingliederungshilfe verabschiedet (BGBL, 2016). Eine besondere Herausforderung hielt der Gesetzgeber für die Praxis zunächst mit den etlichen unterschiedlichen Zeitpunkten des Inkrafttretens der einzelnen Regelungen bzw. Regelungsbereiche vor. Mit dem Inkrafttreten der letzten maßgeblichen Reformstufe zum 01. 01.2020 geht für die Praxis mit diesem Datum also vor allem Rechtsklarheit einher.

Unterm Strich darf zur Reform der Eingliederungshilfe mit dem Bundesteilhabegesetz festgestellt werden, dass der große Wurf weniger in neuen materiellen Rechtsansprüchen für die Berechtigten liegt, sondern darin, dass der Gesetzgeber den Weg

---

9 BT-Drucks. 18/9522, S. 1 f., Koalitionsvertrag zwischen CDU, CSU und SPD, 18. Legislaturperiode 2013, S. 110; Arbeitsgruppe Bundesteilhabegesetz – Abschlussbericht – Teil A, S. 40.

zur Leistung umfassend saniert hat. Was für die Leistungsberechtigten zu größerer Verlässlichkeit, Transparenz und Stärkung ihrer Selbstbestimmung führen soll[10], stellt die Träger der Eingliederungshilfe bei der Qualifizierung ihres Verfahrens zunächst vor Herausforderungen. Für die Leistungsberechtigten ist es daher von besonderer Bedeutung, ihre Verfahrensrechte gut zu kennen, um zu den Leistungen zu gelangen, auf die sie Anspruch haben.

Einen erheblichen Nachteil für junge, von FASD betroffene Menschen bringt allerdings ein Versagen des Gesetzgebers mit sich: In der Vorbereitung der Reform der Eingliederungshilfe trafen die Beteiligten die ausdrückliche Entscheidung, dass in diesem Rahmen auch die sog. „inklusive Lösung", die Gesamtverantwortung der Kinder- und Jugendhilfe für alle jungen Menschen unbeachtlich einer bestehenden oder drohenden Behinderung, herzustellen sei.[11] Dieses Versprechen wurde indes nicht eingelöst (DIJuF, 2016) mit der Folge, dass nicht nur die inklusive Lösung nach wie vor nicht umgesetzt ist, sondern vor allem, dass der Gesetzgeber des BTHG sich zu keinem Zeitpunkt Gedanken über die besonderen Bedarfe junger Menschen gemacht hat. Damit bestehen für die von FASD Betroffenen weiterhin oft große Probleme bei Ermittlung des zuständigen Leistungsträgers (vgl. unter 1.4.2.2.3, erster Unterabsatz) und ein deutliches Defizit der Eingliederungshilfe nach Teil 2 des SGB IX bei der kindeswohlgerechten Versorgung von Kindern und Jugendlichen und ihrer pädagogisch angemessenen Begleitung auf dem Weg ins Erwachsenenleben.

Eine ebenso große Herausforderung für die Praxis stellt die parallele Reform der Pflegeversicherung dar.[12] Mit der lange geforderten Überarbeitung des Begriffs der Pflegebedürftigkeit erhalten viele Menschen mit Inkrafttreten des Pflegestärkungsgesetzes II erstmals Zugang zu Pflegeleistungen. Dies betrifft insbesondere den Personenkreis, deren Pflegebedürftigkeit sich weniger aus altersbedingten motorischen Einschränkungen ergibt, sondern eher aus kognitiven Beeinträchtigungen (Bundesministerium für Gesundheit, 2017). Menschen, die aufgrund von FASD insbesondere unter der Beeinträchtigung der Exekutivfunktionen leiden, sollten dementsprechend von dem neuen Begriff der Pflegebedürftigkeit durch Zugang zu Pflegeleistungen besonders profitieren. Leider zeichnet sich in der Praxis ab, dass sich die Leistungsberechtigten an der Schnittstelle zwischen Teilhabe und Pflege dem begehrlichen Zugriff der Träger der Eingliederungshilfe erwehren müssen, um sich die Vorteile aus der Pflegereform auch im Effekt zu sichern.

10 BT-Drucks. 18/9522, S. 2 f..

11 Abschlussbericht des Bundesministeriums für Arbeit und Soziales über die Tätigkeit der Arbeitsgruppe Bundesteilhabegesetz Teil A vom 14. April 2015, S. 28–30.

12 Zweites und Drittes Gesetz zur Stärkung der pflegerischen Versorgung und zur Änderung weiterer Vorschriften (Zweites Pflegestärkungsgesetz – PSG II und Drittes Pflegestärkungsgesetz – PSG III) BT-Drucks. 18/5926 und BT-Drucks. 18/9518.

Vor diesem Hintergrund setzen sich die folgenden Abschnitte mit den Änderungen der Eingliederungshilfe und der Pflegeleistungen auf Grundlage von BTHG, sowie PSG II und III auseinander und legen den Schwerpunkt auf die Praxisprobleme, die sich daraus für junge Erwachsene mit FASD ergeben (Schindler, 2011).

1.4.2 Die Reform der Eingliederungshilfe

Die Reform der Eingliederungshilfe ist rechtlich in einer grundlegenden Umgestaltung des Neunten Buches Sozialgesetzbuch (Rehabilitation und Teilhabe von Menschen mit Behinderungen) zu verorten (Umsetzungsbegleitung Bundesteilhabegesetz, 2019). Diese lässt sich mit zwei Schwerpunkten kennzeichnen. Zunächst gilt seit dem 01.01.2018 der Teil 1 des SGB IX in einer grundlegend überarbeiteten Fassung. In diesem Teil finden sich die Verfahrensregelungen, die für alle Rehabilitationsträger gelten – also auch für die Träger der öffentlichen Jugendhilfe. Ab dem 01.01.2020 wird ein komplett neuer Teil 2 in das SGB IX eingeführt, der das alte Recht der Eingliederungshilfe mit den Teilhabeleistungen der §§ 53 ff. SGBXII übernimmt und neu regelt. In diesem Teil wird das Recht der Eingliederungshilfe auch in Bezug auf die Leistungsansprüche neu gestaltet.

1.4.2.1 Der Leistungsanspruch auf Teilhabe

Wenngleich vorauszuschicken ist, dass sich Inhalt und Umfang der gesetzlich verbrieften Teilhabeansprüche mit der Reform durch das BTHG nicht wesentlich ändern, soll die neue Formulierung des Anspruchs in Teil 2 des SGB IX dennoch Anlass geben, sich mit der rechtlichen Konstruktion des Anspruchs und der sich daraus für die Praxis ergebenden Herausforderung auseinanderzusetzen. Denn während die übliche Rechtskonstruktion eines Anspruchs auf öffentliche Leistungen so erfolgt, dass die Voraussetzung benannt wird (bspw. *wesentliche Behinderung*), die zu einer Rechtsfolge führt (hier etwa: *Anspruch auf erforderliche und geeignete Teilhabeleistung*), weicht die Konstruktion der Eingliederungshilfe von dieser Struktur ab, was den Rechtsanspruch im Ergebnis fragwürdig gestaltet.

So wird man ab dem 01.01.2020 bis zum 31.12.2022 in § 99 SGB IX folgende Regelung finden:

> *„Leistungen der Eingliederungshilfe erhalten Personen nach § 53 Absatz 1 und 2 des Zwölften Buches und den §§ 1 bis 3 der Eingliederungshilfe-Verordnung in der am 31. Dezember 2019 geltenden Fassung."*

Wer worauf Anspruch hat, findet sich für mehrere Jahre gar nicht unmittelbar in dem einschlägigen Leistungsgesetz, sondern in einer außer Kraft getretenen Gesetzesfassung eines anderen Regelungsbereichs. Den maßgeblichen Satz zur Anspruchsregelung findet man also nur in § 53 Abs. 1 S. 1 SGB XII a. F. Hier steht:

> *„Personen, die durch eine Behinderung im Sinne von § 2 Abs. 1 Satz 1 des Neunten Buches wesentlich in ihrer Fähigkeit, an der Gesellschaft teilzuhaben, eingeschränkt oder von einer solchen wesentlichen Behinderung bedroht sind, erhalten Leistungen der Eingliederungshilfe, wenn und solange nach der Besonderheit des Einzelfalles, insbesondere nach Art oder Schwere der Behinderung, Aussicht besteht, dass die Aufgabe der Eingliederungshilfe erfüllt werden kann.“*

Der Anspruch auf Teilhabe besteht also keineswegs uneingeschränkt oder zumindest konkretisiert auf die erforderliche und geeignete Leistung zur Teilhabe, sondern wird mit der Anforderung verbunden, dass die *„Aufgabe der Eingliederungshilfe erfüllt werden kann“*. Dies führt zur Notwendigkeit einer konkretisierenden Aufgabendefinition, die sich ab 2020 in § 90 Abs. 1 SGB IX findet:

> *„Aufgabe der Eingliederungshilfe ist es, Leistungsberechtigten eine individuelle Lebensführung zu ermöglichen, die der Würde des Menschen entspricht, und die volle, wirksame und gleichberechtigte Teilhabe am Leben in der Gesellschaft zu fördern.“*

Wenngleich der geschulte Jurist aus diesen Formulierungen und Verweisen zu dem Schluss kommt, dass bei Vorliegen oder Drohen einer wesentlichen Behinderung Anspruch auf die zur Teilhabe erforderlichen und geeigneten Leistungen besteht, so führt die mit dem Gesetz verbundene Uneindeutigkeit gerade in der Gewährungspraxis der letzten Jahre zu verschärften Problemen. Der offene Leistungsanspruch der Eingliederungshilfe, der für die Betroffenen eine möglichst individuelle und passgenaue Hilfe sicherstellen soll, kann sich bei fehlendem Engagement der jeweiligen Leistungsträger zu einem erheblichen Nachteil verkehren.

So ist es besonders bedauerlich, dass der Gesetzgeber mit dem BTHG die verschwurbelte Gesetzeskonstruktion nicht radikal geändert und einen „vernünftigen“ Leistungsanspruch normiert hat. Denn immer wieder kommen Rückmeldungen aus der Praxis, dass die begehrte Leistung mit der Begründung verweigert wird, dass eine volle und wirksame Teilhabe des Berechtigten ja ohnedies ausgeschlossen bzw. nicht erreichbar sei, sodass Leistungen nur in deutlich reduziertem Umfang zu bewilligen seien.

1.4.2.2 Das Verfahrensrecht

Während sich die Teilhabeleistungen in Teil 2 des SGB IX trotz der anderen Verortung und äußerlichen Umgestaltung inhaltlich nicht maßgeblich vom Status quo unterscheiden, haben die nachfolgend dargestellten Verfahrensänderungen sowohl in Teil 1 als auch Teil 2 des SGB IX das Potenzial dazu, die Kultur der Gewährung von Teilhabeleistungen sowohl durch die Träger der Eingliederungshilfe nach Teil 2 des SGB IX als auch der Kinder- und Jugendhilfe nachhaltig zu beeinflussen.

1.4.2.2.1 Zuständigkeit für die Eingliederungshilfe nach Teil 2 des SGB IX

Träger der Eingliederungshilfe
Eine einschneidende Veränderung im Recht der Eingliederungshilfe ergibt sich bei der Bestimmung der Behörde bzw. staatlichen Organisationsebene als zuständigem Leistungsträger. Solange die Eingliederungshilfe in §§ 53 ff. SGB XII verankert war, zählte sie zu den Sozialleistungen des Zwölften Sozialgesetzbuches, die in der Ausführung den Trägern der Sozialhilfe zugeordnet sind. Dabei ist zu unterscheiden zwischen örtlichen und überörtlichen Trägern der Sozialhilfe. In vielen Bundesländern wurden Aufgaben differenziert nach örtlicher und überörtlicher Ebene zugewiesen. In der Praxis wurde dabei meist nach ambulanten und stationären Leistungen unterschieden, wobei die Zuständigkeit für ambulante Leistungen der örtlichen und die für stationäre Leistungen der überörtlichen Ebene zugewiesen war.[13]

Mit dem BTHG ging der ausdrückliche Wunsch einher, nicht mehr nach den Leistungsarten ambulant und stationär zu unterscheiden, sondern sich auf den Inhalt der jeweiligen Fachleistung zu konzentrieren:

> „Prägend für die Neuausrichtung ist der Wandel von einer überwiegend einrichtungsorientierten zu einer personenzentrierten Hilfe mit der Folge, dass die derzeitige Charakterisierung von Leistungen der Eingliederungshilfe in ambulante, teilstationäre und stationäre Maßnahmen entfällt.“ (Bund-Länder-Arbeitsgruppe, 2012, S. 1).

Das muss jedenfalls dann Auswirkungen in der Zuständigkeitsbestimmung haben, wenn diese zuvor nach ambulant und stationär differenziert hat. Mit den ersten Empfehlungen zu einer Reform der Eingliederungshilfe wurde noch ausdrücklich das Ziel einer einheitlichen Zuständigkeitsbestimmung für die Eingliederungshilfe verfolgt (AMSK, 2007, S. 11). Der Bundesgesetzgeber hat sich im Ergebnis der Entscheidungsnot entzogen und die Bestimmung der Träger der Eingliederungshilfe nach Teil 2 des SGB IX[14] den Ländern überlassen (§ 94 Abs. 1 SGB IX).

Insoweit kommen als Träger der Eingliederungshilfe in der Regel das Land, die Kreise bzw. kreisfreien Städte oder Gemeinden in Betracht. Es ist also am Landesgesetzgeber aus diesen Möglichkeiten einen Träger der Eingliederungshilfe zu bestimmen. Das Hohelied auf den Föderalismus führt leider immer wieder dazu, dass nicht etwa eine zielführende Absprache unter den Bundesländern erfolgt, die für die Bürger wiederum zu bundesweiter Verlässlichkeit führt. Im Gegenteil zeichnen sich mal wieder unterschiedliche Lösungen ab, die eher auf politischen kleinsten gemein-

---

13 https://de.wikipedia.org/wiki/Zust%C3%A4ndigkeit_in_Angelegenheiten_der_Sozialhilfe#Abweichende_Regelungen.

14 Die Begrifflichkeit hat teils zu Verwirrungen geführt. Träger der Eingliederungshilfe sind ihrem Sinn nach alle in § 6 SGB IX genannten Rehabilitationsträger. Als Träger der Eingliederungshilfe i. S. v. § 94 SGB IX sind aber nur diejenigen gemeint, die Träger der Leistungen aus Teil 2 SGB IX sind.

samen Nennern fußen und weniger im Interesse der Leistungsberechtigten gefunden wurden. Während Bundesländer, die schon vor dem BTHG die Kommunalisierung der Eingliederungshilfe umgesetzt haben, bei dieser Ebene bleiben,[15] verfolgen andere weiterhin eine zwischen Land und Kommunen aufgeteilte Zuständigkeit, die sich nicht mehr nach ambulanten und stationären Leistungen unterscheiden kann. Zum Teil wird daher der örtlichen Ebene die Zuständigkeit für die Eingliederungshilfe an minderjährige Personen zugewiesen und der überörtlichen Ebene die Zuständigkeit für die Eingliederungshilfe an volljährige Personen.[16] Um für mehr Unübersichtlichkeit zu sorgen, wird die Zuständigkeit der überörtlichen Ebene durchbrochen, indem die Ausführung dieser Aufgabe wiederum auf die örtliche Ebene übertragen wird.[17]

Welche Nachteile dies mit sich bringen kann, macht sich gerade bei jungen Volljährigen mit Anspruch auf Teilhabeleistungen bemerkbar. In den betroffenen Bundesländern führt die unterschiedene Zuständigkeit für minderjährige und volljährige Menschen dazu, dass die besonders vulnerable Zeit des Übergangs von Kindheit/Jugend in das Erwachsenenleben nicht etwa verlässlich von einem zuständigen Träger der Eingliederungshilfe begleitet wird, sondern zu den vielen Wechseln im realen Leben (Beendigung Schulausbildung, berufliche Orientierung, Vorbereitung auf ein selbstständige(re)s Leben und Wohnen) ein Zuständigkeitswechsel des Trägers der Eingliederungshilfe hinzutritt. Das geht nicht allein mit dem Wechsel der Personen in der Sachbearbeitung einher, sondern führt darüber hinaus zum Abbruch von Prozessen und häufig zu ganz anderen Blicken auf Bedarfe der Betroffenen bzw. auch zu anderen vorgehaltenen Leistungen (Die Fachverbände, 2017).

Kommunale Selbstverwaltung und Weiterentwicklung von Fachlichkeit

Wird die Zuständigkeit bei den Kommunen verortet, so sichert die Selbstverwaltungsgarantie aus Art. 28 Abs. 2 GG ihre Befugnis zu eigenverantwortlicher Führung der Geschäfte in diesem Bereich.[18] Werden die Kommunen zu Trägern der Eingliederungshilfe bestimmt, so hat diese Selbstverwaltungsgarantie zur Folge, dass sie keinen fachlichen Weisungen unterliegen. Zwar sind sie an die gesetzlichen Bestimmungen gebunden, aber die Art und Weise der Ausführung von Aufgaben obliegt allein ihnen. Bei Leistungen der Eingliederungshilfe mit ihren flexiblen Leistungsansprüchen für geeignete Leistungen und der damit einhergehenden großen Offenheit für die Ausgestaltung von Leistungen mag dies zu teils unerträglichen Unterschieden in der fachlichen Verantwortung der Eingliederungshilfe führen. Gerade bei jungen Men-

---

15 So etwa Baden-Württemberg, Mecklenburg-Vorpommern, Schleswig-Holstein und Thüringen; vgl. auch https://umsetzungsbegleitung-bthg.de/gesetz/umsetzung-laender/.

16 So etwa Nordrhein-Westfalen, Hessen und Rheinland-Pfalz; vgl. auch https://umsetzungsbegleitung-bthg.de/gesetz/umsetzung-laender/.

17 bspw. § 2 AG-SGB IX NRW; § 2 Abs. 1 AG-SGB IX RLP.

18 BVerwG – 22. 11. 1957 – VII C 69/57, VerwRspr 1958, 736; BVerfG – 26.10.1994 – 2 BvR 445/91, BVerfGE 91, 228, 236.

schen, die von FASD betroffenen sind, machen sich diese Unterschiede in der Praxis oft bemerkbar. So lassen sich bis heute örtliche Träger der Sozialhilfe oder Träger der öffentlichen Jugendhilfe finden, denen die spezifischen Beeinträchtigungen durch FASD unbekannt sind oder die sich mit geeigneten Leistungen der Eingliederungshilfe für diese Beeinträchtigung nicht oder nur unzureichend auskennen.

So liegt die Besonderheit bei der Unterstützung der von FASD betroffenen jungen Menschen darin, dass für sie Anforderungen in aller Regel „eine Stufe" niedriger gewählt werden sollten, um Überforderung zu vermeiden und das Scheitern an zu ehrgeizigen Zielen zu verhindern. Ohne Kenntnis des Behinderungsbilds wird diese Forderung allzu häufig nicht beherzigt. Im Gegenteil wird diese fachliche Forderung eher als unzureichende Förderung empfunden und als Beschränkung der Betroffenen abqualifiziert. Im Übergang in die Selbstständigkeit und das Erwerbsleben sind die Folgen für die Betroffenen einer Überforderung jedoch schnell dramatisch. Scheitert die gewählte Hilfe, so fallen die jungen Menschen oft ganz aus Hilfesettings heraus, geraten in die Obdachlosigkeit oder in den Zugriff der Strafjustiz (fasd-Deutschland, 2012, S. 30).

Während in der Verantwortung der Kinder- und Jugendhilfe, die bundesweit im Rahmen der kommunalen Selbstverwaltung ausgeführt wird, Fachlichkeit auch immer wieder vor dem Hintergrund des staatlichen Wächteramts aus Art. 6 Abs. 2 S. 2 GG diskutiert, überprüft und weiterentwickelt wird, findet sich in der Eingliederungshilfe eine überregionale und intensive Diskussion fachlicher Anforderungen bislang nicht in vergleichbarer Weise.

Insoweit verbindet sich mit der Zuweisung der Zuständigkeit an die überörtliche Ebene, also das jeweilige Bundesland, auch die Hoffnung auf eine höhere Vereinheitlichung bei der Entwicklung von Standards. Davon unabhängig werden die Länder mit § 94 Abs. 3 SGB IX_{2020} verpflichtet, in jedem Fall auf bedarfsdeckende Leistungen hinzuwirken, die flexibel auf die im Rahmen der Einzelfallsteuerung gewonnenen Erkenntnisse reagieren und zeitnah das individuell erforderliche Angebot bereithalten.[19]

1.4.2.2.2 Transparenz durch strukturierte Gesamtplanung

Zur Unterstützung eines fachlichen Zugangs der Eingliederungshilfe wie auch zur Qualifizierung der Bewertungsverfahren, mit denen der Hilfezugang überhaupt erst eröffnet wird, hat der Gesetzgeber des BTHG ein verbindliches Gesamtplan- bzw. Teilhabeplanverfahren mit Instrumenten der Bedarfsermittlung eingeführt. Auf diesem Weg soll einerseits mehr Fachlichkeit Eingang in die Eingliederungshilfe finden und andererseits besteht die Vorstellung, auf diesem Weg Transparenz und Vergleichbarkeit für die Leistungsberechtigten herzustellen.

19 BT-Drucks. 18/9522, S. 237.

Gerade für Menschen mit FASD ist die Unbestimmtheit in der Bewilligungspraxis der Eingliederungshilfe ein wichtiges Thema. Im bundesweiten Vergleich lässt sich erkennen, dass ein und dieselbe Behinderungsform keineswegs zu identischen oder wenigstens vergleichbaren Leistungen führt. Die Praxis zeigt sich vielmehr so bunt, dass das böse Wort der Willkür nicht ganz abwegig erscheint.

Willkür in der Bewilligung von Sozialleistungen auszuschließen, muss selbstredend oberstes Ziel jeder Gesetzgebung sein und war dem Gesetzgeber des BTHG dementsprechend ein so dringliches Anliegen, dass Leistungen der Eingliederungshilfe bereits seit dem 01.01.2018 der verbindlichen Durchführung eines qualifizierten Gesamt- bzw. Teilhabeplanverfahrens unterliegen.

Schon nach altem Recht war der Träger der Sozialhilfe gesetzlich mit § 58 SGB XII a. F. zur Aufstellung eines „Gesamtplans“ verpflichtet. Das Gesetz hielt diesbezüglich jedoch keine weiteren Bestimmungen vor und so war es dem jeweils zuständigen Träger überlassen, im Rahmen seiner fachlichen Verantwortung das Verfahren der Gesamtplanung auszugestalten. In der Praxis wurde diese Verantwortung fast durchgehend an die Leistungserbringer abgegeben. Wurde eine Eingliederungshilfe bewilligt, so übernahm der Anbieter der bewilligten Leistung die fachliche Verantwortung und stellte einen Teilhabeplan meist in eigener Regie und ohne weitere Absprache mit dem Kostenträger auf. Eine fachliche Steuerungsverantwortung, wie sie bei den Leistungen der Kinder- und Jugendhilfe eine Selbstverständlichkeit ist und mit gleicher Selbstverständlichkeit auch beim Träger der öffentlichen Jugendhilfe verortet wird, kannte die Eingliederungshilfe nicht.

Mit der qualifizierten Gesamtplanung nach §§ 141 ff. SGB XII n. F. (§§ 117 ff. SGB IX_{2020}) hat der Gesetzgeber ein Verfahren implementiert, das einerseits Parallelitäten zum Hilfeplanverfahren nach § 36 SGB VIII aufweist. Doch werden andererseits deutliche Unterschiede gemacht, die dem Umstand zuzurechnen sind, dass es sich bei einer Hilfe zur Erziehung, für die das Hilfeplanverfahren in § 36 SGB VIII ursprünglich konzipiert wurde, nicht um eine Teilhabeleistung handelt (Schrapper, 2016). Erzieherische Bedarfe aufzuspüren und zu decken, verlangt eine andere Choreographie, bei der vor allem die Rolle der Leistungsberechtigten deutlich anders zu bewerten ist. Denn anders als bei der Hilfe zur Erziehung wird hier kein Defizit bei der Erfüllung einer Aufgabe angesehen, die in ihrer eigenen Verantwortung steht. Während es sich bei der Erziehung um einen Teil des elterlichen Pflichtenrechts handelt, richtet sich der Anspruch auf Teilhabe am Leben in der Gesellschaft in erster Linie an die Gesellschaft, vertreten durch staatliche Sozialleistungsbehörden. Mit den §§ 141 ff. SGB XII (§§ 117 ff. SGB IX_{2020}) wird diesen Behörden die Ausgestaltung des Verfahrens in den einzelnen Schritten dezidiert vorgegeben.

Verwirrend ist, dass das Gesetz zwischen Gesamtplanung und Teilhabeplanung unterscheidet und dabei den Begriff „Gesamtplan“ für das Verfahren verwendet, von dem ausschließlich Leistungen der Eingliederungshilfe nach Teil 2 des SGB IX betroffen sind. Die Teilhabeplanung nach § 19 SGB IX gilt hingegen erst dann, wenn Leistungen verschiedener Leistungsgruppen nach § 5 SGB IX zu planen oder mehrere

Rehabilitationsträger zuständig sind. Unterm Strich entsprechen sich die mit den Vorgaben einhergehenden fachlichen Qualifizierungen des Verfahrens und geht es vor allem um die Etablierung einer einheitlichen Verfahrenskultur.

Diese „Kultur“ wird zukünftig maßgeblich von Überlegungen bestimmt werden, die sich am besten den „Gemeinsamen Empfehlung zur Zuständigkeitsklärung, zur Erkennung, Ermittlung und Feststellung des Rehabilitationsbedarfs (einschließlich Grundsätzen der Instrumente zur Bedarfsermittlung), zur Teilhabeplanung und zu Anforderungen an die Durchführung von Leistungen zur Teilhabe“ der Bundesarbeitsgemeinschaft für Rehabilitation (BAR) entnehmen lassen. Die Empfehlungen werden auf Grundlage von § 26 Abs. 1 iVm § 25 Abs. 1 Nr. 1 bis 3 und 6 und gemäß § 26 Abs. 2 Nr. 2, 3, 5, 7 bis 9 SGB IX von den Mitgliedern der BAR[20] unter Beteiligung weiterer Akteure[21] erarbeitet. Die abschließende Fassung liegt seit Februar 2019 vor (BAR, 2019). Während für die Mitglieder der BAR die Empfehlungen verbindlich gelten, sind die Träger der Eingliederungshilfe und der Kinder- und Jugendhilfe nicht unmittelbar an die Empfehlungen gebunden, sollen sich aber an diesen orientieren oder können ihnen beitreten (§ 26 Abs. 5 S. 2 SGB IX).

Verpflichtet der Bundesgesetzgeber die Träger der öffentlichen Jugendhilfe und der Eingliederungshilfe also dazu, sich an den Empfehlungen der BAR zu „orientieren“, so erklärt er im Ergebnis, dass es sich bei den Empfehlungen gewissermaßen um die aktuellen „Regeln der fachlichen Kunst“ handelt, die von den zuständigen Rehabilitationsträgern angewandt werden, um das bundesgesetzlich bestimmte Ziel der nahtlosen und zügigen Gestaltung des Rehabilitationsprozesses sowie der im Einzelfall nach Gegenstand, Umfang und Ausführung umfassenden und einheitlichen Leistungserbringung zu erreichen (Schindler, 2018a). Weichen die Träger der öffentlichen Jugendhilfe und der Eingliederungshilfe an wesentlichen Punkten von den Empfehlungen ab, so werden sie die Abweichung fachlich begründen und darstellen müssen, dass der von ihnen gewählte Weg sein Ziel ebenso gut oder gar besser erreicht.

---

20 Mitglieder der BAR sind die gesetzlichen Krankenkassen, der Spitzenverband Bund der Krankenkassen als Spitzenverband Bund der Pflegekassen, die Bundesagentur für Arbeit, die Träger der gesetzlichen Unfallversicherung, die Träger der gesetzlichen Rentenversicherung, die Sozialversicherung für Landwirtschaft, Forsten und Gartenbau, die Träger der Kriegsopferversorgung und -fürsorge im Rahmen des Rechts der sozialen Entschädigung bei Gesundheitsschäden und die Integrationsämter in Bezug auf Leistungen der begleitenden Hilfe im Arbeitsleben.

21 Bundesarbeitsgemeinschaft der überörtlichen Träger der Sozialhilfe, Bundesarbeitsgemeinschaft der Landesjugendämter, die für die Wahrnehmung der Interessen der ambulanten und stationären Rehabilitation auf Bundesebene maßgeblichen Spitzenverbände, Kassenärztliche Bundesvereinigung, Verband Deutscher Betriebs- und Werksärzte e. V. und der Verbände behinderter Menschen einschließlich der Verbände der Freien Wohlfahrtspflege, der Selbsthilfegruppen und der Interessenvertretungen behinderter Frauen.

1.4.2.2.3 Inhalt und Ablauf der Gesamt- bzw. Teilhabeplanung

Mit §2 der Empfehlungen der BAR wird der Ablauf des Rehabilitationsprozesses benannt. Modellhaft und idealtypisch wird der Ablauf in folgende Phasen bzw. Elemente gegliedert:

- Bedarfserkennung
- Zuständigkeitsklärung
- Bedarfsermittlung und -feststellung
- Teilhabeplanung (bzw. Gesamtplanung)
- Leistungsentscheidung
- Durchführung von Leistungen zur Teilhabe
- Aktivitäten zum bzw. nach Ende einer Leistung zur Teilhabe

Bedarfserkennung und Zuständigkeitsklärung

Mit §12 SGB IX werden alle Rehabilitationsträger verpflichtet, auf eine frühzeitige Erkennung von Teilhabebedarfen hinzuwirken und insbesondere die Information über und den Zugang zu Teilhabeleistung so niedrigschwellig wie möglich zu gestalten. Kenner der Szene werden dies mit Skepsis aufnehmen. Die Realität sieht häufig anders aus. Für junge Menschen mit FASD kommt erschwerend hinzu, dass sich die Grundzuständigkeit für die von ihnen beanspruchten Teilhabeleistungen entweder beim Träger der Eingliederungshilfe (nach Teil 2 SGB IX) oder dem Träger der öffentlichen Jugendhilfe liegt. Die besondere Eigenschaft einer Spektrumstörung liegt darin, dass sie nicht eindeutig einer Behinderungsart zuzurechnen ist. Je nach Ausprägung kann es sich um eine geistige Behinderung handeln oder können die besonderen Beeinträchtigungen dem Bereich der seelischen Behinderung zugerechnet werden (Schindler, 2011, S. 58 f.).

Kinder und Jugendliche, die von FASD betroffen sind, wachsen häufig nicht in ihrer leiblichen Familie auf. Da die Schädigung durch den Konsum von Alkohol der Mutter während der Schwangerschaft entsteht, sind schwerwiegende Probleme im familiären Bezugssystem nach der Geburt des Kindes nicht ungewöhnlich. Eine Adoption oder Unterbringung außerhalb der Herkunftsfamilie ist dementsprechend häufig. Meist wird sie dann aus erzieherischen Gründen veranlasst und die Möglichkeit der Beeinträchtigung durch FASD übersehen, weil nicht bekannt oder nicht erkannt. Die Pflicht zur frühzeitigen Bedarfserkennung sollte die Träger der öffentlichen Jugendhilfe in dieser Konstellation zu einem standardisierten Verfahren veranlassen, das den „blinden Fleck“ der vorgeburtlichen Alkoholschädigung korrigiert.

Hier ist erneut auf die Empfehlungen der BAR zu verweisen, die auch das Vorgehen zur Bedarfserkennung beschreiben (BAR, 2019, Teil 2 Kap. 1). Ein möglicher behinderungsbedingter Teilhabebedarf soll so frühzeitig wie möglich spezifisch wahrgenommen werden, um Chronifizierung zu verhindern. Anhaltspunkte für Fallgestaltungen, in denen Leistungen der Teilhabe in Betracht kommen, werden in §11 der Empfehlungen der BAR ausdrücklich benannt. Für die Kinder- und Jugendhilfe dürften dabei folgende Anhaltspunkte besonders relevant sein: Zustand nach traumatischen Erlebnissen, auffälliges Verhalten in der Kindertagesstätte oder der Schule (Persönlichkeits- und Verhaltensstörungen mit anhaltenden Verhaltensmustern, Belastungs- und Anpassungsstörungen, eingeschränkte Wahrnehmung der äußeren Wirklichkeit) und Bestehen einer komplexen Bedarfslage des Betroffenen. In diesen Fällen ist die Kinder- und Jugendhilfe also ausdrücklich aufgerufen, das Vorliegen einer Behinderung zu prüfen bzw. die Feststellung von Teilhabebedarfen vorzunehmen.

Ein Problem entsteht, wenn die Beeinträchtigung im Bereich der geistigen Behinderung liegt oder – noch schlimmer – im Grenzbereich zu einer solchen Behinderung. In diesem Fall hat der Träger der öffentlichen Jugendhilfe wenig Anlass, sich auf die Ermittlung und Bewilligung bedarfsgerechter Leistungen zu konzentrieren, sondern wird versuchen, die Zuständigkeit an den Träger der Eingliederungshilfe abzugeben. Für die Betroffenen ist damit nicht einfach ein Zuständigkeitswechsel verbunden. Der Ansatz der Eingliederungshilfe nach SGB XII bzw. nach SGB IX unterscheidet sich zu dem der Kinder- und Jugendhilfe deutlich. Der Fokus liegt in diesem Fall auf der Behinderung und erzieherische Bedarfe der betroffenen jungen Menschen werden unzureichend wahrgenommen.

Ein Blick in die Praxis zeigt, dass der Wunsch der Träger der öffentlichen Jugendhilfe nach Fallabgabe besonders dringend wird, wenn die Betroffenen die Volljährigkeit erreicht haben. Erfolgt dann tatsächlich ein Zuständigkeitswechsel, so ist dieser gleichbedeutend mit einem Perspektivwechsel, der der familiären Einbindung der leistungsberechtigten jungen Menschen in der Regel keinen Raum mehr lässt.

Nach wie vor bestimmen Zuständigkeitsstreitigkeiten diesen Lebensabschnitt der Betroffenen und beeinträchtigen somit zusätzlich ihre Teilhabechancen. Ein Leistungsträger, der sich nicht zuständig fühlt und vor allem für den Wechsel der Zuständigkeit kämpft, kann sich für die Berechtigten zu einer schier unüberwindbaren Teilhabebarriere entwickeln.

Instrumentenbasierte Bedarfsermittlung

In unmittelbarem Zusammenhang mit der Sensibilisierung zur Wahrnehmung von Teilhabebeeinträchtigungen steht die Einführung systematischer Arbeitsprozesse und standardisierter Arbeitsmittel (Instrumente) zur Feststellung von Teilhabebedarfen (§ 13 SGB IX). Im Gegensatz zur Eingliederungshilfe nach Sozialhilferecht[22] wird für die Kinder- und Jugendhilfe zwar nicht unmittelbar die Einführung ICF-basierter Instrumente der Bedarfsermittlung vorgeschrieben. Die Orientierung an den Empfehlungen der BAR zu den Instrumenten zur Bedarfsermittlung führt jedoch ebenfalls zur regelhaften ICF-Basierung der Instrumente. In § 11 Abs. 2 der Empfehlungen ist insoweit ausdrücklich festgehalten, dass mittels der Internationalen Klassifikation

22 Vgl. § 142 SGB XII und ab dem 1.1.2020 § 118 SGB IX, auf die Vorschriften verweist § 35a SGB VIII nicht.

der Funktionsfähigkeit, Behinderung und Gesundheit (International Classification of Functioning, Disability and Health – ICF) neben Auswirkungen auf der Ebene der Körperfunktionen und -strukturen Beeinträchtigungen der Aktivitäten und der Teilhabe in den für Menschen wichtigen Lebensbereichen ausgehend vom bestehenden Gesundheitsproblem systematisch erfasst und beschrieben werden. § 12 Abs. 6 der Empfehlungen der BAR hält vor diesem Hintergrund fest, dass vorhandene Instrumentarien zur Erkennung des Bedarfs an Leistungen der Teilhabe unter Nutzung der Möglichkeiten des bio-psycho-sozialen Modells weiterzuentwickeln seien, das der ICF zu Grunde liegt. Die Fokussierung auf die ICF zur Bedarfsfeststellung kommt dabei nicht von ungefähr, denn bereits der gesetzlich normierte, zweistufige Behinderungsbegriff in § 2 SGB IX beruht auf der gleichen Diskussion wie er bei der Erarbeitung der ICF auf Ebene der WHO geführt wurde.[23]

Das heißt, auch in Bezug auf die Bedarfsermittlung ist die Bestimmung von Behinderung entscheidend, da sich aus dem Vorliegen von Behinderung wiederrum die Teilhabebedarfe ergeben. Mit der Neuformulierung in § 2 SGB IX wurde die Begrifflichkeit der Behinderung dem Behinderungskonzept der UN-Behindertenrechtskonvention angepasst (Beauftragte der Bundesregierung für die Belange von Menschen mit Behinderungen, 2017, Präambel e): Nicht die körperliche, geistige, seelische oder Sinnesabweichung bestimmt die Behinderung, sondern die daraus resultierende Teilhabebeeinträchtigung. Der Gesetzgeber hat mit § 2 SGB IX klargestellt, dass für die Feststellung der Teilhabebeeinträchtigung der Blick auf die Lebenswelt entscheidend ist, in der der Betroffene lebt.[24] So ist es konsequent, die Teilhabebeeinträchtigung als Ergebnis der Wechselwirkung mit einstellungs- und umweltbedingten Barrieren zu bestimmen. Was wie eine lediglich formulierungstechnische Klarstellung klingen könnte, lässt sich auch als Vorgabe für die Umsetzung erfolgreicher Teilhabeleistungen verstehen.

Während sich in den letzten Jahren in der Eingliederungshilfe der Begriff der personenzentrierten Leistung in Form der Erbringung von Face-to-face-Leistungen als Standard durchgesetzt hat[25], verlangt die Berücksichtigung von Wechselwirkungen als Faktor der Teilhabebeeinträchtigung eine verstärkte Konzentration auf das Umfeld der Betroffenen. Für die jungen Menschen, die von FASD betroffenen sind, kommt also der Arbeit mit ihren (Pflege)Eltern, Lehrern, Ausbildern und der Arbeit im Sozialraum entscheidende Bedeutung zu. Unter diesem Aspekt ist insbesondere die in den letzten Jahren sprunghaft angestiegene Leistung der schulischen Integrationshilfe in ihrer inhaltlichen Ausgestaltung kritisch zu überdenken. So wird sie zwar immer als besonders individuell und personenzentriert gelobt, aber in der Praxis zeigen sich

23 Joussen, in Dau/Düwell/Joussen, SGB IX, 4. Aufl. 2014, § 2 Rn. 11.

24 BT-Drs. 18/9522, S. 227.

25 AFET-Modell der Fachleistungsstunde für ambulante Erziehungshilfen; Beckmann, DIJuF-Rechtsgutachten, TG-1028, Rn. 5.

durchaus Nachteile gerade in Bezug auf den Abbau einstellungsbedingter Barrieren in der Umwelt der leistungsberechtigten Schüler (AFET-Expertise, 2017).

Auch und gerade bei Menschen, die von FASD betroffen sind, kommt der Kenntnis über die Behinderungsform in ihrem Umfeld entscheidende Bedeutung zu. Wesentliche Teile der Teilhabebeeinträchtigung ergeben sich für die Betroffenen nicht zuletzt aus den Missverständnissen zu ihrem Verhalten. Denn wird angenommen, die Betroffenen könnten anders, wollten es jedoch nicht, so führt dies zu einer vollständig anderen Haltung als die Erkenntnis bedingen würde, dass die Betroffenen anders wollen, es jedoch nicht können. Hier können mit Aufklärung negative Wechselwirkungen abgebaut werden.

Wenn im Ergebnis sowohl die Träger der Eingliederungshilfe als auch der öffentlichen Jugendhilfe einerseits erhebliche Freiheiten bei der Erarbeitung eines Instruments zur Feststellung von Teilhabebedarfen nach § 13 SGB IX haben, könnten sie aber andererseits eine Nichtberücksichtigung des bio-psycho-sozialen Modells schwerlich fachlich befriedigend begründen. Damit wären die Träger gut beraten, Instrumente im Sinne von § 13 SGB IX bzw. § 118 SGB IX-2020 mindestens auf Landesebene zu entwickeln. Die Erarbeitung eines solchen Instruments auf kommunaler Ebene dürfte Einsatz weit über die vorhandenen Ressourcen hinaus verlangen und im Ergebnis wohl kaum die gebotene Qualität und vor allem Einheitlichkeit erreichen.[26]

In jedem Fall dürfte die ICF-Basierung der Instrumente zukünftig zu den Regeln der fachlichen Kunst zählen. Dabei ist deutlich zwischen der ICF und ICF-basierten Instrumenten zu unterscheiden. Bei der ICF handelt es sich nicht um ein Instrument, sondern um ein Modell, mit dem Behinderung beschreibbar gemacht werden soll. Die Beschreibung erfolgt dabei auf unterschiedlichen Ebenen. Ausgehend von der medizinischen Diagnose auf Ebene der ICD-10 als erster Ebene, wird auf der zweiten Ebene eine Beschreibung der Bereiche Körperstrukturen, Aktivität d. h. Handlung oder Durchführung einer Aufgabe und Teilhabe als Einbezogensein in eine Lebenssituation vorgenommen. Auf der dritten Ebene bzw. als Vorgabe zur Beschreibung der zweiten Ebene verlangt das Modell der ICF die Berücksichtigung umweltbezogener und personbezogener Faktoren. Über diese Faktoren werden Wechselwirkungen deutlich, denn hier ist notwendig zu berücksichtigen, welche Rolle die Umwelt des Betroffenen für seine Teilhabechancen spielt.

Die Beschulung an einer Regelschule ohne spezifisches Konzept zur Inklusion der von Behinderung betroffenen Schüler und ohne Kenntnis der Behinderungsform FASD ist darüber als ein Teilhaberisiko zu werten, während bspw. engagierte Pflegeeltern mit umfangreichen Kenntnissen zum Behinderungsbild und guter Vernetzung als Teilhabechance angesehen werden könne – die es zu erhalten gilt.

Bei den personbezogenen Faktoren spielen Wünsche, Perspektiven und Vorstellungen der Betroffenen eine maßgebliche Rolle und konkretisieren das Gebot der

26 BT-Drs. 18/9522, S. 227.

Individualisierung der erforderlichen Leistungen.[27] Das schließt Leistungen in Form von Pauschalen nicht aus, verlangt aber dennoch die Ermittlung der individuellen Passung. So ist bspw. in der Praxis bekannt, dass Leistungsträger Ansprüche auf Mobilität mit einer allgemeinen monatlichen Pauschale decken,[28] die für alle Leistungsberechtigten in gleicher Höhe festgelegt wird. Das dürfte jedenfalls dann rechtswidrig sein, wenn die Wünsche des Berechtigten dabei unberücksichtigt blieben. Bedarf ein von FASD betroffener junger Mensch bspw. einer persönlichen Assistenz bei der Bewältigung von Wegstrecken im öffentlichen Raum, so lässt sich schwerlich eine Rechtfertigung finden, den Umfang im Verhältnis zu den Wünschen des Berechtigten zu reduzieren. Solange die Berechtigten zumindest über die finanziellen Mittel verfügen, um von A nach B zu kommen, so haben sie auch Anspruch auf die persönliche Assistenz, die für ihre sichere Begleitung erforderlich ist.

Der „innere" Vorrang von Teilhabe im Bereich der Kinder- und Jugendhilfe

In der Praxis der Kinder- und Jugendhilfe ist häufig zu hören, dass Leistungen nach § 35a SGB VIII kritisch bewertet werden, weil sie Leistungsberechtigte stigmatisieren. Um jungen Menschen keinen Stempel aufzudrücken, werden Leistungen trotz Kenntnis von der bestehenden oder drohenden Behinderung bzw. vom Vorliegen entsprechender Anhaltspunkte nicht als Eingliederungshilfe erbracht, sondern als Hilfe zur Erziehung (AKJ-Stat, 2009). Gerade junge Menschen mit FASD sind häufig davon betroffen. Was die Gefahr der Stigmatisierung im Einzelfall abwenden soll, dürfte im Ergebnis nicht nur zur Bestätigung des Stigmas, sondern zu unzureichenden Leistungen führen: Der Bezug bzw. die Gewährung von Teilhabeleistungen wird als Makel empfunden, der den Lebensweg der Berechtigten im schlimmsten Fall dauerhaft belastet. Es sei dahingestellt, ob das kritische Verhältnis zu den Leistungen der Eingliederungshilfe nach § 35a SGB VIII nicht auch auf ein „Fremdeln" der Kinder- und Jugendhilfe mit ihrer Rolle als Rehabilitationsträger hinweist. Für die von FASD betroffenen jungen Menschen führt diese Haltung immer wieder dazu, dass Art und Umfang der Teilhabebeeinträchtigung durch FASD nicht angemessen wahrgenommen wird und dementsprechend spezifische Unterstützung zu kurz kommt.

Unter Beachtung der gesetzlichen Grundlagen steht dem Träger der öffentlichen Jugendhilfe auch eine „fürsorgliche Wahlfreiheit" nicht offen, denn mit § 9 SGB IX wird der Vorrang von Teilhabeleistungen gegenüber anderen Sozialleistungen normiert. Nach der allgemeinen rechtlichen Definition des Leistungsvorrangs[29] bedeutet dies, dass dann, wenn verschiedene Sozialleistungen für Personen in Betracht kommen, die von Behinderung betroffen oder bedroht sind, zunächst zu prüfen ist, ob Teilhabeleistungen als geeignete und erforderliche Leistungen zu erbringen sind. Ist

---

27 BT-Drs. 18/9522, S. 227.

28 Die pauschalierten Geldleistungen haben mit §§ 105, 116 Abs. 1 SGB IX auch eine gesetzliche Grundlage gefunden.

29 BVerwG – 23.9.1999 – 5 C 26/98, NJW 2000, 2688.

dies der Fall, so hat der Leistungsträger kein Wahlrecht, sondern ist zur Erbringung der Eingliederungshilfe verpflichtet[30].

Auch in diesem Zusammenhang spielt die Pflicht zur Bedarfserkennung (vgl. S. 30, Bedarfserkennung und Zuständigkeitsklärung) eine wichtige Rolle, die den Sozialleistungsträgern einen sorgfältigen Blick auf mögliche Teilhabebeeinträchtigungen der Leistungsberechtigten abverlangt. Für Kinder und Jugendliche mit FASD, die in der Kinder- und Jugendhilfe auf Grundlage erzieherischer Hilfen versorgt werden, dürfte jedenfalls ein Wechsel der Leistungsgrundlage in jedem Fall angeraten sein. Wenngleich sich das aus den gesetzlichen Grundlagen keineswegs ergibt, so zeigt die Praxis doch deutlich, dass die Bewilligung von Hilfe für junge Volljährige den Kostenträgern leichter fällt, wenn eine seelische Behinderung festgestellt wurde.

Einbeziehung von Sachverstand versus Alleinstellungsmerkmal des Trägers der Eingliederungshilfe

Schreibt das Neunte Buch Sozialgesetzbuch mit § 13 SGB IX den Rehabilitationsträgern zur einheitlichen und überprüfbaren Ermittlung des individuellen Rehabilitationsbedarfs den Einsatz systematischer Arbeitsprozesse und standardisierter Arbeitsmittel (Instrumente) vor, so ist der Adressat eindeutig der Leistungsträger. Ungeklärt ist allerdings, wie sich das Instrument zur Ermittlung des individuellen Rehabilitationsbedarfs bzw. die Arbeit mit dem Instrument zur Begutachtung nach § 17 SGB IX verhält.

Bislang sehen sich die Träger der öffentlichen Jugendhilfe als alleinige Inhaber der Feststellungskompetenz einer Teilhabebeeinträchtigung und auch die Träger der Sozialhilfe übernehmen die Aufgabe gerne in Eigenregie oder verweisen auf ihr Gesundheitsamt. Rechtsprechung hat zumindest die Kompetenz der Träger der öffentlichen Jugendhilfe zur Feststellung der Teilhabebeeinträchtigung bestätigt und festgestellt, dass das Jugendamt als „pädagogische Fachbehörde" berufen sei, über die Teilhabebeeinträchtigung eines jungen Menschen abschließend zu entscheiden[31]. Dies wurde höchstens mit der Einschränkung versehen, dass die Träger der öffentlichen Jugendhilfe die Diagnose eines Facharztes (§ 35a Abs. 1a SGB VIII) in Bezug auf ihre Aussagen zur Teilhabebeeinträchtigung zumindest berücksichtigen müssen[32]. Dabei handelt es sich bei der Diagnose nach § 35a Abs. 1a SGB VIII grundsätzlich nur um die Feststellung auf Grundlage der ICD-10 oder bald ICD-11, dass die seelische Gesundheit des jungen Menschen von dem für das Lebensalter Regelhaften abweicht.

Eine Begutachtung nach § 17 SGB IX soll dagegen Feststellungen eines Sachverständigen zum Teilhabebedarf beinhalten. Der Teilhabebedarf ist insoweit als Spie-

30 Kossens/von der Heide/Maaß, SGB IX, 4. Aufl. 2015, § 8 Rn. 2; Dau/Düwell/Joussen, SGB IX, 4. Aufl. 2014, § 8 Rn. 8.

31 VGH BY, 21.01.2009 – 12 CE 08.2731 – JAmt 2009, 317, Wiesner, § 35a Rn. 25.

32 OVG Lüneburg, 11.06.2008 – 4 ME 184/08 – NDV RD 2009, 49, VG Stuttgart, 26.7.2011 – 7 K 4112/09 – JAmt 2012, 406.

gelbild zur Teilhabebeeinträchtigung zu verstehen (BAR, 2019, §§ 39–41), sodass eine Begutachtung sowohl Aussagen zur Teilhabebeeinträchtigung wie auch zum Teilhabebedarf enthalten muss. Dafür nimmt der Sachverständige gemäß § 17 Abs. 2 SGB IX eine umfassende sozialmedizinische, bei Bedarf auch psychologische Begutachtung vor. Ist die Qualifizierung der Feststellungen zur Teilhabebeeinträchtigung besonderes Anliegen der Reform der Eingliederungshilfe, so zeigt sich an dieser Stelle, dass dafür besonderer Sachverstand einzubringen ist, welcher mit gutachterlichem Sachverstand gleichzusetzen ist, der sich außerhalb der Institution des Leistungsträgers findet. Dass die Einbringung externen Sachverstands zur Ermittlung der Teilhabebedarfe auch mit dem Recht der Leistungsberechtigten auf diesen Sachverstand einhergeht, machen § 17 Abs. 1 S. 2 und 3 SGB IX deutlich – demnach haben die Leistungsberechtigten Anspruch auf Auswahl des Sachverständigen zwischen drei möglichst ortsnah ansässigen geeigneten Sachverständigen.

Auch für die Begutachtung nach § 17 SGB IX stellt die BAR Empfehlungen auf, die sich derzeit noch in der Gemeinsamen Empfehlung „Begutachtung" der BAR vom 01.12.2016 zum „alten" Recht des § 14 Abs. 5 SGB IX finden (BAR, 2016). Gemäß § 4 Abs. 6 der Empfehlung ist die sozialmedizinische Beurteilung eine Bewertung der vorliegenden und erhobenen Informationen und Befunde unter Berücksichtigung relevanter Kontextfaktoren (vgl. BAR, 2016, S. 18, 22). Unter Zugrundelegung des bio-psycho-sozialen Modells der WHO wird die sozialmedizinische Beurteilung entsprechend der einzelnen Komponenten der ICF gegliedert. Die aktuellen krankheits- und behinderungsbedingten Auswirkungen des zugrundeliegenden Gesundheitsproblems werden auf der Organebene (Körperfunktionen und Körperstrukturen) sowie für die alltagsrelevanten Aktivitäten und Teilhabebereiche beschrieben. Die in diesem Zusammenhang, also anlassbezogen auf die Funktionsfähigkeit (nach ICF) positiv wie negativ wirkenden Kontextfaktoren sind für die Prognosebeurteilung zu berücksichtigen. Ziel der Begutachtung ist es, insbesondere gemäß § 3 Abs. 4 der Empfehlungen die Rehabilitationsbedürftigkeit festzustellen. Diese liegt vor, wenn krankheits- oder behinderungsbedingt eine Beeinträchtigung der Teilhabe droht oder bereits besteht, sodass der mehrdimensionale und interdisziplinäre Ansatz von Leistungen zur Teilhabe erforderlich ist, um diese Beeinträchtigungen zur vermeiden, zu beseitigen, zu verbessern, auszugleichen oder eine Verschlimmerung zu verhüten. Es versteht sich dabei von selbst, dass die gutachterliche Prüfung des Rehabilitationsbedarfs die erforderliche Kenntnis von dem jeweiligen Behinderungsbild voraussetzt. Die Eignung eines Sachverständigen muss sich also auch auf das Behinderungsbild beziehen. Gerade bei der Beeinträchtigung durch FASD ist dementsprechend darauf zu achten, dass die notwendige Kompetenz des Sachverständigen auch besteht.

Auch wenn das Jugendamt eine pädagogische Fachbehörde ist, so verfügen ihre Fachkräfte in der Regel nicht über die erforderliche sozialmedizinische bzw. psychologische Fachkompetenz, die ein so beschriebenes qualifiziertes Gutachten zum Rehabilitationsbedarf einbringen muss. Wenngleich die Begutachtung nach § 17 SGB IX nicht als Rechtsanspruch beschrieben wird, so muss man ihr aus Sicht der Betroffenen doch diese Qualität zusprechen. Denn mit der qualifizierten Begutachtung einerseits und dem Einsatz von Instrumenten andererseits möchte der Gesetzgeber die transparente Bedarfsermittlung und -feststellung herstellen, deren grundlegende Bedeutung bei der Erarbeitung der Reform der Eingliederungshilfe ausdrücklich betont wurde (Bundesministerium für Arbeit und Soziales, 2015, S. 18). Bei der Frage, ob für die Feststellung des Rehabilitationsbedarfs ein Gutachten gemäß § 17 SGB IX erforderlich ist, wird der Behörde jedenfalls dann kein Beurteilungsspielraum zukommen, wenn die begehrte Leistung verwehrt wird. In diesem Fall ist ein Gutachten unerlässlich, aus dem sich ergibt, dass ein entsprechender Teilhabebedarf nicht besteht oder anders gedeckt werden kann. Der Charakter der Begutachtung nach § 17 SGB IX als Recht gegenüber dem Leistungsträger wird auch darüber deutlich, dass den Leistungsberechtigten ein Wahlrecht bei der Auswahl des Sachverständigen zusteht, sie also weder ausschließlich auf die Kräfte des Jugendamts noch auf das zuständige Gesundheitsamt verwiesen werden können.

Wenngleich es auch künftig unstreitig zur Kompetenz des zuständigen Rehabilitationsträgers gehört, über die Gewährung von Leistungen der Eingliederungshilfe verbindlich zu entscheiden, so ist er für die Feststellung des Teilhabebedarfs und damit auch für die Feststellung der Teilhabebeeinträchtigung nicht (mehr) allein zuständig. Angesichts der Qualifizierung und Vereinheitlichung der Feststellung des Teilhabebedarfs wird in aller Regel die Einholung eines Gutachtens nach § 17 SGB IX zur Feststellung des Rehabilitationsbedarfs erforderlich sein. Dieses ist von einem Sachverständigen zu erstellen und seine Ergebnisse sind der Entscheidung des Rehabilitationsträgers zu Grunde zu legen.

1.4.2.3 Reform der Eingliederungshilfe als Motor für Entwicklung

Für junge Menschen, die von FASD betroffen sind, liegt in dem Transparenzgebot und Qualifizierungsanspruch, die mit dem neuen Verfahrensrecht durch die Reform der Eingliederungshilfe mit dem BTHG einhergehen, eine besondere Chance. Auf gesetzlicher Grundlage ist dafür Sorge zu tragen, dass der Beeinträchtigung durch eine spezifische Behinderungsform, wie etwa durch FASD, die notwendige spezialisierte fachliche Begleitung zur Seite gestellt wird. Dies gilt bereits bei der Sensibilisierung für diese Behinderungsform, die mit verbindlichen Regelungen zur Bedarfserkennung unterstützt wird. Wird dem Verdacht auf eine entsprechende Beeinträchtigung nachgeforscht, so ist nicht nur ein medizinisches Gutachten zur Gesundheitsabweichung einzuholen, sondern in einem weiteren Schritt auf dieser Grundlage auch ein Gutachten zur Teilhabebeeinträchtigung, das mit dem erforderlichen Sachverstand zur jeweiligen Behinderungsform zu erstellen ist.

Mit der entsprechenden unmittelbaren Umsetzung wird sich die Praxis der Eingliederungshilfe voraussichtlich schwertun. Die Verfahrensänderungen sind hier als Motor zu verstehen, der von dem Engagement der Betroffenen und ihrem unterstützenden Umfeld als Treibstoff in Gang zu setzen ist.

1.4.3 Änderungen im Bereich der Ansprüche gegenüber der Pflegeversicherung und die Schnittstellenproblematik

Eine wichtige und unmittelbar „geldwerte" Verbesserung der Situation von Menschen, die von FASD betroffen sind, beinhaltet die Reform der Pflegeversicherung mit der Überarbeitung des Begriffs der Pflegebedürftigkeit. War es bis zum Inkrafttreten dieser Änderung zum 01.01.2017 für Menschen mit Einschränkungen im kognitiven und Bereich der Verhaltensbesonderheiten noch eher der Ausnahmefall, Leistungen der Pflegeversicherung zu erhalten, gehören die entsprechenden Voraussetzungen nunmehr zum Regelfall des berechtigten Leistungszugangs.

1.4.3.1 Begriff der Pflegebedürftigkeit

Als pflegebedürftig i. S. d. Pflegeversicherung werden seit der Reform mit Wirkung vom 01.01.2017 Personen angesehen, die gesundheitlich bedingte Beeinträchtigungen der Selbstständigkeit oder der Fähigkeiten aufweisen und deshalb der Hilfe durch andere bedürfen. Es muss sich um Personen handeln, die körperliche, kognitive oder psychische Beeinträchtigungen oder gesundheitlich bedingte Belastungen oder Anforderungen nicht selbstständig kompensieren oder bewältigen können (§ 14 Abs. 1 SGB XI). Je nach Schwere der Beeinträchtigungen wird ein Pflegegrad zuerkannt, der mit Hilfe eines pflegefachlich begründeten Begutachtungsinstruments ermittelt wird (§ 15 SGB XI).

1.4.3.2 Die „optische" Leistungsidentität zwischen Pflege und Teilhabe

Problematisch an der Reform sowohl der Pflegeversicherung als auch der Eingliederungshilfe ist, dass der Gesetzgeber auf die notwendige Abgrenzung zwischen den Bedarfen auf Pflege und auf Teilhabe verzichtet hat (umfassend Schindler, 2018c, S.137). Dass dies notwendig ist, erschließt sich bereits anhand der Tatsache, dass der Leistungszugang eine Gesundheitsabweichung von dem für das Lebensalter typischen Zustand über einen Zeitraum von über 6 Monaten abstellt. Schon diese Voraussetzung legt die Parallele von Pflege- und Teilhabeleistungen nahe. Der Mangel fehlender Abgrenzung wird verschärft, indem der Zugang zu beiden Leistungen jeweils auf Grundlage des Einsatzes eines Instruments geprüft wird, das auf die aus der Gesundheitsabweichung resultierenden Funktionsbeeinträchtigungen fokussiert.

So gibt die Pflegeversicherung ausdrücklich benannte Bereiche vor, in denen die Funktionsbeeinträchtigung zu prüfen ist und zwar Mobilität, kognitive und kommunikative Fähigkeiten sowie Verhaltensweisen und psychische Problemlagen, Selbstversorgung, Bewältigung von und selbstständiger Umgang mit krankheits- oder therapiebedingten Anforderungen und Belastungen, Gestaltung des Alltagslebens und sozialer Kontakte.

Geht es also um den Leistungszugang ist die Überschneidung zur Feststellung einer Teilhabebeeinträchtigung offensichtlich und weder kann noch soll sie ausgeschlossen werden. Problematisch ist, dass die Rechtsfolge – die sich auf Grundlage der erfüllten Voraussetzungen ergebende Sozialleistung – nicht deutlich unterschieden wird. Wenngleich die weiterhin geltende Abgrenzungsnorm des § 13 Abs. 3 S. 3 SGB XI zu Recht feststellt, dass Leistungen der Kinder- und Jugendhilfe und der Eingliederungshilfe im Verhältnis zur Pflege nicht nachrangig sind, so ist diese Formulierung nicht ausreichend akkurat.

Konkret können nämlich nach Vorstellung des Gesetzgebers als Pflegeleistung beispielsweise „Spaziergänge in der näheren Umgebung ebenso zur Aufrechterhaltung sozialer Kontakte beitragen wie die Ermöglichung des Besuchs von Verwandten und Bekannten oder die Begleitung zum Friedhof“. Daneben sollen auch Unterstützungsleistungen bei der Regelung von finanziellen und administrativen Angelegenheiten in Betracht kommen und zur Gestaltung des Alltags auch die Unterstützung bei Hobby und Spiel gehören[33]. Der Begriff der sonstigen Hilfen schließt darüber hinaus auch Hilfen mit ein, bei denen ein aktives Tun nicht im Vordergrund steht. Dies gilt beispielsweise bei Beobachtung zur Vermeidung von Selbst- oder Fremdgefährdung oder bei einer bloßen Anwesenheit, um dem Pflegebedürftigen emotionale Sicherheit zu geben (ebd.).

Vergleicht man diese möglichen Leistungsinhalte mit denen der Eingliederungshilfe, so ist jedenfalls eine „optische Leistungsidentität“ zu vermerken. Auf den ersten Blick können alle genannten Unterstützungshandlungen nach äußerer Betrachtung auch als Leistungen der Teilhabe angesehen werden. Ist dies der Fall, so mögen die Leistungen der Teilhabe also nicht nachrangig und damit gleichberechtigt neben Leistungen der Pflege zu gewähren sein. Aber selbstverständlich gilt der Grundsatz des Ausschlusses staatlicher Doppelleistungen. Dementsprechend kann ein festgestellter Bedarf nur einmal mit öffentlichen Leistungen gedeckt werden, sodass eine verbindliche Zuordnung des Bedarfs – entweder zur Pflege oder zur Teilhabe zwingend ist.

1.4.3.3 Praxisprobleme und Lösungsansätze

Die vermeintliche Leistungsidentität von Pflege und Teilhabe führt aktuell zu erheblichen Begehrlichkeiten der Träger der Eingliederungshilfe. Die mit der Pflegereform einhergehende Besserstellung von Menschen mit kognitiven Beeinträchtigungen und Verhaltensbesonderheiten möchten sich die Kostenträger der Eingliederungshilfe gerne zu eigen machen. Dies kann entweder über die Vereinnahmung der finanziellen Mittel der Pflegeversicherung geschehen oder darüber, dass Teilhabebedarfe nicht mehr als Teilhabebedarfe identifiziert werden, sondern als Pflegebedarfe. Wird dann festgestellt, dass Pflegebedarfe vorrangig mit Leistungen der Pflegeversicherung zu decken sind, führt dies zur Kostenersparnis des Trägers der Eingliederungshilfe.

33 BT-Drucks. 18/5926, S. 120.

Für junge Volljährige mit FASD spielt dies in zwei Konstellationen eine ggf. nachteilige Rolle: wenn sie mit Angehörigen oder in einer Pflegefamilie in familiärer Gemeinschaft leben oder wenn sie Leistungen für eine betreute Wohnform erhalten.

Zusammenleben in familiärer Gemeinschaft

Leben Menschen mit FASD, die sowohl Ansprüche gegenüber der Pflegeversicherung als auch gegenüber der Eingliederungshilfe haben, zusammen mit anderen in familiärer Gemeinschaft, so leisten diese Personen in aller Regel die erforderliche Pflege. Dafür wenden ihnen die Leistungsberechtigten das sog. Pflegegeld nach § 37 SGB XI zu. Mit seiner Entscheidung vom 24.11.2017 hat das Bundesverwaltungsgericht festgestellt, dass der Träger der öffentlichen Jugendhilfe sich diese Leistung auch nicht über den Umweg zu eigen machen darf, indem er die finanziellen Mittel für einen zuvor festgestellten erhöhten erzieherischen Bedarf unter Hinweis auf die Pflegeversicherungsleistungen reduziert[34]. Mit seiner Entscheidung hat das Gericht deutlich gemacht, dass Leistungsberechtigten der Pflegeversicherung diese Leistungen umfassend verbleiben müssen, um die erforderlichen Pflegeleistungen nach dem jeweils festgestellten Pflegegrad decken zu können.

Schwieriger wird die Übertragung in die Praxis dann, wenn die Feststellung erhöhter erzieherischer oder erhöhter Teilhabebedarfe noch nicht erfolgt ist und dies nunmehr auf Grundlage der geltenden gesetzlichen Regelungen beurteilt werden muss. Hier besteht durchaus die Möglichkeit angesichts der geschilderten optischen Leistungsidentität Teilhabeansprüche in Pflegebedarfe „umzuwandeln“. Sofern es um die Teilhabe am Leben in der Gemeinschaft außerhalb des familiären Zusammenlebens geht, lässt sich einem entsprechenden Ansinnen noch vergleichsweise leicht entgegentreten.

Die Teilhabeleistung, die eine (Pflege-)Familie im Rahmen des familiären Zusammenlebens erbringt, wird dagegen schon traditionell nicht angemessen eingeordnet. Selbst auf Grundlage der Einführung der Familienpflege als Eingliederungshilfe (§ 54 Abs. 3 SGB XII) haben zuständige Träger der Sozialhilfe noch regelmäßig vorgetragen, dass „allein“ das Aufwachsen eines von Behinderung betroffenen Kindes in einer anderen Familie keine Teilhabeleistung darstelle. Es müsse eine weitere „qualitative“ Komponente hinzutreten.[35] Etwa, dass die Pflegeeltern Fachkräfte oder zumindest besonders erfahren im Umgang mit Menschen mit Behinderung seien. Tatsächlich stellt die Erziehung eines Kindes, das von Behinderung betroffen ist, immer auch seine Teilhabe sicher, denn es bezieht dieses Kind in die Lebenssituation familiärer Erziehung ein, die für jeden minderjährigen jungen Menschen existenziell ist (Drogenbeauftragte der Bundesregierung, 2017, S. 23). Diese familiäre Teilhabeleis-

34 BVerwG, 24.11.2017, 5 C 15.16, ZKJ 2018, 112.

35 im Ergebnis dies verneinend LSG Bayern (2017). LSG BY, 16.11.2017 – L 8 SO 284/16 –, ZKJ 2018, 69.

tung ist wahrlich inklusiv, denn es ermöglicht einem Kind das Aufwachsen in Familie ohne aufgrund seiner Behinderung zu unterscheiden.

Wird das familiäre Aufwachsen als Sozialleistung unterstützt, so muss diese Sozialleistung die Deckung aller kindlichen Bedarfe umfassen und bezieht sich folglich auf seine Erziehung, Pflege und Teilhabe am Familienleben. Wenngleich mit Eintritt der Volljährigkeit der Erziehungsauftrag endet, so leisten Pflegeeltern weiterhin die Teilhabe des jungen Menschen am Familienleben und daran wird der Eintritt der Volljährigkeit – auch in Hinblick auf den tatsächlichen Aufwand und Einsatz der Pflegeeltern – wenig ändern. Dementsprechend ist bei dem Einsatz von Pflegeeltern immer zwischen Pflege und Teilhabe zu unterscheiden und muss der erhöhte Einsatz für einen jungen, von FASD betroffenen Menschen auch innerfamiliär mit einer entsprechenden finanziellen Anerkennung bewertet werden.

Diese Auffassung und Forderung dürfte in der Praxis weiterhin insbesondere dann schwer umzusetzen sein, wenn der Träger der Eingliederungshilfe zuständiger Leistungsträger ist.

Wie schon einleitend gesehen, wurden die besonderen Bedarfe junger Menschen mit dem BTHG komplett ausgeblendet, da bei Erarbeitung des Gesetzes eine ausdrückliche Entscheidung zugunsten der sog. inklusiven Lösung erfolgte. Die Kinder- und Jugendhilfe sollte die Zuständigkeit für alle jungen Menschen übernehmen – unabhängig von einer Behinderung oder deren Qualität. Folglich fanden entsprechende Bedarfe keine Berücksichtigung im Rahmen der Reform der Eingliederungshilfe. Diese Leerstelle macht sich auch bei der Entwicklung von Instrumenten zur Bedarfsfeststellung bemerkbar. So hat etwa der LVR als überörtlicher Träger der Sozialhilfe in Nordrhein-Westfalen ein Bedarfsermittlungsinstrument für Kinder mit wesentlicher Behinderung entwickelt, das ausdrücklich in seiner Struktur dem Bedarfsermittlungsinstrument für Erwachsene „nachempfunden" ist (LVR, 2018). Tatsächlich lässt sich bei Untersuchung des Instruments feststellen, dass an keiner Stelle ausdrücklich auf die familiäre Situation des leistungsberechtigten Kindes abgestellt wird. Mit dem Instrument kann ein spezifischer (pflege)elterlicher Einsatz also schon gar nicht abgebildet werden.

Außerdem fehlt es nach wie vor an verbindlichen und allgemeingültigen Konzepten einer Pflegekinderhilfe für junge Menschen mit Behinderung. Dementsprechend existieren keine Vorgaben zur Höhe der finanziellen Anerkennung für den Einsatz von Pflegeeltern (Schindler, 2018). Selbst wenn also der konkrete Teilhabebedarf eines von Behinderung betroffenen jungen Menschen zur Teilhabe am familiären Leben verlässlich erhoben würde, ist unbestimmt, was mit der bedarfsdeckenden Leistung der Betreuung in einer Pflegefamilie (§ 80 SGB IX) konkret bewilligt wird. Einer entsprechenden Verlässlichkeit bedarf es aber, um diese Leistung von Pflegeleistungen im Sinne der Pflegeversicherung abzugrenzen, die ebenfalls von Pflegeeltern erbracht werden.

Betreutes Wohnen zur Sicherstellung der sozialen Teilhabe

Lebt ein junger Volljähriger mit FASD nicht mehr in einem familiären Setting, bedarf aber für seine soziale Teilhabe der geeigneten Hilfen, so kommen verschiedene Unterstützungsleistungen in Betracht. Mit dem BTHG hat sich der Gesetzgeber von der Differenzierung in ambulante und stationäre Leistungen verabschiedet. Dass dies im Verhältnis zu den Leistungen der Pflegeversicherung zu Problemen führt, hat wiederum der Gesetzgeber des PSG III schnell erkannt. Haben nämlich Leistungen der Eingliederungshilfe die erforderliche Pflege von Gesetzes wegen umfasst (§ 55 SGB XII) und die Leistungspflicht der Pflegeversicherung erheblich reduziert (§ 43a SGB XI), so wollten sich die Kassen diesen finanziellen Vorteil erhalten. Dafür mussten sie durch die Hintertür den Begriff der stationären Leistung wieder in die Eingliederungshilfe einführen. Ab dem 01.01.2020 gibt es also den Begriff der „Räumlichkeiten“ im Sinne von § 71 Abs. 4 Nr. 3 SGB XI. Dies sind solche, in denen der Zweck des Wohnens von Menschen mit Behinderungen und der Erbringung von Leistungen der Eingliederungshilfe für diese im Vordergrund steht, auf deren Überlassung des Wohn- und Betreuungsvertragsgesetzes Anwendung findet und in denen der Umfang der Gesamtversorgung der dort wohnenden Menschen mit Behinderungen durch Leistungserbringer regelmäßig einen Umfang erreicht, der weitgehend der Versorgung in einer vollstationären Einrichtung entspricht. Werden Teilhabeleistungen in solchen Räumlichkeiten erbracht, so umfassen die Leistungen auch die erforderlichen Pflegeleistungen (§ 103 Abs. 1 S. 1 SGB IX). In diesem Fall erübrigen sich alle Abgrenzungserfordernisse zwischen Teilhabeleistungen und Pflegeleistungen.

Werden Teilhabeleistungen außerhalb solcher Räumlichkeiten zur sozialen Teilhabe erbracht, stellt sich die Frage umso dringlicher. Denn in diesem Fall hat der Träger der Eingliederungshilfe einen deutlichen Vorteil, wenn er die Teilhabeleistungen unter Hinweis auf die Pflegeleistungen reduziert. Auf den ersten Blick mag das nicht einmal zum Nachteil des jungen Menschen gereichen, denn zumindest steht auf Grundlage seiner Rechtsansprüche fest, dass alle seine sozialrechtlich relevanten Bedarfe – unabhängig davon, ob sie sich auf Pflege oder Teilhabe richten – gedeckt werden müssen. Das Problem ist allerdings auch hier ein fachliches: Pflegeleistungen nach dem Recht der Pflegeversicherung können nur durch anerkannte Pflegedienste erbracht werden (GKV-Spitzenverband u. Bundesarbeitsgemeinschaft der überörtlichen Träger der Sozialhilfe, 2018)[36]. Wenn bei dem jungen Menschen also ein Teilhabebedarf festgestellt wird, der bspw. die Bewilligung von 10 Fachleistungsstunden wöchentlich begründet und zur Deckung eines Pflegebedarfs nach Pflegegrad 3 Leistungen der Pflegeversicherung zur Verfügung stehen, so bleibt dem Berechtigten kaum etwas anderes übrig als zwei unterschiedliche Dienste in Anspruch zu nehmen.

Aus pädagogischer und auch menschlicher Sicht dürfte das kontraindiziert sein. Der Erfolg der Teilhabeleistungen hängt nicht zuletzt von der Beziehungsqualität

36 BSG, 17.03.2015 – B 3 P 1/15 S – NZS 2015, 508.

zwischen Fachkraft und Leistungsberechtigten ab. Beziehungsqualität braucht für ihre Entwicklung jedoch ein verlässliches Fundament. Der Einsatz unterschiedlicher Fachdienste mit unterschiedlichen Personen, Konzepten und Kompetenzen wird dieses Fundament schwerlich sicherstellen.

Gerade für junge Menschen mit FASD, die in besonderer Weise auf ein hoch spezialisiertes fachliches Knowhow angewiesen sind, damit ihre Teilhabe verlässlich sichergestellt wird, wird ein solcher strukturell angelegter, beständiger Personenwechsel vor allem Nachteile vorhalten.

Die Lösung wäre simpel: die Leistungsberechtigten müssten das Recht haben, einen von ihnen gewählten und gewünschten Dienst der Eingliederungshilfe zu den nach §§ 123 ff. SGB IX verhandelten Bedingungen in Anspruch nehmen zu können. Diese Möglichkeit findet sich bislang jedoch nur auf Grundlage regional begrenzter Kooperationsabsprachen im Einzelfall. Ein gesetzlich begründeter Anspruch besteht darauf nicht.

1.4.4 Fazit

Blickt man in die Praxis der Eingliederungshilfe, so zeigt sich, dass die Umsetzung der Vorschriften des Bundesteilhabegesetzes und also schwerpunktmäßig des reformierten SGB IX langsam in Gang kommt. Lange hat das SGB IX ein Dasein als Mauerblümchen gefristet. Lediglich die Zuständigkeitsfeststellung nach § 14 SGB IX fand zumindest in der Rechtsprechung erhebliche Beachtung und konnte zur Wahrung der Rechte Betroffener immer wieder erfolgreich eingesetzt werden. Aber selbst für Leistungsträger kam der Verweis auf diese Norm häufig überraschend und machte deutlich, wie wenig Auseinandersetzung mit dem Verfahrensrecht der Rehabilitationsleistungen der Praxis genügte.

Mit der Reform durch das Bundesteilhabegesetz wird das Verfahrensrecht erheblich aufgewertet. Dem Gesetzgeber war es dabei besonderes Anliegen, die immer wieder beklagte mangelnde Transparenz und Vorhersehbarkeit in der Leistungsgewährung der Rehabilitation anzugehen und den Leistungsberechtigten ein starkes Verfahrensrecht zur Seite zu stellen.

Mit dem Vorrang der Teilhabeleistungen, der Beachtung der Selbstbestimmung Betroffener, der standardisierten Bedarfsermittlung unter Einbeziehung von gutachterlichem Sachverstand und der ICF-basierten Instrumente zur Feststellung der Teilhabebeeinträchtigung soll den Zielen der Reform Rechnung getragen werden.

Dennoch lässt sich bei Berücksichtigung der aktuellen Praxis der Eingliederungshilfe nicht nur Optimismus aufbauen. Sowohl Leistungsträger als auch Leistungserbringer scheinen derzeit all ihre Energie in das mit der Reform aufgestellte Gebot der Trennung von Sach- und Fachleistung, der Erarbeitung von Rahmen- und darauf beruhenden Einzelverträgen und den möglichst reibungslosen Einsatz der Grundsicherungsleistungen zu legen. Für die Weiterentwicklung fachlicher Qualität in der Eingliederungshilfe scheint da wenig Raum zu bleiben.

Die Betrachtung der Schnittstelle zwischen Eingliederungshilfe und Pflege macht dies deutlich. Die Möglichkeit der Kostensenkung steht für die Träger der Eingliederungshilfe schon deshalb im Vordergrund, weil der Gesetzgeber mit dem BTHG ausdrücklich die Begrenzung von Ausgabendynamiken versprochen hat[37]. Dass dies bei einer Weiterentwicklung der Eingliederungshilfe zu einem modernen Teilhaberecht kaum möglich sein dürfte, liegt auf der Hand. So ist es aber kaum verwunderlich, wenn Qualitätsabstriche zugunsten von Kostensenkungen hingenommen werden. Um hier wirkliche Weiterentwicklung in Richtung Selbstbestimmung und moderner Teilhabe umzusetzen, bedarf es klarer Ansagen in Richtung der Träger der Eingliederungshilfe. Es bleibt zu hoffen, dass sich die Sozialgerichte dieser Aufgabe annehmen.

Für junge Volljährige, die von FASD betroffen sind, führt die Reform von Eingliederungshilfe und Pflegeversicherung jedenfalls keineswegs zu unmittelbaren Verbesserungen. Sie sind darauf angewiesen, dass die Praxis der Leistungsgewährung die Chancen zu einer fachlich fundierten Hilfe und den Aufbau des erforderlichen Knowhows zur Behinderungsform der Fetalen Alkoholspektrumstörung auch ergreift und ihre Verfahren in der gesetzlich gebotenen Weise anpasst. Vor allem das soziale und fachliche Umfeld der Betroffenen wird diese Umstellung immer wieder einfordern müssen – die Grundlagen für diese Forderungen hat der Gesetzgeber jedenfalls geschaffen.

1.5 Schwierigkeiten im Umgang mit Gesetzen und Normen

Annemarie Jost

Menschen mit FASD übertreten sehr häufig Gesetze, allerdings ist das Justizsystem auf diese Zielgruppe nur mangelhaft vorbereitet. Anwälte, verhörende Polizeikräfte, Richter und Fachkräfte in Justizvollzugsanstalten, forensisch psychiatrischen Einrichtungen und Bewährungshilfe können ganz konkret dazu beitragen, dass Menschen mit FASD weniger Unrecht geschieht, wenn sie das Ursachengefüge für erhöhte Straffälligkeit bei Menschen mit FASD besser verstehen und sich Expertise im Umgang mit Betroffenen aneignen. Denn Menschen mit FASD sind zunächst Opfer und erst in zweiter Linie Täter.

Die bekannte Kohortenstudie der Arbeitsgruppe um die kanadische Pionierin der FASD-Forschung Ann Streissguth brachte zum Vorschein, dass 60 % der FAS(D)-Betroffenen bereits als Adoleszente Schwierigkeiten mit der Justiz hatten. Bei den Ver-

37 BT-Drs. 18/9522, S. 2.

gehen standen *Diebstähle* und *Gewalt* gegen Personen im Vordergrund, auch Straftaten im Zusammenhang mit *unangemessenem sexuellen Verhalten* und *Drogendelikte* waren häufig (Streissguth, 1997). Menschen mit FASD neigen Brown et al. (2012) zufolge eher zu *reaktiver* als zu proaktiver *Aggression*. Reaktive Aggression entsteht als Antwort auf wahrgenommene Provokationen, Frustrationen oder Bedrohungen, während proaktive Aggression eher zielgerichtet auf persönliche oder soziale Vorteile abzielt. Beide Aggressionsformen stehen auch mit mangelnden Handlungsalternativen in Zusammenhang und fußen zudem auf entwicklungsbedingten Lernerfahrungen.

Allerdings betonen Häßler et al. (2017), dass es zur Häufigkeit von Straffälligkeit bei FASD-Betroffenen in neueren Studien Kontroversen gebe und der Prozentwert von 60 % zu hoch angesetzt sein könnte, bis zu 30 % der Menschen mit FASD würden gerichtlich verurteilt. Eine besondere Risikogruppe stellten jedoch Klienten dar, die länger als 3 Jahre außerhalb der Familie in einer *Fremdunterbringung* gewesen seien. Zudem wird immer wieder das höhere Risiko von *Männern* im Vergleich zu Frauen betont. Fast und Conry (2009) heben ebenso wie Ann Streissguth hervor, dass gerade Menschen mit FASD, die einen *IQ von über 85* haben, im Vergleich zu geistig behinderten Betroffenen eher mit dem Gesetz in Konflikt geraten.

In einer kanadischen Studie fand man bei einer Analyse von Neuaufnahmen in reguläre *Haftanstalten* 10 % FASD-Betroffene. Viele brachten bereits eine lange Liste von Vorstrafen mit (Mela u. Luther, 2011). Andere Schätzungen zum Anteil der möglichen FASD-Betroffenen unter allen Straftätern liegen noch deutlich höher (bis zu 25 %; Brown et al., 2017). Eine australische Studie zu jugendlichen „Straftätern" (ab 10 Jahren) in einer westaustralischen Jugendstrafanstalt kam zu dem Ergebnis, dass 36 % von FASD betroffen und 89 % in mindestens einer neurokognitiven Funktion beeinträchtigt waren. Passmore (2018) entwickelt und evaluiert derzeit Trainingsmodule für Mitarbeiter, um Kinder und Jugendliche mit neurokognitiven Beeinträchtigungen in Jugendstrafanstalten besser unterstützen zu können, nachdem bei vorhergehenden Erhebungen ein großer Bedarf an spezifischen Weiterbildungen sichtbar wurde (Passmore et al., 2018).

Aus diesen Daten erwächst die dringliche Forderung, dass alle Fachkräfte der Justiz besser über die Beeinträchtigungen von Menschen mit FASD aufgeklärt werden. Hier scheint sich in Kanada und Australien eine Professionalisierung zu entwickeln, von der wir in Deutschland im Justizsystem und in der Forensik noch weit entfernt sind. Aus diesem Grund zitiere ich viele kanadische und australische Publikationen und möchte an dieser Stelle das FASD Australia HUB hervorheben, das eine Datenbasis und Informationsplattform zu aktuellen (Forschungs-)Projekten bereitstellt (www.fasdhub.org.au).

1.5.1 Das Ursachengefüge

Menschen mit FASD zeigen bereits in der Kindheit *beeinträchtigte soziale Kompetenzen*, welche dann in Wechselwirkung mit *sozialen Ausgrenzungserfahrungen* dazu führen, dass sie als Adoleszente um Jahre in ihrer sozialen Entwicklung und in ihren kommunikativen Fähigkeiten zurückliegen. Die sozialen Kompetenzprobleme lassen sich nicht nur durch einen geminderten IQ oder Umgebungseinflüsse erklären (Kully-Martens et al., 2012). Die Betroffenen selbst schätzten als Adoleszente in einer Studie von Mariasine et al. (2014) ihre sozialen und emotionalen Kompetenzprobleme als weniger gravierend ein, als sie von ihren Pflegeeltern wahrgenommen wurden; zudem entwickelten sie den Eindruck, dass sie selbst wenig Einfluss auf ihr Verhalten hätten. Sie erfahren also bereits in jungen Jahren das Gefühl geringer Selbstwirksamkeit.

FASD-Betroffene sind generell sehr anfällig für *Versuchungen*. Durch ihre *beeinträchtigten Exekutivfunktionen* können sie Belohnungen schlechter aufschieben, handeln impulsiver und überblicken die Folgen ihrer Handlungen weniger. Das *Erfahrungslernen ist beeinträchtigt*.

Beeinträchtigte Exekutivfunktionen und verminderte zielgerichtete, planende kognitive und metakognitive Fähigkeiten (inkl. Störungen des Arbeitsgedächtnisses und mangelnder Flexibilität im Denken und bei der Verlagerung der Aufmerksamkeit) stehen in Zusammenhang mit der Fähigkeit zur angemessenen Verhaltensregulation, der Wahrnehmung und Interpretation sozialer Situationen und demzufolge auch der Entwicklung sozialer Kompetenzen. Bei gleichzeitiger Aufmerksamkeitsdefizit-Hyperaktivitätsstörung können sich die Auswirkungen noch einmal potenzieren. Es gibt Anhaltspunkte, dass Betroffene, die im gesamten Schwangerschaftsverlauf alkoholexponiert waren, besonders externalisierende Verhaltensprobleme und soziale Kompetenzdefizite aufweisen (Kully-Martens et al., 2012).

Weiterhin *lassen sich Menschen mit FASD leicht von anderen manipulieren*. Sie sind selbst anfällig, einen *problematischen Substanzkonsum* zu entwickeln. Zu den biologischen Beeinträchtigungen kommen nicht selten *ungünstige Milieueinflüsse* mit Kindeswohlgefährdung oder Vernachlässigung in der frühen Biografie sowie beeinträchtigter Bindungsentwicklung und frühen Traumatisierungen hinzu, gefolgt von Fremdplatzierungen und zahlreichen Beziehungsabbrüchen.

Zudem haben Menschen mit FASD angesichts ihrer Behinderung und der schulischen und beruflichen Misserfolgserlebnisse in der Regel Schwierigkeiten, soziale Anerkennung zu erhalten. Besonders männliche Jugendliche und junge Erwachsene neigen bei sozialer Ausgrenzung und Benachteiligung dazu, das, was sie im Inneren bedrängt, nach außen aggressiv zu kompensieren. Sie suchen Selbstwert, *Anerkennung und Selbstwirksamkeit mangels anderer Alternativen in abweichendem Verhalten* (Drogenkonsum, delinquente Gruppierungen). Sozial benachteiligte Jugendliche und junge Erwachsene, die sich im Bildungssystem abgehängt fühlen, positionieren sich dann gemeinsam über die Abwertung anderer und geben sich gegenseitig die gesuchte Anerkennung (Böhnisch, 2016).

FASD-Betroffene machen sich dabei in besonderer Weise deren *Gruppenregeln* zu eigen, ohne sich ausreichend abgrenzen zu können. Bei gruppendynamisch motivierten Gesetzesübertretungen sind FASD-Betroffene zudem diejenigen, die angesichts von Strafverfolgung als die Haupttäter dastehen, da sie es weniger verstehen, sich den Strafverfolgungsbehörden gegenüber zu ihrem eigenen Vorteil darzustellen, oder möglicherweise glauben, eine besondere Anerkennung zu erhalten, wenn sie sich als die Anführer darstellen.

Besonders *in Verhören verhalten sie sich „ungeschickt“* (Greenspan u. Driscoll, 2016):

- Ihr Bedürfnis nach sozialer Anerkennung lässt sie auch im Verhör vermeintlich erwünschte Antworten zu ihrem eigenen Nachteil geben.
- Ihre mangelnde Fähigkeit zum Perspektivwechsel führt zu Schwierigkeiten, die Verhörsituation einzuordnen und manipulative Absichten des Verhörenden zu durchschauen.
- Angesichts ihrer Gedächtnisprobleme verstricken sie sich in Widersprüche; zudem verfügen sie über begrenzte Fähigkeiten, logische Verknüpfungen herzustellen und eigene Narrationen sequenziell zu strukturieren. So erscheinen sie weniger glaubwürdig.
- Gerade die mangelnde Plausibilität der Tathergangsschilderung verleitet Verhörende dann dazu, die Beschuldigten mit plausibleren Abläufen zu konfrontieren oder eher geschlossene Fragen zu stellen.
- Die Beschuldigten mit FASD sind in diesen Situationen leicht zu beeindrucken und suggestibel. So geben sie möglicherweise einen vom Verhörenden konstruierten, jedoch nicht zutreffenden Tathergang zu.

Im gesamten Strafverfahren fehlt es FASD-Betroffenen zu einem großen Prozentsatz an den notwendigen Fähigkeiten, Festnahme, Verhöre und das Gerichtsverfahren inkl. der Kommunikation mit dem Strafverteidiger zu überblicken und sich angemessen zu verhalten, wie eine nordamerikanische Vergleichsstudie mit 50 FASD-betroffenen und 50 nicht betroffenen jungen Straftätern zeigte: 90 % der FASD-Betroffenen zeigte mindestens eine rechtlich bedeutsame psychische Beeinträchtigung, bei jedoch sehr großen Unterschieden in der Ausprägung, woraus die Autoren die Forderung nach einer individuellen und ausführlichen forensischen Begutachtung ableiten (McLachlan et al., 2014). Die Beeinträchtigungen FASD-Betroffener umfassen hierbei intellektuelle Fähigkeiten, Aufmerksamkeit, Gedächtnis, Kommunikation, soziale Wahrnehmung und mangelnde Exekutivfunktionen. Diese führen zu Schwierigkeiten, die einzelnen Schritte des Strafverfahrens zu verstehen, informierte Entscheidungen zu treffen, zutreffende (Zeugen-)Aussagen abzugeben, sich angemessen im Gerichtssaal zu verhalten, Dokumente richtig auszufüllen und gut mit den Anwälten zu kooperieren. Auch suggeriert die vordergründige Sprach- und Ausdrucksfähigkeit möglicherweise ein Verständnis, das bei genauerem Hinsehen gar nicht gegeben ist.

Brown et al. (2017) führen beispielsweise zur Fähigkeit, mit dem Rechtsbeistand zu kommunizieren, Folgendes aus: Die Betroffenen sollten nicht nur wissen, welche Informationen für den Anwalt wichtig sind, sie sollten auch gezielt nachfragen, die Verteidigungsstrategie mitentwickeln, verstehen, was aus dem Tathergang wichtig sein könnte oder falsche Zeugenaussagen anzweifeln. Darüber hinaus erfordern die Gespräche eine fokussierte Aufmerksamkeit und Konzentration sowie die Fähigkeit, Emotionen zu regulieren. Gerade diese exekutiven Fähigkeiten sind im Zuge von FASD jedoch beeinträchtigt.

Im englischen Sprachraum existieren zur Analyse „psycholegaler" Kompetenzen unterschiedliche Testinstrumente:
- Griss's Miranda instruments
- Canadian Rights Comprehension Supplement
- Fitness Interview Test-Revised (FIT-R)

Im Deutschen Rechtssystem gibt es in Strafverfahren den Begriff der *beschränkten Verhandlungsfähigkeit*, welche jedoch nicht regelhaft mit Hilfe spezifischer Tests geprüft wird, auch wird in der deutschen Gutachterliteratur in diesem Zusammenhang FASD wenig erwähnt. Wenn es sich um nicht geistig behinderte Betroffene handelt, kommt es bei FASD ohne psychiatrische Komorbidität häufig gar nicht erst zur Begutachtung (s. u.). Allerdings stünde den medizinischen Sachverständigen als Ergebnis ihrer Untersuchungen die Möglichkeit der „beschränkten Verhandlungsfähigkeit" zur Verfügung:

> „Der begutachtende Arzt kann zum Beispiel dem vorsitzenden Richter eine besonders behutsame Verhandlungsführung mit größeren Pausen nahelegen, aber auch eine an die Erkrankung des Angeklagten angepasste Beschränkung der täglichen beziehungsweise wöchentlichen Verhandlungsdauer empfehlen" (Rothschild et al., 2007).

Nicht unerwähnt bleiben soll noch, dass Menschen mit FASD auf Grund ihrer Gedächtnisprobleme und ihrer situativen Verführbarkeit dazu neigen, „*Geschichten*" zu erzählen (d. h. zu konfabulieren), unter Umständen auch über Vorkommnisse mit Helfern oder Familienangehörigen, die bei entsprechendem Interesse des aktuellen Gesprächspartners Angehörige in ein sehr negatives Licht rücken können. So sind auch Zeugenaussagen von FASD Betroffenen besonders zu werten. Die FASD Betroffenen handeln hierbei in der Regel nicht mit dem bewussten Vorsatz zu schaden, sondern überspielen Gedächtnisprobleme oder lassen sich zu Schilderungen verleiten, die besondere Aufmerksamkeit erzeugen.

Zugleich geschieht Menschen mit FASD tatsächlich viel Unrecht und Ausgrenzung von sogenannten „Gesunden", sodass ein sehr differenzierter Umgang mit ihren, zunächst unwahrscheinlich wirkenden, Situationsschilderungen von großer Bedeutung ist.

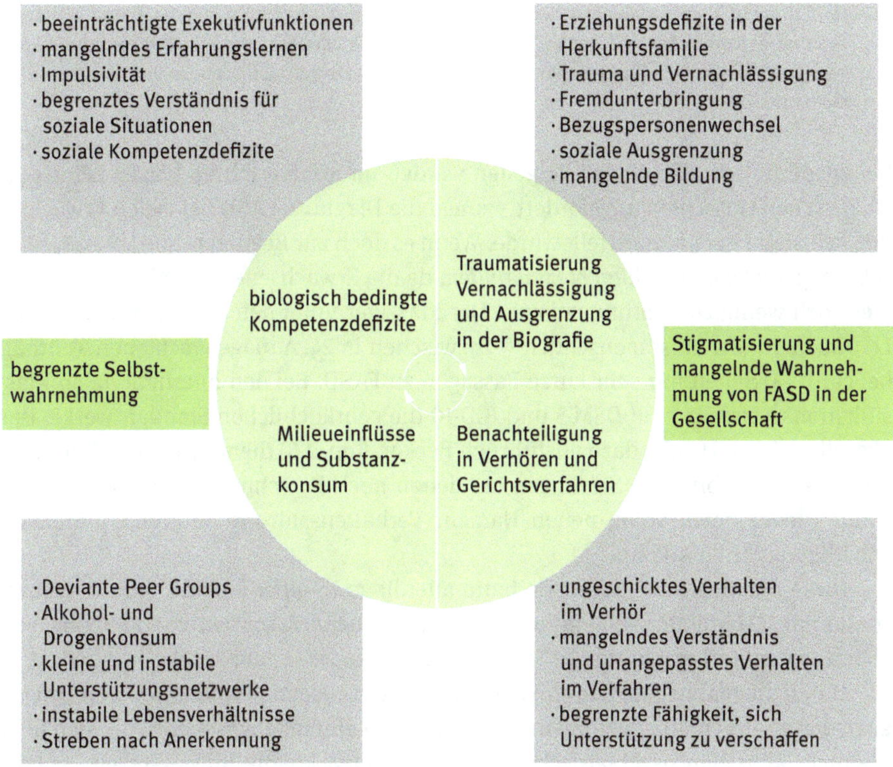
· beeinträchtigte Exekutivfunktionen
· mangelndes Erfahrungslernen
· Impulsivität
· begrenztes Verständnis für soziale Situationen
· soziale Kompetenzdefizite
· Erziehungsdefizite in der Herkunftsfamilie
· Trauma und Vernachlässigung
· Fremdunterbringung
· Bezugspersonenwechsel
· soziale Ausgrenzung
· mangelnde Bildung
biologisch bedingte Kompetenzdefizite
Traumatisierung Vernachlässigung und Ausgrenzung in der Biografie
begrenzte Selbstwahrnehmung
Stigmatisierung und mangelnde Wahrnehmung von FASD in der Gesellschaft
Milieueinflüsse und Substanzkonsum
Benachteiligung in Verhören und Gerichtsverfahren
· Deviante Peer Groups
· Alkohol- und Drogenkonsum
· kleine und instabile Unterstützungsnetzwerke
· instabile Lebensverhältnisse
· Streben nach Anerkennung
· ungeschicktes Verhalten im Verhör
· mangelndes Verständnis und unangepasstes Verhalten im Verfahren
· begrenzte Fähigkeit, sich Unterstützung zu verschaffen

Abb. 1.1: Ursachenmatrix für erhöhte Straffälligkeit.

1.5.2 Mangelnde Berücksichtigung von FASD im Justizsystem und die Folgen

Gibbs (2018) schildert den Fall eines jungen Maori aus Neuseeland, der 1994 der Vergewaltigung und des Mordes schuldig gesprochen wurde, obwohl er die Tat nicht begangen hatte, und daher viele Jahre unschuldig inhaftiert war.

Nicht nur im Verhör, sondern im gesamten Strafverfahren fehlen aktuell – nicht nur in Deutschland – Expertise und klare Handlungsleitlinien, die es erlauben, die Beeinträchtigungen von Menschen mit FASD angemessen zu berücksichtigen, obgleich das „*Übereinkommen über die Rechte von Menschen mit Behinderungen*" (*Convention on the Rights of Persons with Disabilities — CRPD*) bereits 2006 von der Generalversammlung der Vereinten Nationen beschlossen wurde und 2008 in Kraft getreten ist.

> „Artikel 13 Absatz 1 der UN-Behindertenrechtskonvention verpflichtet die Vertragsstaaten, Menschen mit Behinderungen gleichberechtigt mit anderen einen wirksamen Zugang zur Justiz zu gewährleisten. Ausdrücklich benennt Artikel 13 Absatz 1 dafür verfahrensrechtliche — und das Alter berücksichtigende — Vorkehrungen, um die wirksame unmittelbare und mittelbare

> Teilnahme in allen vorgerichtlichen Verfahren und Gerichtsverfahren zu erleichtern. Weiterhin verlangt Artikel 13 Absatz 2 der UN-Behindertenrechtskonvention, dass die Konventionsstaaten geeignete Schulungen für Personen, die im Justizwesen tätig sind, fördern sollen" (Praetor Intermedia UG, 2018).

Bei wiederholten „kleineren" Vergehen werden im Strafverfahren häufig keine psychiatrischen Gutachten angefordert – zumal die Diagnose FASD bei vielen Erwachsenen ja bislang gar nicht gestellt wurde. Wenn es doch zur Begutachtung kommt, ist es *schwierig, fachkundige Gutachter zu finden*, da die Erwachsenenpsychiatrie FASD immer noch wenig zur Kenntnis nimmt. Der Klassiker unter den Sozialpsychiatrischen Lehrbüchern „Irren ist menschlich" – inzwischen in 24. Auflage erschienen – enthält bei ca. 1000 Seiten nur sehr kurze Passagen zu FASD. Bei den internationalen Klassifikationssystemen sind DSM-5 und ICD-10 die gebräuchlichen Standardwerke. Das aktuellere DSM-5 (siehe dazu ausführlich Becker, Kap. 2.6) thematisiert das Störungsbild in einer Rubrik von Störungen, zu denen noch Forschungsbedarf besteht und wählt wieder einen völlig neuen Namen: Verhaltensstörung aufgrund pränataler Schädigung durch Alkohol.

Diese diagnostische Kategorie hatte allerdings in einer kanadischen Diagnosestudie mit 82 Patienten eine geringe Sensitivität beim Erkennen von FASD im Vergleich zu den dort etablierten FASD-Guidelines (Sanders et al., 2017).

Durch die mangelnde Kenntnisnahme der Erwachsenenpsychiatrie – von einigen engagierten Psychiatrischen Institutsambulanzen einmal abgesehen[38], die sich über die nicht aktuellen psychiatrischen Klassifikationen kreativ hinwegsetzen – entstehen umfangreiche Folgen. Im Justizsystem werden die Beeinträchtigungen bei Verhören und in Gerichtsverfahren nicht erkannt, die Schuldfähigkeit wird nicht angezweifelt, sodass Betroffenen immenses Unrecht geschieht: Die bereits im Mutterleib Geschädigten werden kriminalisiert – das Opfer wird zum Täter.

Hinzu kommt, dass angesichts der Variabilität in der Ausprägung der Beeinträchtigungen durch FASD, die Passung zwischen Diagnose und strafrechtlichen Folgen begrenzt ist, sodass es einer differenzierteren Analyse der Beeinträchtigungen bedarf (Brown et al., 2017).

Das im Dezember 2016 verabschiedete Bundesteilhabegesetz führt nun zu einer verstärkten Aufmerksamkeit für erwachsene Menschen mit Behinderungen auch im medizinischen Versorgungssystem, sodass sich mehr und mehr *Medizinische Zentren für Erwachsene Menschen mit Behinderung (MZEB)* etablieren und für eine Versorgungskontinuität der bis zum 18. Lebensjahr in Sozialpädiatrischen Zentren behandelten Menschen sorgen. Dies gibt Hoffnung, dass Menschen mit FASD in Zukunft auch als Erwachsene regional erreichbare Anlaufstellen für eine differenzierte Diagnostik, interdisziplinäre Behandlungen und Begutachtungen finden.

38 Z. B. FASD Sprechstunde des KEH: https://www.keh-berlin.de/de/fasd-ambulanz

Im Ergebnis werden derzeit jedoch viele FASD-Betroffene, die wiederholt mit dem Gesetz in Konflikt geraten, *in regulären Haftanstalten* untergebracht. Hier entstehen weitere Folgeprobleme:

Gängige Bestrafungen greifen schlecht bei Menschen, die weniger aus Fehlern lernen, mit Stress schlecht umgehen können, zu impulsivem Verhalten neigen und bei denen nur unter engmaschiger sozialer Kontrolle Stabilisierungen zu erwarten sind. In einer vom Autor geleiteten Gruppendiskussion zum Thema FASD mit Mitarbeitern einer Haftanstalt wurde hervorgehoben, dass nur in Ausnahmefällen bei Gefangenen eine FASD-Diagnose bekannt sei. Falls Gefangene von den gängigen Resozialisierungsprogrammen wenig profitieren und durch Aggressionen und fehlende Impulskontrolle auffällig werden, gibt es keine Lockerungseignung, und Sanktionen werden daher aufrechterhalten. Eine vorzeitige Entlassung kann nicht erfolgen. So werden FASD-Klienten dann wiederum gerade wegen ihrer organisch bedingten Beeinträchtigungen benachteiligt.

1.5.3 Was müssen Institutionen und einzelne Berufsgruppen wissen?

1.5.3.1 Anwälte

Hat man es als Anwalt mit Klienten zu tun, die die Schwere des Tatvorwurfs schlecht verstehen, sich leicht beeinflussen lassen, freimütig Straftaten zugeben, widersprüchliche Schilderungen abgeben, Gedächtnisprobleme aufweisen oder Störungen der Exekutivfunktionen zeigen, dann sollte dies Anlass sein, genauere gesundheitliche und biografische Informationen einzuholen – bis hin zu der direkten Frage, ob die Mutter während der Schwangerschaft Alkohol getrunken hat. FASD-Klienten mit einem chronologischen Alter von 30 Jahren können beispielsweise in ihrer Fähigkeit, Normen und Gesetze einzuhalten, einem unter 14-Jährigen entsprechen. Daher wäre darauf hinzuarbeiten, dass eine Begutachtung durch einen in Bezug auf FASD erfahrenen Gutachter stattfindet.

Da FASD-Klienten abstrakte Konzepte schwer verstehen, sollten auch die Anwälte selbst möglichst konkret mit Beispielen kommunizieren und sich vergewissern, dass der Klient sie versteht und sich an Vereinbarungen erinnert. In Vorbereitung auf die Verhandlung wird im anwaltlichen Umgang mit FASD-Klienten Folgendes empfohlen:

- die einzelnen Termine kurz halten (max. 30 Minuten)
- zugleich mehr Zeit einplanen, um die Schritte des Verfahrens zu erläutern
- zunächst sicherstellen, dass der Klient überhaupt aufmerksam und aufnahmebereit ist
- eine einfache Sprache verwenden
- Informationen wiederholen
- häufige Rückfragen, ob das Wichtigste verstanden wurde
- multimodale Informationsvermittlung (Bilder, Merkzettel etc.)

Alle Personen, die mit FASD-Klienten umgehen, sollten ruhig und entspannt bleiben, Zeitdruck vermeiden und sich im Klaren sein, dass bestimmte Gesten und Berührungen ungewohnt heftige Reaktionen auslösen können (Brown et al., 2015).

1.5.3.2 Richter

Obwohl Richter nicht immer Anhaltspunkte für das Vorliegen einer FASD haben und mit dem Störungsbild vertraute Gutachter nicht ganz leicht zu finden sind, sollte im Zweifelsfall eine Begutachtung vorgenommen werden. Häßler et al. (2017, S. 346) vertreten den Grundsatz, dass *„eine nachgewiesene FASD insbesondere die krankhafte Störung der Verhaltensregulation, also eine verminderte Steuerungsfähigkeit, wahrscheinlicher macht."* Allerdings sei die Frage, ob mütterlicher Alkoholkonsum tatsächlich stattgefunden hat, oft durch die Gutachter schwer zu klären.

Als Richter sollte man berücksichtigen, dass FASD-Klienten große Schwierigkeiten mit dem gesamten Verfahren haben und demzufolge – auch wenn diese Empfehlung nicht direkt vom Gutachter kommt – eine leicht verständliche Sprache benutzen, alle Schritte verlangsamen, zugleich aber auch der kurzen Aufmerksamkeitsspanne Rechnung tragen und Signale der Müdigkeit und Überforderung erkennen, evtl. auch Pausen- und Rückzugsräume zur Verfügung stellen. Auch sind Ablenkungen konsequent zu minimieren. Die Prozessdauer sollte kurz sein, möglicherweise kann ein Begleiter (Sozialarbeiter) den Klienten während des Verfahrens emotional und kognitiv unterstützen.

Im Zeugenstand gilt es, die Neigung zu Konfabulationen zu verstehen und zu berücksichtigen, dass FASD-Klienten möglicherweise trotz Vereidigungen die Unwahrheit sagen, obwohl dies nicht in ihrer Absicht liegt (Brown et al., 2015).

1.5.3.3 Fachkräfte in der Resozialisierung

Nach einer Entlassung aus der JVA brauchen FASD-Betroffene in der Resozialisierung klare Strukturen. Stationäre Settings mit personaler Kontinuität bieten hierbei Vorteile, allerdings neigen Menschen mit FASD dazu, bei Frustrationen aus Einrichtungen wegzulaufen. Sie scheinen eher von verhaltens- und milieutherapeutischen als von kognitiven Ansätzen zu profitieren und benötigen klare und eindeutige Erwartungen, individuelle zugeschnittene Resozialisierungspläne und klare, gut verständliche Belohnungsstrategien. Fehlangepasstes Verhalten sollte in kleinen Teilschritten durch angemessene Verhaltensweisen ersetzt werden, beispielsweise mit Hilfe übender Verfahren in konkreten Situationen und in Rollenspielen. Der Nachhaltigkeit dienen hierbei visuelle Gedächtnisstützen und konkrete verbale situative Hilfestellungen der Betreuer. Für Kinder mit FASD wurden bereits spezielle Trainingsprogramme entwickelt (z. B. Children's Friendship Training). Perspektivisch kommen vermutlich auch computerbasierte Lernprogramme insbesondere mit Videosequenzen mit erwünschtem Verhalten in Frage (z. B. Sicherheitstraining, sexuelle Selbstbestimmung, Umgang mit Suchtmitteln).

Immer wieder aufs Neue stellen unvorhergesehene Situationen und problematische Peer-Interaktionen besondere Herausforderungen dar. Antisoziale Peers können FASD-Betroffene leicht manipulieren, umgekehrt neigen FASD-Klienten zu Diebstählen, impulsiver Aggressivität und unwahren Behauptungen, was wiederum die anderen Klienten gegen sie aufbringt. Zudem sollte man als Fachkraft wachsam bezüglich sexueller und gewalttätiger Übergriffe zwischen Peers in Einrichtungen bleiben (Brown et al., 2012).

Da Menschen mit FASD, insbesondere als Adoleszente, ihre eigenen Beeinträchtigungen weniger wahrnehmen als ihre Bezugspersonen und zudem nur begrenzte Selbstwirksamkeitserwartungen an Verhaltensänderungen zeigen (Mariasine et al., 2014), stellt die Motivierung zu fortlaufender Förderung und Unterstützung ebenfalls eine große Herausforderung dar. Auch angesichts der emotionalen Regulationsprobleme und der erwartbaren Krisen sind Abbrüche im Hilfesystem häufig. Hier ist eine besondere Beziehungsarbeit von großer Bedeutung.

Bei psychiatrischer Komorbidität, welche sehr häufig auftritt, bedarf es einer guten Zusammenarbeit mit dem psychiatrischen Hilfesystem, wobei die Anwendung medikamentöser Behandlungen eine spezielle Expertise erfordert. Zur Resozialisierung komorbid erkrankter Straftäter mit FASD und anderweitigen schweren psychiatrischen Störungen gibt es in der internationalen Literatur erst vereinzelte Fallberichte, wie z. B. Tait et al. (2017) aus Kanada, die über zwei Betroffene zusammenfassend schreiben:

> „With shared and coordinated clinical and mentorship supports, the men were able to establish stability in their lives and manage their mental illness. However, changes in support and gaps within the continuum of care contributed to a sudden breakdown in their stability."

Die Autoren beziehen sich hierbei auf zwei Gewalttäter mit extrem komplexen ineinandergreifenden Problemlagen, dramatischen Tötungsdelikten und psychiatrischer Komorbidität (der eine, *Garth*, mit Borderline-Persönlichkeitsstörung mit antisozialen Persönlichkeitszügen und schizoaffektiver Störung und der andere, *Arnold*, mit chronischer Depression und Schizophrenie), denen nach jahre- bzw. jahrzehntelanger Inhaftierung/Behandlung in forensischen Abteilungen für 18 Monate ein stabiles, glückliches Leben außerhalb von Haftanstalten gelang. Dieser erfolgreiche Prozess wurde allerdings nach einem Betreuerwechsel und zwei Todesfällen in der Familie eines der Klienten durch eine Gewalttat unterbrochen, welche zuvor erkennbar war, aber nicht schnell genug ausreichend präventiv adressiert wurde.

1.5.3.4 Forensische Psychiatrie

In forensisch-psychiatrischen Kliniken wird man es gerade mit der Klientel der FASD-Betroffenen mit psychiatrischer Komorbidität zu tun haben, die sowohl hinsichtlich erneuter Straftaten allgemein, als auch speziell hinsichtlich impulsiver Gewalttaten eine besonders schlechte Prognose haben. Auch die Compliance in Bezug auf die psychiatrische Behandlung ist reduziert: Undiagnostizierte FASD Betroffene sprechen möglicherweise nicht wie erwartet auf die psychiatrische Behandlung an und halten sich weniger an Medikations- und Behandlungsregimes (Tait et al., 2017).

Aus ihrer qualitativen Studie mit allerdings nur zwei miteinander befreundeten Klienten und den klinischen Erfahrungen der forensischen Nachsorge der *Saskatoon Forensic Psychiatric Outpatient Clinic* leiten Tait et al. (2017) die folgenden 5 Gelingensfaktoren für die forensische Nachsorge ab:

1. eine stabile, vertrauensvolle Beziehung zu einem Psychiater/einer Psychiaterin
2. eine optimierte, zufriedenstellende Medikation (geringstmögliche Nebenwirkungen bei gleichzeitiger Symptomregulation)
3. Leben in einer stabilen (Heim-)Umgebung
4. konsistente Familien- und soziale Unterstützungsnetzwerke
5. konstante und verlässliche Mentoren, die speziell ausgebildet wurden und die notwendigen Fähigkeiten im Umgang mit FASD-Betroffenen erworben haben.

In forensisch-psychiatrischen Kliniken gilt es zunächst einmal, die Herausforderung zu meistern, Patienten mit FASD überhaupt zu identifizieren, d. h. bestehende Screeningverfahren (Kap. 3) systematisch anzuwenden. Vermutlich wird es für das Screening in Zukunft auch Möglichkeiten automatisierter Gesichtserkennungsapplikationen mit 3D-Aufnahmen geben, die auch jenseits der markanten Gesichtszüge beim FAS-Vollbild Hinweise auf diskretere Veränderungen liefern könnten.

Identifizierte FASD-Klienten benötigen dann – auch nach Abklingen komorbider Störungen und ohne gleichzeitig bestehende Intelligenzminderung – eine Reihe von Behandlungsmodifikationen (Substance Abuse and Mental Health Services Administration, 2014), die hier mit eigenen Ergänzungen genannt seien:

- Besondere *Sicherheitsvorkehrungen*: erhöhte Unfallgefahr, erhöhte Risikobereitschaft; mangelnde Selbstfürsorge (z. B. Nahrungsaufnahme, Schlaf-Wach-Rhythmus, Ruhebedürfnisse); besondere Gefahren im Umgang mit Medikamenten und Drogen; unerwünschte Schwangerschaften
- *Suizidprophylaxe*: Hinweise von Familienmitgliedern oder Peers ernst nehmen; impulsive Handlungen in Betracht ziehen; besondere Vorsicht in der Wortwahl, wenn Suizide in der Umgebung stattgefunden haben; besonders konkretes Thematisieren der Gründe zu leben; Unterstützungsnetzwerke stärken
- besonderer *Schutz vor Übergriffen* von Mitpatienten (inkl. sexueller Übergriffe)
- *einfache, konkrete Sprache*; keine Metaphern; viel Feedback vom Patienten einholen
- viel *Wertschätzung* entgegenbringen
- Anerkennung traumatischer Erfahrungen
- *Behandlungspläne modifizieren:* Mehr Zeit einplanen; besonderer Vertrauensaufbau; klare Nähe-Distanz-Regulation; Regeln und Medikamentenpläne immer wieder in einfachen Worten und mit Gedächtnisstützen hervorheben; Ablenkungen reduzieren; Stärkenorientierung und Förderung des Selbstvertrauens (evtl.

Videoaufnahmen des Patienten mit erwünschten Verhaltensweisen erstellen und wiederholt zeigen)
- *eher Einzel- als Gruppensettings* (Reizüberflutung); individuelle Behandlungspläne,
- falls Gruppensettings stattfinden: besondere *Gesprächsregeln* (klare, einfache, visualisierte Regeln, persönliche Grenzen besonders wahren und verständliche Begrenzungssignale für Vielredner; bei Unruhe Bewegung ermöglichen; mehr Zeit für das Verständnis wesentlicher Aspekte einplanen)
- keine isolierenden Strafen
- Etablierung von *Mentoren-/Unterstützerbeziehungen* (Fachkräfte, Mitpatienten, Familienangehörige) und Intervention bei negativen Peer-Einflüssen
- besonderes *Coaching in arbeitstherapeutischen Settings*; Rückzugsgelegenheiten; klare Routinen; regelmäßige, kurze Meetings; kleinschrittige Ziele; Abläufe bildlich darstellen; anschauliches und übendes Anleiten (z. B. Rollenspiele); Bilder von und Erreichbarkeit der Ansprechpersonen bei Problemen; besondere Sicherheitsvorkehrungen
- Besondere *Anleitung:* positive, zeitlich gut abgestimmte Anleitung (was soll der Klient in diesem Moment genau tun?); Erlernen abstrakter Aspekte durch konkrete Manipulation (*hands-on learning*); langsames Ausschleichen der instruierenden Begleitung; Schritt für Schritt nur jeweils eine neue Tätigkeit so lange einüben, bis sie beherrscht wird; längeres Üben mit vielen Wiederholungen in unterschiedlichen Situationen; regelmäßiges wertschätzendes Überprüfen; Fähigkeit zum Selbstmonitoring stärken (z. B. Checklisten)

Um alle notwendigen Behandlungsmodifikationen tatsächlich in (forensisch-)psychiatrischen Einrichtungen und Haftanstalten zu implementieren, braucht es eine gezielte Organisationsentwicklung mit entschlossenen Zielstellungen, einer genauen Analyse der bestehenden Versorgung, einem Personalentwicklungskonzept, spezifischer Supervision, einem fortlaufenden Monitoring und last, but not least einer ausreichenden Finanzierung, um die erforderlichen Maßnahmen dann entschlossen umsetzen zu können. Meiner Auffassung nach sollte man diejenigen, die an der Alkoholisierung unserer Gesellschaft gut (mit-)verdienen, an den diesbezüglichen Kosten beteiligen. Es gilt, eine Haltungsänderung zu entwickeln: Menschen mit FASD sind Opfer mit einem hohen Risiko Täter zu werden. Wir sollten alles tun, um die Risiken zu minimieren.

1.6 Erwachsene Menschen mit FASD in einer heilpädagogischen Einrichtung der Behindertenhilfe

Andreas Francke

Junge erwachsene Menschen mit FASD werden immer häufiger in stationären Einrichtungen der Behindertenhilfe begleitet mit dem Ziel, ihre Chancen der Teilhabe am gesellschaftlichen Leben zu verbessern. Eine entscheidende Voraussetzung, dass dies gelingen kann, ist die Entwicklung einer persönlichen Beziehung zwischen Klient und Mitarbeiter, die vom Management der Einrichtungen vor allem nach dem Konzept des „symbolischen Dritten" unterstützt werden muss. Danach braucht jeder Mitarbeiter Supervision, Fallberatung und FASD-bezogene Fortbildung sowie kollegiale gegenseitige Hilfen, um den personalen Bezug zum Klienten zu festigen und zu halten. Dazu muss die angemessene Gestaltung von Beschäftigung und Arbeit, des näheren Sozialraums nach dem „2-Milieu-Prinzip" und – soweit möglich – auch externer Angebote gewährleistet sein. Zusätzlich müssen therapeutische und medizinische Hilfen bereitgestellt werden, die über hinreichende Expertise bezüglich der speziellen Lebensprobleme dieser jungen Menschen verfügen. Junge Menschen mit FASD gestalten ihr Leben höchst eigenwillig und unvorhersehbar, deshalb muss jeder Mitarbeiter über die Besonderheiten dieser Menschen genau Bescheid wissen, um die manchmal extremen Herausforderungen der pädagogischen und auch der therapeutischen Begleitung bewältigen zu können, ohne dabei allerdings den Menschen auf seine Behinderungen zu reduzieren. Der Beitrag versteht sich als ein Praxisbericht aus einer Komplexeinrichtung der Behindertenhilfe.

1.6.1 Bedeutung des „pädagogischen Bezugs" bei Menschen mit FASD

Junge heranwachsende oder erwachsene Menschen mit FASD benötigen Schutz, Assistenz, Orientierung, Struktur, Information und Begleitung. Sie benötigen eine echte, ehrliche, empathische, aber auch ausreichend distanzierte und klare sowie *personenorientierte* Form der Beziehung, die in ihnen auch den autonomen, heranreifenden, kreativen und auch nach Selbstständigkeit strebenden Menschen sehen und nicht nur den Menschen mit FASD.

Es ist von großer Bedeutung, dass sich die professionellen Begleiter klarmachen, dass die Beziehungen mit diesen Personen nicht immer in einer logischen und linearen Entwicklung ablaufen werden, sondern eher eine konfliktreiche, immer wieder frustrierende und mit reichlich Misserfolgen einhergehende Entwicklung der Beziehungen zu erwarten ist. Umso wichtiger ist es, dass diese Beziehungen zu den heranreifenden und erwachsenen Menschen mit FASD *ausgehalten* werden.

Gröschke (1989) macht in seinen Praxiskonzepten deutlich, dass die Person des „Erziehers" eine entscheidende Rolle spielt. Er spricht hier von einem „personalen Dialog", in dem mehr als nur Lernen geschieht. Eine solche Beziehung kann zu dem notwendigen Vertrauen führen, die überhaupt erst Assistenz, Unterstützung und letztendlich auch Begleitung und ggf. auch „Betreuung" ermöglicht. In einer solchen

Vertrauensbeziehung handelt die Person angemessener und sicherer, fühlt sich besser gebunden und entwickelt Kräfte über das eigene Maß hinaus (Nohl 1935, 1988). Damit ist ein wirksamer personaler Dialog möglich, in dem auch die Möglichkeit des Scheiterns keinen Abbruch der Beziehung zufolge haben muss. Speck (1991) betont, die individuellen Handlungskompetenzen und die identitätsstützenden Fähigkeiten des Menschen mit Behinderung (hier: FASD) nicht zu vernachlässigen, sondern an dem vorhandenen anzuknüpfen bzw. die teilweise in der Adoptions- oder Pflegefamilie entwickelten Ressourcen zu nutzen und Wert zu schätzen bzw. auszubauen.

Der Begriff der „Betreuung" ist im Umgang mit Erwachsenen mit FASD daher eher unglücklich, da er immer noch Abhängigkeit suggeriert, obwohl die Menschen unabhängig sein wollen. Wir versuchen diesen Begriff durch *Begleitung, Assistenz und Unterstützung* zu ersetzen. Wir merken, dass in der Begegnung mit diesen Menschen unter dem Aspekt der „Betreuung" die professionellen Helfer signalisieren: „Ich weiß es besser!" oder „Du musst auf mich hören!" und damit Widerstände, Ablehnung und Verweigerung hervorrufen.

Der Begriff der Assistenz hingegen verändert nicht nur die Haltung der Mitarbeiter, sondern ist gleichzeitig ein Angebot und bildet eine Brücke in der Beziehung zu den jungen Menschen mit FASD, die nach Unabhängigkeit und Autonomie streben, aber insgeheim wissen, dass Hilfe, Unterstützung und auch Assistenz in ihrem Leben notwendig sind und mit hoher Wahrscheinlichkeit auch immer bleiben werden. Da häufig die alleinige dyadische Beziehung nicht ausreichend tragfähig ist, ist die von Gröschke (ebd.) beschriebene Wirkung des „symbolischen Dritten" von großer, mitunter existenzieller Bedeutung. Nach Gröschke ist mit dem „symbolischen Dritten" die Institution (Vorgesetzte, Kollegen usw.) gemeint. Diese können reflektorisch, vermittelnd, intervenierend und auch manchmal ersetzend tätig werden, um den personalen Bezug zu festigen und zu halten. Supervision, Fallberatung und Fortbildung, aber auch fachlich entsprechend unterstützende Kolleginnen und Kollegen hat der symbolische Dritte hier zur Verfügung zu stellen, um eine gelingende personale Beziehung zu ermöglichen. Fortwährend ist die *Unterstützung von außen* zur Gestaltung der Beziehung und Assistenz notwendig. Nur so kann das notwendige Vertrauen gebildet und entwickelt, Enttäuschung und Frustration ausgehalten und dem Menschen mit FASD das Gefühl vermittelt werden, dass er sich verstanden und erreicht fühlt.

Diese Haltung und Entwicklung im personalen Bezug entbindet die Mitarbeiter auch von der *alleinigen* Verantwortung des Scheiterns, wenn der Mensch mit FASD die angebotenen Beziehungen nicht mehr möchte, weil er diese als zu eng oder zu stark strukturierend erlebt und sich darin zu sehr gemaßregelt fühlt, auch wenn befürchtet werden muss, dass diese gewünschte, aber überschätzte Selbstständigkeit evtl. in ungünstige Milieus oder tragischen Schicksalen enden wird. Mitunter sind die Menschen 1–2 Jahre vor der Volljährigkeit schon in den Wohngruppen unserer Einrichtung aufgenommen worden und haben über 5–8 Jahre Beziehungen zu professionellen Betreuern erlebt. Dabei wurden den Bewohnern viele Möglichkeiten eröffnet, ein selbstständiges und eigenverantwortliches Handeln zu entwickeln. Dabei kommt es immer wieder vor, dass auch solche langen Beziehungen plötzlich nicht mehr angenommen werden. Gerade in solchen Situationen, die mit Gefährdungen, Selbstüberschätzungen, Frustrationen und Eskalationen einhergehen, müssen die begleitenden Mitarbeiter wieder zur Stelle sein. Leider gelingt eine solche Beziehung nicht immer und scheitert. Dies hat uns gelehrt unsere bisherigen Erfahrungen im Umgang mit Menschen mit einer geistigen Behinderung noch einmal neu zu überdenken und unsere Arbeit an den Bedarfen von Menschen mit FASD zu modifizieren. Dazu mussten alle Mitarbeiter inkl. Leitung einen Reflexionsprozess bzgl. Haltung und Menschenbild durchleben, der insbesondere beim Begriff der „Betreuung" zu einem Paradigmenwechsel führte. Die Mitarbeiterinnen und Mitarbeiter verstehen sich als Begleiter, Assistenten und „Unterstützer". Dies hat wesentlich zu einer partnerschaftlichen und erwachsenen Haltung beigetragen. Das Bewusstsein bei den Klienten wächst, dass sie selbst Verantwortung tragen müssen, ob sie Hilfe und Unterstützung annehmen möchten. Die Mitarbeiter sind deutlich entlastet und fühlen sich nicht für alles allein verantwortlich.

1.6.2 Informationen zur Einrichtung

Solche Einrichtungen der Behindertenhilfe bestehen nicht allein aus Gebäuden und Konzepten, sondern werden geprägt vor allem von den Menschen, die hier leben und arbeiten. Am Standort selbst, aber auch in den umliegenden Städten und Gemeinden in unserer Region befinden sich Wohnkonzepte für maximal 6–10 Personen auf maximal 2–4 Gruppen in einem Haus. Stationäre und ambulante Wohnangebote in Einzel- und Doppelappartements gehören ebenso dazu wie sozialräumliche tagesstrukturierende Angebote und eine ebenso regional organisierte gezielte Unterstützung in der Freizeit, wenn es gewünscht ist. Dabei handelt es sich bei dem Personenkreis um Menschen mit schweren Mehrfachbehinderungen bis hin zu Klienten mit kognitiven Einschränkungen und geistigen Behinderungen mit vorwiegend sozio-emotionalem Assistenzbedarf infolge psychischer Erkrankungen oder damit einhergehenden Verhaltensbesonderheiten. Hierzu gehören gegenwärtig 22 junge Menschen zwischen 18 und 29 Jahren mit FASD, die vorwiegend in stationären Settings von Wohngruppen, Einzelwohnen und Apartmentwohnen sowohl auf dem Gelände als auch in den umliegenden ländlichen Gemeinden oder Teilen der Stadt leben.

Sie kommen im Alter von 18–22 Jahren in die Einrichtung, besonders oft aus Pflege- und Adoptivfamilien, manche auch aus Einrichtungen der Jugendhilfe. Bei vielen dieser jungen Menschen bestehen weiterhin intensive Beziehungen zu den Pflege- oder Adoptionseltern, die sich den Problemen im alltäglichen Umgang mit ihren Töchtern und Söhnen im häuslichen Umfeld jedoch nicht mehr gewachsen fühlten.

1.6.2.1 Praxiskonzept zu Begleitung von Menschen mit FASD

Kommen Menschen mit FASD zur Aufnahme in die Einrichtung, haben sie häufig die gleichen Ziele wie viele andere junge Menschen auch:

- Sie möchten von ihren Eltern unabhängiger werden
- Möchten sich aus fremdbestimmten Bezügen lösen
- Wittern jetzt die große Freiheit der Erwachsenen
- Freuen sich auf neue Gruppen und Zugehörigkeiten von Gleichaltrigen und
- Wollen sich in ihrem Dasein ausprobieren.

Die Auseinandersetzung mit der eigenen Behinderung ist erstmal kein Thema. Ziel unserer Arbeit ist es, diesem Personenkreis das oben genannte zu ermöglichen und sie dabei zu unterstützen, Folgendes zu lernen,

- Grenzen wahrzunehmen, die akzeptiert werden müssen,
- die Grenzen evtl. mit Hilfe von Begleitung, Assistenz und Struktur überwinden zu können,
- Gefühle zu verbalisieren oder zu benennen,
- Konflikte zu gestalten,
- ihre Impulse zu kontrollieren,
- gute, stabile und beständige Beziehungen entwickeln zu können,
- Suchtgefahren und weitere Lebensrisiken zu erkennen, und

schließlich ist es für die Menschen wichtig, zu akzeptieren, dass FASD als Behinderung zu ihnen gehört und sie ihre dadurch bedingten Einschränkungen in ihre weitere Persönlichkeitsentwicklung und Lebensplanung zu integrieren. Es geht also auch um die *Akzeptanz der eigenen Behinderung.*

Die Mitarbeiter lernen mit den betroffenen Menschen gemeinsam, dass das Autonomiestreben trotz der daraus resultierenden Risiken akzeptiert werden muss, um tragfähige Beziehungen in der Assistenz und Begleitung möglich zu machen. Erst dann, wenn diese vorhanden sind, wird Struktur, Beratung und Hilfe angenommen. Der Spannungsbogen zwischen Autonomie und Selbstständigkeit auf der einen Seite und Sicherstellen einer ausreichenden Begleitung und Struktur auf der anderen Seite bleibt dauerhaft bestehen.

1.6.2.2 Person, Beziehung, Entwicklung und FASD

Um eine positive Beziehung zu ermöglichen, ist es für die Mitarbeiter wichtig zu verstehen und praktisch zu berücksichtigen, dass der Mensch mit FASD zwar in allen Lebensbereichen von seiner Behinderung betroffen ist, aber nicht darauf reduziert werden darf. Wir möchten sie als Menschen sehen,

- die ein möglichst normales, aber auch risikoarmes Milieu benötigen
- die feste, dauerhafte und stabile Beziehungen benötigen

- die ein *entwicklungsfreundliches Milieu* benötigen, in dem Störungen der Elementarfunktionen kompensiert und eigene Defizite und Kompetenzen erkannt und verändert werden können
- in dem eine strukturierte Beschäftigung ermöglicht wird oder akzeptiert wird, dass dies (noch) nicht erreicht werden kann
- in dem therapeutische Settings Raum haben dürfen, aber nicht müssen, weil die Betroffenen sich häufig schon seit nahezu 20 Jahren immer nur als „therapiebedürftig" und damit „irgendwie krank" stigmatisiert fühlen
- in dem die Diagnose und das Verständnis von FASD natürlich Raum haben muss und Raum bekommt.

Es geht nicht um eine Vermeidung von Konfrontation, die die Verhaltensweisen, das Erleben und das Denken von Menschen mit FASD unvermeidlich mit sich bringen, sondern um die Gestaltung von positiven Situationen auf der Grundlage eines stabilen personalen Bezugsrahmens. „FASD ist doof!" Dieses Etikett macht die Betroffenen wütend, viele können oder wollen es nicht nachvollziehen. Es ist aber gleichzeitig der „Spiegel", der vorgehalten wird, eine „Schlüsselerfahrung", um sich selbst mit einer Behinderung wahrzunehmen.

Nach inzwischen über 10-jährigen Erfahrungen mit Menschen mit FASD können wir sagen, dass mit FASD vieles möglich ist, wenn die Begleitungs- und Assistenzangebote und Hilfen angenommen werden. Dies entscheidet aber allein der Betroffene selbst. Die Mitarbeiter sowie der „symbolische Dritte" können nur die Rahmenbedingungen dafür schaffen, dass dies gelingt.

1.6.2.3 Milieu und System

Das Milieu, in dem der Betroffene lebt, ist eine wichtige Voraussetzung für seine Entwicklung. Die jungen Menschen bewohnten zunächst ein oder mehrere Häuser auf dem Hauptgelände der Einrichtung. Allerdings stellte sich schon nach einigen Jahren heraus, dass die konventionellen Häuser und die hiesige ländliche Umgebung sich nur sehr eingeschränkt für diese Klientel eigneten. Eine Mischung von Menschen mit geistiger Behinderung und Personen mit FASD führte nicht selten zu Spannungen und Konflikten, die ein spezielles Konzept erforderlich machten. Dies sollte möglichst auch an andere bestehende Konzepte anschließen und entsprechend erweitert werden. Außerdem sollte die sozialräumliche Umgebung den Interessen der jungen Klientel entgegenkommen, aber durchaus überschaubar bleiben, um mögliche Gefährdungen durch andere Milieus zu vermeiden.

Dennoch nutzen wir die hiesige konventionelle Lage und Struktur auf dem Hauptgelände in Teilen noch immer für einen bestimmten Kreis der Menschen mit FASD, um überhaupt Entwicklung zu ermöglichen. Denn mitunter ist das Streben nach Autonomie so stark, dass die damit verbundenen Risiken einer gemeindenahen Wohnform sich komplett entwicklungshemmend auf die Person auswirken. Häufig fühlen sie sich in einer der gemischten Gruppen mit lernbehinderten oder geistig behinderten Personen erstmals viel kompetenter und selbstwirksamer als in der früheren Schulklasse oder der Einrichtung der Jugendhilfe, da ihre intellektuelle Beeinträchtigung mitunter weniger ausgeprägt ist als die ihrer Mitbewohner. Das kann dazu führen, dass sie ihre „schwächeren" Mitbewohner ausnutzen, aber auch, dass sie sie als unterstützend und helfend erleben und dadurch erstmalig in ihrem Leben die Erfahrung eines *positiven Selbstwertgefühls* machen. Mitarbeiter können diese Situation inzwischen durch Gespräche, gute Beobachtung, vermittelnde Hilfen und Information aller Beteiligten gut begegnen. Dies gelingt umso besser, weil Menschen mit FASD häufig die Erfahrung gemacht haben, ausgenutzt zu werden, und nicht diejenigen sind, die andere ausnutzen. So fällt es ihnen leichter, das Problemverhalten zu vermeiden.

Inzwischen haben wir aber in einer nahegelegenen Gemeinde im Umkreis von ca. 1 Kilometer 4 Häuser, in denen Menschen mit FASD in ganz normalen Siedlungen, Neubaugebieten und einer ebenso normalen Nachbarschaft leben. Die Gruppen und Wohngemeinschaften sind vorwiegend mit 7 Plätzen belegt. Ein Haus ist ein Apartmenthaus, in dem maximal 2 Personen ein Apartment bewirtschaften und gleichzeitig gruppenähnliche Strukturen in Gemeinschaftsräumen nutzen. In den Gruppen besteht eine hohe Homogenität bzgl. des Alters und der Interessenslagen, aber nur 2–3 Personen mit FASD wohnen in einem Haus. Daher gehören hier gegenseitige Besuche und Verabredungen ebenso zum Alltag wie Streit und Ärger und gelegentlich gemeinsamer Alkoholkonsum. Diese Form der Unterbringung beruht auf dem von Schanze et al. (2014) beschriebenen *2-Milieu-Prinzip* und führt zu einer Entlastung für alle Beteiligten. Gleichzeitig können die Betroffenen sehen, dass eine Weiterentwicklung aus dem Gruppenleben heraus in das Einzel- oder Paarwohnen möglich ist.

1.6.2.4 Systemische und strukturierte Kanalisation von Konflikten und Emotionen

Wechselnde Partnerschaften, daraus resultierende Eifersucht und andere Konflikte, aber auch Impulsdurchbrüche sind immer wieder Alltag im Leben von Menschen mit FASD und der verantwortlichen Mitarbeiter. Insbesondere die Affektregulation und der Umgang mit Stress, Wut und anderen Emotionen sind beeinträchtigt. Aber auch im Bereich der Sexualität kommt es immer wieder zu Problemen in der Gestaltung derselben, wie Freunscht u. Feldmann (2014) in ihren Untersuchungen darlegen. Dies entspricht in vollem Umfang den Erfahrungen in den Wohngruppen. Daher wurden in der gesamten Einrichtung Streitschlichter und mediative Berater ausgebildet. Gerade Personen mit FASD haben sich überproportional stark auf die Streitschlichterausbildung beworben. Die Angebote der mediativen Beratung, die vorwiegend von Mitarbeitern aus allen Bereichen gestellt werden, erfreuen sich einer angemessenen Nutzung und werden immer häufiger angefordert. Inzwischen kommt es sogar manchmal dazu, dass sich die Bewohner bei gehäuften Streitfällen und in bevorstehenden Eskalationen gegenseitig empfehlen, einen mediativen Beratungsprozess zu bestimmten Konflikten in Anspruch zu nehmen. Der mediative Berater kommt immer von außerhalb des Bezugssystems der Beteiligten. Die Betroffenen können sich Assistenten dazu nehmen oder auch selbstständig und eigenverantwortlich Termine planen. Allerdings benötigen sie zumindest zur Wahrung der Termine einige Unterstützung.

Das Bild einer Hand mit Beschriftung der Finger (Abb. 1.2) ist ein Bestandteil der Ausbildung zum Streitschlichter und mediativen Berater und hängt in allen Wohngruppen und Büros der Einrichtung. Die Hand ist das Signal dafür, im Streitfall 5 essenzielle Regeln zu beachten. Da sie überall hängt, kann sie direkt zur Anwendung kommen. Droht ein Streit oder eine Diskussion zu eskalieren, zeigt man auf die Hand oder nimmt diese und hält diese zwischen die Konfliktpartner als Hinweis, den Konflikt anders zu führen und auf die dort genannten Regeln zu achten.

Hinzu kommt, dass alle Mitarbeiter in der Assistentenfunktion eine verpflichtende Schulung und auch Nachschulungen zum *Deeskalationsmanagement* nach dem ProDeMa-Konzept® haben. Dies gibt eine Sicherheit, die jedoch dauerhaft trainiert und immer wieder in Teamgesprächen und Supervisionen geschult, reflektiert und geübt werden muss. Dies setzt eine hohe Offenheit und Bereitschaft zu einer eigenen Auseinandersetzung mit der eigenen fachlichen und auch persönlichen Entwicklung voraus. Dabei werden mittels Videoanalyse konkrete Vorgehensweisen und Beispiele nachgespielt und analysiert. Dies ist eine sehr wesentliche Grundlage, um Mitarbeiter mit ausreichend Strategien auszustatten, deeskalierend auf entsprechende Situationen einwirken zu können oder ungünstige Verhaltensweisen und Strategien abzulegen oder weniger häufig einzusetzen.

Hinzu kommt, dass die gegenseitigen Besuche in den anderen Wohngruppen im Rahmen des 2-Milieus-Ansatzes, die mit dem Fahrrad oder auch zu Fuß gut erreichbar sind und den Betroffenen damit Auszeiten vom Konflikt ermöglichen. Dies kanalisiert die Emotionen und lässt wieder den Blick auf die Inhalte zu. Ebenso reduziert sich das Weglaufen in nicht vorhersehbare Situationen und Milieus durch die Flucht in ein anderes Haus.

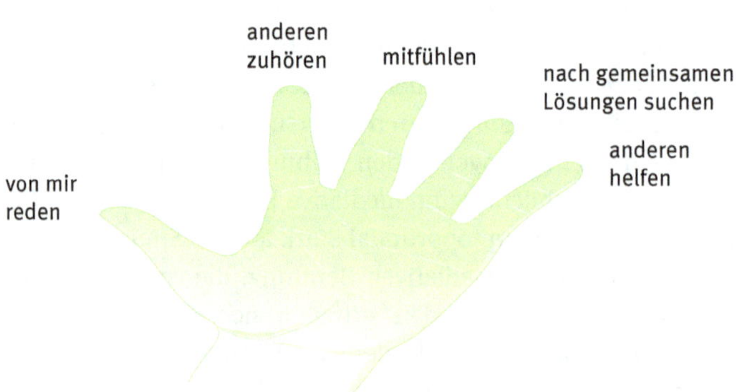

Abb. 1.2: Hand zu Streitschlichtung.

1.6.2.5 Auswahl des passenden Wohnangebots

Grundlage der Zuordnung zu einem geeigneten Wohnplatz in einer der vielen Wohnkonzepte ist immer eine *ausreichende Funktionsdiagnostik* und Einschätzung der individuellen Beeinträchtigungen. Becker u. Hantelmann (2013) machen deutlich, dass die falsche Platzierung zu Überforderungen und zusätzlichen sekundären Problemen führen kann. Dabei ist häufig nicht die intellektuelle Leistungsfähigkeit die bestimmende Funktion, sondern auch andere Beeinträchtigungen. Häufig sind mehrere oder sogar alle Elementarfunktionen unterschiedlich stark beeinträchtigt:

- Bewusstsein
- Antrieb
- Orientierung
- Wahrnehmung
- Affektivität
- Ich-Erleben
- Aufmerksamkeit und Gedächtnis
- Denken

Steht die Intelligenzminderung im Vordergrund, kann die Unterbringung in einer Gruppe von Menschen mit einer geistigen Behinderung durchaus von Vorteil sein. In diesen Gruppen gibt es mitunter eine hohe Stabilität an Struktur und sozialen Beziehungen. Gleichzeitig fühlt sich die junge Person mit FASD hier wohler, weil sie auf positive schulische Erfahrungen zurückgreifen kann.

Sollten andere Störungen (z. B. Verhaltensstörungen) mehr im Vordergrund stehen und evtl. auch Mitbewohner beeinträchtigen, muss geprüft werden, ob eine andere Gruppe vorteilhafter ist, in denen sich die Bewohner besser abgrenzen können.

Sollten Störungen exekutiver Funktionen, Orientierungsprobleme, Schwierigkeiten im Antrieb oder des Ich-Erlebens im Vordergrund stehen, wäre eine Einzelwohnung auf dem Gelände oder eine kleine Wohngruppe sinnvoll, um sich die neue Umgebung sicher erschließen zu können. Von dort aus kann in ein gemeindenahes Wohnen gewechselt werden, sobald die Örtlichkeiten vertrauter sind und sich Beziehungen zu anderen Personen entwickelt haben (im günstigsten Fall zu den Personen, die in der gemeindenahen Wohnform leben). Manchmal ist auch der Verbleib auf dem Gelände hilfreich, wenn erkennbar wird, dass das Leben in einer kleinen Gemeinde doch noch zu viele gefährdende Reize und Verführungen bietet. Erst die Entwicklung einer stabileren Persönlichkeit und Sicherheit im Umgang mit sozialen Beziehungen ermöglicht dann den nächsten Schritt in eine andere Wohnform. Eine falsche Platzierung ist immer ungünstig, da dann sehr rasch eine neue Lösung gefunden werden muss. Eine gezielte Überleitung in eine andere Wohnform aufgrund der günstigen Entwicklung des Menschen mit FASD ist natürlich viel positiver belegt. In jedem Fall aber müssen solche Wechsel gut vorbereitet werden.

Affektschwankungen und Sprunghaftigkeit im Erleben, Fühlen und Handeln sind Alltagsprobleme von Menschen mit FASD. Sie können aber nachhaltig stabilisiert werden beispielsweise durch längere Beziehungen (z. B. auch Partnerschaften) oder durch die erfolgreiche Bewältigung von Konflikten, wenn damit eine hinreichende Stabilität im Ich-Erleben erzielt werden kann. Der betroffenen Person wird im Verlauf zunehmend bewusst, was sie gut kann und was sie weniger gut kann und sie fühlt sich deutlich sicherer in ihren sozialen Beziehungen. Wichtig sind dabei soziale Kontakte außerhalb der Einrichtung, wie z. B. Fußballverein, Musik- oder Tanzgruppe. Dadurch reduziert sich deutlich die Affektlabilität. Jede Veränderung gewohnter Strukturen (z. B. mit einem Umzug oder am Arbeitsplatz) kann allerdings die Affektlabilität wieder zunehmen lassen.

Ein kleines Team von 5–7 Mitarbeitern in Teilzeit kann nicht die notwendigen Assistenzleistungen für 5 Personen mit solchen erheblichen Störungen begleiten, zumal nicht nur die Person selbst, sondern auch die ganze Wohngruppe darunter leidet, wenn es zu Störungen kommt. Gerade auch Mitbewohner können dadurch erheblich irritiert werden, sodass sie selbst zusätzliche Auffälligkeiten entwickeln (z. B. depressive Reaktionen).

Eine wesentliche Belastung für Bewohner ist der Wechsel von Mitarbeitern, weil dadurch persönliche Beziehungen abbrechen oder Beziehungsstrukturen in der Mitarbeitergruppe sich verändern. Da die seelische Stabilität von Bewohnern meist eng an diese Beziehungen geknüpft ist, kann sich die mühsam gewonnene Sicherheit bei Menschen mit FASD wieder destabilisieren.

Das Risiko für solche Situationen ist keineswegs gering, denn vielen neuen Mitarbeitern ist nicht klar, was es heißt, mit Menschen mit FASD zu arbeiten. Selbst wenn sie vorher gut geschult und vorbereitet werden, ersetzt das nicht die unmittelbare Erfahrung, die manche nicht aushalten.

1.6.3 Tagesstruktur, Arbeit und Beschäftigung

Struktur ist ein beständiges Thema in unserer Arbeit mit Menschen mit FASD. Über die Struktur kommt es zum Einüben von Gewohnheiten, Ritualen und Nutzung von Hilfen, die es den Betroffenen ermöglichen, Impulse zu kanalisieren, Themen sachlich zu besprechen und ihr Zimmer in Ordnung zu halten. Über Strukturen kommt es auch zu persönlichen Beziehungen zwischen Bewohnern und Mitarbeitern.

Beschäftigung und Arbeit geben eine wichtige Tagesstruktur. Durch ein sehr durchlässiges Prinzip in den Beschäftigungsmöglichkeiten unserer unterschiedlichen Werkstätten konnten wir bislang viele Menschen mit FASD in ein sozialversicherungspflichtiges Beschäftigungsverhältnis vermitteln. Mitunter konnten sie auch an Praktika oder ausgelagerten Arbeitsplätzen teilnehmen, aber eine Vermittlung auf den ersten Arbeitsmarkt ist bislang eher die Ausnahme, aber hat auch schon stattgefunden. Die Integrationsfirma und Tochterunternehmen der Einrichtung versuchen Brücken zum ersten Arbeitsmarkt zu bauen, indem sie Arbeitsplätze unter geschützten Bedingungen vermitteln. Dennoch kommt es hierbei auch zu Überforderungen und Dekompensationen der jungen FASD-Menschen, weil sie sich zu viel vorgenommen haben oder ihnen die Arbeitsanleiter und Mitarbeiter in den Gruppen zu viel zugemutet haben.

Teilzeitbeschäftigungen in den Werkstätten für Menschen mit Behinderung sind möglich und liegen in NRW bei 15 Stunden pro Woche. Menschen mit FASD können nur an den Nachmittagen arbeiten gehen oder nur an zwei Tagen am Stück mit nachfolgend einem Tag Pause. Hinzu kommt der Arbeitsbereich *Förderung Individueller Arbeitsassistenz (FIA)*, der personell besser ausgestattet ist und damit in der Lage ist, sicherzustellen, dass ausreichende Möglichkeiten für Pausen und Auszeiten, aber auch für die Entwicklung einer persönlichen Beziehung zur Verfügung gestellt werden.

Manchmal fühlen sich Personen mit FASD in den Werkstätten für Menschen mit einer psychischen Behinderung wohler, z. B. wenn sie Antriebsstörungen haben oder über eine nur geringe Ausdauer verfügen, besonders aber dann, wenn sie selbst an einer zusätzlichen psychischen Störung leiden.

Trotz aller Beschäftigungs- und Arbeitsangebote leben bei uns mehrere Personen, die nicht in einer Werkstatt beschäftigt sind. Inzwischen konnte eine Tagesstätte für diese jungen Menschen etabliert werden, um ihnen einen zweiten Lebensraum zu bieten, insbesondere dann, wenn selbst die Beschäftigungsmöglichkeiten in der Werkstatt für Menschen mit Behinderung inhaltlich und strukturell zu Überforderungssituationen führen. Dieses Angebot ist ausgesprochen hilfreich, um darüber auch nur stundenweise Kontakte, Erlebnisse und auch Anforderungen zu erleben, die über den Alltag einer Wohngruppe hinausgehen.

1.6.4 Therapeutische Angebote

Psychotherapeutisch-psychiatrische Therapie und medizinische Behandlungen sind ein unverzichtbarer Bestandteil der Arbeit mit Menschen mit FASD. Bei ihnen gilt es immer zu berücksichtigen, dass sie häufig Verwahrlosungs-, Missbrauchs- und Misshandlungserlebnissen in der Kindheit ausgesetzt waren. Die Unterbringung in Pflegefamilien konnte vielleicht eine gewisse Kompensation bewirken, aber in der kritischen Phase der Adoleszenz mit Ablösung vom Elternhaus (auch von der Pflegefamilie) und den steigenden Anforderungen in der Bewältigung von Entwicklungsaufgaben, können diese frühen traumatischen Erfahrungen aktualisiert werden. Darüber hinaus sehen wir einige Bewohner mit Neigungen zu psychotischen Dekompensationen (paranoide Ängste, Halluzinationen), mit psychoähnlichen Realitätsverkennungen sowie massiven Störungen der Affektivität (schwere Depressionen durchaus infolge lebenslanger Insuffizienzerfahrungen, Misserfolgen, Abwertungen) sowie Impulskontrollstörungen (im Rahmen hirnorganischer Schwächen oder auch bei instabilen Persönlichkeitsstörungen). Der Einsatz von Psychopharmaka ist daher oftmals notwendig. Es ist davon auszugehen, dass die oben erwähnten Einschränkungen in den

Elementarfunktionen die Entwicklung solcher tiefgreifenden seelischen Störungen begünstigen.

Nach Berichten aus der Psychotherapie werden manchmal bei den FASD-Betroffenen *„Nebenwelten“* mit fehlenden realistischen Zusammenhängen beobachtet, die eine Übersetzung psychotherapeutischer Ansätze in das reale Leben der Menschen mit FASD deutlich erschwert. Daher ist es sehr wichtig, dass in bestimmten Abständen immer auch ein Abgleich zwischen den Therapeuten und den Mitarbeitern vorgenommen wird, die die Menschen mit FASD im Alltag begleiten.

Hilfreich erscheint die verhaltensorientierte Psychotherapie, die es ermöglicht, Skills zu erlernen, um mit eigenen Frustrationen, Impulsen und Erlebnissen risikoloser umzugehen. Hier kann der Ansatz der Dialektisch-Behavioralen-Therapie (DBT) eine Brücke zwischen Therapie und Alltagsgestaltung bilden (Manual von Elstner et al. 2012). Leider gibt es hier immer noch zu wenige Psychotherapeuten, die sich diesem Ansatz in ambulanten Settings stellen.

In allen psychiatrischen Settings muss immer wieder darum geworben werden, dass es neben der psychischen Erkrankung eben auch das FASD gibt und daher Medikamente *nicht immer* gleich wirksam sind. Mitunter werden auch Medikamente nicht benötigt oder nur in geringer, manchmal aber auch erhöhter Dosierung. FASD ist noch immer ein weitgehend „blinder Fleck“ in der psychiatrischen Disziplin. Dies gilt allerdings auch für andere Menschen mit geistiger Behinderung, obwohl die Vulnerabilität an einer psychischen Störung zu erkranken, um ein Vielfaches höher ist als bei den Menschen ohne diese Einschränkungen.

Darüber hinaus sind Settings wichtig, die eine therapeutische Wirkung haben, aber leider nicht von der Krankenkasse bezahlt werden. Hierzu gehören sexualpädagogische Begleitungen oder tiergestützte Therapieformen (z. B. Reit- oder Hundetherapie), die zu einer Beruhigung und Kompensation von fehlender Ausreifung der Elementarfunktionen führen können.

1.6.5 FASD als ein persönlichkeitsbildendes Behinderungsbild

Die jungen Menschen, die mit 16, 18 oder 20 Jahren in die Einrichtung der Eingliederungshilfe drängen, haben häufig schon durch die Erfahrungen in Kindergärten, Schulen, Berufsfindungsmaßnahmen und den damit verbundenen Beratungen eine Odyssee hinter sich, in der sie enormen Belastungen ausgesetzt waren. Mitunter haben die Belastungen dazu geführt, dass die Eltern selbst mit ihren Kindern an Orte gezogen sind, an denen möglichst wenig oder eine besonders tolerante Nachbarschaft vorhanden ist und somit haben sich ganze Familien in die Isolation begeben, weil die Gesellschaft die Kinder oder Heranwachsenden mit FASD stigmatisiert. Ein immerwährendes Gefühl von

- Stress,
- Chancenlosigkeit,

- nicht ernst genommen zu werden in den verringerten Kompetenzen oder
- gar hereingelegt worden zu sein in der Peer-Group der Schule, Nachbarschaft, aber auch von Lehrern oder anderen Autoritätspersonen

führt zu deutlichen Widerständen und dem Gefühl: *„Ich kann mir nur noch alleine helfen."* Das Vertrauen in andere Menschen und Personen ist häufig ge- oder zerstört und muss wieder neu gewonnen werden. Dies kann ein mühsamer Prozess werden, insbesondere dann, wenn das FASD spät diagnostiziert oder nicht ernst genug genommen wurde. Die maximale Förderung der Kinder mit FASD und der Ehrgeiz von Eltern ihre Kinder mit FASD zu einem möglichst hohen Schulabschluss zu verhelfen, kann häufig zu zusätzlichen Problemen führen, weil dies ein massiver und langanhaltender Stressfaktor für die Betroffenen bedeutet. Einerseits kann ein Hauptschulabschluss zu Schwierigkeiten in der Anerkennung der FASD als Behinderung, andererseits der mit dem Schulabschluss verbundene Stress zu einer Störung in der Persönlichkeitsentwicklung der Betroffenen führen. Sie können psychisch auffällig werden, um sich zu entziehen, Anerkennung zu finden oder die mit der Leistung verbundene Anstrengung zu kompensieren. Die Schuld dafür, dass man nicht mitgekommen ist oder bestimmte Zusammenhänge nicht versteht, wird dann häufig anderen zugeschrieben. Dennoch bleibt das eigene Insuffizienzgefühl, das dann auf andere übertragen wird. Dies erschwert den Zugang zur eigenen Behinderung und zur Akzeptanz der damit einhergehenden Einschränkungen. Diese Akzeptanz ist aber eine wichtige und wesentliche Voraussetzung, um sich konstruktiv mit den eigenen Grenzen auseinanderzusetzen und diese zumindest teilweise zu kompensieren oder zu überwinden.

1.6.5.1 Psychoedukation

Unsere Einrichtung bietet einen möglichst großen Fächer an Möglichkeiten zu Psychoedukation an. Es gibt eine *Selbsthilfegruppe*, die von Mitarbeitern angeleitet wird, die nicht am Alltagsleben der FASD-Betroffenen beteiligt sind. Hier treffen sich Menschen mit FASD und bemerken mitunter das erste Mal in ihrem Leben, dass sie mit der Behinderung nicht allein dastehen und dass sie mit anderen Betroffenen vieles gemeinsam haben. Besonders herauszustellen ist hier die gemeinsame Biographie und die damit sich manchmal entwickelnde Wut auf das Alkohol trinkende Elternteil und auf die Herkunftsfamilie. Manchmal schockiert es sie auch, dass der mütterliche Konsum von Alkohol in der Schwangerschaft ihr eigenes Erscheinen und Erleben so geprägt hat. Mitunter führt dies auch zu einem kritischen Umgang mit Alkohol. Der missbräuchliche Umgang mit Alkohol und illegalen Drogen stellt aber ein Problem dar, das sich zunehmend auch in der ländlichen Region für diesen Personenkreis entwickelt und ausbreitet. In anderen Städten und Ballungsgebieten, in denen der Konsum von Drogen durchaus niederschwelliger erreichbar ist (z. B. Münster), erleben wir eine deutlichere und stärkere Gefährdung dieses Personenkreises.

Weitere *biographische Gemeinsamkeiten*, wie z. B. die Gründe für die Unterbringung in einer Jugendhilfeeinrichtung oder einer Pflegefamilie verbindet und solidarisiert die jungen Menschen mit FASD. Das sachliche Wissen über ihre eigenen Verhaltensprobleme, dass sie ihre Emotionen nicht immer reguliert bekommen oder die Impulse nicht immer steuern können, kann dazu führen, dass sie Hilfen annehmen. Hier können dann verschiedene Skills ausprobiert werden, die auf jeden individuell zugeschnitten sein müssen und auch so gestaltet werden, dass sie als praktische Gegenstände immer mit sich getragen werden können und unmittelbar erreichbar sind. DBT-orientierte Ansätze, die auf Menschen mit einer geistigen Behinderung heruntergebrochen wurden, können hilfreich sein (s. dazu auch Rahn, 2014).

Es ist sehr wichtig, dass auch die Mitarbeiter in den Gruppen gut informiert und bestens geschult sind im Umgang mit FASD-Betroffenen. Mittlerweile gibt es in unserer Region auch gute Qualifizierungsangebote, z. B. an der Fachhochschule Münster. Die Mitarbeiter müssen im Alltag immer wieder darauf hinweisen, dass die spezifischen FASD-Probleme nicht in der Verantwortung der Person liegen, sondern Folge des FASD-Krankheitsbilds sind. Damit verschaffen sie dem Betroffenen mehr Distanz zu seiner Behinderung und können leichter konkrete äußere Hilfen anbieten.

Dies gelingt allerdings nur im Rahmen einer guten Beziehung zwischen Mitarbeiter und Betroffenem. Mit dem Einzug in eine der Wohngruppen sollte möglichst gewährleistet sein, dass dieses Wohnsetting über lange Jahre bestehen bleiben kann und Umzüge gerade in der ersten Zeit vermieden werden, um Beziehungen aufzubauen und zu stabilisieren.

Zentrales Instrument in der Alltagsbegleitung ist, auf die Ressourcen und Inselbegabungen hinzuweisen.

1.6.6 Ressourcen und Probleme zugleich

Kommunikation

Die hier genannte Klientel ist häufig sehr redegewandt und wirkt sprachlich sehr kompetent. Tatsächlich wenden sie viele Worte an, deren Inhalt sie nicht immer kennen oder sich bewusst sind. Bestimmte Zusammenhänge können nicht wiedergeben werden. Sie füllen das nicht Verstandene geschickt und mal mehr oder weniger bewusst mit anderen Inhalten. Dennoch ist die Kommunikation eine Ressource, die die Mitarbeiter sich auch zu eigen machen können. Beispielsweise können manche Menschen mit FASD dazu aufgefordert werden, mit einem Mitarbeiter als Assistenten einen Gruppenabend zu moderieren. Dies bindet die Aufmerksamkeit und sie wirken nicht mehr störend in den Prozess ein. Außerdem erleben sie, dass es ärgerlich ist, wenn andere störend in die Moderation eingreifen.

Die Mitarbeiter bieten – völlig unabhängig vom Verhalten – *feste Kontaktzeiten* an, in denen Probleme angesprochen werden können. Einmal wöchentlich gibt es ein Kontraktgespräch mit dem Bezugsassistenten oder auch der Teamleitung, um den Verlauf der Woche zu reflektieren und um zu prüfen, ob die Assistenzangebote ausreichen (z. B. bei der Zimmerordnung, beim Freizeitverhalten, beim Umgang mit Alkohol oder beim Umgang mit der Partnerschaft oder anderen Freundschaften).

Selbstbestimmungsdrang und Barrieren durchbrechen

Den Drang nach Selbstständigkeit und Autonomie nutzen die Mitarbeiter, um auf die damit einhergehende Verantwortung für sich selbst und andere hinzuweisen. Die Bewohner sind in der Lage, bestehende Rahmenbedingungen als Barrieren und Einschränkung ihres Strebens nach Freiheit zu benennen und zu sprengen. Der Drang nach Freiheit wird von den Mitarbeitern genutzt, um darüber zu sprechen, welche Folgen diese Freiheit „scheinbar“ haben kann und wie sie diese Freiheit für sich so gestalten können, dass sie sich nicht gefährden (z. B. Umgang mit Konflikten, Emotionen, Impulsen, Beziehungen).

Soziales Verhalten – gesellschaftliche Rolle und Position

Menschen mit FASD können sich, zeitweise und mit der erforderlichen Assistenz, für andere einsetzen und es gelingt ihnen auch, in bestimmten Situationen phasenweise Verantwortung zu übernehmen. Sie können Positionen in Mitbestimmungsgremien, wie den Bewohner- oder Werkstattbeirat, innehaben. Allerdings kann es ein Problem sein, die gesamte Wahlperiode durchzuhalten. Eine solche Position entspricht ihrer sprachlichen Kompetenz und ihrem Wunsch nach Autonomie, gesellschaftlicher Anerkennung und Wertschätzung. Sie erleben sich dann als wirksam für sich und andere.

Priorisierung eigener Bedürfnisse

Junge Menschen mit FASD sind häufig sehr bedürfnisorientiert. Dies darf man auch als Ressource sehen, um Überforderungssituationen rechtzeitig zu erkennen. So kann beispielsweise die angestrebte Selbstständigkeit bei der Arbeit doch nicht erreicht werden oder sie neigen zu ständigen Krankmeldungen im Rahmen von Somatisierungssymptomen, ohne wirklich körperlich krank zu sein. Die subjektiv erlebbare Überforderung wird daran deutlich. Auch schädliche Kompensationsstrategien können vorkommen, wie z. B. exzessives PC-Spielen, oder Weglauftendenzen, was wiederum die Erledigung der Alltagsanforderungen beeinträchtigt bis hin zu Verwahrlosungs- und Vernachlässigungstendenzen. Hier kann die Chance darin liegen, in der Folge solcher Erlebnisse eigene Befindlichkeiten zu klären und zu lernen, Bedürfnisse gefahrlos und ohne unangenehme Folgen leben und gestalten zu können und sie nicht überbordend auszuleben.

Technische Kommunikation (EDV und Handy)

Insbesondere in der Anwendung technischer Kommunikationsmittel, wie z. B. Handy, PC, Chatrooms, sind Menschen mit FASD völlig grenzenlos. Einerseits nutzen die Mitarbeiter dies auch, um die Betroffenen noch zu erreichen, da dies manchmal leichter ist als den unmittelbaren Kontakt herzustellen. Andererseits werden das Handy und der PC insbesondere nachts kontingentiert. Die Erfahrung, dadurch nachts zur Ruhe zu kommen und so tagsüber den Anforderungen gewachsen zu sein, ohne sich erschöpft zu fühlen, ist für einige der Betroffenen neu. Hinzu kommt, dass die technischen Kommunikationsmittel auch als Terminkalender funktionieren und mit ihren Erinnerungsfunktionen dazu beitragen können, dass die Menschen mit FASD weniger Termine versäumen. Das Führen eines solchen Terminkalenders muss natürlich trainiert werden. Während ein normaler Terminkalender verloren geht, wird auf das *Handy* oder das Smartphone mehr geachtet.

Hobbys und andere Interessen/Neigungen

Es ist festzustellen, dass auch Menschen mit FASD eine Vielzahl von Hobbys und Interessen haben, die sie allerdings mit recht unterschiedlicher Ausdauer und Konzentration ausleben und gestalten. An diese Interessen sollte immer mal wieder erinnert und es sollten Angebote gemacht werden, weiter daran zu arbeiten. Insbesondere PC-Spiele dienen mitunter auch dem Abbau von aggressiven Impulsen und der Steigerung der Konzentrationsfähigkeit.

Austausch, Dialog und Geselligkeit

Der Wunsch nach Geselligkeit, Austausch und Unterwegssein ist deutlich stärker als der Impuls zur Ruhe zu kommen oder die Sehnsucht nach Rückzug. Dabei kann Geselligkeit in größeren Gruppen häufig zu Schwierigkeiten führen. Kleinere Gruppen können aber durchaus genussvoll gestaltet werden. Hier bietet sich die Möglichkeit für soziale Bindungen, die auch längerfristig aufrechterhalten werden können. Der Wunsch, häufiger unterwegs zu sein, führt zu einer ausgeprägten Kompetenz im Umgang mit dem ÖPNV, wenn eine ausreichende Orientierungsfähigkeit vorhanden ist. Wenn dies kanalisiert wird, kann der Hang zu Weglauftendenzen reduziert werden und entwickelt sich zu einer „Hinlauftendenz", denn in Krisen ist den Mitarbeitern bekannt, an welchen Orten die Person sich tatsächlich aufhalten könnte ohne gefährdet zu sein. Hier wird an die 2-Milieu-Pädagogik erinnert.

Normalisierung

Der Wunsch nach einem möglichst normalen Leben mit Arbeit, Partnerschaft und Familie ist eine wichtige Ressource, um dafür notwendige Fähigkeiten und Strategien mit den Betroffenen erarbeiten zu können. Insbesondere bei Partnerschaften bedarf es einer erheblichen Toleranz von beiden Seiten im Umgang mit anderen Begehrlichkeiten und Verführbarkeiten. Unsere Erfahrung ist, dass bei Beziehungen von Menschen mit FASD, Partnerschaften durchaus lange halten können, wenn es eine gegenseitige Toleranz auch für zeitweise andere Freundschaften gibt. Dennoch bleibt die Freundin oder der Verlobte die feste Partnerin oder der feste Partner. *Sexualpädagogische Begleitung und Paarberatungen* sollten immer wieder angeboten werden, um Konflikte zwischen Partnern zu kanalisieren und für unangemessene Verhaltensweisen im Umgang mit der Sexualität zu sensibilisieren.

Ordnung und Ruhe

Ordnung (Struktur) und Rückzug (Ruhe) müssen mitunter eingefordert werden. Wird das eigene Zimmer oder ein anderer Ort dafür reserviert, wird dies häufiger genutzt. Diese Inseln der Ruhe sind wichtig und bedeutsam, um zu einer inneren Struktur zu finden, die im Alltag benötigt wird. Wichtig ist, dass die Durchführung und Begleitung strukturierender Hilfen *nicht bewertend*, sondern konstruktiv gestaltet wird. Der Rückzug aus Gruppenkontexten hilft den Bewohnern, sich auf Entspannungstechniken einzulassen und Ruhephasen im eigenen Zimmer zu gestalten. Insbesondere sollte direkt nach der Arbeit nicht gleich das nächste Vorhaben geplant werden, sondern erst einmal zur Ruhe gekommen werden.

1.6.7 Chancen und Risiken für die Betroffenen

Chancen, die das Leben in einer Einrichtung der Eingliederungshilfe den Betroffenen bietet, sind wie folgt zu benennen:

- Sie erhalten professionelle Beziehungen zu Mitarbeitern und anderen Betroffenen. Dies kann eine Unterstützung sein, wenn erlebt wird, dass man mit FASD nicht alleine ist und auf Mitarbeiter trifft, die mit FASD vertraut sind und ausreichend Verständnis zeigen, wenn bestimmte Dinge nicht sofort oder auch gar nicht möglich sind.
- Es besteht die Möglichkeit zu klären, wie der Betroffene das Erwachsenwerden möglichst gefahrlos und risikoarm gestalten und seine Ziele erreichen kann.
- Die Betroffenen erhalten die Möglichkeit, für sich zu klären, wer sie als Person sind und welchen Teil ihrer Person das FASD ausmacht. Außerdem besteht die Möglichkeit, den Alltag und die wesentlichen Lebensvollzüge so zu gestalten, dass die Personen mit FASD die Hilfs- und Assistenzangebote annehmen oder ihre Defizite ausgleichen können.
- Weitere Chancen bestehen darin, zu klären, welche Ziele die Person mit FASD hat und wie und ob diese Ziele erreicht oder wie sie evtl. an die tatsächlichen Möglichkeiten der Person angepasst werden können.

Risiken bestehen darin, dass die Betroffenen die Hilfen nicht annehmen können, weil sie andere Menschen als die Schuldigen identifizieren und dafür verantwortlich machen, dass ihnen ihr Leben nicht gelingt. Dies führt häufig zu weiteren Insuffizienzerleben im Sinne eines „Teufelskreises“. Es besteht die Gefahr, dass sich die Menschen mit FASD gegenseitig so stark triggern und anregen, dass sie sich untereinander zu Alkohol, Drogen oder auch Kriminalität oder Prostitution verleiten. Dies wird ein Problem für die Einrichtung, wenn dritte, unbeteiligte Personen aus der Wohngruppe mit hineingezogen werden, die sich noch schlechter selbst schützen können. Konsequenz muss manchmal ein Umzug sein oder eine Entlassung aus der Einrichtung, wenn kein Kontakt mehr zu den Betroffenen aufgebaut werden kann. Dies sind sehr frustrierende und auch bedrohliche Verläufe, die aber auch in Einrichtungen der Behindertenhilfe vorkommen können. Die Ursache sind gemäß unseren Erfahrungen häufig fehlende Absprachen oder mangelnde Einhaltung derselben zwischen Vertretern der Einrichtung und der gesetzlichen Betreuung bzw. den Eltern, fehlendes Vertrauen in die Einrichtung oder massive Störungen im Ich-Erleben des Menschen mit FASD und die damit einhergehende Überschätzung der eigenen Fähigkeiten (Becker u. Hantelmann, 2013).

1.6.8 Chancen und Risiken für die Einrichtung

Chancen für die Einrichtung sind, dass Menschen mit FASD eine besondere Herausforderung darstellen, der sich die Einrichtung fachlich und personell immer wieder neu stellen muss. Dies hat zu einer weiteren Differenzierung der Angebote im Bereich des Wohnens, der Werkstatt und Tagesstruktur geführt. Die Mitarbeiter wurden gezielt geschult und gemeinsame Fort- und Weiterbildungen mit und für Menschen mit und ohne Behinderung werden durchgeführt (z. B. Streitschlichter, mediative Berater). Es wurden Ansätze gefunden und zu Konzepten weiterentwickelt, um mit Streit und Meinungsverschiedenheiten konstruktiv umzugehen. So wurden Wege für neue Wohnkonzepte gegangen, wie das Apartmenthaus, stationäres Einzelwohnen bis hin zu sehr engen intensiv geführten Wohnformen. Der pädagogische Bezug und die Sicht auf die Ressourcen wurden deutlich gestärkt. Der Umgang mit Menschen mit FASD hat in unserer Einrichtung dazu geführt, dass wir diese Form der Behinderung bekannter machen wollen. Beteiligung an Tagungen von FASD Deutschland oder Veranstaltungen des Spitzenverbandes im Rahmen der Trägervertretung sind solche Möglichkeiten.

Unsere nächsten Ziele sind, dass wir auch in der Region mehr dafür werben, Menschen mit FASD zu verstehen. Die betroffenen Personen sollen miteinbezogen werden, da ihnen dies oft hilft, offen mit ihrer Erkrankung umzugehen und eigene Bedarfe auch öffentlich einzufordern.

Natürlich müssen sich unsere Mitarbeiter auch damit auseinandersetzen, dass dies nicht immer gelingt. Es kommt zu „Systemsprengern“ in den Gruppen und zu einer *hohen Personalfluktuation* in den Wohngruppen. Diese Teams benötigen intensive Begleitung, Beratung und Supervision. Mitunter werden eigene Werte immer wieder in Frage gestellt, z. B. beim Umgang mit Sexualität und Partnerschaft. Hier ist eine konfessionell gebundene Einrichtung der Behindertenhilfe besonders stark gefordert.

Sachbeschädigungen und Körperverletzungen kommen vor und die Auseinandersetzung mit Polizei und Staatsanwaltschaft wird immer wieder notwendig. Dies war bei uns jedoch nicht Alltag in der Begleitung von Menschen mit Behinderung.

Ebenso muss mit Eltern und gesetzlichen Betreuern häufig eine Auseinandersetzung geführt werden, um einen gemeinsamen Weg gehen zu können. *Eltern* müssen sich klar sein, dass ihre Übernahme der *gesetzlichen Betreuung* den Weg für die Betroffenen nicht immer erleichtert, die Abhängigkeit von der elterlichen Präsenz verlängern kann und sich ungünstig auf die Entwicklung der Betroffenen auswirken kann. Den Eltern sollte deutlich gemacht werden, dass ihre Söhne und Töchter mit einer solchen Behinderung manchmal nicht die notwendige innere Stabilität entwickeln, um langfristig in der Einrichtung zu leben.

Junge erwachsene Menschen verändern sich in ihrem Denken und Erleben, sodass es durchaus zu Abbrüchen und einem starken Veränderungswillen mit erheblicher Selbstüberschätzung kommen kann. Können sich die Menschen mit FASD nicht mehr auf das haltgebende Angebot der Einrichtung einlassen, können auch die Mitarbeiter nichts mehr tun. Sie sind erwachsen und können sich auch für einen risikoreicheren Weg entscheiden. Außerdem sind Einrichtungen auch kein Garant dafür, dass nichts passiert. So weit reicht der Einfluss der Mitarbeiter nicht und auch die personelle Beschaffenheit einer Wohngruppe gibt dies nicht her. Zu viel Aufsicht und Kontrolle führt zu einem Bruch oder einer fehlenden Entwicklung des personalen Bezugs, der sehr wesentlich für die Arbeit mit dieser Klientel ist. Eltern bleiben wichtig, müssen aber ihren von FASD betroffenen heranwachsenden Kindern auch die Möglichkeit geben, sich zu lösen und selbst erwachsen zu werden.

1.6.9 Schlussfolgerungen

Die Einrichtungen der Eingliederungshilfe sind gefordert, sich mit FASD-betroffenen Menschen auseinanderzusetzten und deren Ressourcen und Kompetenzen zu erkennen und wertzuschätzen. Es ist wichtig, dass Menschen mit FASD sich nicht nur als defizitär erleben.

Es braucht mehr Komplexeinrichtungen mit verschiedenen Diensten, die sich der Verantwortung für diesen Personenkreis stellen und diese besondere Klientel stationär und ambulant gut versorgen. Wichtig ist und bleibt, dass man die Begleitung und Assistenz von Menschen mit FASD *nicht allein den Mitarbeitern in den Gruppen* oder den jeweiligen Wohnkonzepten überlässt. Einrichtungen benötigen neben der Supervision, Fallberatung und anderen begleitenden Hilfen, ebenso wie die Menschen mit FASD selber auch, außerhalb des ersten Lebensraums kooperierende therapeutische Angebote, aber auch Polizei, Staatsanwaltschaft, Therapeuten und Berater.

Komplexeinrichtungen haben eine Vielzahl von Diensten und eine selbstverständliche Kooperation derselben unter einem Dach. Eine gemeinsame, zeitnahe und unmittelbare Zusammenarbeit verschiedener Berufsgruppen in der Begleitung und Assistenz, kann helfen, dass die Betroffenen die Welt besser verstehen und sich darin besser entwickeln und entfalten können. Den Mitarbeitern muss es ermöglicht werden, entsprechende Beziehungen zu jedem Einzelnen herzustellen und zu halten. Auch wenn es keine Garantie auf Erfolg der Unterstützungsmaßnahmen gibt, lohnt es sich, sich mit allen Beteiligten auf den Weg zu machen, soviel Selbstbestimmung und Teilhabe wie möglich herzustellen. Nach mehr als 10 Jahren Erfahrung mit FASD-Betroffenen können wir sagen, dass sich die meisten Personen gut stabilisiert haben und sich auf Assistenzleistungen und Unterstützungssysteme einlassen können, die ihnen ein weitestgehend störungsfreies Leben und eine *selbstwirksame Teilhabe* ermöglichen. Einige Bewohner haben sogar in ambulanten Wohnformen eine neue Beheimatung gefunden, in der sie in großen Teilen für sich selbst Verantwortung übernehmen können. Vereinzelt gelang sogar der Sprung auf den ersten Arbeitsmarkt oder eine kontinuierliche Beschäftigung in einer Werkstatt für behinderte Menschen.

2 Diagnose der FASD

2.1 Diagnose der Fetalen Alkoholspektrumstörungen bei Kindern und Jugendlichen

Mirjam N. Landgraf

Patientenvignette

Die biologische Mutter von Fabian hat in der Schwangerschaft Alkohol getrunken. Wie viel weiß sie nicht mehr. Da die Mutter sich wegen eigener Probleme nicht genügend um Fabian kümmern konnte, wurde er mit 2 Jahren in eine Pflegefamilie aufgenommen. In der weiteren Entwicklung fiel den Pflegeeltern auf, dass Fabian sehr umtriebig war, ohne zu überlegen handelte und von einem Spiel zum nächsten sprang. Wenn etwas nicht nach seinem Willen ging, brachte ihn das enorm auf und er benötigte Stunden, um wieder normal mit den Pflegeeltern und -geschwistern umgehen zu können. Außerdem machten die Pflegeeltern sich Sorgen, dass Fabian nicht ausreichend esse, da er für sein Alter immer klein blieb. Die Pflegeeltern wurden mit der Zeit immer besorgter, da sich die Verhaltensprobleme von Fabian mit dem Alter zuspitzten und er Lernschwierigkeiten in der Schule zeigte. Er geriet auch immer wieder in gefährliche Situationen, die er scheinbar gar nicht einschätzen konnte und woraus er auch nichts lernte. Die Pflegeeltern und -geschwister unterstützten ihn sehr liebevoll und fingen seine Probleme immer wieder auf. Jetzt, im Alter von 10 Jahren, kann Fabian normale Alltagsaufgaben, wie sich waschen oder anziehen, noch immer nicht selbstständig erledigen, sondern muss von der Mutter daran erinnert werden. Für die gleichen Abläufe benötigt er immer wieder Erklärungen und Hilfestellungen. Er hat es bisher auch nicht geschafft, den Schulweg alleine zu bewältigen. Die Pflegeeltern sind verzweifelt und stellen ihre Erziehungsfähigkeit in Frage. Die vielen Ärzte und Psychologen, denen Fabian im Laufe der letzten Jahre vorgestellt wurde, waren entweder ratlos oder unterstellten ein pathologisches Familiensystem. Sie hinterließen die Eltern mit dem Gefühl, dass sie falsch mit Fabian umgingen. Fabian wurde vielen Untersuchungen unterzogen: neurologische Untersuchungen, Messung der Hirnströme (EEG), Kernspintomographie des Kopfes und Blutuntersuchungen – alles war unauffällig. Die psychologische Testung ergab einen durchschnittlichen Intelligenzquotienten (IQ). Fabian ist jetzt 10 Jahre alt, ist in Gefahr in der Schule nicht versetzt zu werden, kann sich nicht konzentrieren, vergisst Gelerntes schnell wieder, kann Regeln nicht einhalten und bringt ständig Schulverweise mit nach Hause. Bei sprachlichen Aufgaben in der Schule, vor allem in Deutsch, hat er gute Noten, in Mathematik ist er jedoch auf dem Stand eines Erstklässlers. Er zeigt versteckte Aggressionen, ist zwar kein Rädelsführer, macht bei Streichen aber immer mit und wundert sich über die negativen Konsequenzen. Der Rektor hat den Pflegeeltern bereits angedroht, dass er Fabian bei weiteren Problemen aus der Schule verweisen müsse.

Aufgrund eines Zeitungsartikels lesen die Pflegeeltern das erste Mal die Geschichte eines Kindes mit einer Fetalen Alkoholspektrumstörung (FASD) und sind sich einig: „Das ist die Geschichte unseres Sohnes Fabian". Daher stellen sie den Jungen in der TESS-Ambulanz (Risikokinder mit ToxinExposition in der SchwangerSchaft) im iSPZ Hauner des Dr. von Haunerschen Kinderspitals der LMU München vor. Dort wird Fabian umfassend ärztlich und psychologisch beurteilt. Es stellt sich heraus, dass Fabian einen zu kleinen Kopf, kurze Augen, verstrichene Falten zwischen Nase und Mund sowie eine schmale Oberlippe hat. Zusätzlich ist er zu klein für sein Alter. Er hat große Probleme in der Koordination sowohl in der Grob- als auch in der Feinmotorik. Seine Aufmerksamkeit ist kurz, er ist schnell abgelenkt und sehr impulsiv. Bei der Testung der Exekutivfunktionen

https://doi.org/10.1515/9783110594492-002

(höhere abstrakte Denkprozesse wie Problemlösestrategien oder Vorwegnehmen von Folgen eigener Handlungen) schneidet er deutlich unterdurchschnittlich ab. Auch ein Test für visuell-räumliche Fähigkeiten fällt schlecht aus. Die Auswertung von Fragebögen hinsichtlich des Verhaltens von Fabian sowohl zuhause als auch in der Schule ergibt große Ängste und Unsicherheiten, aber auch aggressive Tendenzen von Fabian. Während der Untersuchungen ist er sehr freundlich, gibt sich große Mühe und ist sehr bekümmert darüber, dass er in der Schule so große Probleme hat und keine Freunde findet. Es tut ihm sehr leid, dass er es den Eltern nie recht machen kann und sich die Eltern so große Sorgen um ihn machen müssen. Einen Ausweg sehen weder er noch seine Eltern.
Fabian hat eine Fetale Alkoholspektrumstörung.

Die Fetalen Alkoholspektrumstörungen sind häufige und vollständig vermeidbare Erkrankungen. Eine für das ungeborene Kind ungefährliche Menge an Alkoholzufuhr kann dabei nicht bestimmt werden.

Laut der Studie Gesundheit in Deutschland Aktuell (GEDA) des Robert-Koch-Instituts zeigen 20 % der schwangeren Frauen einen moderaten und 8 % einen riskanten Alkoholkonsum. Binge drinking (mind. 5 Getränke zu einer Gelegenheit) betreiben 12 % der Schwangeren seltener als 1x/Monat, knapp 4 % jeden Monat und 0,1 % mindestens jede Woche (http://dip21.bundestag.de/dip21/btd/18/033/1803378.pdf). Aus aufsuchenden Studien an italienischen Schulen wurde abgeleitet, dass ca. 4 pro 1.000 Kinder das Vollbild eines Fetalen Alkoholsyndroms (FAS) und 19 pro 1.000 Kinder eine andere alkoholbedingte Spektrumstörung (FASD außer FAS) aufweisen (May et al., 2006; May et al., 2011). Diese Prävalenzschätzung von ca. 2 % FASD bei Kindern spiegelt sich nicht in den gestellten Diagnosen FASD in Deutschland wider, somit wird die Diagnose FASD wahrscheinlich zu selten gestellt. Eine frühe Diagnose ist wichtig, um die Kinder in einem protektiven Umfeld adäquat zu fördern (Streissguth et al., 2004) und damit deren Langzeit-Funktionsniveau im Alltag zu verbessern. Mithilfe der Empfehlungen der S3-Leitlinie „Fetale Alkoholspektrumstörungen Diagnostik“ (Landgraf et al., 2016) kann die Diagnose einer FASD bei Kindern und Jugendlichen gestellt werden.

2.1.1 Fetales Alkoholsyndrom

Für die Diagnose des Fetalen Alkoholsyndroms wurden folgende Kriterien bestimmt:
1. mindestens eine Wachstumsauffälligkeit
2. drei definierte Auffälligkeiten des Gesichts und
3. eine funktionelle oder strukturelle Auffälligkeit des zentralen Nervensystems

Bestätigung des mütterlichen Alkoholkonsums in der Schwangerschaft nicht erforderlich.

Zu den **Wachstumsauffälligkeiten** zählen ein Geburts- oder Körpergewicht, eine Geburts- oder Körperlänge oder ein Body Mass Index ≤ 10. Perzentile.

Die drei definierten **Auffälligkeiten des Gesichts bei Kindern mit FAS** sind:

1. kurze Lidspalten (≤ 3. Perzentile)
2. ein verstrichenes Philtrum (vertikale Furche zwischen Nase und Oberlippe; Rang 4 oder 5 auf dem Lip-Philtrum Guide von Astley, Abb. 2.2)
3. eine schmale Oberlippe (Rang 4 oder 5 auf dem Lip-Philtrum-Guide)

Die Lidspaltenlänge kann mit einem Lineal direkt am Patienten oder mithilfe eines auf die Stirn geklebten Referenzpunkts auf einer Photographie gemessen werden (Abb. 2.1). Die Lidspaltenlänge kann anhand der Perzentilenkurven von Strömland et al. für Kinder unter 6 Jahren (Strömland et al., 1999) und der Perzentilenkurven von Clarren et al. für Kinder ab 6 Jahren (Clarren et al., 2010) beurteilt werden. Für die Beurteilung der Oberlippe und des Philtrums kann der Lip-Philtrum Guide von Astley herangezogen werden (Abb. 2.2). Die FASD-typischen Auffälligkeiten des Gesichts werden bei vielen Betroffenen mit dem Älterwerden weniger prominent. Daher sollten bei der Diagnostik einer FASD im späteren Alter auch Fotos vom Kleinkind- und Kindesalter des Jugendlichen beurteilt werden. Falls in jüngerem Alter die drei definierten Gesichtsauffälligkeiten vorhanden waren, ist das Kriterium „faziale Auffälligkeiten" erfüllt, auch wenn diese Auffälligkeiten bei der aktuellen Untersuchung des älteren Betroffenen nicht mehr feststellbar sind.

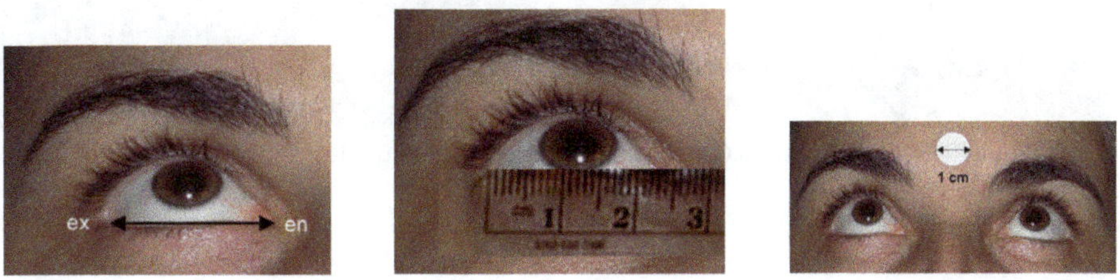

(a) (b) (c)

Abb. 2.1: Messung der Lidspaltenlänge. (a) Vom inneren [en] zum äußeren Augenwinkel [ex], (b) mit einem Lineal, (c) mithilfe eines auf die Stirn geklebten Referenzpunkts (© Dr. med. Dipl.-Psych. Mirjam N. Landgraf, Ludwig-Maximilians-Universität München, 2013).

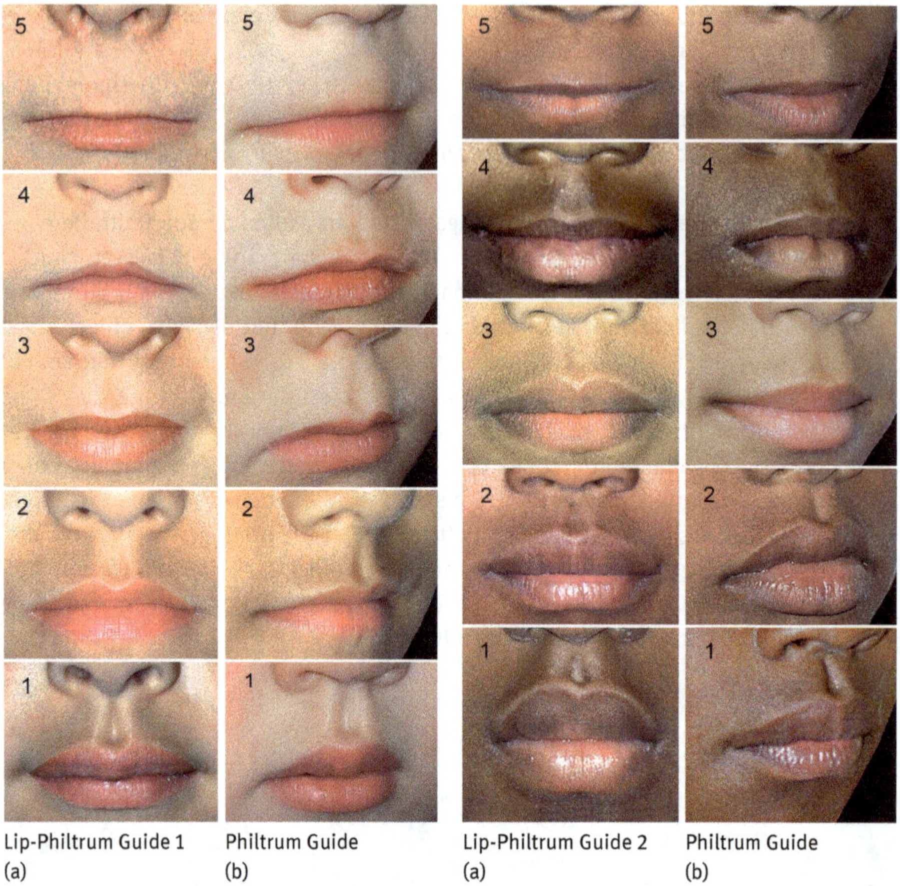

Abb. 2.2: Lip-Philtrum Guide. (a) Kaukasische, (b) afrikanische Ethnizität: Zur Beurteilung der Dicke der Oberlippe und der Ausbildung des Philtrums (vertikale Furche zwischen Nase und Oberlippe). Rang 4 und 5 = für FAS charakteristische dünne Oberlippe und verstrichenes Philtrum (© 2019 Susan Astley PhD, University of Washington).

Zu den **funktionellen Auffälligkeiten des Zentralen Nervensystems** (ZNS) können zählen:

- Eine globale Intelligenzminderung (mindestens 2 Standardabweichungen unterhalb der Norm) oder
- bei Kindern unter 2 Jahren, deren Intelligenzquotient (IQ) noch nicht testpsychologisch erfasst werden kann, eine signifikante kombinierte Entwicklungsverzögerung.

Falls die Intelligenz durchschnittlich ist, können Teilbereiche der ZNS-Funktionen (mindestens 2 Standardabweichungen unterhalb der Norm in mindestens 3 der folgenden Bereiche oder in mindestens 2 der folgenden Bereiche in Kombination mit Epilepsie) betroffen sein.

Diese Teilbereiche sind bei Kindern mit FASD typischerweise betroffen:
- Sprache
- Feinmotorik
- räumlich-visuelle Wahrnehmung oder räumlich-konstruktive Fähigkeiten
- Lern- oder Merkfähigkeit
- exekutive Funktionen
- Rechenfertigkeiten
- Aufmerksamkeit
- soziale Fertigkeiten oder Verhalten

Der Bereich der funktionellen ZNS-Auffälligkeiten bei Kindern und Jugendlichen mit FASD ist für den Alltag der betroffenen Patienten und ihrer biologischen, Pflege- oder Adoptivfamilien am bedeutendsten. Eine komplexe ärztlich-psychologische Verhaltensbeurteilung und neuropsychologische Testung ist zur Evaluation dieser Auffälligkeiten erforderlich. Geeignete psychologische Testverfahren wurden von der Leitliniengruppe für jeden Teilbereich funktioneller ZNS-Auffälligkeiten evaluiert und werden hinsichtlich Stellenwert und Praktikabilität im Rahmen des diagnostischen Prozesses bei Verdacht auf FASD in der Leitlinie differenziert beschrieben.

Da die internationale Literatur bisher keine einheitlichen, verlässlichen Daten hinsichtlich FASD-spezifischer struktureller ZNS-Läsionen (z. B. Balkenmangel, Kleinhirnhypoplasie) bietet, kann aus Sicht der deutschen Leitliniengruppe nur die Mikrozephalie (Kopfumfang zu klein: mind. ≤ 10. Perzentile) als diagnostisches Kriterium herangezogen werden und erfüllt als **strukturelle ZNS-Auffälligkeit** das 3. diagnostische Kriterium für das FAS.

Wenn das Kind Auffälligkeiten des Wachstums, des Gesichts und des ZNS zeigt, soll die Diagnose eines Fetalen Alkoholsyndroms auch **ohne Bestätigung eines mütterlichen Alkoholkonsums** während der Schwangerschaft gestellt werden.

2.1.2 Partielles Fetales Alkoholsyndrom

Für die Diagnose des partiellen Fetalen Alkoholsyndroms (pFAS) wurden folgende diagnostische Kriterien bestimmt (S3-Leitlinie Landgraf u. Heinen, 2016):
1. zwei der drei definierten Auffälligkeiten des Gesichts
2. mindestens drei Auffälligkeiten des ZNS
3. wahrscheinlicher oder bestätigter mütterlicher Alkoholkonsum in der Schwangerschaft

Zwei der drei in ihrer Kombination für FASD sehr spezifischen **fazialen Merkmale** (kurze Lidspaltenlänge, verstrichenes Philtrum und schmale Oberlippe) sollen beim Kind (zu jedwedem Zeitpunkt) vorliegen, um die Diagnose eines pFAS zu stellen.

Als relevante **betroffene ZNS-Bereiche** bei Kindern/Jugendlichen mit pFAS, von denen mindestens drei vorhanden sein müssen, beschreibt die deutsche S3-Leitlinie folgende:

- globale Intelligenzminderung (mindestens 2 SD unter der Norm)
- oder signifikante kombinierte Entwicklungsverzögerung bei Kindern ≤ 2 Jahre
- Epilepsie
- Mikrozephalie ≤ 10. Perzentile

  Leistung mindestens 2 SD unter der Norm:
- Sprache
- Fein-/Graphomotorik oder grobmotorische Koordination
- räumlich-visuelle Wahrnehmung oder räumlich-konstruktive Fähigkeiten
- Lern- oder Merkfähigkeit
- exekutive Funktionen
- Rechenfertigkeiten
- Aufmerksamkeit
- soziale Fertigkeiten oder Verhalten

Alle mit Strich aufgezählten ZNS-Auffälligkeiten bzw. -Domänen sind gleichwertig für die Diagnosestellung.

Das alleinige Vorhandensein einer Intelligenzminderung bzw. kombinierten Entwicklungsverzögerung oder einer Mikrozephalie ist somit im Gegensatz zum FAS nicht ausreichend, um die Diagnose pFAS zu stellen.

Das gemeinsame Auftreten von Beeinträchtigungen in mehreren funktionellen ZNS-Domänen ist zur korrekten Diagnosefindung notwendig und bedarf einer ausführlichen psychologischen Diagnostik.

Im Gegensatz zur Diagnose des FAS, muss bei der Diagnose des pFAS der **Alkoholkonsum** der Mutter in der Schwangerschaft **wahrscheinlich oder bestätigt** sein, da auch das gleichzeitige Auftreten von Auffälligkeiten in den anderen zwei diagnostischen Säulen nicht spezifisch genug für die Diagnose eines pFAS ist.

Da in Deutschland viele Kinder und Jugendliche mit Verdacht auf FASD in Pflege- und Adoptivfamilien leben, kann die Anamnese über den Alkoholkonsum der biologischen Eltern schwierig bis unmöglich sein.

Bei den Auskünften der biologischen Mutter ist die potenzielle Verzerrung in Richtung sozialer Erwünschtheit und Erinnerungs-Bias zu berücksichtigen.

2.1.3 Alkoholbedingte entwicklungsneurologische Störung

Für die Diagnose der Alkoholbedingten entwicklungsneurologischen Störung (ARND) wurden folgende Kriterien in der S3-Leitlinie bestimmt:
1. mindestens drei Auffälligkeiten des ZNS
2. bestätigter mütterlicher Alkoholkonsum in der Schwangerschaft

Die von der deutschen Leitliniengruppe bestimmten **ZNS-Bereiche**, die typischerweise bei Kindern und Jugendlichen mit FASD betroffen sind, stimmen mit den oben beschriebenen ZNS-Bereichen beim pFAS überein.

Der **Alkoholkonsum** der Mutter in der Schwangerschaft muss, im Gegensatz zum FAS und pFAS, **bestätigt** sein, da das alleinige Auftreten von bestimmten ZNS-Defiziten nicht spezifisch für eine alkoholtoxische Gehirnschädigung ist. Falls der Alkoholkonsum der biologischen Mutter während der Schwangerschaft bei Verdacht auf ein pFAS oder eine ARND nicht bestätigt werden kann, das Kind jedoch sehr eindeutige, für eine Alkoholschädigung typische Verhaltensauffälligkeiten und ein typisches neurokognitives Profil aufweist, ist das Stellen einer Verdachtsdiagnose oder Arbeitsdiagnose FASD zu erwägen.

Die Alkoholbedingten Geburtsdefekte (ARBD) bezeichnen eine Vielzahl von kongenitalen Anomalien inklusive Malformationen und Dysplasien (kraniofazial, kardial, skeletal, renal, okular, auditiv), die durch intrauterine Alkoholexposition verursacht sein können. Wegen der fehlenden Spezifität der Malformationen und der fehlenden Evidenz für ARBD als eindeutige Krankheitsentität, soll ARBD laut S3-Leitlinie nicht als Diagnose verwendet werden.

Die deutsche S3-Leitlinie für FASD und die internationalen Expertenempfehlungen (kanadische und amerikanische Guidelines) beinhalten diagnostische Kriterien und Empfehlungen für FASD bei Kindern und Jugendlichen, gehen auf den Bereich der Erwachsenendiagnostik aber kaum ein. Aus einer Studie von Spohr u. Steinhausen (2008) ergab sich jedoch, dass ein Teil der Auffälligkeiten sowohl des Gesichts als auch des Wachstums im Laufe der Pubertät und des weiteren Erwachsenenlebens weniger prominent werden. Diese Auffälligkeiten können also im späteren Lebensalter nicht mehr oder nur teilweise zur Diagnostik der FASD beitragen. Somit steht die medizinische und psychologische Fachwelt vor dem Dilemma, keine international anerkannten diagnostischen Kriterien für FASD bei Erwachsenen zu haben und gleichzeitig mit einer sehr hohen Anfrage, vermutlich mit FASD betroffener, Hilfe suchender Menschen konfrontiert zu werden. Langfristig angelegte prospektive Studien im Rahmen von umfassenden Forschungsprojekten sind notwendig, um die phänotypischen Auffälligkeiten und Verhaltensweisen von Erwachsenen mit FASD systematisch untersuchen und somit zu diagnostischen Empfehlungen gelangen zu können.

2.2 Differenzialdiagnosen zu den Fetalen Alkoholspektrumstörungen

Mirjam N. Landgraf

Viele Auffälligkeiten der Menschen mit FASD sind, einzeln beurteilt, nicht spezifisch für Schädigungen durch intrauterine Alkoholexposition. Die Kombination der drei fazialen Auffälligkeiten beim Fetalen Alkoholsyndrom hat jedoch bereits eine Sensitivität von knapp 100 % und eine akzeptable Spezifität von 89,4 % (Astley u. Clarren, 1995). Durch Auffälligkeiten in den diagnostischen Säulen Wachstum und Zentrales Nervensystem bei betroffenen Menschen mit FAS steigt die Spezifität weiter an und garantiert eine relativ valide Diagnose. Bei den FASD, bei denen weder das Wachstum noch das Gesicht auffällig sind (Alkoholbedingte entwicklungsneurologische Störung = ARND), ist die Sensitivität und Spezifität der Diagnose geringer, wird aber durch die verschärften ZNS-Kriterien als ausreichend zuverlässig angesehen, wenn die intrauterine Alkoholexposition bestätigt ist.

Die Diagnose FASD darf nie aufgrund einer reinen Einschätzung der „Gestalt" des Kindes gestellt werden. Der familiäre Hintergrund und die vorherigen sozialen Umstände des Kindes müssen bei der Beurteilung der Funktionsbeeinträchtigungen mitberücksichtigt werden. Sowohl medizinisch als auch psychologisch zu eruierende Differenzialdiagnosen müssen je nach Erscheinungs- und Störungsbild des betroffenen Menschen immer in Erwägung gezogen und abgeklärt werden.

Zu den drei Diagnostiksäulen der FASD (1) Wachstumsstörungen, (2) faziale Auffälligkeiten und (3) ZNS-Auffälligkeiten sollten jeweils Differenzialdiagnosen erwogen werden. Bei der diagnostischen Einschätzung ist darauf zu achten, dass in der nachfolgenden Aufzählung auf die Ähnlichkeiten anderer Erkrankungen mit dem FASD jeweils in einem dieser drei Bereiche, nicht in der Kombination aller Bereiche, eingegangen wird.

Die Erkrankungen, vor allem unter den funktionellen ZNS-Auffälligkeiten, können von FASD abzugrenzende Differenzialdiagnosen sein, treten aber auch häufig als Komorbiditäten der FASD auf.

Die nachfolgende Aufzählung (auch veröffentlicht in der S3-Leitlinie http://www.awmf.org/leitlinien/detail/ll/022-025.html) erhebt keinen Anspruch auf Vollständigkeit und beinhaltet in ihrer numerischen Aufzählung keine Gewichtung der Häufigkeit oder Wahrscheinlichkeit als Differenzialdiagnose.

Mögliche Differenzialdiagnosen zu FASD bei Kindern und Jugendlichen:

1. Wachstumsstörungen

I. Pränatale Wachstumsstörungen
   a. Fetale Pathologie (ungestörte intrauterine Versorgung)
      endogen:

- Fehlbildungen
- genetische Syndrome
- Stoffwechselerkrankungen

exogen:
- intrauterine Infektionen z. B. Röteln, CMV, Toxoplasmose, HSV, HIV, EBV, Parvovirus B19
- Strahlenexposition

b. Gestörte intrauterine Versorgung

präplazentar:
- maternale Erkrankungen: Präeklampsie, Hypotonie, Anämie, zyanotische Vitien, Kollagenosen, chronische Nierenerkrankungen
- toxische Einflüsse, Nikotin, Drogen
- erhöhte maternale psychosoziale Belastung (Stress)

plazentar:
- Plazenta praevia
- gestörte Plazentation (Uterusfehlbildung, Myome)
- auf die Plazenta beschränkte Chromosomenstörung

II. Postnatale Wachstumsstörungen
- familiärer Kleinwuchs
- konstitutionelle Entwicklungsverzögerung
- Skelettdysplasien (z. B. Hypochondroplasie, Achondroplasie, Osteogenesis imperfecta)
- metabolische Störungen
- renale Erkrankungen
- hormonelle Störungen
- genetische Syndrome (z. B. Trisomie 21)
- chronische Erkrankungen
- Malabsorption oder Mangelernährung (v. a. Mangel an Vitamin D, Kalzium, Eiweiß, generelle Unterernährung)
- psychosozialer Kleinwuchs

2. Faziale Auffälligkeiten

I. Toxische Effekte in der Schwangerschaft
- Antikonvulsiva (v. a. Valproinsäure)
- schlecht eingestellte maternale Phenylketonurie
- Toluol

II. Genetisch bedingte Erkrankungen
- Di-George-Syndrom (VCFS) (Mikrodeletion 22q11)
- Noonan-Syndrom
- Dubowitz-Syndrom
- Rubinstein-Taybi-Syndrom
- Aarskog-Syndrom

- Cornelia-de-Lange-Syndrom
- Williams-Beuren-Syndrom (Mikrodeletion 7q11.23)
- Blepharophimosis-Syndrom
- Hallermann-Streiff-Syndrom
- 3-M-Syndrom
- Smith-Lemli-Opitz-Syndrom
- SHORT-Syndrom
- Feingold-Syndrom (Trisomie 9)
- Kabuki-Syndrom
- Peters-Plus-Syndrom
- Geleophysic dysplasia

3. ZNS-Auffälligkeiten

I. Funktionelle ZNS-Auffälligkeiten, psychische Störungen und spezielle Verhaltensauffälligkeiten
   - kombinierte umschriebene Entwicklungsstörung
   - Intelligenzminderung unterschiedlichen Grades
   - umschriebene Entwicklungsstörung des Sprechens und der Sprache
   - umschriebene Entwicklungsstörung motorischer Funktionen
   - umschriebene Entwicklungsstörung schulischer Fertigkeiten
   - einfache Aufmerksamkeits- und Aktivitätsstörung
   - hyperkinetische Störung des Sozialverhaltens
   - Störung des Sozialverhaltens mit oppositionellem aufsässigem Verhalten
   - kombinierte Störung des Sozialverhaltens und der Emotionen
   - Stereotypien
   - Aggressivität
   - Delinquenz
   - Suchterkrankungen
   - reaktive Bindungsstörung des Kindesalters
   - posttraumatische Belastungsstörung
   - sexuelle Verhaltensabweichung
   - Schlafstörungen
   - Angststörung, Panikstörung
   - affektive Störung
   - depressive Störung
   - Epilepsien anderer Genese

II. Mikrozephalie
   - familiäre Mikrozephalie
   - genetische Syndrome (s. 2.2)
   - pränatale Mangelversorgung, toxische Schädigung, Infektion
   - hypoxisch-ischämische Hirnschädigung
   - maternale Erkrankungen

- postnatale Mangelernährung
- Stoffwechselstörungen
- chronische Erkrankungen

2.3 Erwachsene mit FASD – Hinweise zur Lebenssituation

Gela Becker

Ein Adoptivvater über seinen 22-jährigen Sohn, der erst im Alter von 18 Jahren die Diagnose Partielles Fetales Alkoholsyndrom erhielt und zusätzlich Depressionen entwickelt hatte: „Wenn wir das alles früher gewusst hätten, dann hätten wir ihm viel, viel ersparen können: Ob das in der Schule war, wo er sich gequält hat. Oder auch der Umgang mit seinen Freunden. Es sind viele Dinge. Er wollte uns alles recht machen. Und er wollte auch den Lehrern alles recht machen, aber es ging einfach nicht. Die Frage stellt er uns öfter und sagt: ‚Papa, Mama, was hättet Ihr gemacht, wenn Ihr gewusst hättet, was für einen Ihr da aufnehmt.‘ Dann müssen wir ihm sagen, das wäre uns dann egal gewesen. Wir freuen uns über jede Kleinigkeit an Erfolgen, die wir zusammen erreichen können.“
Der Sohn: „Irgendwie macht's mich doch traurig, dass ich jetzt so geworden bin. Ich hätte auch ein normaler Jugendlicher sein können. Normal aufwachsen können, dann hätte ich nicht so viele Probleme gehabt.“

Aufgrund klinischer Erfahrung kann für Deutschland konstatiert werden, dass Erwachsene mit FASD zu einem Großteil nicht (Paditz, 2012; Spohr, 2014) oder fehldiagnostiziert (Jost u. Krause, 2008) sind und falsch behandelt werden (Becker u. Hantelmann, 2013; Freunscht u. Feldmann, 2014; Landeck et al., 2019). In Psychiatrien sind sie überrepräsentiert, jedoch unterdiagnostiziert (Eyal u. O'Connor, 2011), da der Kenntnisstand über FASD im Erwachsenenbereich „in den Kinderschuhen“ steckt. Häufig leben Erwachsene mit FASD in Einrichtungen der Eingliederungshilfe, Justizvollzugsanstalten oder in der Obdachlosigkeit (Stade et al., 2004; Thanh et al., 2013; Badry et al., 2014).

Die Situation chronischer Unterdiagnostik wird sich, zumindest was das Vollbild, das Fetale Alkoholsyndrom, betrifft, im Laufe der Jahre verbessern. Dies wird dadurch geschehen, dass im Kinder- und Jugendlichenbereich durch die Verbreitung der deutschsprachigen S3-Leitlinie (Landgraf u. Heinen, 2013; 2017) deutlich mehr Betroffene mit FAS diagnostiziert werden. Erste Erfolge dieser Veränderungsprozesse sind in einzelnen Fällen bereits sichtbar, in denen frühe Diagnose und Anpassung der Hilfen und Betreuungsangebote zu einer deutlichen Reduzierung der komorbiden und sekundären Störungen, der Erwachsenen beiträgt (Becker, 2017b). Die Besonderheiten dieser Behinderung müssen aber auch im Erwachsenenbereich verstärkt zur Kenntnis genommen werden. Während die fazialen und Wachstumsauffälligkeiten sich im Erwachsenenalter häufig normalisieren (Bertrand et al., 2004; Spohr, 2014), bleiben die ZNS-Auffälligkeiten zum Teil bestehen (Spohr et al., 2007; More u. Riley,

2015). Erschwert wird die Diagnosestellung im Erwachsenenalter somit durch die Reduzierung sichtbarer äußerer Hinweise (Kap. 2.3), weswegen die Anamnese über mütterlichen Alkoholkonsum während der Schwangerschaft eine höhere Bedeutung gewinnt. Gerade die Alkoholanamnese kann jedoch in höherem Alter der Betroffenen in vielen Fällen nur mit einer eingeschränkten Wahrscheinlichkeit rekonstruiert werden (Spohr, 2014). Jedoch ist bereits eine Verdachtsdiagnose oder Arbeitsdiagnose (Kap. 2.7) mit neuropsychologischem Profil für die Verbesserung der Betreuungssettings von hohem Wert.

Menschen mit Fetalen Alkoholspektrumstörungen benötigen aufgrund ihrer hirnorganischen Beeinträchtigungen eine spezifische Förderung, die in den bisherigen Hilfesystemen nicht bzw. noch nicht ausreichend installiert ist. Das Störungsbild kann sich sehr unterschiedlich darstellen und reicht bis in den Bereich der schweren geistigen Behinderung. Die Behinderung bedingt unabhängig vom Intelligenzquotienten, Störungen der Informations- und Wahrnehmungsverarbeitung, die das Erfassen abstrakter, aber auch sozialer Relationen erheblich beeinträchtigen. Diese erklären sowohl die Tendenz zum sozialen Rückzug und die Angst vor neuen Situationen, als auch die Suggestibilität, Konfabulation (Brown et al., 2017), Umtriebigkeit und Ausbeutbarkeit in jeglicher Hinsicht.

Neben den diagnostischen Differenzierungen der Subtypen der FASD deuten klinische Erfahrungen auf zwei Verhaltenstypen hin, die sich darin unterscheiden, dass die einen auf Reizüberflutungen eher mit Angst und Rückzug reagieren und die anderen eher mit Weglauftendenzen und Umtriebigkeit (Becker u. Hantelmann, 2013). Die Verhaltensunterschiede werden häufig erst in der Adoleszenz sichtbar. Beiden gemeinsam ist, dass sie aufgrund ihrer hirnorganisch bedingten Suggestibilität mit „jedem mitgehen“, der nett zu ihnen ist (Brown et al., 2011; Freunscht u. Feldmann, 2014). Sie sind in diesem Zusammenhang gefährdet, ausgenutzt zu werden (sexuell, finanziell, dissozial etc.). Die beiden Gruppen schaffen natürlich unterschiedliche Betreuungsprobleme. Insbesondere bei Menschen mit FASD und ausgeprägter Weglauftendenz geht die Schere zwischen hohem Hilfebedarf und sehr begrenzter Hilfeannahme am deutlichsten auseinander.

Boland et al. (1998) beschrieben einen Verhaltensphänotyp von Jugendlichen und Erwachsenen als eine Mischung aus primären kognitiven und entwicklungsneurologischen Beeinträchtigungen (wie bspw. des Gedächtnisses, der Aufmerksamkeit, der exekutiven und Anpassungsfunktionen) und daraus resultierender eingeschränkter Fähigkeitsentwicklung. Im Zusammenhang damit stehen sekundäre Störungen (z. B. leicht zum Opfer zu werden, leichte Ablenkbarkeit, Einschränkungen im Lernen von Konsequenzen, Schwierigkeiten soziale Stimuli zu verstehen, niedrige Frustrationstoleranz, auffälliges Sexualverhalten, seelische Störungen, Gesetzeskonflikte). Die Arbeitsgruppe um Streissguth et al. (1996; 2004; 2007) konnte herausarbeiten, dass zusätzliche ungünstige Entwicklungsbedingungen, wie häufige Wechsel der Bezugspersonen, traumatische Erlebnisse, Gewalt oder Missbrauch negativ potenzierend wirken (Abb. 2.3).

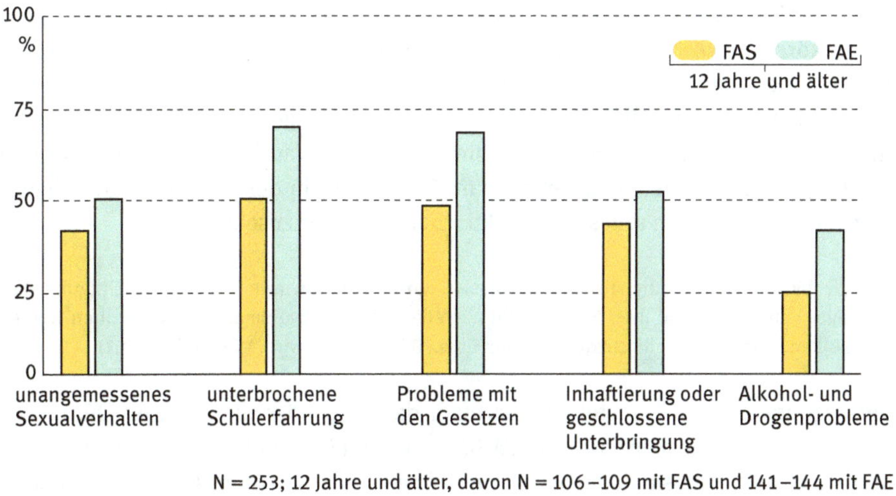

Abb. 2.3: Langzeitstudie: Vergleich sekundärer Störungen bei Fetalem Alkoholsyndrom und Fetalen Alkoholeffekten (vgl. Streissguth et al., 2004), FAE = Fetale Alkoholeffekte, eine Unterform der FASD, die in etwa dem heutigen pFAS entspricht.

Die Problematik der Betreuung und Förderung von Menschen mit FASD im Erwachsenenalter besteht darin, dass eine so weit gehende Verselbstständigung, nämlich von Hilfe unabhängig zu werden, bei einem großen Teil kaum möglich ist. Wesentlich geht es darum, das Erreichte zu erhalten oder eine Verschlimmerung der Problematik zu verhüten (Spohr et al., 2007; Freunscht u. Feldmann, 2014). In der Betreuungsarbeit ist zu berücksichtigen, dass die Betroffenen zum Teil auch bei maximaler Förderung Grenzen in ihrer Entwicklung zeigen und vielfach von einer Stagnation anstatt einer Entwicklungsverzögerung gesprochen werden muss (Freunscht u. Feldmann, 2014; Wagner, 2014a; Walloch et al., 2012) – auch wenn in Einzelfällen höhere Funktionsniveaus erreichbar sind (Moore u. Riley, 2015). Überforderung kann erhebliche Spannungszustände auslösen. Schwerpunkt der Betreuungsarbeit ist daher der Aufbau von assistierenden Strategien für alle Lebensbereiche, um Entwicklungspotentiale zu erhalten, zu festigen und gegebenenfalls auszubauen und eine Verschlimmerung der diagnostizierten neuropsychologischen Funktionsstörungen zu verhüten.

Die Problematik der Diagnostik besteht überdies darin, dass die Unterformen von FASD nicht allen Fachdiensten ausreichend bekannt sind, sodass es zu falschen Zuordnungen und Fehlbehandlungen kommt. Weiterhin ist noch nicht ausreichend bekannt, dass der Schweregrad der Behinderung und das Ausmaß der Teilhabebeeinträchtigung sich nicht nur an der vollständigen Symptomatik im Vollbild, dem Fetalen Alkoholsyndrom FAS, messen lässt, sondern aufgrund der Hirnschädigung „unsichtbar" in allen Unterformen vorliegt.

In einigen Fällen entstehen Probleme der Zuordnungen (zum Bereich der geistigen, körperlichen [bei toxischer Hirnschädigung] oder seelischen Behinderung) dadurch, dass eine Intelligenz im Normbereich diagnostiziert werden kann (Juretko, 2006). Die betroffenen Menschen sind jedoch u. a. in Folge der Störung der Exekutivfunktionen (Kolb u. Wishaw, 1993; Rasmussen, 2005; Vaurio et al., 2008; Vaurio et al. 2011; Mattson et al., 2010; Greenspan, 2015) nicht in der Lage, diese Intelligenz angemessen zu nutzen und sie im praktischen Leben einzusetzen.

> „Es bietet sich also durchaus eine Diskussion darüber an, inwieweit die Beeinträchtigung geistiger Funktionen und ihrer Folgen nicht auch dann als geistige Behinderung begriffen werden sollten, wenn ein Intelligenzquotient von über 70 festgestellt wird." (Schindler, 2011)

Versorgungsprobleme entstehen also auch dadurch, dass die sozialpsychiatrische Versorgung für viele Menschen mit FASD strukturell überfordernd ist, weil sie Anforderungen stellt, die sie nicht bewältigen *können*. Längerfristige Aufgaben mit „therapeutischer Spannung" und entsprechenden Zielplanungen überfordern Menschen mit hirnorganischen Beeinträchtigungen.

Die Implementierung der Internationalen Klassifikation der Funktionsfähigkeit, Behinderung und Gesundheit (ICF), (WHO, 2005) in die Betreuungsbemessungssysteme (im Rahmen des Bundesteilhabegesetzes) ist hilfreich, da sie die Funktionsbeeinträchtigungen gewichtet und dabei den Schwerpunkt nicht auf die Intelligenzmessung legt. Sie kann jedoch dieses bei FASD häufig bestehende Dilemma kontraproduktiver Hilfekulturen nicht beheben, könnte aber therapeutische und pädagogische Impulse ermöglichen (Kap. 2.4.6).

Für die Felder der Suchthilfe muss in Betreuungszusammenhängen beachtet werden, dass bei Menschen mit FASD eine deutliche hirnorganisch bedingte Suggestibilität und ein „Imitierverhalten" (Brown et al., 2011) besteht, welches Fragen der Platzierung bei stationären Unterbringungen ebenso erschwert, wie die vielfach hochgradig eingeschränkte Gruppenfähigkeit.

Die in vielen Fällen dramatische Lage von Erwachsenen mit FASD, erklärt sich auch dadurch, dass neben den bislang bekannten ZNS-Einschränkungen und ihren Folgen die chronischen Erkrankungen in den Fokus gerieten, auf die es bislang lediglich in Tierexperimenten Hinweise gab (Lunde et al., 2016). In einer groß angelegten Studie (Health Survey, 2017), in die 541 Erwachsene einbezogen wurden, zeigten sich in einer Vielzahl von Störungen z. T. weit überdurchschnittliche Erkrankungsraten, die rechtfertigen, dass wir bei FASD inzwischen von einer „Ganzkörperdiagnose" sprechen (Schindler u. Hoff-Emden, 2017). Eine deutlich niedrigere Lebenserwartung für Menschen mit FASD, wie sie in einer neunjährigen Studie in Alberta, Canada festgestellt wurde (Jonsson u. Thanh, 2016), lässt sich nur mit einer deutlichen Verbesserung der Hilfen unter Einbezug der Gesundheitssorge, angehen. Ein Beispiel für überdurchschnittliche Erkrankungsraten sind, mit 104 % über dem Bevölkerungsdurchschnitt liegend, die vorzeitigen Demenzerkrankungen (Health Survey, 2017).

Dies muss in der Praxis wesentlich zur Kenntnis genommen werden, damit durch Betreuung und Förderung entgegengewirkt werden kann.

2.4 FASD-Diagnosestellung im Erwachsenenalter am Beispiel des FASD-Fachzentrums Sonnenhof

Gela Becker, Dorothea Hantelmann, Ellen Scholz, Lina Schwerg

Die Übertragung der deutschsprachigen FASD-Diagnostikleitlinie (Landgraf u. Heinen, 2017) für Kinder- und Jugendliche auf den Bereich der Erwachsenen ist so nötig wie möglich. Passgenaue Ergänzungen werden vorgeschlagen, da Teilhabestörungen in einer Vielzahl der Fälle nicht ausreichend abgebildet werden können. Diskutiert werden daher Anpassungen aus anderen Diagnosesystemen. Der Prozess der Diagnostik wird nachgezeichnet. Differenzierungen in den Bewertungen von Testergebnissen aus der Ergänzung der kanadischen Diagnostikleitlinien (Cook et al., 2016) sowie Empfehlungen für Zuordnungen im Rahmen der Gutachtenerstellung, werden gegeben. Insbesondere sollte für Zuordnungsempfehlungen gewichtet werden, dass Menschen mit FASD das Potenzial ihres (häufig durchschnittlichen oder unterdurchschnittlichen) Intelligenzquotienten aufgrund von deutlichen Einschränkungen exekutiver Funktionen nicht entfalten können und dementsprechend „trotz" eines „guten" IQ schwere Einschränkungen der adaptiven Funktionsniveaus zeigen.

Nach intensiven Bemühungen seiner rechtlichen Betreuerin, die ihn begleitet, erscheint Herr M. zum zweiten vereinbarten Termin im FASD-Fachzentrum Sonnenhof (Berlin) pünktlich, nachdem er den ersten Termin vergessen hatte. Herr M. wirkt wie ein durchschnittlicher junger Mann, der freundlich und einnehmend auf die Begrüßung reagiert. Zwar verstehe er nicht, wozu das alles gut sein soll, vertraue jedoch seiner Betreuerin, die ihn auf Rat des Sozialpsychiatrischen Dienstes angemeldet hat. Herr M., in den Zwanzigern, beginnt von sich zu erzählen, auch ohne, dass Fragen nötig sind. Von den Konflikten seiner Eltern, von den Jugendhilfeeinrichtungen, in denen er seit dem 12. Lebensjahr lebte, von den insgesamt drei Einrichtungen, in denen er bis zu seinem 18. Geburtstag untergebracht war. Warum es zu diesen Wechseln kam, versteht er nicht. Entlassen habe man ihn in eine eigene Wohnung, die er aber nicht lange behalten habe. Auf die Frage, was denn passiert sei, kann er sich vorstellen, dass sich seine Nachbarn durch den vielen Besuch, den er immer hatte, gestört gefühlt haben. Er habe halt nicht „nein" sagen können. Und auch die Schulden seien damals entstanden, bevor seine Betreuerin vom Gericht eingesetzt wurde.
Es stellt sich heraus, dass Herr M. nunmehr seit gut fünf Jahren in den verschiedensten Obdachloseneinrichtungen Berlins lebt und diese wechselt, sobald die Konflikte mit Mitbewohnern ihn überfordern. Nach seinen Schilderungen entstünden die Konflikte dann, wenn er nicht genug Geld zur Verfügung habe, um seine jeweils neuen Freunde einladen zu können und diese ihn dann schikanierten.

2.4.1 Einleitung

Aus den täglichen Erfahrungen mit den vielfältigen Auswirkungen von Fetalen Alkoholspektrumstörungen entwickelten wir 2007 gemeinsam mit Prof. Dr. Hans-Ludwig Spohr die deutschlandweit erste Beratungsstelle für alkoholgeschädigte Kinder, die nach internationalen Standards, dem 4-Digit Diagnostic Code (Astley, 2004), diagnostizierte. Durch die Entwicklung der deutschsprachigen S3-Leitlinien (Landgraf u. Heinen, 2013, 2017) gelang es, die FASD-Diagnostik für den Kinder- und Jugendlichenbereich in die Regelversorgung, insbesondere der Sozialpädiatrischen Zentren, zu überführen. Da die Diagnostik der Erwachsenen mit FASD noch wenig in die Regelversorgung aufgenommen ist, fühlten wir uns erneut in die Pflicht genommen. Seit 2014 bieten wir im Rahmen unserer FASD-Sprechstunde – in Kooperation mit der FASD-Ambulanz Königin Elisabeth Herzberge (Kruse u. Wagner, 2018) – die Diagnostik von Erwachsenen aus dem ganzen Bundesgebiet an. Wir verfolgen das gesundheitspolitische Ziel, dass in Zukunft auch die FASD-Erwachsenendiagnostik Teil der Regelversorgung wird. Wir flankieren dies mit unseren Fort- und Weiterbildungsangeboten im Rahmen der Lebenshilfe und der Bundesakademie für Kirche und Diakonie. Im Folgenden geben wir unsere diagnostischen Erfahrungen weiter in der Hoffnung, für eine deutschsprachige Leitlinie im Erwachsenenbereich Vorarbeit zu leisten.

2.4.2 Folgen der fehlenden Diagnose

Folgen der Unterdiagnostik der FASD im Kindes- und Jugendalter sind Fehlbetreuungen und in einer Vielzahl der Fälle das Herausfallen aus den Hilfesystemen (Becker u. Hantelmann, 2013; Becker, 2015; Becker et al., 2015, siehe dazu auch Kap. 1 und Kap. 2.3).

Spohr diskutiert die ethischen Herausforderungen der Erwachsenendiagnostik für die Fälle, in denen Erwachsene ein relativ zufriedenes Leben führen und gegebenenfalls durch eine mögliche Diagnose beunruhigt würden (Spohr, 2016). Insbesondere die Beziehung zur leiblichen Mutter könnte durch die Diagnosestellung beeinträchtigt werden. In den bislang wenigen Zentren in Deutschland (siehe Anhang H3), die eine Diagnostik von Erwachsenen anbieten, wurden diesbezüglich folgende Erfahrungen gemacht: Im FASD-Zentrum Charité und im FASD-Fachzentrum Sonnenhof sind Anfragen, in denen eine FASD-Diagnostik aufgrund einer Belastung der gegenwärtigen Lebenssituation abgelehnt werden sollte, in der Minderzahl.

Im Regelfall kommen Selbstmelder, die über die Medien von der FASD-Diagnostikmöglichkeit erfahren haben und durch eine Diagnosestellung eine mögliche Verursachung ihrer Lebensschwierigkeiten prüfen lassen möchten. Weitere Erwachsene werden von Pflege- und Adoptiveltern angemeldet. Oft sorgen sich diese um eine Unterstützung und weitere Versorgung im Verlauf des Erwachsenenlebens ihrer Kinder. Manchmal sind sie verzweifelt, weil sie hochbetagt keine Versorgung ihrer erwachsenen, auf Hilfen angewiesenen Kinder sehen. Andere Patienten werden von ihren gesetzlichen Betreuern überwiesen oder von Ärzten, die deren Symptomatiken durch die vorliegenden Diagnostikergebnisse nicht ausreichend abgebildet sehen.

2.4.3 Diagnose mit Hilfe der deutschsprachigen S3-Leitlinie – Anpassungen und Ergänzungen aus anderen Diagnosesystemen

Die deutschsprachige S3-Leitlinie (Kap. 2, Landgraf et al., 2013; Landgraf u. Heinen, 2017) ist bislang lediglich für Kinder und Jugendliche vorgesehen. Die morphometrischen Messdaten und Perzentile sind meist nur bis zum 18. bzw. 20. Lebensjahr geeicht (Kap 2.4.3 u. Kap. 2.4.4). Auch die ZNS Beeinträchtigungen beziehen sich auf Kinder und Jugendliche, können jedoch auf den Erwachsenenbereich übertragen werden, weil entsprechende Testverfahren (Tab. 2.1) zur Verfügung stehen.

Die Bewertung der Symptomatik erfolgt analog zur Kinder- und Jugendlichendiagnostik: vier Merkmalsbereiche (diagnostische Säulen) werden für die Feststellung einer Schädigung durch vorgeburtliche Alkoholexposition berücksichtigt (siehe Kap. 2.1).

In der Auswertung der Testdiagnostik zur Erfassung der Beeinträchtigungen des zentralen Nervensystems (ZNS) ergeben sich in einer Reihe von Fällen folgende Besonderheiten:

Durch die hochstrukturierte Testsituation mit Außenlenkung, Steuerung der Aufmerksamkeit, z. B. durch die Instruktionen, Minimierung aller Distraktoren, Umgang mit vorbereitetem Material, bilden sich die Funktionsstörungen vielfach nur zum Teil im Bereich von bis zu 2 Standardabweichungen unterhalb der Norm ab, sodass das Kriterium von 3 stark betroffenen Teilbereichen nicht erreicht wird. Im Gegensatz zur Diagnostik bestehen in vielen Fällen schwere Beeinträchtigungen und Teilhabestörungen in komplexen Alltagssituationen, in denen die Leistungen der erforderlichen Hirnfunktionen erheblich von der Norm abweichen (Spohr u. Steinhausen, 1996; Rangmar et al., 2015).

Im Fachzentrum haben wir in einer Reihe der Fälle den Eindruck, dass trotz intensiver Förderung im Kindes- und Jugendalter auch mittelgradige hirnorganische Schädigungen im Erwachsenenalter kaskadenartig „kumulieren“ und im Resultat zu schweren Teilhabestörungen beitragen können, die diagnostisch außerordentlich schwer zu fassen sind. Eine Rolle spielt hier sicherlich auch, dass die Entwicklungsaufgaben mit zunehmendem Lebensalter an Komplexität gewinnen – dies erklärt jedoch nicht ausreichend die Fälle, die in der Jugendphase moderat beeinträchtigt wirken und mit zunehmendem Alter schwere Beeinträchtigungen zeigen. Auch Burd (2016) weist darauf hin, dass die hirnorganischen Beeinträchtigungen weithin unterschätzt und durch die Zunahme der Prävalenz komorbider Störungen in das Erwachsenenalter hinein (Health Survey, 2017; Popova et al., 2016) in ihrer mitverursachenden Funktion vielfach übersehen werden.

Tab. 2.1: Übersicht über Testverfahren für das Erwachsenenalter zur Überprüfung von funktionellen ZNS-Auffälligkeiten.

Bereich	Kürzel	Name	Autor(en)	Untertest/Skala
neuropsychologischer Zustand (Überblick): allgemeine Bewusstseins- und Orientierungsfunktionen, Exekutivfunktionen	K-NEK	Kaufman – Neuropsychologischer Kurztest	P. Melchers, M. Schürmann	– Orientierung – Gestaltschließen und Zahlennachsprechen – Wortsuche (Handlungs- und Planungsfunktionen der Exekutivfunktionen)
	WTB	Werdenfelser Testbatterie zur Messung kognitiv-intellektueller Fähigkeiten bei Menschen mit Behinderungen	F. Peterander, E. Strasser, T. Städler, T. Kahabka	– zeitliche Orientierung – räumliche Orientierung – auditive Merkfähigkeit – visuelle Merkfähigkeit – episodisches Gedächtnis – Zahlenkenntnis – Reihenbildung – Mengenerfassung – Rechenaufgaben – Sachaufgaben – Artikulation Sprache – nominative Funktion Sprache – Wortschatz – Begriffsbildung – Situations-/Inhaltserfassung – Aufgabenverständnis – Lesen/Verstehen – optische Differenzierung – Folgerichtigkeit und Reflexion – feinmotorische Fertigkeiten
Intelligenz	CFT 20-R	Grundintelligenztest Skala 2, sprachfrei	R. H. Weiß	Gesamtwert
	CFT 3	Grundintelligenztest Skala 3, sprachfrei	R. H. Weiß	Gesamtwert
	CFT 20-R WS	Ergänzungstests Wortschatz	R. H. Weiß	verbale Verarbeitungskapazität
	CFT 20-R ZF	Ergänzungstest Zahlenfolge	R. H. Weiß	numerische Verarbeitungskapazität
	SON-R 6–40	Nonverbaler Intelligenztest	P. J. Tellegen, J. A. Laros, F. Petermann	Gesamtwert

Tab. 2.1: (fortgesetzt) Übersicht über Testverfahren für das Erwachsenenalter zur Überprüfung von funktionellen ZNS-Auffälligkeiten.

Bereich	Kürzel	Name	Autor(en)	Untertest/Skala
	WAIS-IV	Wechsler Adult Intelligence Scale	D. Wechsler	– Gesamtwert – Sprachverständnis – wahrnehmungsgebundenes logisches Denken – Arbeitsgedächtnis – Verarbeitungs-geschwindig-keit
	WST	Wortschatztest	K.-H. Schmidt, P. Metzler	verbaler IQ, Sprachverständnis
Verarbeitungs-geschwindig-keit	ZVT	Zahlen-Verbindungs-Test	W. D. Oswald	Gesamtwert
Gedächtnis	VLMT	Verbaler Lern- und Merkfähigkeitstest	C. Helmstaed-ter, M. Lendt, S. Lux	– verbale Lernfähigkeit – freier Abruf – Wiedererkennungsleistung – Interferenzneigung
	DCS II	Diagnosticum für Cerebral-schädigung II	S. Weidlich, A. Derouiche, W. Hartje	– visuelle Lernfähigkeit – visuelle Merkfähigkeit – freier Abruf – Lernverlauf
	WMS-IV	Wechsler Memory Scale	D. Wechsler	– episodische Gedächtnis-leistung – deklarative Gedächtnisleis-tung – Arbeitsgedächtnis
Wahrnehmung	DTVP-A (FEW-JE)	Developmental Test of Visual Perception-Adolescent and Adult (Frostigs Entwick-lungstest der visuellen Wahrneh-mung – Jugendliche und Erwachsene)	C. R. Rey-nolds, N. A. Pearson, J. K. Voress (F. Petermann, H.-C. Wald-mann, M. Daseking)	– motorikreduzierte visuelle Wahrnehmung – visuomotorische Integration – allgemeine visuelle Wahr-nehmung (Gesamtwert)
räumlich-visuelle Wahr-nehmung	RCFT	Rey Complex Figure Test and Recogni-tion Trial	J. E. Meyers, K. R. Meyers	– Abruf – Wiedererkennung – Verarbeitungsgeschwindig-keit – räumlich-konstruktive Fähig-keiten

Tab. 2.1: (fortgesetzt) Übersicht über Testverfahren für das Erwachsenenalter zur Überprüfung von funktionellen ZNS-Auffälligkeiten.

Bereich	Kürzel	Name	Autor(en)	Untertest/Skala
Aufmerksamkeit	TAP	Testbatterie zur Aufmerksamkeitsprüfung		– Alertness – Geteilte Aufmerksamkeit: auditiv-visuell
Exekutive Funktionen				
Überblick	BADS	Behavioral Assessment of the Dysexecutive Syndrome	B. A. Wilson, H. Emslie, J. J. Evans, N. Alderman, P. W. Burgess	– Gesamtwert – Flexibilität – Handlungsplanung – Handlungsorganisation – Problemlösestrategie – Zeiteinschätzung
Überblick	KATE 5.	Kölner ADHS-Test für Erwachsene: 5. „Fragebogen zu den exekutiven Funktionen“	W. Lauth, W.-R. Minsel	– Selbstbeurteilung
Arbeitsgedächtnis	TAP	Testbatterie zur Aufmerksamkeitsprüfung	P. Zimmermann, P. Fimm	– Arbeitsgedächtnis (Schwierigkeitsstufe 3)
Handlungs- und Planungsfähigkeit	SLP	Standardisierte Link'sche Probe	P. Metzler	– exploratives Verhalten – zielgerichtetes Handeln (Handlungsplanung, Handlungsorganisation, – Erkennen von Teilzielen – Kontrollfunktionen
	TL-D	Turm von London	O. Tucha, K. W. Lange	– exploratives Verhalten – zielgerichtetes Handeln (Handlungsplanung, Handlungsorganisation – Erkennen von Teilzielen – Kontrollfunktionen
	TMT	Trail Making Test	R. M. Reitan	
	WCST-64	Wisconsin Card Sorting Test – 64 Card Version	S. K. Kongs, L. L. Thompson, G. L. Iverson, R. K. Heaton	– Monitoring – Planen – Durchführen – Problemlösen

Tab. 2.1: (fortgesetzt) Übersicht über Testverfahren für das Erwachsenenalter zur Überprüfung von funktionellen ZNS-Auffälligkeiten.

Bereich	Kürzel	Name	Autor(en)	Untertest/Skala
Flexibilität	RWT	Regenburger Wortflüssigkeitstest	S. Aschenbrenner, O. Tucha, K. W. Lange	– semantisch-kategorielle Wortflüssigkeit – formal-lexikalische Wortflüssigkeit – semantischer Kategorienwechsel – formal-lexikalischer Kategorienwechsel
	TMT	Trail Making Test		– visuelle Aufmerksamkeit – Flexibilität
Aufmerksamkeitswechsel	TAP	Testbatterie zur Aufmerksamkeitsprüfung		– Flexibilität (Buchstaben) – Flexibilität (Buchstaben/Zahl)
Reiz-Reaktions-Inkompatibilität	TAP	Testbatterie zur Aufmerksamkeitsprüfung		Inkompatibilität
Interferenz (optisch-verbal)	FWIT	Farbe-Wort-Interferenztest	J. R. Stroop	– Nomination – Selektivität (Interferenzneigung) – Informationsverarbeitungsgeschwindigkeit
Inhibition	TAP	Testbatterie zur Aufmerksamkeitsprüfung		– Inhibitionsfähigkeit (Go/NoGo 1 aus 2 und Go/Nogo 2 aus 5)
Alltagsfertigkeiten	Mini-ICF-APP	Mini-ICF-Rating für Aktivitäts- und Partizipationsbeeinträchtigungen bei psychischen Erkrankungen	M. Linden, S. Baron, B. Muschalla	Fremdbeurteilung
	MKS	Marburger Kompetenzskala	S. Gauggel	Selbst- und Fremdbeurteilung
	H.M.B.-W.	Hilfebedarf von Menschen mit Behinderung – Wohnen	H. Metzler	Fremdbeurteilung

Da die deutschsprachige S3-Leitlinie die Symptomschwere nicht weiter ausdifferenziert und das Erreichen oder Nichterreichen der angegeben Kriterien nach dem „Alles-oder-Nichts-Prinzip“ gewichtet wird, entsteht das Problem, mittelgradige ZNS-Beeinträchtigungen – bei gesicherter Alkoholanamnese – diagnostisch abzubilden. Diesen Personenkreis und damit mögliche hirnorganische Beteiligungen diagnostisch zu erfassen, hat eine hohe Relevanz für Betreuungs- und Therapieplanungen sowie für sozialrechtliche Zuordnungen und das Fallmanagement. Andererseits führt eine Alkoholexposition in der Schwangerschaft nicht zwingend zu schwerwiegenden hirnorganischen Beeinträchtigungen. Diese Menschen sollten mit einer FASD-Diagnose auch nicht fehldiagnostiziert werden.

Um der Problematik der mittelgradigen ZNS-Beeinträchtigungen abzuhelfen, ergänzen wir die Adaption der S3-Leitlinie um eine Unterdiagnose aus dem 4-Digit Diagnostic Code (Astley, 2004). Im 4-Digit Code können alle denkbaren Konstellationen abgebildet und 22 diagnostischen Kategorien zugeordnet werden. Jeder Merkmalsbereich (vier Säulen) wird bewertet von 1 (nicht vorhanden) bis 4 (eindeutig vorhanden). Mittelgradige ZNS- Beeinträchtigungen werden im 4-Digit Code unter Neurobehavioral Disorder/Alcohol exposed erfasst (ND/AE, FAS Diagnostic u. Prevention Network [FAS DPN, 2014]), die wir mit „Neuropsychologische Funktions- und Verhaltensstörung, bei pränataler Alkoholexposition“, übersetzen. Astley (2011) ordnet die Diagnose ND-AE zusammen mit der „Statischen Enzephalopathie“ als Unterdiagnosen in den Bereich der „Alkoholbedingten Entwicklungsneurologischen Störung“ ein, um mit ihnen den Begriff der ARND zu ersetzen, der nach ihrer Einschätzung eine direkte Verursachung zwischen dem Alkoholkonsum und den ZNS- Beeinträchtigungen postuliert, die noch weiterer Forschung bedarf.

Mit der deutschsprachigen S3-Leitlinie und der kanadischen Leitlinie können die leichten bis mittelschweren ZNS-Beeinträchtigungen im Rahmen der FASD-Diagnostik nicht erfasst werden, obwohl sich in Untersuchungen der Gruppe von ND-AE-Probanden deutliche Hinweise auf strukturelle Veränderungen des ZNS (Astley, 2011; S. 18) ergeben haben. Mit der Aufnahme dieser Unterkategorie geht es darum, für den Erwachsenenbereich mit der Vielzahl von möglichen Einflussfaktoren auch leichte bis mittelschwere ZNS-Beeinträchtigungen mit zu erfassen, die durchaus schwere Teilhabestörungen verursachen können: „[...] ZNS Beeinträchtigungen sind nicht spezifisch nur durch pränatale Alkoholexposition verursacht. Es gibt viele bekannte und unbekannte Risikofaktoren, die teilweise oder vollständig für die Beeinträchtigungen verantwortlich sein können. [...] Wesentlich sind daher Begriffe, die die kausale Rolle des Alkohols weder bestätigen noch verneinen“ (Astley, 2011). Wir stellen uns in diesen Fällen in die diagnostische Tradition von Astley und vergeben FASD mit der eindeutigen Zuordnung auf der Verursachung durch Alkoholkonsum in der deutschsprachigen S3-Leitlinie, nicht als Ober-Diagnose.

Voraussetzung für diese Diagnosestellung ist, dass ein Zusammenhang zwischen den Problemen des Patienten und möglichen zugrunde liegenden Hirnfunktionsstörungen wahrscheinlich ist und Lebensereignisse sowie komorbide Störungen negativ potenzierend, jedoch nicht verursachend erscheinen.

Die Prävalenz der Neuropsychologischen Funktions- und Verhaltensstörung bei bekannter Alkoholexposition (ND/AE) liegt gemeinsam mit der statischen Enzephalopathie, 5- bis 10-mal höher als die des Vollbildes FAS oder des partiellen FAS (pFAS; FAS Diagnostic u. Prevention Network, 2014). Die Erprobung dieser Diagnose zur Abbildung der Beeinträchtigungen von Menschen mit FASD setzt hohe diagnostische Fachkompetenz voraus und ist ein Feld, das weiterer Forschung bedarf. Differenzialdiagnostisch sollten hier alle Störungen, die ebenfalls Einfluss auf die hirnorganische Entwicklung haben können, insbesondere das Vorliegen von frühen Traumafolgestörungen, miterfasst werden (van der Kolk, 2009).

Um den klinischen Bedarf für ND/AE deutlich zu machen, sei angemerkt, dass nur jedes 13. Kind, das intrauterin Alkohol ausgesetzt war, einer FASD zugeordnet werden kann (Lange et al., 2017, S. 951) und einige Diagnosesysteme die gravierenden Folgen auch von moderaten ZNS-Beeinträchtigungen in ihren lebenslangen ggf. kumulativen Wirkungen nicht erfassen können.

Menschen mit FASD haben ein hohes Risiko, als Erwachsene an einer oder mehreren psychischen Störungen zu erkranken (Barr et al., 2006; Famy et al., 1998; O'Connor u. Paley, 2009; O'Connor et al. 2002; Pei et al., 2011; Popova et al., 2016 – siehe auch Kap. 2.5) – eine Erfahrung, die wir mit der FASD-Ambulanz des Krankenhauses Königin Elisabeth Herzberge teilen (Kruse u. Wagner, 2018, S. 60). Um diese Besonderheit im Erwachsenenbereich diagnostisch zu fassen, greifen wir die Affektregulation (im Sinne vorliegender ICD-Diagnosen für Depressionen und Angststörungen) aus der kanadischen Leitlinie (Cook et al., 2016) als Teilbereich auf, auch wenn hier besondere methodische Herausforderungen liegen (Mc Lennan u. Braunberger, 2017) und weitere Forschung erforderlich ist (Cook et al., 2018). Ergebnisse aus der Tierforschung stellen einen deutlichen Zusammenhang zwischen pränataler Alkoholexposition und einem erhöhten neuroendokrinen Stresslevel (Kap. 4.3.1) und damit einer Prädisposition für psychische Störungen her (Weinberg et al., 2008).

Eine besondere Problematik im Erwachsenenbereich besteht häufig darin, den Alkoholkonsum während der Schwangerschaft gesichert zu erfassen. Es fehlen körperliche Hinweise. Eine Befragung der Mutter ist nicht möglich (z. B. fehlende Erreichbarkeit oder Tod der biologischen Mutter). Dem kann durch die Gewichtung von wahrscheinlichkeitserhöhenden biographischen Besonderheiten (Kap. 2.4.4) und durch den Prozess einer Arbeitsdiagnose (Kap. 2.7) begegnet werden.

2.4.4 Hinweise zu Besonderheiten der Wachstumsauffälligkeiten und zur Messung der Dysmorphien mittels Software

Die Erwachsenen mit FASD sind in der Regel nicht mehr auffällig untergewichtig oder kleinwüchsig. In der Berliner Langzeitstudie von Spohr (Spohr et al., 2007) waren nur noch 20 % der erwachsenen Patienten untergewichtig (unterhalb der 3. Perzentile), die Hälfte war weiterhin kleinwüchsig. Wenn die aktuellen Messdaten im Normbereich liegen, sollte besonders sorgfältig überprüft werden, ob Messdaten aus der Kindheit („Gelbes Untersuchungsheft", Arztbriefe, Fotografien etc.) ergänzend herangezogen werden können.

Bei der Untersuchung der drei fazialen Dysmorphiezeichen – Lidspaltenlänge, verstrichenes Philtrum und schmales Oberlippenrot – zeigte die Nachuntersuchung in der Berliner Studie gleichfalls einen Rückgang der Merkmale: Bei ca. 70 % lag noch ein schmales Oberlippenrot und verstrichenes Philtrum vor, 45 % der Erwachsenen hatten weiterhin eine Mittelgesichts-Hypoplasie. Ergänzend sollten in diesem Fall – wenn möglich – Kinderphotos (ohne Lächeln) herangezogen werden.

Für die Messung der Dysmorphien bei Erwachsenen mittels spezialisierter Lineale, die ethisch aus historischen Gründen (Becker u. Hantelmann, 2015) sensibel ist, bietet die Verwendung der Photosoftware von Astley (2016) einen distanzierteren Ausweg durch Verwendung von Photos. Da das Computerprogramm anders als der Untersucher nicht dreidimensionale Gesichter, sondern zweidimensionale Fotos analysiert, wurden von Avener et al. (2006, 2014) Zweifel an der Genauigkeit dieser Software geäußert. In ihrer Studie kam das Forscherteam zu der Schlussfolgerung, die Software würde die Lidspaltenlänge systematisch unterschätzen und somit zu falsch positiven Befunden führen, vor allem bei Kleinkindern. Kritisch anzumerken ist, dass die Untersuchung lediglich an 40 Kindern durchgeführt wurde, wobei die Vermessung durch einen Kliniker mittels Lineal als Vergleichsmaßstab für die Computerauswertung galt. Craston et al. (2009) untersuchten 50 Kinder und kamen zu der Schlussfolgerung, dass es keinen signifikanten Unterschied zwischen der computerbasierten Lidspaltenvermessung und der Vermessung durch einen Arzt mittels Lineals gäbe, dass jedoch bei der Anwendung eines Messschiebers die Lidspalten als länger angegeben würden. Astley (2014) kritisierte an beiden Studien 1. die geringe Probandenanzahl, 2. das Fehlen einer Aussage über die Objektivität der einzelnen Verfahren und 3. das Fehlen eines Goldstandards. Um zu überprüfen, ob eines der Verfahren zu einer systematischen Unter- oder Überschätzung der Lidspaltenlänge führe, müsse festgelegt sein, welches Verfahren am Genauesten messe und dieses (nicht ein Beliebiges) zum Vergleich herangezogen werden. Astley favorisiert aufgrund der Genauigkeit der Messung den digitalen Messschieber als *golden standard.* Da diesen am Auge einzusetzen zu gefährlich wäre, wurden 11 verschiedene Modellköpfe genutzt, deren Augen einmal mithilfe des digitalen Messschiebers und einmal mithilfe der Photosoftware vermessen werden mussten. Die maximale Abweichung zwischen Software und Messschiebermessung betrug 0,2 mm. Der Vergleich der Urteile zweier Untersucher, die die Lidspaltenlänge mithilfe eines Lineals ermittelten, ergab bei den n = 241 Probanden in 70,1 % der Fälle eine Abweichung der beiden Urteile von 1 mm oder mehr. Astley analysierte außerdem die Daten der Patienten von 21 Ärzten (insgesamt n = 1027 Personen), deren Lidspaltenlänge sowohl mittels Lineal als auch mittels Photosoftware ermittelt worden war. Deren Daten stimmten in 44,7 % der Fälle überein. In 44,1 % der Fälle wurde mit dem Lineal eine kürzere Lidspalte gemessen als mit der Photosoftware, in 11,2 % der Fälle gab die Software kürzere Lidspalten an als die Messung mit dem Lineal.

Abschließend hier noch einmal eine typische Probandenaussage eines Erwachsenen mit lange unentdeckter FASD-Symptomatik: *„Selbst bei einem Termin erst in beispielsweise einem Jahr hätte ich etwas, worauf ich mich freuen könnte. Ich bin 1954 geboren, komme aus sogenannten besten Verhältnissen und bin heute [...] noch am Leben.*
Einzelkind. Beide Eltern tranken unbeschreiblich. Beide sind letztendlich an den Folgen gestorben.
Bisherige Erfahrungen. Lebensgefühl ist meist endlose widerliche Verzweiflung.
Diagnosen verschiedenster Art: Depression rauf, Depression runter ADHS, ADS, Hochsensibilität, Trauma, posttraumatisches Belastungssyndrom etc.“

2.4.5 Darstellung des Diagnostikprozesses

1. Überweisung oder Selbstmeldung
   Versenden von Fragebögen. Suche nach einer Bezugsperson, die Auskunft geben kann und die Begleitung übernimmt. Suche nach Belegen für den mütterlichen Alkoholkonsum (Dokumentationen, Kontakt zu leiblichen Eltern, andere Auskunftspersonen)
2. Entscheidung, ob die Hinweise ausreichend für den Verdacht auf FASD sind:
   2.1. in Bezug auf den mütterlichen Alkoholkonsum während der Schwangerschaft
   2.2. in Bezug auf Hinweise zu Beeinträchtigungen
3. Sichtung und Bewertung der vorliegenden Informationen, Festlegung der noch zu erhebenden Befunde (häufig: neuropsychologische Testverfahren zur Überprüfung der Exekutivfunktionen, der Anpassungsfertigkeiten- oder Einschränkungen der visuell-räumlichen Leistungen u. a. m.)
4. Untersuchung
   4.1. Erhebung der Anamnese
   4.2. medizinisch (Wachstumsauffälligkeiten aktuell und soweit vorhanden in der Kindheit: Größe, Gewicht, Kopfumfang (strukturelle ZNS-Auffälligkeiten, Erkrankungen wie Epilepsie [aktuelle und ältere Befunde]), siehe dazu ausführlich Kap. 2.1 und zu Differenzialdiagnosen Kap. 2.2
   4.3. faziale Auffälligkeiten – FAS Facial Photosoftware (Astley, 2003, 2012, 2016), siehe auch Kap. 2.4.3
   4.4. psychologisch/neuropsychologisch (funktionelle ZNS-Funktionen)
5. Auswertung – zu Testergebnissen siehe Kap. 2.4.5 – zu Differenzialdiagnostik siehe Kap. 2.2
6. Gutachtenerstellung – siehe Kap. 2.4.6 und Kap. 2.4.7
7. Angebot eines Auswertungsgesprächs

Der Kontaktaufnahme zum FASD-Fachzentrum folgt das Versenden von Fragebögen, in denen auch Fragen zu möglichen auskunftsgebenden Angehörigen oder Betreuern gestellt werden, die eine Begleitung des Patienten übernehmen könnten. Es werden zudem Daten zum mütterlichen Alkoholkonsum während der Schwangerschaft erhoben. Diese erste Erfassung (siehe oben 2.) dient der Entscheidung darüber, ob ein Verdacht auf FASD gerechtfertigt erscheint. Neben den, in geringerem Umfang als im Kindes- und Jugendalter feststellbaren, körperlichen Auffälligkeiten ist insbesondere die Rekonstruktion des mütterlichen Alkoholkonsums in der Schwangerschaft ein großes Problem der Diagnosestellung im Erwachsenenalter. Um den Erwachsenen an dieser Stelle gerecht zu werden, ist es wesentlich, in der Gewichtung der Wahrscheinlichkeit einer möglichen pränatalen Alkoholexposition auch die soziale und familiäre Situation zu berücksichtigen. Dabei werden Angaben über die soziale und familiäre Situation einbezogen und hinsichtlich der Wahrscheinlichkeit pränataler Alkoholexposition gewichtet. Die Wahrscheinlichkeit einer pränatalen Alkoholexposition ist bei folgenden biographischen Besonderheiten erhöht (Kellerman, 2005):

- vorzeitiger mütterlicher Tod im Zusammenhang mit Alkoholkonsum
- Erkrankungen oder Traumatisierungen der Mutter (z. B. häusliche Gewalt), die im Zusammenhang mit Alkoholkonsum stehen können
- Leben mit einem Suchtkranken als Elternteil
- aktueller oder früherer Missbrauch oder Vernachlässigung des Patienten
- aktuelle oder frühere Beteiligung von Kinderschutzfachkräften
- Wechsel von Pflegefamilien, stationären Hilfen
- Pflegefamilie oder Adoption (auch Pflege durch Verwandte)
- die Wahrscheinlichkeit einer FASD erhöht sich um das 16-fache, wenn Hinweise auf Alkoholmissbrauch der Kindesmutter – unabhängig von einer Schwangerschaft – in der Anamnese erhoben werden können (MacPherson u. Chudley, 2007)

Zusätzlich werden (siehe Kasten 2.2) Hinweise auf mögliche Auswirkungen der pränatalen Alkoholexposition, insbesondere Probleme bei der Bewältigung von Alltagsanforderungen berücksichtigt. In der Praxis ist es in den meisten Fällen genau diese Problematik, die zu einer Selbstmeldung oder Überweisung führt. Wenn die Bewertung (s. o.) einen Verdacht auf FASD rechtfertigt, werden in einem nächsten Schritt die bereits vorliegenden Informationen und Befunde überprüft und das weitere diagnostische Vorgehen in einem multiprofessionellen Team geplant (siehe Kasten 3.). Auf die organisatorische Herausforderung, durch beeinträchtigungsbedingte Schwierigkeiten Termine wahrzunehmen, sei an dieser Stelle hingewiesen. Diese kann auch nicht in jedem Fall durch die Terminerinnerung oder Begleitung durch Bezugspersonen kompensiert werden (Temple et al., 2015).

Die Untersuchung orientiert sich an den vier diagnostischen Säulen. Sie erfasst in der ersten Säule die aktuellen und bisherigen körperlichen Merkmale: Größe, Gewicht, Kopfumfang und in der zweiten Säule die Gesichtsdysmorphien. Mit geeigneten Testverfahren werden verschiedene Funktionen des ZNS (siehe Tab. 2.1) in der dritten Säule untersucht. Die vierte Säule beinhaltet die Frage nach mütterlichem Alkoholkonsum in der Schwangerschaft. Bei der abschließenden Bewertung der Befunde (siehe 2.4.6) berücksichtigen wir die Ergebnisse der kanadischen Auswertungen und Aktualisierungen.

2.4.6 Hinweise zur Bewertung der Testergebnisse

Ergänzungen der kanadischen FASD-Diagnostikleitlinie (Cook et al., 2016) erfolgten, nachdem alle beteiligten Kliniken über 10 Jahre Erfahrungen bei der FASD-Diagnostik gesammelt und in einem komplexen Prozess ausgewertet hatten. Neben den in Kap. 2.4.2 angeführten Ergänzungsvorschlägen zur Adaptation der deutschsprachigen S3-Leitlinie für Erwachsene geben die Bewertungsempfehlungen im Anhang der Leitlinie (Appendix, Cook et al., 2015) wertvolle Hinweise, besonders für die Teilbereiche der ZNS-Funktionen, die sich aus unterschiedlichen Teilfunktionen zusammensetzen und sehr unterschiedlich betroffen sein können.

Eine FASD-Diagnose kann auch bei vorliegender, gesicherter pränataler Alkoholexposition nur gestellt werden, wenn Beeinträchtigungen in drei oder mehr Teilbereichen des ZNS (funktionell oder strukturell) vorliegen (siehe Landgraf, Kap. 2.2). Eine „schwerwiegende Funktionsbeeinträchtigung“ liegt dann vor, wenn ein Teilbereich das Kriterium von mindestens 2 Standardabweichungen unterhalb des Durchschnitts erfüllt. Dies gilt für standardisierte Intelligenztests auch dann, wenn wesentliche Teilbereiche dieses Kriterium erfüllen (Appendix, Cook et al., 2015), etwa das wahrnehmungsgebundene logische Denken oder die Verarbeitungskapazität. Diese häufig anzutreffenden Diskrepanzen im Intelligenzprofil können demnach als Indikator für eine globale Intelligenzminderung bewertet werden, auch wenn kein Gesamtwert bestimmt werden kann. Als Indikation für „schwerwiegende Beeinträchtigung“ sollten weitere Diagnosen (ICD-10, DSM 5) berücksichtigt werden, die im Erwachsenenalter vielfach den Teilbereich Affektregulation betreffen (siehe Kap. 2.4.2).

Zur Bewertung der ZNS-Auffälligkeiten sollten, soweit möglich, immer standardisierte Tests durchgeführt werden. Aufgrund der diagnostischen Schwierigkeiten im Erwachsenenbereich und bei eingeschränkter Testfähigkeit sollten auch der klinische Eindruck sowie indirekte Bewertungen, wie Einschätzungen von Bezugspersonen, Interviews oder Auswertung von Akten und Vorgutachten, einbezogen werden. Soweit möglich, sollten klinische Beobachtungen aus mehreren Quellen bestätigt werden:

Soziale Fähigkeiten oder Verhaltensauffälligkeiten sollten von Bezugspersonen, die den Klienten mindestens über zwei Jahre begleitet haben, möglichst in zwei Lebensbereichen mittels standardisierter Fragebögen, erhoben werden. Ergänzt werden kann dies um Fragen zum Anpassungsverhalten und zu Schwierigkeiten, in Schlüsselbereichen des täglichen Lebens selbstständig zurechtzukommen (Umgang mit Geld, Haushaltsführung – Sicherheit und Sauberkeit, Aufrechterhaltung einer beruflichen Tätigkeit, persönliche Hygiene u. a.). Alternativ können weitere Hinweise über Beeinträchtigungen der sozialen Kompetenzen gewichtet werden (unbeabsichtigt in kriminelle Handlungen verstrickt zu sein, dauerhafte Einschränkungen von Gruppenfähigkeit). Diese Hinweise können auch als Zusatzindikator zum Schweregrad der Beeinträchtigungen beitragen. Hinweise auf auffälliges Sozialverhalten und ggf. Anpassungsschwierigkeiten ergeben sich auch aus der Sichtung von Schulzeugnissen. Biographische Hinweise auf Misshandlung, Vernachlässigung, Missbrauch und möglicherweise daraus entstandene Traumatisierungen sind wesentlich, um weitere Verursachungen kognitiver Beeinträchtigungen zu erfassen. Sensorische Auffälligkeiten (Über- oder Untersensibilität) sollten ebenso wie Schlafprobleme aufgrund ihres häufigen Vorkommens bei Menschen mit FASD ergänzend erfasst werden. Differenzialdiagnostik zum Ausschluss von somatischen und psychischen Störungen anderer Genese sollte veranlasst werden (siehe Kap. 2; Landgraf u. Heinen, 2017). Ebenso sollte das Vorliegen bspw. von bei FASD häufig auftretenden Fehlbildungen (Herz, Nieren etc.) ausgeschlossen werden.

In multiprofessioneller Auswertung der vorliegenden Diagnostik erfolgt die Zuordnung zu einer der FASD-Untergruppen (FAS, pFAS, ARND), oder bei mittelgradiger ZNS- Beeinträchtigung, jedoch vorliegender gesicherter Alkoholanamnese, eine Zuordnung zu einer der Diagnosen des 4-Digit Diagnostic Codes (siehe Kap. 2.4.2).

2.4.7 Hinweise zur Erstellung der Gutachten mit Blick auf Fragen der Zuordnung

Um erwachsene Menschen mit FASD sozialrechtlich zu beraten und die erforderliche spezifische Eingliederungshilfe anzubahnen, ist es unerlässlich, das Störungsbild zunächst in Gutachten und in der Beratung der Betroffenen und dann in den Fachdiensten richtig zu kategorisieren. FASD-Betroffene erfahren in den Einrichtungen der Eingliederungshilfe für Menschen mit psychischen Störungen häufig keine adäquate Förderung, da dort vor allem die größtmögliche Eigenverantwortung erreicht werden soll, was die Menschen mit FASD zumeist massiv überfordert. Ein Problem hierbei ist, dass viele Personen mit FASD einen Intelligenzquotienten im Normbereich oder im Bereich einer leichten Lernbehinderung aufweisen, was trotz der vorliegenden deutlichen Funktionseinschränkungen dazu führt, dass nach den strengen Kriterien eine geistige Behinderung nicht vorliegen würde (zu möglichen Veränderungen im ICD-11, siehe Kap. 2.5). De facto ist es jedoch so, dass die Menschen infolge der vorliegenden Störung der Exekutivfunktionen ihre Intelligenz nicht adäquat (Greenspan et al., 2016) nutzen können und dadurch funktional in Alltagsaufgaben deutlich eingeschränkt und daher häufig von Überforderung bedroht sind, wodurch es zu erheblichen sekundären Störungen kommen kann. Dieser Problematik kann nur dadurch entgegengewirkt werden, dass die Messung der Intelligenz nicht nur auf den Intelligenzquotienten beschränkt wird, sondern in Erweiterung des Begriffs die klinische Relevanz der komplexen Störung berücksichtigt wird. Es bietet sich an, die Katalogisierung des ICF (WHO, 2005) heranzuziehen, sodass argumentiert werden kann, dass das Gesamtbild der vorliegenden Störung in seiner Auswirkung einer geistigen Behinderung gleichzusetzen ist. Bewährt hat sich zur Begründung der Kostenübernahme für eine spezifische Förderung gegenüber dem Träger der Sozialhilfe die Formulierung:

> „Diagnostisch liegt eine Fetale Alkoholspektrumstörung, FASD, vor. Es handelt sich hierbei um eine schwere irreversible hirnorganische Schädigung des ungeborenen Kindes durch Alkoholkonsum der Mutter während der Schwangerschaft, folglich also eine körperliche Behinderung, welche zu psychischen Verhaltensstörungen führt, die in ihren Auswirkungen einer geistigen Behinderung gleichzusetzen sind. Insbesondere sind dies Störungen der Exekutivfunktionen, der Impulskontrolle und des abstrakten Denkvermögens. Es muss hier von einer schweren irreversiblen Mehrfachbehinderung ausgegangen werden."

2.4.8 Ermittlung der Teilhabestörung als Basis der Ermittlung von Betreuungsbedarfen

Nach der Diagnosestellung ist in einem nächsten Schritt die Ermittlung der Teilhabestörung wesentlich. Hierzu liegt ein komplexes System der Erfassung mit der internationalen Klassifikation der Funktionsbeeinträchtigungen (ICF; WHO, 2005) vor, das in den verschiedenen derzeit bundesweit im Rahmen des Bundesteilhabegesetztes entwickelten Erfassungssysteme von Betreuungsbedarfen zugrunde liegen soll.

Funktionsbeeinträchtigungen sind insbesondere in folgenden Bereichen zu verzeichnen (siehe auch Schindler, 2017):

- b 117 Funktionen der Intelligenz
- b 122 globale psychosoziale Funktionen
- b 126 Funktionen von Temperament und Persönlichkeit
- b 130 Funktionen der psychischen Energie und des Antriebs
- b 140 Funktionen der Aufmerksamkeit
- b 144 Funktionen des Gedächtnisses
- b 152 emotionale Funktionen
- b 156 Funktionen der Wahrnehmung
- b 160 Funktionen des Denkens
- b 164 höhere kognitive Funktionen
- b 167 kognitiv-sprachliche Funktionen
- b 172 das Rechnen betreffende Funktionen
- b 180 die Selbstwahrnehmung und die Zeitwahrnehmung betreffende Funktionen

2.5 FASD, Komorbidität und sekundäre Störungen

Gela Becker

Erwachsene mit FASD sind über die hirnorganischen Beeinträchtigungen hinaus (Riley u. McGee, 2005) gefährdet, zusätzliche, diagnostisch abgrenzbare, begleitende, komorbide Störungen zu entwickeln (siehe auch Kap. 2.4.2). Famy et al. (1998) finden in ihrer Studie Depressionen (44 %), bipolare Störungen (20 %) und Angststörungen (20 %) bei FASD-Betroffenen als häufige komorbide Störungen. In einer weiteren Studie fanden Streissguth und ihre Forschungsgruppe insgesamt eine Quote von 94 % seelischen Störungen bei FASD-Patienten: davon Depressionen 52 %, Suchtstörungen bei Erwachsenen 46 %, bei Jugendlichen 29 %, psychotische Symptome 29 %, Suizidversuche 23 % (Streissguth et al., 1996). O'Connor et al. (2002) kommen zu ähnlich hohen Ergebnissen psychiatrischer Auffälligkeiten (87 %). Diese Störungen können sowohl in der frühen Kindheit beginnen, als auch in der Adoleszenz oder bei Erwachsenen neu auftreten (O'Connor u. Paley, 2009). Bestätigt werden die amerikanischen Studien durch eine deutsche Studie, die Hinweise auf eine Vielzahl psychiatrischer Diagnosen gibt (Freunscht u. Feldmann, 2014). Eine Metaanalyse (Popova et al., 2016), in die 127 Studien eingeschlossen wurden, konnte mehr als 400 komorbide Störungen erfassen, die ICD-10-Kriterien entsprachen. Alkoholabhängigkeit/Suchtstörungen wurden mit 54,5 % erfasst und bestätigen damit die gut 30 Jahre zurückliegenden Studien von Streissguth und zeigen gleichzeitig einen deutlichen Anstieg bei Menschen mit FASD an. Hinzukommen die in Kap. 2.3 erwähnten komorbiden Störungen auf der körperlichen Ebene (Health Survey, 2017).

Auf die Schwere sekundärer Störungen wurde zunächst in amerikanischen Langzeitstudien von Streissguth et al. (1996, 2004) hingewiesen (Abb. 2.4). Schulunterbrechungen oder Schulabbruch bestanden in 60 % der Fälle und Konflikte mit dem Gesetz ebenfalls in 60 %. Bei 50 % der Betroffenen kam es zu Inhaftierungen oder geschlossener Unterbringung in einer psychiatrischen Klinik (Abb. 2.5). 80 % der über 21-Jährigen waren auf Unterstützung in der Lebensführung angewiesen. Diese Befunde wurden in der deutschen Forschung trotz guter Entwicklungsbedingungen der Betroffenen in Pflegefamilien in einer Langzeitstudie von Spohr et al. (2007) bestätigt (Abb. 2.6). In einer weiteren deutschen Untersuchung traten bei früher Diagnosestellung und hoch-protektiver Betreuung sekundäre Störungen in Teilbereichen (Störungen des Sexualverhaltens, Suchtstörungen) in einem niedrigeren Umfang auf (Freunscht u. Feldmann, 2014; Becker, 2017b). Damit werden Hinweise auf die mögliche Wirksamkeit frühzeitiger Interventionen gegeben.

Zu den sekundären Störungen werden in der amerikanischen Forschung neben Auffälligkeiten im Sexualverhalten und dissozialen Entwicklungen auftretende Suchtstörungen gezählt (46 % der Erwachsenen, Streissguth et al., 1996, 2004; Bear et al., 2003; Yates et al., 1998).

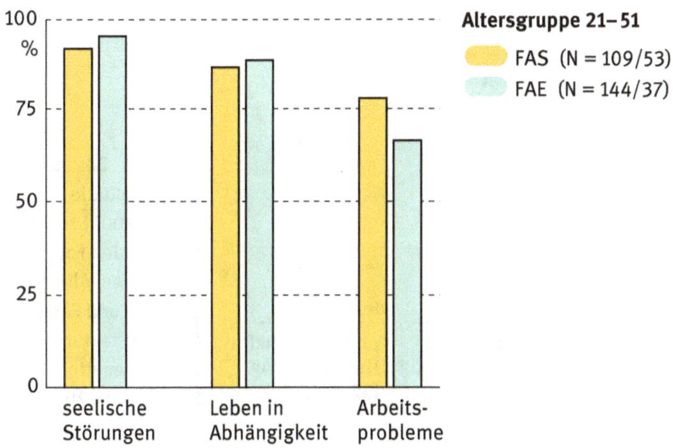

Abb. 2.4: Sekundäre Störungen in der Altersgruppe 21. bis 51. Lebensjahr. Vergleich Fetales Alkoholsyndrom und Fetale Alkoholeffekte, modifiziert nach Streissguth et al., 1961–1967.

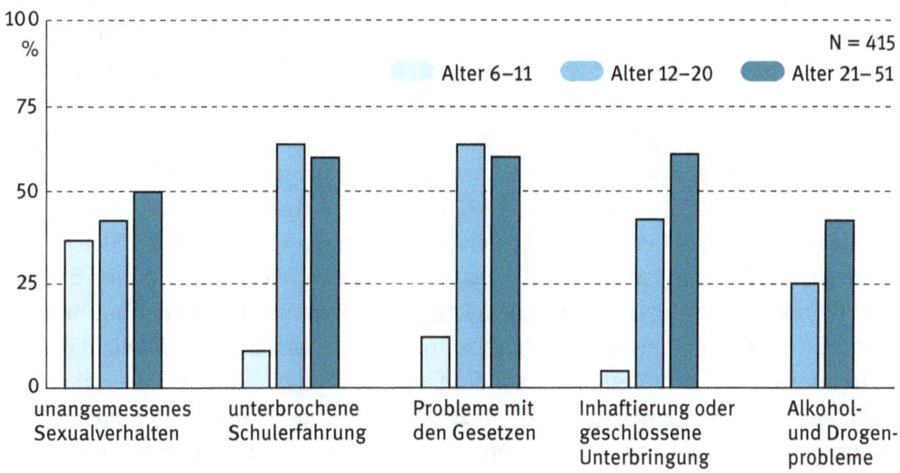

Abb. 2.5: Sekundäre Störungen gegliedert nach Altersgruppen, vom 6. bis zum 51. Lebensjahr im Überblick (vgl. Streissguth et al., 1996).

Ein weiteres Problem liegt in gehäuften Fehldiagnosen aufgrund von Überschneidungen und Verwechslungsmöglichkeiten von FASD mit der emotional-instabilen Persönlichkeitsstörung. Jost und Krause (2008, S. 31) konstatieren sogar gesellschaftlich bedingte Fehlsichtigkeiten sowie ein systematisches Ausblenden der Diagnosestellung. Hintergründe sind gesellschaftlich und kulturell verankerte Abwehr und Ignoranz gegenüber alkoholbedingten, in der Schwangerschaft erworbenen Schädigungen.

Zu häufigen Fehldiagnosen im Kindes- und Jugendalter zählen Aufmerksamkeitsdefizit-/Hyperaktivitätsstörung (ADHS), oppositionelles Verhalten sowie Bindungs- und Angststörungen (Schindler u. Hoff-Emden, 2011). Zu weiteren Überschneidungen

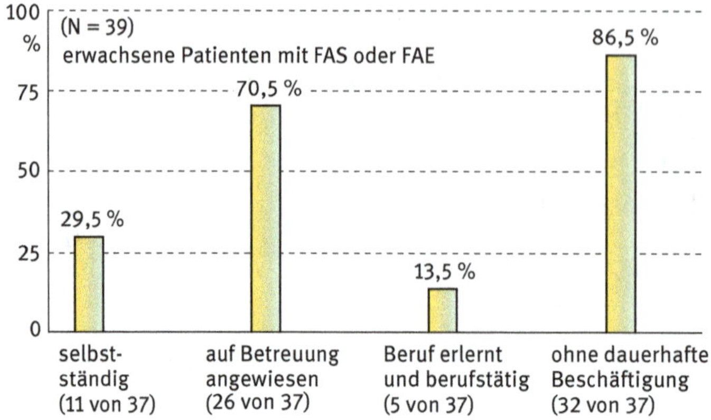

Abb. 2.6: Berliner Langzeitstudie (1977–2003) zu persistierenden Folgen von Fetalem Alkoholsyndrom und Fetalen Alkoholeffekten im Erwachsenenalter (vgl. Spohr et al., 2007).

im Erscheinungsbild bzw. Sekundärerkrankungen und damit der Gefahr von Fehldiagnosen kommt es bei Depressionen, psychotischen Störungen, Autismus-Spektrum-Störungen inklusive Asperger-Syndrom, bipolaren Störungen, Persönlichkeitsstörungen, Substanzmissbrauch, Schizophrenie, antisozialer Persönlichkeitsstörung, posttraumatischer Belastungsstörung oder Schädel-Hirn-Trauma (Brown et al., 2012).

In vielen dieser Fälle bleiben die Anzeichen und Symptome von FASD unerkannt (Spohr u. Steinhausen, 2008) und führen zu Fehlbehandlungen und belastenden Odysseen durch das Gesundheitssystem. Das Erkennen einer FASD als gleichzeitig vorliegender Störung kann helfen, Frustration bei den Betroffenen, ihren Familien und Betreuern zu reduzieren. Vor allem kann die Anpassung der Betreuungsmodelle an die Störung zu größeren Behandlungserfolgen beitragen. Dies betrifft nicht nur die Betreuungs- und Therapiesettings, sondern auch in einer besonderen Weise die Frage nach Medikationen (Paley u. O'Connor, 2009; Grant et al., 2013b; Hoff-Emden, 2013; Gehrmann, 2014), da es bei Menschen mit FASD vielfach zu paradoxen Reaktionen auf Medikamente oder, durch andere Formen der Verstoffwechslung, zur Notwendigkeit von hohen Dosierungen kommt. Wichtig ist in diesem Zusammenhang auch, dass die bei FASD möglicherweise vorkommenden Herz- und Nierenfehlbildungen nicht übersehen werden.

Soweit die Diagnose bekannt ist, kommen Schwierigkeiten durch eingeschränkte Kodierungsmöglichkeiten und damit Fragen der Implementierungen adäquater Hilfen hinzu: aus diesen Gründen verschwinden gestellte Diagnosen häufig zugunsten der im ICD gelisteten Störungen, bzw. zugunsten der komorbiden Störungen der Betroffenen, um notwendige Behandlungen zu gewährleisten. Unabhängig davon, welche diagnostische Kodierung verwendet wird, muss eine FASD bei der Erstellung der individuellen Behandlungs- und Betreuungsplanung berücksichtigt und die Behandlung an die Beeinträchtigungen angepasst werden. Bislang gehören Patienten mit FASD, ob diagnostiziert oder nicht, zu denjenigen, die aus therapeutischen Settings als behandlungsresistent und unkooperativ herausfallen (Paley u. O'Connor, 2009).

Fallvignette aus einem Sozialpsychiatrischen Dienst

Herr Z. verbrachte das erste Lebensjahr bei der Mutter, die zu diesem Zeitpunkt schon vom leiblichen Vater getrennt lebte. Als Herr Z. ein Jahr alt war, suizidierte sich seine Mutter. Herr Z. kam zur Großmutter mütterlicherseits.

Nach dem Tod der Großmutter lebte Herr Z. ab dem 12. Lebensjahr bei seinem Onkel. Dieser war Alkoholiker und gewalttätig. Aus diesem Grund kam Herr Z. mit 13 Jahren in ein Kinderheim. Er galt als ein schwieriges und „sehr quirliges" Kind.

Als Jugendlicher begann er zu stehlen und massiv Alkohol zu trinken. Er bezog eine eigene Wohnung, hatte verschiedene Jobs und Aushilfstätigkeiten, dazwischen auch Zeiten der Arbeitslosigkeit. Er trank stark, hatte kurze Beziehungen, aus denen drei Kinder hervorgingen. Seit 6 Jahren BEW-Betreuung durch einen gemeindepsychiatrischen Träger, EU-Rente wegen psychischer Erkrankung.

Diagnosen:

- Kombinierte Persönlichkeitsstörung mit emotional instabilen, ängstlich-vermeidenden, abhängigen und passiven Anteilen (F 61)
- Rezidivierende depressive Störung (F 33)
- V. a. Bipolare affektive Störung (F 31.0)
- Alkoholabhängigkeit in der Anamnese (Z 86.4) seit 1995 trocken!

Die Betreuung im Rahmen des BEW durch einen gemeindepsychiatrischen Träger gestaltete sich extrem schwierig. Nach kurzer Zeit erfolgte ein Trägerwechsel, auch die Betreuung dort scheiterte und Herr Z. wurde von einem dritten Träger betreut.

Die ganze Zeit zeichnete sich Herrn Z.s Verhalten durch einen gesteigerten Antrieb, extremes Redebedürfnis, ein ausgeprägtes Geltungsbedürfnis sowie starke Versorgungswünsche aus. Er konnte keine Problembewältigungsstrategien entwickeln, zeigte chaotische Verhaltensweisen, war nicht absprachefähig. Er konnte aus Fehlern nicht lernen und war in seinem Bedarf an Zuwendung nicht zu beschränken. Herr Z. fühlte sich permanent abgewiesen und gekränkt. Er beschwerte sich bei allen ihm bekannten Bezugspersonen, machte den Träger schlecht und fühlte sich nirgends verstanden. Nach relativ kurzer Zeit fühlten sich alle professionell Beteiligten total erschöpft.

Kontrastierend dazu traten auch kurze depressive Episoden auf.

Aus diesem Grund wurde eine Helferkonferenz im Sozialpsychiatrischen Dienst einberufen. Hier konnte herausgearbeitet werden, dass zusätzlich zu den Symptomen der psychischen Erkrankungen sich wiederholende Verhaltensmuster bei Herrn Z. auftraten, die typisch für FASD-Patienten sind. Es wurde festgestellt, dass die Betreuung grundsätzlich anders verlaufen müsse, wenn dies zuträfe.

Der Bezugsbetreuer ließ Herrn Z. bei Prof. Spohr in der Charité testen und dieser bestätigte die Vermutung, dass ein Mischkrankheitsbild aus psychischer Erkrankung und FASD vorliegt. Daraufhin fand erneut eine Helferkonferenz im Sozialpsychiatrischen Dienst statt. Es wurde beschlossen, die „therapeutische Spannung" aus der Betreuung heraus zu nehmen, d. h. es wird nicht vorrangig versucht Ziele zu erreichen, die der Patient bisher nicht erreichen konnte. Stattdessen liegt der Schwerpunkt nun auf Gewährung von Hilfen, dauerhaften Gesprächsangeboten und Deeskalation. Diese Umstellung soll sowohl die Bezugsbetreuer als auch Herrn Z. entlasten und die Situation beruhigen.

Seit dem Monat der Umstellung der Therapie, sind keine negativen Meldungen im Sozialpsychiatrischen Dienst mehr eingetroffen, was im Fall des Herrn Z. ungewöhnlich und neu ist.

Offensichtlich hat sich die Situation beruhigt.

Für die Frage der weiteren Betreuung durch den Träger und den Sozialpsychiatrischen Dienst bedeutet dies, dass der Inhalt der Betreuung an erster Stelle auf das Merkmal der FASD-Störung ausgerichtet sein muss.

2.6 FASD in DSM-5 und Ausblick auf ICD-11

Gela Becker

Im Verlauf der letzten zehn Jahre hat sich die Diskussion über die breitere Aufnahme von FASD in die internationalen Diagnosesysteme verstärkt, zumal inzwischen, trotz der im Vergleich mit anderen Störungen späten Beschreibung (Jones u. Smith, 1973), eine Vielzahl von Studien zum Thema vorliegen. Vorangetrieben wird die Debatte durch die Berichte der Weltgesundheitsorganisation, nach denen die veränderte Rolle der Frau in vielen Ländern zu steigenden Alkoholproblemen bei Frauen führen (WHO, 2005) und damit weltweit erhöhte Prävalenzen von FASD zu erwarten sind (Mansfield, 2006).

Im anglo-amerikanischen Raum wird die Diagnose mit Hilfe eines der gängigen Diagnosesysteme gestellt (siehe Kap. 2.1, bspw. 4-Digit Code (Astley, 2004), Kanadische Guidelines [Cook et al., 2016]) und im Rahmen der internationalen Klassifikation psychischer Störungen ICD-9 -CM (Clinical Modification) der WHO unter „Kongenitale Fehlbildungen, Deformitäten und Chromosomenaberrationen" 760.71 Fetales Alkoholsyndrom, kodiert.

Die ICD-11 wurde am 18.06.2018 offiziell von der WHO in Genf vorgestellt. Die Weltgesundheitsversammlung (World Health Assembly – WHA) wird sie voraussichtlich im Jahr 2019 verabschieden. Das Erscheinungsdatum einer deutschsprachigen ICD-11 ist noch nicht abzusehen. Bis dahin ist die Kodierung in der deutschsprachigen internationalen Klassifikation von Störungen (ICD-10-GM, German Modification) auf der körperlichen Achse (spezielle Malformationen) unter Q 86.0 Alkohol-Embryopathie (mit Dysmorphien) möglich, einem international nicht mehr genutzten Terminus. Weitere Störungen, die eigentlich als Symptome der FASD gewertet werden, müssen daher auf der F-Achse der psychischen Störungen je nach Ausprägung ergänzt werden (siehe dazu Landgraf u. Heinen, 2013; 2017).

Ein spezifisch amerikanisches Diagnosesystem stellt das Diagnostische und Statistische Manual Psychischer Störungen DSM dar, das vor allem in der Forschung zu psychischen Störungen und auch im deutschsprachigen Raum vielfach ergänzend zur ICD der WHO genutzt wird. Die Debatten um Aufnahme der FASD-Diagnose reichen zurück bis zum DSM III (1980), in dem FASD als Grund kognitiver Beeinträchtigungen kurz erwähnt und dann im DSM IIIR (1987) wieder herausgenommen wurde. Eine Rolle in den Debatten spielte, neben den Problemen der Entwicklung von Diagnosesystemen, die Sorge um eine diskriminierende Diagnose, die gleichzeitig nicht nur den Einzelnen, sondern auch seine Familie und die Gesellschaft betrifft (Mansfield, 2006).

Es besteht die Notwendigkeit auch für Erwachsene mit FASD, die sich trotz schwerer Beeinträchtigungen aufgrund ihrer durchschnittlichen Intelligenzquotienten nicht für eine umfassende Betreuung im Geistig-Behindertenbereich „qualifizieren" konnten, Interventions- und Betreuungsmöglichkeiten zur Verfügung zu stellen (Sanders, 2013, S. 9; Olson et al., 2009; Astley, 2014). Teil der Debatten ist ebenso, weitere

Unterformen der FASD in die Diagnosesysteme aufzunehmen, wie pFAS oder ARND (siehe Kap. 2.2 und Kap. 2.3), da nur 20–30 % der Betroffenen die vollen fazialen Dysmorphien (Rich, 2012) sowie Wachstumsauffälligkeiten zeigen. Je nach Studie stellt das Vollbild FAS lediglich 10–20 % des gesamten FASD-Spektrums dar (Sanders, 2013). Jedoch zeigen die sog. leichteren Formen des Spektrums eine ähnlich schlechte Prognose (Spohr et al., 2007; Streissguth et al., 2004).

Die Gefahr der Stigmatisierung versus des Zuganges zu adäquaten Hilfen, die in der psychosozialen Versorgung immer auch mit der Kodierung von Diagnosen verbunden ist, wurde im psychiatrischen Diskurs lange diskutiert (Mansfield, 2006, S. 5). Letztlich wurde zugunsten des humanitären Vorrangs der Hilfegewährung entschieden.

Im DSM-5, das in den USA im März 2013 (in der deutschsprachigen Ausgabe im Dezember 2014), erschienen ist, wird FASD in zwei Bereichen beschrieben:

Zum einen in der Oberkategorie *„andere Störungen der neuronalen und mentalen Entwicklung“* (other neurodevelopmental disorders) unter Störung der neuronalen und mentalen Entwicklung bei pränataler Alkoholexposition (F88, DSM-5, deutsch: Falkai et al., 2014). Die Diagnose kann gestellt werden, wenn die charakteristischen Symptome nicht die Kriterien der anderen Störungen dieser Kategorie betreffen (zu weiteren entwicklungsneurologischen Störungen zählen hier Autismus-Spektrum-Störungen, ADHS und pränatale Kokainexposition). Kodiert werden kann eine Störung aus dem Spektrum der FASD dann z. B. als „Störung der neuronalen und mentalen Entwicklung bei pränataler Alkoholexposition.“ (Falkai et al., 2014, S. 115). Die verabschiedete Releaseversion des ICD-11 orientiert sich an dieser Oberkategorie und plant ein Kapitel mit dem Titel „Neurodevelopmental Disorders“, das durch eine neue Systematik besticht (Salvador-Carulla et al., 2011), die in dieses Kapitel zunächst die Intelligenzminderung unter einer neuen Kategorie: *Disorders of intellectual development* aufnimmt und dann gleichrangig um weitere entwicklungsneurologische Störungen ergänzt, wie Autismus-Spektrum-Störungen und ADHS, *Developmental speech and language disorders, Developmental learning disorder, Developmental motor coordination disorder, Chronic developmental tic disorder, Stereotyped movement disorder* und als letzte Kategorie das *Neurodelopmental syndrome due to prenatal alcohol exposure* gehören wird. Zu erwarten ist damit, dass die Übertragung ins Deutsche uns eine weitere, vom DSM-5 leicht abweichende diagnostische Kategorie für FASD bescheren wird, die jedoch anders gewichtet und in der Bedeutung den intellektuellen Beeinträchtigungen zuordenbar ist. Erfreulich ist in jedem Fall, dass für die Zukunft eine Kodierung in einem im deutschsprachigen Raum weithin verwendeten Diagnosesystem zur Verfügung stehen wird, die über die bisherige Kodierungsmöglichkeit auf der „Fehlbildungs“-Achse, deutlich hinausgeht.

Zum anderen wird im DSM-5 die Diagnose im Forschungsteil unter *„Verhaltensstörung aufgrund pränataler Schädigung durch Alkohol“* VS-PAE (in der amerikanischen Version: Neurobehavioral Disorder associated with Prenatal Alcohol Exposure, ND-PAE) beschrieben. Geprägt wird damit ein neuer Begriff, der das gesamte

Spektrum intrauteriner Entwicklungsstörungen umfassen soll und zwar unabhängig von verschiedenen einzelnen physischen Effekten. Ermöglicht wird damit eine Zusatzkodierung der in der deutschsprachigen Leitlinie noch nicht erfassten Unterformen der FASD (siehe dazu Kap. 2.2). Ermöglicht wird damit ferner – abgesehen vom Ausschluss anderer neurologischer Erkrankungen – eine rein psychologische Diagnostik der VS-PAE, die anders als die bisherigen Diagnosesysteme, nicht mehr auf multidisziplinäre Kompetenzen angewiesen ist. Die ZNS-Auffälligkeiten mit daraus folgenden Verhaltensstörungen, wie sie in der deutschsprachigen S3-Leitlinie FAS als Diagnosekriterien der ZNS-Auffälligkeiten gefasst sind (Landgraf et al., 2013), sind vollständig in den Überkategorien enthalten, jedoch anders gegliedert. Im Folgenden in deutscher Übersetzung ein Auszug aus dem DSM-5.

Zu den vorgeschlagenen Kriterien gehört:

A. Eine minimale[39] Exposition gegenüber Alkohol wird während und vor Erkennen der Schwangerschaft überschritten. Die Bestätigung der vorgeburtlichen Exposition gegenüber Alkohol kann durch Selbstbericht der Mutter, medizinische oder andere Aktenlage oder durch klinische Beobachtung erfolgen.

B. Beeinträchtigung neurokognitiver Funktionen, die sich in mindestens einem der folgenden Merkmale zeigt:
   1. Beeinträchtigung der globalen intellektuellen Leistungsfähigkeit (d. h. ein IQ von 70 oder geringer oder ein Standardwert von 70 oder geringer bei einer umfassenden Entwicklungsbeurteilung).
   2. Beeinträchtigung exekutiver Funktionen (z. B. geringe Planungs- und Organisationsfähigkeit; mangelnde Flexibilität; Schwierigkeiten bei Verhaltensinhibition).
   3. Lernschwierigkeiten (z. B. geringerer akademischer Abschluss als bei dem vorliegenden Intelligenzniveau zu erwarten wäre; spezifische Lernstörung).
   4. Gedächtnisstörungen (z. B. Probleme beim Abrufen kürzlich aufgenommener Informationen; Wiederholen gleicher Fehler; Probleme beim Erinnern längerer verbaler Instruktionen).
   5. Störung des visuell-räumlichen Denkens (z. B. unkoordinierte oder mangelhaft geplante Zeichnungen oder Konstruktionen; Probleme bei der Unterscheidung von rechts und links).

C. Beeinträchtigung der Selbstregulation, die sich in mindestens einem der folgenden Merkmale zeigt:
   1. Störung der Affekt- oder Verhaltensregulation (z. B. Affektlabilität; negativer Affekt oder leichte Reizbarkeit; häufige Verhaltensausbrüche).
   2. Aufmerksamkeitsdefizit (z. B. Probleme bei der Aufmerksamkeitsverlagerung; Probleme mit Daueraufmerksamkeit).

39 Eine mehr als minimale pränatale Alkoholexposition wird hier definiert als Überschreitung geringen Trinkens: die Aufnahme von mehr als 1 bis 13 alkoholhaltigen Getränken pro Monat oder mehr als zwei Getränke pro Trinkgelegenheit (DSM 5, S. 1094). Nur wenn das Vollbild FAS diagnostiziert werden kann, kann die Diagnose VS-PAE auch ohne dokumentierten Alkoholkonsum gestellt werden.

3. Störung der Impulskontrolle (z. B. Schwierigkeiten, zu warten, bis man an der Reihe ist; Schwierigkeiten, sich an Regeln zu halten).

D. Beeinträchtigung adaptiver Funktionen, die sich in mindestens zwei der folgenden Merkmale zeigt, von denen eines (1) oder (2) sein muss:
1. Kommunikationsdefizit (z. B. verzögerte Sprachentwicklung; Schwierigkeiten beim Verstehen gesprochener Sprache).
2. Störung der sozialen Kommunikation und Interaktion (z. B. übermäßige Freundlichkeit gegenüber Unbekannten; Schwierigkeiten beim Deuten sozialer Hinweise; Schwierigkeiten beim Verständnis sozialer Konsequenzen).
3. Beeinträchtigung von Fertigkeiten der alltäglichen Lebensführung (z. B. Verzögerungen beim Gebrauch der Toilette, beim Baden oder bei der Ernährung; Schwierigkeiten bei der Organisation des Tagesablaufs).
4. Beeinträchtigung motorischer Fertigkeiten (z. B. eingeschränkte Entwicklung der Feinmotorik; verspätetes Erreichen grobmotorischer Entwicklungsmerkmale oder fortdauernde Beeinträchtigung grobmotorischer Funktionen; Defizite bei Koordination und Balance).

E. Die Störung (Symptome in Kriterien b, c und d) manifestiert sich erstmals im Kindesalter.

F. Die Störung verursacht in klinisch bedeutsamer Weise Leiden oder Beeinträchtigungen in sozialen, ausbildungsrelevanten, beruflichen oder anderen wichtigen Funktionsbereichen.

G. Die Störung kann nicht besser erklärt werden durch die direkten physiologischen Wirkungen eines postnatalen Substanzkonsums (z. B. Alkohol, Medikamente, andere Drogen), eines anderen medizinischen Krankheitsfaktors (z. B. Schädel-Hirn-Trauma, Delir, Demenz), einer anderen teratogenen Ursache (z. B. embryopathisches Hydantoin-Syndrom), einer genetischen Ursache (z. B. Williams-Beuren-Syndrom, Down-Syndrom, Cornelia-de-Lange-Syndrom) oder einer Vernachlässigung durch die Umwelt (DSM-5, deutsch: Falkai u. Wittchen, 2014; Abb. 2.7).

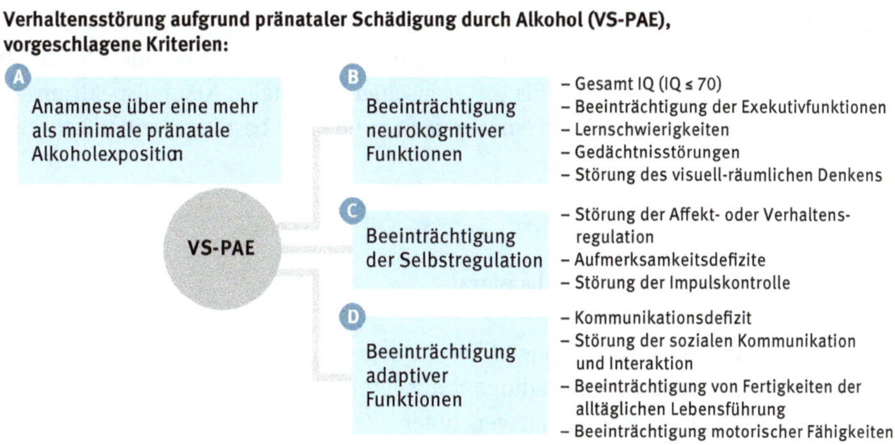

Abb. 2.7: Überblick über Diagnosekriterien der Verhaltensstörung aufgrund Pränataler Schädigung durch Alkohol (VS-PAE) im DSM-5 (American Psychiatric Association, APA, deutsch: Falkai et al., 2014).

Die Diagnose ND-PAE ersetzt die bisherige Diagnose ARND und bietet damit die Möglichkeit einer Kodierung, die bislang nicht bestand (einen Überblick über Evidenz und Behandlungsleitlinien bieten Doyle u. Mattson, 2015). Sie ermöglicht für Erwachsene mit FASD durch die Bewegung „from face to function", vom Schwerpunkt der körperlichen Auffälligkeiten hin zu den Funktionsbeeinträchtigungen (Cook et al., 2014), neue Diagnosemöglichkeiten, da die diagnostische Säule der Wachstumsauffälligkeiten und Dysmorphien herausgenommen wurde, die sich bei Erwachsenen häufig „ausgewachsen" haben (siehe Kap. 2.3). Auf der anderen Seite lässt sich der Alkoholkonsum, dessen Dokumentation als bedeutend eingestuft wird, deutlich unsicherer belegen als bei Kindern. Erschwerend kommt hinzu, dass die klinischen Auffälligkeiten bis zum 18. Lebensjahr vorhanden sein und damit für Erwachsene rückblickend erfasst werden müssen. Auch dies stellt für Erwachsene mit Verdacht auf eine Störung aus dem Spektrum der FASD, die vielfach keinerlei Unterlagen mehr besitzen, ein großes Problem dar (zu weiteren Problemen der FASD-Diagnostik im Erwachsenenbereich siehe Kap. 2.4.2).

Zusammenfassend sollte den in der deutschsprachigen S3-Leitlinie (und kompatiblen Diagnosesystemen wie dem 4-Digit Code oder der kanadischen Leitlinie) viersäuligen Diagnosekriterien mit Integration auch der körperlichen Auffälligkeiten der Vorrang gegeben werden, insbesondere da Erweiterungen um die Unterformen und Adaptionen für die Erwachsenendiagnostik geplant sind. In einer multidisziplinären Diagnostik liegen zudem größere Chancen, die Anerkennung dieser komplexen Behinderung voranzubringen und mit einer Verbesserung der Versorgung zu verbinden.

Das DSM-5 mit seiner Tradition, körperliche Hinweise zu vermeiden und den Fokus der Diagnosekriterien auf die beobachtbaren Verhaltensauffälligkeiten zu legen, kann damit eine Ergänzung der bisherigen Diagnoseschwerpunkte bilden (Sanders, 2013, S. 10) und kann insgesamt die internationale Diskussion und Anerkennung dieser Behinderung im psychiatrischen Feld deutlich voranbringen (siehe dazu auch Kap. 2.8). Neue Forschungsmöglichkeiten wurden initiiert bis hin zu einer Definition eines neuropsychologischen Profils von Menschen mit Fetalen Alkoholspektrumstörungen (Lange et al., 2017), die in einer ersten Studie nicht bestätigt werden konnte.

2.7 Möglichkeiten und Grenzen von Diagnostik

Klaus Hennicke, Mirjam N. Landgraf

Die vorangegangenen Ausführungen zeigen sehr eindrücklich, in welch differenzierter Weise diagnostische Prozeduren durchgeführt werden müssen, um die hochkomplexen *individuellen* Problemlagen unter allen Dimensionen zu erfassen. Der zeitliche, personelle und finanzielle Aufwand ist erheblich und es muss natürlich die Frage erlaubt sein, ob dies nötig und sinnvoll ist.

Für jede Diagnostik gilt: Sie muss in einem vernünftigen Verhältnis zum Erkenntnisgewinn stehen, der sich vordringlich daran bemisst, ob spezifische hilfreiche pädagogische und/oder therapeutische Interventionen abgeleitet werden können. Er bemisst sich aber auch und manchmal ausschließlich daran, eine Erklärung für ein Problem gefunden zu haben, das im Lebenskontext des Betroffenen zu systemischen Veränderungen mit positiven, manchmal allerdings auch negativen Folgen führt, ohne dass am individuellen Problem selbst direkt interveniert wird. Diagnostik ist immer auch unmittelbare Intervention. Die Erfahrungen aus den systemischen Therapiekonzepten dazu sind evident. Allein schon auf dieser Ebene ist es notwendig, mit den Betroffenen und/oder seinen Bezugspersonen auf diese Chancen und Risiken explizit und ausführlich hinzuweisen. Es ist unmittelbar einsichtig, dass diese Forderung im Kontext FASD umso sorgfältiger berücksichtigt werden muss.

Im klinischen Kontext kann Diagnostik selten vollständig sein. Es bleibt immer etwas offen. In der Regel sind nur Wahrscheinlichkeitsaussagen hinsichtlich der individuellen Problemlagen möglich. Diese Unsicherheiten sind bei psychiatrisch-psychologischen Problemen besonders groß. Man sollte aber nicht der Versuchung erliegen, immer mehr Diagnostik durchzuführen, um größere Sicherheit zu erreichen. Zudem erweist sich häufig die „Richtigkeit" einer Diagnose erst im Verlauf der Behandlung. Selbst dann bleiben noch Unsicherheiten, ob die hilfreichen Maßnahmen auch bei anderen Diagnosen gepasst hätten.

In der Psychiatrie hat sich entgegen dem strukturellen Zwang, alles in eine ICD- oder DSM-Kategorie zu packen (Klassifikation oder „kategoriale Diagnostik") in der Praxis das Konzept der „Arbeitsdiagnose" (als eher hypothetische Annahme) sehr bewährt. Dadurch wird auch gegenüber dem Klienten die vorgeschlagene Intervention begründet mit der Option, Diagnosen weiter zu sichern oder ggf. zu verändern. Ein solches „hypothesengeleitetes Vorgehen" ist nicht Ausdruck von eigener professioneller Angst oder bequemer Beliebigkeit, sondern vielmehr anspruchsvolle „Prozessdiagnostik" im Hinblick auf die Entwicklung des Klienten im Kontext der angebotenen Interventionen (Abb. 2.8).

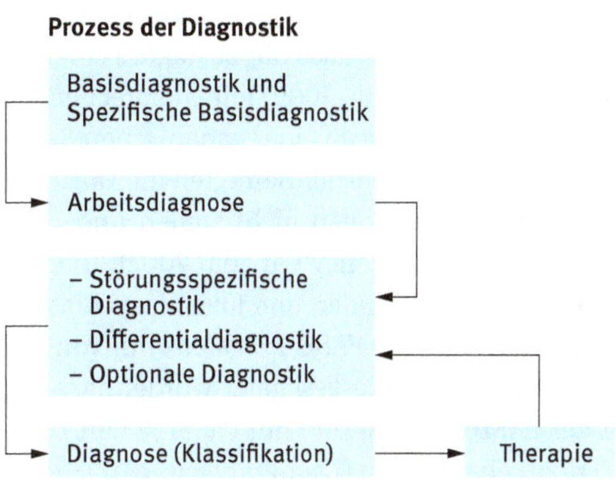

Abb. 2.8: Prozess der Diagnostik. © Klaus Hennicke in Anlehnung an Remschmidt (2000) und Döpfner et al. (2000a).

Die Diagnostik bei FASD-betroffenen Menschen ist aufgrund der Komplexität des Störungsbilds, der großen Varianz der Erscheinungsformen, der relativen Unsicherheit von fremden und eigenen Verhaltensbeobachtungen, der Fülle von auszuschließenden Differenzialdiagnosen und der Grenzen der neuropsychologischen Verfahren aufwendig. Zudem kann häufig die Lebensproblematik nicht alleine durch die festgesetzte Diagnose definiert werden, sondern soll unter Berücksichtigung der Lebensgeschichte, der individuellen Alltagseinschränkungen und der Teilhabebeeinträchtigungen im Verlauf immer wieder neu evaluiert werden. Anders formuliert: Die diagnostische Kategorie FASD bildet nicht die gesamte Lebensproblematik des betroffenen Menschen ab.

Dem steht die offensichtliche Erfahrung gegenüber, dass FASD unterdiagnostiziert wird und von daher zumindest basisdiagnostische Maßnahmen bei einem begründeten klinischen Verdacht unbedingt angezeigt sind. Oftmals rechtfertigen die Entwicklungsverläufe bei Kindern und Jugendlichen und die Lebensverläufe erwachsener Menschen mit eklatant gescheiterten Betreuungen und Behandlungen klinisch begründete „Arbeitsdiagnosen“, um FASD-spezifische Maßnahmen einzuleiten. Der Begriff der „Arbeitsdiagnose“ ist sicher dem etwas schillernden Ausdruck „Verdachtsdiagnose“ vorzuziehen. Im medizinischen Sinn könnte manchmal diese „Arbeitsdiagnose“ als „Ausschlussdiagnose“ zu interpretieren sein, indem davon ausgegangen wird, dass alle bisherigen gescheiterten Maßnahmen auf unzutreffenden diagnostischen Annahmen beruht haben. Ob die in Kap. 3.1 diskutierten Screening-Verfahren für eine „Arbeitsdiagnose“ ausreichen, muss im Einzelfall v. a. nach dem bisherigen Verlauf des Hilfeprozesses entschieden werden.

Bescheidenheit ist also angesagt, vor allem die Einsicht in das rechte Maß an diagnostischen Vorgehensweisen und in die relative Unsicherheit der diagnostischen Erkenntnisse. Entscheidend wird letztlich das Ausmaß der subjektiv erlebten und/oder objektiv messbaren Hilfen im weiteren Verlauf der persönlichen Entwicklung sein.

Auf der anderen Seite ist eine planvolle, differenzierte Diagnostik nur dann möglich, wenn die professionellen Helfer über ein hinreichendes störungsspezifisches Wissen verfügen und eine sichere Vorstellung von den zur Verfügung stehenden Methoden haben. Es muss davon ausgegangen werden, dass die beklagte Fehl- und Unterdiagnostik bei Menschen mit FASD (vgl. u. a. Brunk, 2009) mit entsprechenden Defiziten zusammenhängt. Es finden sich dazu Hinweise in einer kanadischen Befragung von 800 Psychiatern. In dieser konnten bis zu 50 % der Befragten die Diagnose FASD aufgrund fehlender diagnostischer Voraussetzungen nicht stellen und 40 % kannten die Diagnosekriterien nicht (Public Health Agency Canada, 2002). In einer deutschen Umfrage unter Kinder- und Jugendärzten, Kinder- und Jugendpsychiatern, Psychologen und Sozialpädagogen zeigte sich, dass die FASD-Prävalenz nur von 20–31 % (je nach Berufsgruppe) der Professionellen richtig geschätzt wurde, dass nur 9–28 % alle diagnostischen Kriterien der FASD kannten und nur ca. 11 % den Langzeit-Outcome der Menschen mit FASD richtig beurteilten (Landgraf et al. 2017).

2.8 Fetale Alkoholspektrumstörungen: Gleichrangigkeit mit intellektuellen Beeinträchtigungen[40,41]

Natalie Novick Brown

„Äquivalenz von intellektueller Beeinträchtigung (ID)“ ist ein Terminus, der auf die Menschen zutrifft, deren Funktionsniveau aufgrund einer Hirnschädigung dem von Menschen mit einer geistigen Behinderung entspricht, bei denen jedoch keine geistige Behinderung diagnostiziert werden kann, weil ihre IQ-Werte zu hoch sind (d. h. IQ = 70 oder höher). Menschen mit Fetalen Alkoholspektrumstörungen (FASD) fallen häufig in diese Kategorie und sind daher von Hilfen ausgeschlossen, die für Menschen mit einer geistigen Behinderung vorgesehen sind. Trotz der IQ-Werte, die im durchschnittlichen Bereich oder sogar darüber liegen können, weisen Menschen mit FASD in der Regel die gleichen Funktionsstörungen und die gleichen Schwierigkeiten im Sozialverhalten auf, wie Menschen mit einer geistigen Behinderung. Folglich sind die Unterstützungsbedürfnisse von Menschen mit FASD häufig identisch. In diesem Kapitel werden die kognitiven und adaptiven Merkmale beschrieben, durch die FASD in Bezug auf die Alltagsfunktionen der geistigen Behinderung entspricht. Dies ist der wesentliche Faktor, der für den Zugang zu Leistungen aus dem Feld der Behindertenhilfe von Bedeutung ist.

Die vorgeburtliche Alkoholexposition ist die häufigste vermeidbare Ursache für Entwicklungsstörungen (Bertrand et al., 2004). Es wird geschätzt, dass weltweit viele Millionen Menschen von einer Fetalen Alkoholspektrumstörung (FASD) betroffen, jedoch nicht diagnostiziert sind. FASD ist ein Überbegriff für ein Spektrum von verschiedenen morphologischen Anomalien und kognitiven Verhaltensstörungen. An einem Ende des Spektrums befindet sich das Fetale Alkoholsyndrom (FAS), das durch Gesichtsanomalien, Wachstumsauffälligkeiten und Funktionsstörungen des Zentralnervensystems (ZNS) gekennzeichnet ist (Jones et al., 1973). Am anderen Ende des Spektrums steht die alkoholbedingte entwicklungsneurologische Störung (ARND), bei der dieselbe ZNS-Dysfunktion auftritt, jedoch keine anderen morphologischen Anomalien außer strukturellen Hirnschäden (Stratton et al., 2004) vorhanden sind.

Ein globaler Überblick über epidemiologische Studien (Lange et al., 2017) ergab, dass die fünf Länder mit der höchsten FASD-Rate Südafrika (111,1 pro 1000 Einwoh-

---

40 Originalbeitrag übersetzt von Gela Becker, unter Überarbeitung durch Mitherausgeber sowie Ellen Scholz und Dorothea Hantelmann

41 ID ist das Kürzel von „Intellectual Disability“ und wird in der deutschsprachigen Version des DSM 5 (Falkai u. Wittchen, 2015) mit *„Intellektuelle Beeinträchtigung (intellektuelle Entwicklungsstörung)“* übersetzt. Aufgrund der in pädagogischen Feldern gebräuchlichen Verwendung des Terminus „geistige Behinderung“, der gegenüber der klinischen Verwendung von Intelligenzminderung (ICD-10), die als diskriminierend bewertet wird, alternativ in Gebrauch ist, übersetzen wir „Intellectual Disability im Folgenden kontextbezogen, sowohl mit „geistiger Behinderung“ als auch „Intellektueller Beeinträchtigung (Intellektueller Entwicklungsstörung)“ synonym.

ner), Kroatien (53,3 pro 1000 Einwohner), Irland (47,5 pro 1000), Italien (45,0 pro 1000) und Weißrussland (36,6 pro 1000) waren. Für Europa wurde eine breite Palette von Prävalenzraten vorgestellt (d. h. von 0,4 pro 1000 in Frankreich und 1,1 in Norwegen bis 66,8 pro 1000 in Kroatien). Ausnahmen, in denen keine eigenen Prävalenzstudien vorliegen, sind Deutschland und Großbritannien. Die Prävalenzrate in Kanada betrug 5,3 pro 1000, und die Rate in den Vereinigten Staaten lag zwischen 5,1 und 33,5 pro 1000. Die Prävalenzraten in speziellen Populationen waren jedoch wesentlich höher. Zum Beispiel lagen die FASD-Prävalenzen für Kinder, die nicht bei ihren Eltern lebten, zwischen 40,0 pro 1000 in Israel und 521,1 pro 1000 für osteuropäische Adoptivkinder in Schweden. Die Prävalenzrate für Pflege- und Adoptivkinder, die in Kinder- und Jugendpsychiatrien in den Vereinigten Staaten eingewiesen wurden, betrug 285,2 pro 1000 (Chasnoff et al., 2015). Die FASD-Raten in psychiatrischen Einrichtungen scheinen ebenfalls hoch zu sein. So betrug z. B. in den Vereinigten Staaten die Prävalenzrate bei einer Patientengruppe in psychiatrischer Behandlung 142,4 pro 1000 (Bell u. Chimata, 2015). In ähnlicher Weise sind auch in den Justizvollzugsanstalten die Prävalenzraten hoch: 233,5 pro 1000 für Jugendliche in einem Jugendstrafrechtsprogramm in Kanada (Fast et al., 1999) und 98,9 pro 1000, möglicherweise mehr als das Doppelte bei erwachsenen kanadischen Straftätern (MacPherson u. Chudley, 2007). Bis vor kurzem hatten die meisten Menschen mit FASD keinen Anspruch auf Hilfen im Rahmen der Behindertenhilfe, es sei denn, ein niedriger IQ-Wert (d. h. ein Gesamt-IQ-Wert von etwa 70 oder niedriger) war ein Aspekt ihrer ZNS-Einschränkungen.

2.8.1 Neuropsychologische Funktionen versus Intelligenzquotient

Bis zur Einführung des Intelligenztests im frühen 20. Jahrhundert wurden Menschen mit geistiger Behinderung anhand ihres Funktionsniveaus im Alltag identifiziert, das als „adaptive Fähigkeiten“[42] bezeichnet wurde. Im Allgemeinen wurden Menschen mit einer geistigen Behinderung als unfähig betrachtet unabhängig zu leben. Aber als die IQ-Testverfahren schließlich vorlagen, verlagerte sich der diagnostische Schwerpunkt vom Alltag in der realen Welt auf eine IQ-Norm. Diese Tests, mit vorrangig kognitiven Aufgaben, wurden von Psychologen durchgeführt, die das Verhalten des Klienten außerhalb der Testumgebung nicht beobachten konnten (Greenspan et al., 2016). Die Idee der Verwendung von IQ-Normen zur Unterscheidung zwischen Beeinträchtigung und „Normalität“ kam 1961 auf, als die American Association on Mental Deficiency (später die American Association on Mental Retardation und heute die American Association on Intellectual and Developmental Disability) ein Diagnosehandbuch ver-

42 Anmerkung der Übersetzer: „Adaptive Behavior“ wird im DSM-5 (Falkai u. Wittchen, 2015) sowohl mit Adaptive Fähigkeiten, Adaptives Funktionsniveau als auch mit Anpassungsfähigkeiten übersetzt, die wir im Text kontextbezogen synonym setzen.

öffentlichte, in dem die Festlegung einer dreiteiligen Definition für kognitive Defizite (zunächst „Mentale Retardierung" – und heute „intellektuelle Beeinträchtigungen") vorgesehen war. Die ersten beiden Achsen lagen im kognitiven Bereich bzw. der Anpassungsfähigkeiten, die dritte Achse lag im Bereich der Entwicklung (d. h. Manifestierung vor dem 18. Lebensjahr).

Die anfängliche Definition einer intellektuellen Beeinträchtigung erforderte einen Intelligenzquotienten, der mindestens eine Standardabweichung (SD) unter dem Bevölkerungsdurchschnitt lag (also einen IQ von 85 oder weniger entsprechend bis zur 16. Perzentile der Bevölkerungsverteilung). Ein IQ von 85 wurde gewählt, da der Mittelwert für IQ-Tests 100 bei einer Standardabweichung von 15 Punkten beträgt. Wenn man den Wert auf -1 SD festlegte, konnte man den Anschein einer objektiven und empirisch korrekten Richtlinie erwecken – was allerdings nicht den Tatsachen entsprach (Greenspan u. Woods, 2014). Die damalige überinklusive Idee war, die Größe der Gruppe der Menschen, die durch intellektuelle Beeinträchtigungen aus dem Arbeitsmarkt herausfielen, zu reduzieren, indem man die Anpassungsfähigkeiten nicht mehr für die Bestimmung einer geistigen Behinderung nutzte (Greenspan et al., 2016; MacMillan et al., 1996). Zu diesem Zeitpunkt war noch das adaptive Funktionsniveau anstelle des heutigen IQ das Tor zu der Diagnose einer geistigen Behinderung.

In den frühen 70er Jahren wurde deutlich, dass Ärzte selten die zweite Achse des AAIDD-Diagnosehandbuchs von 1961 verwendeten (damals AAMD), was zu einer Überschätzung der Prävalenz für geistige Behinderung bei sozial benachteiligten Kindern sowie Minderheiten führte (Greenspan u. Woods, 2014). Folglich wurde mit der Veröffentlichung des AAMD-Handbuchs von 1973 die IQ-Obergrenze von 85 auf 70 abgesenkt, was bedeutete, dass das diagnostische Kriterium für eine geistige Behinderung auf zwei SD unterhalb des Bevölkerungsdurchschnitts fiel. Da die untere Obergrenze immer noch willkürlich war, weil sie nicht auf wissenschaftlichen Erkenntnissen beruhte (Greenspan u. Switzky, 2006), löste sie das falsch-positive Problem der übermäßigen Inklusion, erzeugte jedoch das neue Problem der Unterschätzung der wahren Prävalenz (Greenspan et al., 2016). Wenn in der Praxis der Gesamt-IQ über 70 lag, bewerteten die Kliniker die Anpassungsfähigkeiten entweder nicht oder ignorierten sie vollständig, selbst wenn schwerwiegende Defizite oder deutliche Anzeichen einer Hirnschädigung ersichtlich waren (Greenspan u. Woods, 2014). Nichtsdestotrotz hat die American Psychiatric Association (APA) in der 1980 erschienenen dritten Ausgabe des Diagnostischen und statistischen Manuals (DSM) das Kriterium -2 SD in ihre Diagnoserichtlinien für intellektuelle Beeinträchtigungen (damals „Mentale Retardierung") übernommen, und präsentierte den Cut-Off damit als „etwa zwei Standardabweichungen unterhalb des Bevölkerungsdurchschnitts". Von diesem Zeitpunkt an waren bis zum DSM-5 im Jahre 2013 zwei SD unterhalb des Mittelwerts die notwendige und in der Praxis hinreichende Screeningschwelle für eine geistige Behinderung (Greenspan et al., 2016).

So wie -1 SD ein zu einfacher Standard war, war -2 SD zu schwierig und führte zu einer übermäßigen Anzahl von „falsch-negativen Diagnosen", die eigentlich aufgrund von erheblichen Einschränkungen ihrer adaptiven Funktionsniveaus eine Zuordnung zu einer geistigen Behinderung verdienten, denen jedoch zu Unrecht Hilfen verweigert wurden (Greenspan et al., 2016). Folglich basierten die meisten diagnostischen Änderungen in den nächsten drei Jahrzehnten auf der Motivation, das Problem der falsch-negativen Diagnostik zu korrigieren. In den frühen 80er-Jahren wurden Kliniker beispielsweise aufgefordert, Konfidenzintervalle (5 Punkte bei einem 95 %igen Konfidenzniveau) auf die IQ-Testwerte anzuwenden (Grossman, 1983), und das Konfidenzintervall von 5 Punkten („70 –75") wurde als neuer Cut-Off-Wert von 75 vorgeschlagen (Luckasson et al., 1992; Schalock et al., 2002). Ein Teil der letzteren Anpassung bestand darin, das Wort „ungefähr" mit dem IQ-Wert (z. B. „ungefähr 70") einzuführen, um den Standardfehler der Messung zu berücksichtigen (Greenspan u. Woods, 2014). Im Allgemeinen wurden alle diese „Korrekturen" ignoriert, außer in Fällen der Todesstrafe in den Vereinigten Staaten, wenn nach dem „Atkins-Virginia-Standard" Kliniker dazu angehalten wurden, die veraltete Norm mit einer Metrik namens „Flynn-Effekt" zu korrigieren (Gresham u. Reschly, 2011). Der Flynn-Effekt half, die IQ an die Leistungsänderungen in der Allgemeinbevölkerung anzupassen, indem von der IQ-Zahl 0,3 Punkte pro Jahr auf der Grundlage der Anzahl der Jahre zwischen der Testnorm und der Testauswertung abgezogen wurden.

Die derzeit gültige Lösung für die Unterdiagnostik der intellektuellen Beeinträchtigungen bzw. der Falsch-negativ-Problematik wurde zusammen mit der Veröffentlichung des DSM-5 (American Psychiatric Association, 2013) vorgestellt. Die diagnostischen Richtlinien im DSM-5 charakterisieren den ersten diagnostischen Teil der intellektuellen Beeinträchtigungen als „intellektuelle Funktionen" (Kriterium A), definieren diese jedoch weitgehend in Form von ausführenden Funktionen: Defizite in intellektuellen Funktionen, wie Schlussfolgern, Problemlösen, Planen, abstraktes Denken, Urteilen, schulischem Lernen und Lernen aus Erfahrung, bestätigt sowohl durch klinischen Eindruck als auch durch psychometrisch valide, standardisierte Intelligenztests (American Psychiatric Association, 2013, S. 33; deutschsprachige Version [Falkai u. Wittchen, 2015] DSM-5, S. 46). Da der erste Teil („Kriterium A") der Diagnostik der intellektuellen Beeinträchtigungen durch verschiedene kognitive Testungen, bei denen der IQ nur einen Teil darstellt, überprüft werden soll, umfasst die Diagnostik einer geistigen Behinderung unter dem DSM-5 nun eine breite Palette neuropsychologischer Testverfahren von allgemeinen geistigen Fähigkeiten. Obwohl im DSM-5 der Einsatz von „Intelligenztests" verlangt wird, unterstreicht die Definition der „intellektuellen Funktionen" (Kriterium A) eindeutig die Bedeutung der Exekutivfunktionen als Teil einer breiten Palette von Testverfahren, die für das Verständnis der intellektuellen Funktionen bedeutsamer sind als ein einzelner IQ-Score (oder Test). Bei den Testergebnissen, die zur Erfüllung des Kriteriums A erforderlich sind, behält das DSM-5 die SD-Obergrenze von „ungefähr" -2 bei, wobei ein Messfehlerbereich von bis zu 70 ± 5 (d. h. führt zu einer Obergrenze von 75) akzeptiert wird. Die Interpretation solcher Ergebnisse bleibt jedoch der klinischen Beurteilung überlassen, wobei Faktoren wie die Flynn-Anpassung, der soziokulturelle Hintergrund und die Muttersprache sowie andere komorbide Störungen berücksichtigt werden.

Eine weitere Änderung im DSM-5 legt gleichermaßen Wert auf Defizite in der Anpassungsfähigkeit (Kriterium B), die sich auf „das Maß, in dem eine Person die gesellschaftlichen Standards eigener Unabhängigkeit und sozialer Verantwortung im Vergleich zu anderen im gleichen Alter und mit ähnlichem soziokulturellem Hintergrund erfüllt" (American Psychiatric Association, 2013, S. 33; Falkai u. Wittchen, 2015, S. 46) definiert wird. Das DSM-5 stellt fest, dass die IQ-Werte nicht ausreichen, um reales Denken und das Meistern praktischer Aufgaben zu beurteilen, und weist insbesondere darauf hin, dass Personen mit einem IQ-Wert von über 70 „so ausgeprägte Anpassungsprobleme im sozialen Urteilen, im sozialen Verständnis und in anderen Bereichen der Anpassungsfähigkeit aufweisen, dass die eigentliche Anpassungsfähigkeit mit der einer Person mit einem niedrigeren IQ-Wert vergleichbar ist." (American Psychiatric Association, 2013, S. 37; Falkai u. Wittchen, 2015, S. 46). Mit anderen Worten: Das DSM-5 führte offiziell das Konzept der Äquivalenz der intellektuellen Beeinträchtigungen ein. Kriterium B erfordert eine Beeinträchtigung in mindestens einem der drei Bereiche: kognitiv, sozial, alltagspraktisch. Der kognitive Bereich umfasst Funktionen, wie Schlussfolgern, Problemlösen, Planen, abstraktes Denken, Urteilen, schulisches Lernen und Lernen aus Erfahrung, Gedächtnis, Sprache, Lesen, Schreiben, mathematisches Denken, Erwerb von praktischem Wissen, Problemlösung und Beurteilung neuartiger Situationen. Der soziale Bereich umfasst die Reife verglichen mit altersgemäß entwickelten Gleichaltrigen sowie die Wahrnehmung von sozialen Hinweisreizen, Empathie, zwischenmenschliche Kommunikationsfähigkeiten, die Fähigkeit, Freundschaften zu schließen, die Emotionsregulation und soziales Urteilsvermögen. Der „alltagspraktische Bereich" bedeutet die Fähigkeit, altersgerecht für sich selbst zu sorgen und umfasst bspw. Körperpflege, berufliche Integration, den Umgang mit Geld, Freizeitaktivitäten, einen hohen Unterstützungsbedarf bei der Lösung von komplexen Aufgaben in Schule oder Beschäftigung. Defizite in der Anpassungsfähigkeit unter Kriterium B sind auf zwei Arten zu bewerten: zum einen durch klinische Urteile sowie durch individualisierte, an die Kultur angepasste, psychometrisch überprüfte Messinstrumente. Soweit möglich, werden bei sachkundigen Informanten (Eltern, Familienmitglieder, Lehrer, Rechtsbeistände, Betreuer) standardisierte Fragebögen eingesetzt. Das Kriterium B ist erfüllt, wenn wenigstens einer der drei Bereiche der Anpassungsfähigkeit so beeinträchtigt ist, dass die Person dauerhafte Unterstützung benötigt. Kriterium C (das dritte Kriterium bezieht sich auf das Auftreten intellektueller und anpassungsbezogener Störungen während der Entwicklungsphase in Kindheit und Jugend) bleibt im DSM-5 unverändert.

Durch signifikante Änderungen an der Diagnose der intellektuellen Beeinträchtigungen (intellektuellen Entwicklungsstörung) im DSM-5 wurde das Verständnis von einem psychometrischen Zustand, der nur auf einem einzigen IQ-Score basiert, zu einer ganzheitlichen hirnorganisch basierten Störung erweitert, bestimmt durch die

Funktionalität innerhalb und außerhalb der Testumgebung (Greenspan et al., 2016). Mit diesen konzeptuellen Änderungen kann nun verstanden werden, dass intellektuelle Beeinträchtigungen weniger eine Störung des Lernens und des Gedächtnisses (d. h. des Erlernens von Schemata) sind, sondern eher eine Störung des Denkens und Verhaltens (d. h. das flexible Anpassen von Schemata, um sich an sich ändernde Situationen anzupassen, in denen habituelle Schemata nicht mehr funktionieren) im Kontext neuartiger Probleme oder Situationen. Mit anderen Worten: Die kognitive Essenz der intellektuellen Beeinträchtigung sind exekutive Dysfunktionen und die Essenz des Anpassungsverhaltens bei einer geistigen Behinderung sind die Fehlanpassungen des Verhaltens. Bei Fetalen Alkoholspektrumstörungen steht beides im Zentrum.

Obwohl das DSM-5 feststellt, dass eine intellektuelle Beeinträchtigung verursacht werden kann, wenn eine teratogene vorgeburtliche Exposition von Substanzen wie Alkohol und/oder Medikamenten vorliegt, gehörten Menschen mit FASD zu denjenigen, denen bis zur Publikation im Jahr 2013 durch willkürliche IQ-Grenzwerte in Bezug auf den Zugang zu Hilfesystemen[43] der meiste Schaden zugefügt wurde. Eine vorgeburtliche Alkoholexposition führt dazu, den IQ etwas zu reduzieren (d. h. die durchschnittlichen IQ reichen von den Grenzbereichen der geistigen Behinderung bis zum niedrigen Durchschnittsbereich), und dies scheint ein dosisabhängiger Prozess zu sein (Korkman et al., 2003). Die meisten Menschen mit FASD haben jedoch keine IQ im unterdurchschnittlichen Bereich (Streissguth et al., 1989; Streissguth et al., 1996), obwohl der neuere Wechsler-Intelligenztest ein variables kognitives Profil enthält und Indexwerte einbezieht (Raldiris et al., 2018). Unabhängig davon, wie sich Alkohol auf die intellektuellen Funktionen auswirkt, ist der IQ-Gesamtwert einer Person nun kein automatisches Hindernis mehr für den Zugang zu Hilfesystemen. Das DSM-5 definiert nun die „intellektuellen Beeinträchtigungen" deutlich breiter als kognitive oder ZNS-Dysfunktion und erhebt die Anpassungsfähigkeit auf einen gleichwertigen Status. Wenn also das neuropsychologische Profil einer Person mit FASD mindestens einige[44] Beeinträchtigungen (d. h. -2 SD) enthält, ist das Kriterium A einer intellektuellen Beeinträchtigung erfüllt, und wenn es auch mindestens ein Defizit in der Anpassungsfähigkeit (kognitiv, sozial alltagspraktisch) vorliegt (d.h. -2 SD) mit Nachweis des Entwicklungsbeginns in der Kindheit und Jugend, dann sind auch die Kriterien B und C erfüllt.

43 Anmerkung der Übersetzer: dies bezieht sich auf den Zugang zu den amerikanischen Systemen der Behindertenhilfe, der mit dem DSM-5 verbessert werden konnte.

44 Anmerkung der Übersetzer: Im amerikanischen DSM-5 werden Schweregrade mit *mild, moderate, severe, profound* bezeichnet, die in der deutschsprachigen Version (Falkai u. Wittchen, 2015) mit *leicht, mittel, schwer, extrem* übersetzt werden.

2.8.2 Defizite der exekutiven Verarbeitung und Integration

Die Einschränkungen der ZNS-Funktionen bei FASD beruhen auf hirnorganischen Schädigungen, die durch vorgeburtliche Alkoholexposition verursacht werden (Chen et al., 2003; Goodlet u. Horn, 2001; Jones et al., 1973). Weil Ort und Ausmaß der Schädigung von vielen Faktoren abhängen, wie Menge, Häufigkeit und Zeitpunkt der Exposition sowie mütterlichen und genetischen Faktoren (Abel u. Hannigan, 1995; Mai, 1995; Jacobson et al., 1998; Riley u. McGee, 2005) zeigen neuropsychologische Testprofile häufig eine ausgeprägte Inhomogenität (d. h. eine diffuse Mischung aus einzelnen Stärken und Schwächen). Testergebnisse zeigen häufig auch signifikante Diskrepanzen zwischen Subtest-Scores bei Testverfahren, die mehrere Fähigkeiten innerhalb desselben Tests messen, wie z. B. Indexwerte bei einem IQ-Test (Adubato u. Cohen, 2011; Mattson et al., 2011; Olson et al., 1998; O'Malley, 2007; Raldiris et al., 2018). Diese Inhomogenität innerhalb der Subtests zeigt sich auch in den kognitiven Beeinträchtigungen (Bolen, 1998; Greenspan u. Olley, 2015; Greenspan u. Woods, 2014; Slate, 1995).

Obwohl eine Minderheit der Menschen mit FASD einen IQ im unterdurchschnittlichen Bereich hat und einige sogar einen sehr hohen IQ haben, fällt die Mehrzahl der IQ-Werte dieser Population in die Grenzbereiche des allgemeinen IQ-Durchschnitts (Kodituwakku, 2009; Mattson et al., 1997, Streissguth et al., 1996; Streissguth et al., 2004). In einer großen Studie wurde beispielsweise ein mittlerer IQ von 79 (Grenzbereich) bei Patienten mit Fetalem Alkoholsyndrom (FAS) und ein mittlerer IQ von 90 bei Patienten mit Fetalen Alkoholeffekten (FAE) festgestellt. „FAE" ist eine frühere diagnostische Kategorie, die inzwischen durch partielles FAS und alkoholbedingte entwicklungsneurologische Störungen ersetzt wurde (Streissguth et al., 1996). Abgesehen davon, dass ein durchschnittlicher IQ wenig über hirnorganisch bedingte Funktionsstörungen aussagen kann, bedeutet dies für die FASD-Diagnostik zentraler ZNS-Beeinträchtigungen, dass bei diesen Erkrankungen neuropsychologische Defizite in mindestens drei verschiedenen kognitiven Bereichen vorliegen (Bertrand et al., 2004; Kodituwakku, 2009; Nash et al., 2013; Mattson et al., 2010; Raldiris et al., 2018; Rasmussen et al., 2004). Insbesondere die Dysfunktion der exekutiven Funktionen scheint universell zu sein (Kodituwakku, 2007, 2009).

Die exekutiven Funktionen sind ein vielseitiges, kontextabhängiges Konstrukt, das auch gezielte, mit erheblicher Anstrengung verbundene und bewusste kognitive Prozesse umfasst, die die Initiierung, Regulierung, Sequenzierung und Planung komplexer zielorientierter Verhaltensweisen erleichtern (Gioia et al., 1996; Gioia et al., 2010; Kodituwakku et al., 2001; Royall et al., 2002; Shallice, 1988; Stuss u. Benson, 1986; Stuss et al., 2002). Exekutive Funktionen werden als kognitive Prozesse auf höherer Ebene innerhalb des präfrontalen Kortex verstanden, die den neuronalen Input niedrigerer Ebenen aus anderen Bereichen des Gehirns während der Ausführung komplexer Aufgaben regulieren (Friedman et al., 2008; Miyake et al., 2000). Die meisten Forscher scheinen sich darin einig zu sein, dass exekutive Funktionen keine basalen kognitiven Funktionen, wie einfache Wahrnehmung, Aufmerksamkeit, Emotionen, Impulse oder einfache Gedächtnisprozesse, sind, sondern eher den *kognitiven Verarbeitungsprozess* (z. B. Synthese, Integration, Verarbeitung und Kontrolle) dieser grundlegenden Aktivitäten beschreiben. Daher hängt die Effektivität der exekutiven Funktionen von der Integrität der neuronalen Eingabe auf niedrigerer Ebene sowie von der Integrität des übergeordneten Verarbeitungssystems ab.

Von den vielen kognitiven Bereichen, die von FASD betroffen sein können (z. B. Aufmerksamkeit, Lernen und Gedächtnis, sensorische Verarbeitung, motorische Fähigkeiten, visuomotorische Fähigkeiten, Verarbeitungsgeschwindigkeit), sind Defizite in den exekutiven Funktionen am schwerwiegendsten, da das ausführende System die bewusste Entscheidungsfindung, die Selbststeuerung/-regulierung und alltägliches Anpassungsverhalten steuert (Hosenbocus u. Chahal, 2012; Schonfeld et al., 2006; Ware et al., 2012). Da der präfrontale Kortex anscheinend besonders empfindlich auf die schädigenden Auswirkungen einer vorgeburtlichen Alkoholexposition reagiert (Fryer et al., 2007), gehören Störungen der exekutiven Funktionen zu den zentralen Beeinträchtigungen der FASD (Mattson et al., 2011). Jetzt, da das DSM-5 intellektuelle Beeinträchtigungen im Schwerpunkt über Einschränkungen exekutiver Funktionen definiert, sind diese zu einem bedeutenden Bestandteil der geistigen Behinderung geworden. Im Allgemeinen zeigen neuropsychologische Testprofile von Menschen mit FASD in der Regel qualitativ vergleichbare Defizite bei komplexen kognitiven Verarbeitungsaufgaben in den Bereichen von verbalem und nonverbalem Lernen (Aragon et al., 2008; Kaemingk et al., 2003), Sprache (McGee et al., 2009), räumlich-visueller Wahrnehmung (Chiodo et al., 2009) und Aufmerksamkeit (Schonfeld et al., 2001) sowie exekutiven Funktionen. In ähnlicher Weise werden Defizite der exekutiven Funktionen bei Aufgaben beobachtet, die eine komplexe Verarbeitung betreffen, wie z. B. Planung (Kodituwakku et al., 1995; Mattson et al., 1999), Flexibilität (Coles et al., 1997; Carmichael Olson et al., 1998), nonverbale und verbale Verarbeitungsgeschwindigkeit (Schonfeld et al., 2001; Kodituwakku et al., 2006), Konzeptualisierung (McGee et al., 2008) und Arbeitsgedächtnis, Reaktionshemmung und kognitive Kontrolle (Green et al., 2009; Kodituwakku et al., 2011; Noland et al., 2003; Green et al., 2007). Mehrere Literaturrecherchen haben gezeigt, dass Personen mit FASD wenig Schwierigkeiten mit kognitiv kaum herausfordernden Aufgaben haben, jedoch Beeinträchtigungen bei Aufgaben aufweisen, die die Kontrolle durch komplizierte neuronale Schaltkreise benötigen (Kodituwakku et al., 1995; Mattson et al., 1999; Kodituwakku et al., 2001; Rasmussen, 2005). In einer komplexen Analyse überprüfte Kodituwakku (2007, 2009) systematisch die Literatur, um zu untersuchen, ob ein spezifisches neurokognitives Profil Kinder mit FASD von normal entwickelten Gleichaltrigen unterscheidet. Die Ergebnisse dieser Analyse haben gezeigt, dass Kinder mit FASD, unabhängig vom Vorliegen von Gesichtsdysmorphien und des IQ, Schwierigkeiten zeigten, komplexe Informationen und Planungsaufgaben in neuartigen Kontexten, die die Komplexität von Aufgaben erhöhten, zu übertragen. Kodituwakku (2007, 2009) definierte diese

Beeinträchtigung als ein „allgemeines Defizit bei der Verarbeitung und Integration komplexer Informationen."

Neben Unbekanntem, Zeitdruck und der Gleichzeitigkeit von Forderungen, die in den Literaturübersichten von Kodituwakku (2007, 2009; Kodituwakku u. Kodituwakku, 2014) festgestellt wurden, können viele Dinge zur Komplexität von Aufgaben beitragen, wie z. B. fehlende Struktur (z. B. keine externen Leitlinien oder Richtlinien), eine ablenkende Umgebung, Mehrdeutigkeit von Aufgaben, Unberechenbarkeit, konkurrierende soziale Reize oder soziale Erwünschtheit (Schonfeld et al., 2006). Darüber hinaus beeinträchtigen interne Zustandsfaktoren möglicherweise auch die Aufmerksamkeit und die Planungsfähigkeit und tragen somit zur Komplexität der Situationen bei. Zu den internen Zustandsfaktoren zählen Stress, psychische oder körperliche Erkrankungen, Müdigkeit, Langeweile, starke Emotionen, Suggestibilität oder Einfluss von Drogen. Aufgaben, die besonders sensitiv das allgemeine Verarbeitungs- und Integrationsdefizit erfassen, umfassen solche, die die Organisation und Verarbeitung multipler kognitiver Informationen (komplexer Arbeitsspeicher) und Konzeptbildung (komplexe Planung), konzeptionelle und affektive Flexibilität (Fehlererkennung und -korrektur), Überprüfung, schnelle Entscheidungen und bewusste kognitive Anstrengung (Kodituwakku, 2007, 2009) beinhalten. Darüber hinaus entstehen auch Schwierigkeiten, wenn Aufgaben die exekutive Bearbeitung, Integration und Regulierung von neuronalen Informationen aus anderen Bereichen erfordern, z. B. komplexe Sprache (z. B. verbale und nonverbale, verbales Arbeitsgedächtnis, soziale Fähigkeiten), visuomotorische Fähigkeiten, Gedächtnisprozesse mit bewusster Anstrengung (z. B. freier Abruf und Organisation), soziale Problemlösefähigkeiten und Informationsverarbeitung sowie die Verarbeitung numerischer Informationen (Kodituwakku, 2009).

Menschen mit Einschränkungen exekutiver Funktionen können in strukturierten Situationen mit sich wiederholenden Übungen angemessen lernen, planen und handeln, da exekutive Qualitäten in solchen Situationen nur wenig erforderlich sind. Laut Shallice (1982) besteht die Hauptaufgabe des exekutiven Systems darin, neuartige Situationen zu bewältigen, die nicht in den Bereich der automatischen und gewohnheitsmäßigen Informationsverarbeitung fallen. Daher verarbeiten exekutive Funktionen Informationen nicht in Routinesituationen, in denen Verhalten durch Wiederholung zur Gewohnheit geworden ist, obwohl intakte exekutive Funktionen erforderlich sein können, um starke gewohnheitsmäßige Reaktionen zu überwinden (Shallice u. Burgess, 1998). Im Gegensatz dazu ist der Verarbeitungsprozess von exekutiven Funktionen in unbekannten Situationen von entscheidender Bedeutung, die neuartige Planung und Entscheidungsfindung, Fehlerkorrektur und Fehlerbehebung, Impulskontrolle und ein selbstständiges und schnelles Denken erfordern (Norman u. Shallice, 1986). Exekutive Funktionen sind auch wichtig, um der Versuchung oder den starken Emotionen des limbischen Systems zu widerstehen (Shallice u. Burgess, 1998). Da die Informationsverarbeitung auf höherer Ebene die einzige kognitive Funktion ist, die mit bewusster Anstrengung und kontrollierender Aufmerksamkeit verbunden ist (Shallice u. Burgess, 1998), hat die Funktionsstörung von exekutiven Funktionen bei FASD wichtige rechtliche Konsequenzen im Zusammenhang mit limbisch motivierten Verhaltensweisen wie Gewalt. Exekutive Funktionen entsprechen im forensischen Kontext dem Denken, Nachdenken, der Intentionalität und der Impulskontrolle.

Im Verlauf der letzten zehn Jahren hat die Forschung zu FASD-spezifischen neuropsychologischen Profilen überzeugende Belege für Defizite in der Informationsverarbeitung als Teilbereich exekutiver Funktionen gefunden, die mit zunehmender Komplexität der Aufgaben immer deutlicher werden (Kodituwakku et al., 2011; Mattson et al., 2011). Untersuchungen können belegen, dass Menschen mit FASD einfache mathematische Aufgaben durchaus lösen können, jedoch erhebliche Schwierigkeiten bei komplexen Aufgaben, die Arbeitsgedächtnis und Transfer betreffen, entwickeln (Abkarian, 1992; Kerns et al., 1997; Kodituwakku et al. 2006, Kopera-Frye et al., 1996; Mattson u. Riley, 1998; Streissguth et al., 1994). Green et al. (2009) stellten fest, dass die Aufgabenanforderungen in unbekannten Situationen, in denen Planungs- und Arbeitsgedächtnis erforderlich waren, an Komplexität zunahmen, und dass die Gruppe mit FASD stärker beeinträchtigt war als die Kontrollgruppe. Aragon u. Kollegen (2008), die sich direkt auf den Komplexitätsfaktor konzentrierten, stellten fest, dass Kinder mit FASD eine deutlich schlechtere Leistung zeigten als normal aufgewachsene Kinder bei Messwerten, die Anforderungen an komplexe Planung und Logik stellten. In einer weiteren Studie, die den Einfluss von Intelligenzfaktoren ausschloss, verglichen Quattlebaum und O'Connor (2013) die Ergebnisse neuropsychologischer, verhaltensbezogener und auf Anpassungsfähigkeiten bezogener Bewertungen in zwei Gruppen von Kindern: die, bei denen eine FASD-Störung vorlag, und bei einer nicht exponierten Kontrollgruppe. Nach der Überprüfung des IQ wies die FASD-Gruppe bei jedem untersuchten Konstrukt signifikant schlechtere Ergebnisse auf als die nichtexponierte Gruppe einschließlich der exekutiven Funktionen, der Aufmerksamkeit, des Arbeits- und des visuell-räumlichen Gedächtnisses, der sprachlichen Abstraktionsfähigkeiten, des Anpassungsverhaltens, der emotionalen/sozialen Funktionen und der sozialen Kognition. Innerhalb der FASD-Gruppe wurden keine Unterschiede zwischen den diagnostischen Subtypen festgestellt. Insgesamt unterstützten die Ergebnisse dieser Studie die Hypothese, dass auch bei Kindern mit FASD, deren IQ im durchschnittlichen Bereich liegt, Defizite der exekutiven Funktionen auftreten. In eine ähnliche Richtung weist die Forschung, die zeigt, dass Menschen mit FASD besondere Schwierigkeiten in bewussten Verarbeitungsprozessen zeigen und weniger bei der automatisierten Verarbeitung (Burden et al., 2005; Roebuck et al., 1999).

Zusammenfassend kann die Forschung umfassend zeigen, dass der Grund, warum Menschen mit FASD im Lebensvollzug (siehe auch Kap. 2.4.6) so wirken, als wenn sie eine geistige Behinderung hätten, ein biologisch bedingter Zusammenbruch der exekutiven Funktionen in Kontexten situativer Komplexität ist, der die Anpassungsfähigkeit in den meisten realen Situationen direkt beeinflusst. Das Verarbeitungs- und Integrationsdefizit von exekutiven Funktionen ist unabhängig von der FASD-Unterdiagnostik und unabhängig vom IQ (Carr et al., 2010; Crocker et al., 2009; Fryer et al., 2007; Jirikowic et al., 2008; Quattlebaum u. O'Connor, 2013; Whaley et al., 2001). Darüber hinaus scheinen alle Aspekte der Anpassungsfunktionen durch Verarbeitungs- und Integrationsdefizite exekutiver Funktionen betroffen zu sein, einschließlich der Lernprozesse (Streissguth et al., 1996), der motorischen Fähigkeiten (Raldiris et al., 2018) sowie der sozialen Aspekte konzeptionalisierenden und des alltagspraktischen Verhaltens (Kodituwakku, 2007, 2009; Streissguth et al., 1996). Die direkten und vorhersagbaren Auswirkungen dieser Störung der exekutiven Bearbeitung/Integration auf die Anpassungsfähigkeiten bei FASD sind eindeutig und erheblich (Schonfeld et al., 2006; Ware et al., 2012). Streissguth et al. (1996) fanden beispielsweise heraus, dass die mit den Vineland Adaptive Behavior Scales gemessenen Anpassungsfähigkeiten bei Kindern und Erwachsenen mit FASD um etwa zwei Standardabweichungen unter den Gesamt-IQ fielen, woraus folgt, dass Menschen mit normalem IQ und FASD ähnliche Funktionsniveaus zeigen wie Menschen mit einer geistigen Behinderung.

2.8.3 Intellektuelle Beeinträchtigungen und die Äquivalenz mit adaptiven Funktionen bei Menschen mit FASD

Der direkte Einfluss der Einschränkungen exekutiver Funktionen auf die Anpassungsfähigkeiten kann über die gesamte Lebensdauer von Menschen mit FASD beobachtet werden (Carr et al., 2010; Streissguth et al., 1996). Die AAIDD definiert Anpassungsfähigkeiten als Sammlung von konzeptionellen, sozialen und praktischen Fähigkeiten, die von Menschen in ihrem Alltag durchgeführt und erlernt werden. Konzeptionelle Fähigkeiten umfassen Lernen, Gedächtnis und Kommunikation. Studien zu Lern- und Gedächtnisfähigkeiten bei Kindern mit FASD finden durchgängig Leistungsdefizite in umfassenden Schulleistungstestbatterien (Kaemingk et al., 2003; Kaemingk u. Halverson, 2000; Mattson u. Roebuck, 2002) mit besonderen Schwierigkeiten bei der Zahlenverarbeitung (Streissguth et al., 2004) und dem Lernen, wenn dabei bewusste exekutive Anstrengungen erforderlich waren, wie z. B. der freie Abruf und Organisationsfähigkeiten (Aragon et al., 2008; Kodituwakku, 2009; Mattson u. Riley, 1999). Im Gegensatz dazu scheint es weniger Einbußen beim Wiedererkennen von Gedächtnisinhalten zu geben, das weniger (Mattson u. Riley, 1999) kognitiven Aufwand erfordert.

Untersuchungen der Kommunikationsfähigkeiten bei älteren Kindern und Erwachsenen mit FASD finden durchgängig Defizite im verbalen und nonverbalen Enkodieren wie dem verbalen Arbeitsgedächtnis (Coles et al., 1997; Kodituwakku et al., 2006; Schonfeld et al., 2001) und Verständnis subtiler sozialer Hinweise (Lindinger et al., 2016; McGee et al., 2009), die beide eine komplexe kognitive Verarbeitung erfordern (Coggins et al., 2007; Thorne et al., 2007). Bei der Überprüfung mit Verhaltens- und Bewertungsmaßstäben wie den Vineland Adaptive Behavior Scales werden in der täglichen Kommunikation ständig Defizite festgestellt (Crocker et al., 2009; LaDue et al., 1992; Streissguth et al., 1996) mit Ausnahme einer einzigen Studie, in der die Verhaltensbewertungen von leiblichen Müttern auf den Vineland Adaptive Behavior Scales zur Beurteilung von Anpassungsfähigkeiten bei sehr jungen Kindern verwendet wurden (Coles et al., 2001). Wie die Autoren dieser Studie feststellten, waren die Bewertungen möglicherweise voreingenommen, da die Mütter über die negativen Auswirkungen des Alkoholkonsums auf ihre ungeborenen Kinder aufgeklärt wurden, bevor sie deren Verhalten bewerteten.

In der Regel finden Studien zu Kommunikationsfähigkeiten bei FASD signifikante und erhebliche Diskrepanzen in der Anpassungsfähigkeit im Vergleich zum IQ (Streissguth et al., 2004; Temple et al., 2011). Bei einem Forschungsüberblick stellten Kodituwakku u. Kodituwakku (2014) fest, dass die Aufgabenkomplexität bei Menschen mit FASD das Kriterium war, um diejenigen mit oder ohne Einschränkungen der kommunikativen Fähigkeiten zu unterscheiden.

Auch die Forschung zu Fähigkeiten in der Alltagsbewältigung zeigt bei Menschen mit FASD deutliche Beeinträchtigungen auf (Temple et al., 2011). Als Streissguth und ihre Kollegen (1991) beispielsweise mit den Vineland Adaptive Behavior Scales die Anpassungsfähigkeiten von Teenagern und Erwachsenen mit FASD einschätzten, fiel der Durchschnittswert für die Fähigkeiten in der Alltagsbewältigung auf das Äquivalenzniveau von Neunjährigen, obwohl das Durchschnittsalter der Studie bei 17 Jahren lag. Bei einer Untersuchung der Fähigkeiten in der Alltagsbewältigung von Erwachsenen mit FASD, bei der die Autoren das Adaptive Behavior Assessment System II (ABAS-II) verwendeten und gleichzeitig den IQ testeten (Temple et al., 2011), zeigte die FASD-Gruppe signifikant niedrigere Fähigkeiten in diesem Bereich (um 11 Punkte) als die Kontrollgruppe. Dies bestätigte die Ergebnisse von Streissguth u. Kollegen (Streissguth et al., 1991, 2004), zeigte jedoch geringere Einschränkungen als die Ergebnisse von Whaley et al. (2001), wo die durchschnittliche Punktzahl für Fähigkeiten in der Alltagsbewältigung bei Kindern mit FASD um 2 Standardabweichungen unter dem Durchschnitt lag.

Sozialverhalten scheint die am meisten betroffene adaptive Domäne bei FASD zu sein (Carmichael Olson et al., 1999; Crocker et al., 2009; Fryer et al., 2007; McGee et al., 2009; O'Connor et al., 2006; Streissguth et al., 1991, 1996, 2004; Thomas et al., 1998; Whaley et al., 2001). Die sozialen Fähigkeiten einer Gruppe von Jugendlichen und Erwachsenen mit FASD im Alter zwischen 13 und 33 Jahren entsprachen denen von sechsjährigen Kindern (Streissguth et al., 1991). Da es Hinweise darauf gibt, dass die Defizite bei den exekutiven Verarbeitungs- und Integrationsprozessen in einem direkten Zusammenhang mit der Situationskomplexität und gestörtem Sozialverhalten steht (Kodituwakku u. Kodituwakku, 2014; Schonfeld et al., 2006), überrascht es nicht, dass das Sozialverhalten bei FASD im Allgemeinen stark beeinträchtigt ist, da soziale Interaktionen in der Regel recht komplex sind und mehrere Prozesse gleichzeitig ablaufen (Doyle u. Mattson, 2015). Zu den Problemen im Sozialverhalten bei Kindern mit FASD gehören daher Distanzlosigkeit gegenüber Fremden und mangelndes Risikobewusstsein, Einschränkungen in der Impulskontrolle, Schwierigkeiten, die Perspektiven anderer zu verstehen, das Nichtverstehen sozialer oder sexueller Grenzen sowie Naivität und Leichtgläubigkeit (Coles u. Platzman, 1993; Greenspan 2009a; Kelly Day u. Streissguth 2000; Roebuck et al., 1999).

Beeinträchtigungen der sozialen Kompetenzen bei Kindern mit FASD umfassen die verbale und nonverbale Flexibilität und die soziale Kommunikation (Coggins et al., 2007; Kodituwakku et al., 1995, 2006; Mattson et al., 1999; Rasmussen u. Bisanz, 2009; Schonfeld et al., 2001; Vaurio et al., 2008), die Verarbeitung sozialer Informationen (Greenbaum et al., 2009; McGee et al., 2008, 2009), Schwierigkeiten beim Deuten sozialer Hinweise (Carmichael Olson et al., 1998, Streissguth et al., 1991), Störung der sozialen Interaktion (Bishop et al., 2007; Carmichael Olson et al., 1998; Thomas et al., 1998), Problemlösungsstrategien (McGee et al., 2008, 2009), Coping-Mechanismen (Brown u. Connor, 2014), Empathie und moralische Entwicklung (Graham et al., 2013; Rasmussen u. Bizanz, 2009) sowie allgemeine soziale Kompetenzen (Brown et al., 1991; Carmichael Olson et al., 1997; Mattson u. Riley, 2000; Shaywitz et al., 1980; Thomas et al., 1998). Der gemeinsame Nenner all dieser Anforderungen an das Sozialverhalten ist die Notwendigkeit der Integration und Synthese mehrerer sozialer Fähigkeiten. Aufgrund dieser breiten Einschränkungen sozialer Kompetenzen werden Kinder mit FASD tendenziell von Gleichaltrigen abgelehnt und sozial isoliert (Lange et al., 2013). Dies trägt wiederum zu niedrigem Selbstwertgefühl bei und erhöht die Gefahr komorbider Störungen sowie Anpassungsstörungen (Bierman, 2004) sowie die Gefahr, in Kontakt mit dissozialen Peergroups zu kommen (Schonfeld et al., 2006).

Die Feststellung, dass der IQ im Hinblick auf Einschränkungen sozialer Kompetenzen und anderer Anpassungsfähigkeiten bei FASD keine Rolle spielt, ist diagnostisch relevant. Das implizite Erkennen einer signifikanten Diskrepanz zwischen dem Gesamt-IQ und den Anpassungsfähigkeiten, die den vom DSM-5 vorgeschlagenen Kriterien für „Verhaltensstörung aufgrund pränataler Alkoholexposition" (VS-PAE, siehe dazu ausführlich Kap. 2.6) entsprechen, zeigt an, dass – wenn der IQ nicht um mindestens 2 Standardabweichungen unter dem Mittelwert liegt – andere Einschränkungen, wie Lernschwierigkeiten, Gedächtnisstörungen, Störungen des visuellräumlichen Denkens oder Beeinträchtigungen exekutiver Funktionen – Kriterium B (mindestens ein Bereich neurokognitiver Beeinträchtigung) – erfüllt sein können. Kriterium C erfordert eine Beeinträchtigung in mindestens einem Bereich der Selbstregulierung (Affekt-/Verhaltensregulierung, Aufmerksamkeit oder Impulskontrolle). Kriterium D erfordert mindestens zwei Beeinträchtigungen im Bereich der adaptiven Funktionen. Die Diagnosekriterien von VS-PAE zeigen im Wesentlichen den Verursachungsprozess bei FASD: Die vorgeburtliche Alkoholexposition (Kriterium A) verursacht die Beeinträchtigungen neurokognitiver Funktionen (Kriterium B), die die Selbstregulation (Kriterium C) beeinträchtigt, was sich als breite Beeinträchtigung adaptiver Funktionen manifestiert (Kriterium D). Die Erfüllung der Diagnosekriterien des DSM-5 verlangt, dass die Diagnose einer VS-PAE nur dann vergeben werden kann, wenn diese Menschen *massiver beeinträchtigt sind*, als dies für die Diagnose einer intellektuellen Beeinträchtigung (intellektuellen Entwicklungsstörung) erforderlich wäre (d. h. zwei Merkmale von Beeinträchtigungen der adaptiven Fähigkeiten müssen erfüllt sein, gegenüber nur einem Merkmal bei intellektuellen Beeinträchtigungen). Aufgrund der Komplexität des Diagnoseprozesses zur Stellung einer FASD-Diagnose ist es allgemein anerkannt, dass eine multidisziplinäre Diagnostik durch ein qualifiziertes Team, umfassende neuropsychologische Testungen und strukturierte Einschätzungen der adaptiven Fähigkeiten umfasst (Brown et al., 2010; Doyle u. Mattson, 2015). Obwohl die Diagnosekriterien für VS-PAE im DSM-5 im Forschungsteil beschrieben werden, wurden die Richtlinien im klinischen Bereich (der USA – die Übersetzer) als diagnostischer Standard übernommen (Brown et al., 2016; Doyle u. Mattson, 2015; Hagan et al., 2016; Kable et al., 2016).

Die Auswirkungen der Einschränkungen der exekutiven Informationsverarbeitung/Integration auf die Fertigkeiten der alltäglichen Lebensführung bei FASD sind in vielerlei Hinsicht mit denen bei einer geistigen Behinderung/intellektuellen Beeinträchtigung vergleichbar. In einer Studie des CDC (Center for Desease Control) über sekundäre Störungen (Streissguth et al., 1996) wurde festgestellt, dass auch bei erwachsenen Männern mit nicht-dysmorphem FASD (d. h. ARND) trotz durchschnittlichem IQ nur wenige selbstständig leben konnten. Die Studie erfasste ein selbstständiges Leben als eines ohne unterstützende Betreuung oder Partner, der das tägliche Leben organisiert und strukturiert, also nicht mit jemandem zusammenlebend, der als „Betreuer“ im Sinne der Bewältigung der praktischen Aufgaben fungiert und mindestens 9 von 12 Aufgaben ausführen kann. Die Definition von Selbstständigkeit erforderte auch die Verwaltung des eigenen Geldes. Insgesamt ergab die Studie, dass 83 % der Erwachsenen im FASD-Spektrum nicht selbstständig leben konnten, und 80 % hatten Probleme mit einer dauerhaften Beschäftigung. Da der durchschnittliche IQ in dieser Gruppe bei 90 lag, deuten diese Ergebnisse darauf hin, dass ursächlich für diese Probleme nicht der IQ, sondern die Einschränkungen der exekutiven Funktionen sind. Vermutlich die meisten, wenn nicht alle Probanden zeigten Defizite in adaptiven Fähigkeiten, die sie für die Behindertenhilfe (developmental disabilities services) qualifizieren würden.

Genau wie bei der geistigen Behinderung führen Beeinträchtigungen der adaptiven Funktionen bei FASD zu einer Vielzahl gesellschaftlicher und persönlicher Probleme, wobei die Auswirkungen der Störung des Sozialverhaltens weit über die im CDC-Bericht genannten sekundären Störungen hinausgehen (z. B. Schulabbrüche, Drogenmissbrauch, Gesetzeskonflikte, Gefängnisaufenthalte, unangemessenes Sexualverhalten, abhängiges Leben, Beschäftigungsprobleme [Streissguth et al., 1996]). Laut dieser Studie wurden etwa 60 % der FASD-Patienten mindestens einmal in ihrem Leben festgenommen. Zu den Ursachen der Festnahmen gehörten nicht nur verschiedene Diebstähle, sondern auch Verbrechen, bei denen es um zwischenmenschliche Gewalt ging, wie z. B. Körperverletzung und häusliche Gewalt. Diejenigen, die an FASD leiden, stehen im Verdacht, überproportional viele falsche Geständnisse zu machen sowie falsche Anschuldigungen (Moore u. Green, 2004; Brown et al., 2011), die beide einen hohen gesellschaftlichen Tribut fordern.

Wenn Kinder mit FASD aufwachsen und sich entwickeln, haben sie Schwierigkeiten, auf natürliche Weise aus sozialen Erfahrungen zu lernen. Störungen des Sozialverhaltens nehmen bei FASD mit zunehmendem Alter weiter zu (Carmichael Olson et al., 1997; Carr et al., 2010; Crocker et al., 2009; Fagerlund et al., 2012; Kully-Martens et al., 2012; Mattson u. Riley, 2000; O'Connor et al., 2006; Quattlebaum u. O'Connor, 2013; Steinhausen et al., 1993; Streissguth et al., 2004; Thomas et al., 1998; Whaley et al., 2001). Es kann davon ausgegangen werden, dass dies wesentlich zu den ungünstigen Entwicklungen oder sekundären Störungen beiträgt (Fast et al., 1999; Howell et al., 2006; Streissguth et al., 1994, 2004). Die soziale Entwicklung bei FASD ist nicht nur unabhängig vom IQ (Fagerlund et al., 2012), sondern liegt auch hinter der bei den intellektuellen Beeinträchtigungen gezeigten Entwicklungslinie zurück (Thomas et al., 1998; Crocker et al., 2009). In der Tat zeigen Menschen mit FASD ein Sozialverhalten, das dem von Patienten mit Frontallappenläsionen ähnelt (Connor et al., 2000).

Neuroimaging-Studien finden konsistente Beweise für Anomalien des Frontallappens bei FASD, die die Defizite in der exekutiven Informationsverarbeitung/Integration teilweise erklären. Diese wiederum führen zu Beeinträchtigungen der adaptiven Funktionen. In einer Studie mit funktioneller Magnetresonanztomographie (fMRI) fanden Fryer et al. (2007) beispielsweise, dass im Vergleich zur Kontrollgruppe Kinder und Jugendliche mit FASD in Versuchen eine erhöhte Aktivierung im präfrontalen Kortex zeigten, sobald die Anforderungen für eine Reaktionshemmung erhöht wurden. Dies weist darauf hin, dass die Reaktionshemmung einen höheren Bedarf an kognitiven Ressourcen (d. h. mehr Aufwand) erfordert, um die Aufgaben auszuführen. In einer Studie mit struktureller MRI-Analyse stellten Sowell et al. (2008) fest, dass bei Patienten mit FASD die neokortikale Dicke über große Bereiche des dorsolateralen präfrontalen Kortex erhöht war. Neokortikale Ausdünnung ist die Voraussetzung für funktionale Integrität bei älteren Jugendlichen, insbesondere im Hinblick auf die intellektuelle Leistungsfähigkeit (Green et al., 2009) und ist mit einer allmählichen Reifung der Stirnlappen während der Entwicklungsjahre verbunden (Sowell et al., 2004; Shaw et al., 2006). Neokortikale Ausdünnung findet sich jedoch nicht bei Jugendlichen mit FASD (Sowell et al., 2007), was auf eine Verzögerung der Hirnreifung beim Aussortieren (von Synapsen) und bei der Myelinisierung schließen lässt, die zu diesem Zeitpunkt auftreten sollten (Green et al., 2009).

Eine longitudinale volumetrische Analyse, die sowohl Umwelteinflüsse als auch den IQ berücksichtigte, fand eine signifikante Verzögerung der Hirnreifung in den frontalen Assoziationsabschnitten von Kindern mit FASD, die mit Einschränkungen in Lese- und Sprachverständnis einhergingen (Treit et al., 2013). Die verzögerte Hirnreifung bei FASD erklärt die zunehmenden sozialen und emotionalen Verzögerungen, die in dieser Population in den pubertären Entwicklungsjahren zu beobachten waren (Carmichael Olson et al., 1998; Whaley et al., 2001) und auch, warum Erwachsene mit FASD Beeinträchtigungen der adaptiven Funktionen zeigen, als ob sie eine geistige Behinderung hätten.

2.8.4 Der Zugang zu den Hilfesystemen

Die erweiterte diagnostische Wahrnehmung einer geistigen Behinderung, die in diesem Kapitel erörtert wird, stellt eine Verschiebung von der Wahrnehmung, dass eine geistige Behinderung eine auf dem IQ basierende Behinderung ist, hin zu einer Ansicht vor, dass es sich um eine weit verbreitete neurologische Entwicklungsstörung handelt (Greenspan u. Woods, 2014). Diese erweiterte Sicht der intellektuellen Beeinträchtigungen ermöglicht den Zugang zu Hilfen für Menschen mit FASD und vergleichbaren Beeinträchtigungen (z. B. Menschen mit Prader-Willi-Syndrom), die ebenso erhebliche Beeinträchtigungen der exekutiven Funktionen und der Anpassungsfähigkeit zeigen, ohne dass der IQ beeinträchtigt ist.

Im Mittelpunkt der Perspektive der *Störungen der neuronalen und mentalen Entwicklung* steht die Vorstellung, dass Testergebnisse zwar hilfreich sind, um bestimmte kognitive Fähigkeiten und Gesamtprofile der hirnorganisch basierten Informationsverarbeitung zu ermitteln, jedoch nicht starr in der Diagnostik verwendet werden sollten, da die hirnorganischen Beeinträchtigungen komplex sind und sich variabel manifestieren können. Vielmehr sollte die klinische Beurteilung der entscheidende Faktor für die Interpretation kognitiver Profile im Kontext von Situationen und Verhaltensbeobachtungen sein, wie das DSM-5 eindeutig fordert. Zu diesem Zweck wurde vorgeschlagen, intellektuelle Beeinträchtigungen als eine Entwicklungsstörung zu definieren, die mit einer unvollständigen Entwicklung der Hirnfunktionen einhergeht. Diese äußert sich in einem mangelhaften Erwerb von intellektuellen, kognitiven und exekutiven Fähigkeiten, die für ein angemessenes Funktionieren in altersangemessenen Funktionen in der Gemeinschaft erforderlich sind, einschließlich der Fähigkeiten, mit besonderen physischen, sozialen und kognitiven Herausforderungen und Risiken zurecht zu kommen (Greenspan et al., 2016). Eine solche Definition verfolgt die ursächlichen Folgen von Hirnfunktionsstörungen bis in das alltägliche Verhalten, weist auf die wichtige Rolle der exekutiven Funktionen in dieser Kette von Ereignissen hin, schränkt die Ätiologie nicht ein und erfasst Beeinträchtigungen der adaptiven Funktionen als Auswirkung beeinträchtigter kognitiver Prozesse, wodurch der Hauptfaktor, der intellektuelle Beeinträchtigungen zu einer Behinderung macht (d. h. Beeinträchtigung der adaptiven Funktionen), hervorgehoben wird.

Beeinträchtigungen der adaptiven Funktionen bei FASD unterscheiden sich nicht von einer geistigen Behinderung, da beide Störungen erhebliche soziale und praktische Beeinträchtigungen mit sich bringen, die direkt auf eine ausgeprägte Funktionsstörung mit Bezug auf komplexe Zusammenhänge zurückzuführen sind (Greenspan u. Woods, 2014; Greenspan et al., 2016; Mattson u. Riley, 2000). Während Menschen mit beiden Störungen möglicherweise in der Lage sind, sich an generellen Planungsprozessen zu beteiligen, z. B. zu entscheiden, was heute oder morgen zu tun ist, können sie nicht gleichzeitig (a) ein Ziel festlegen, (b) die Handlungsschritte bestimmen, die erforderlich sind, um dieses Ziel zu erreichen, (c) die Risiken und Konsequenzen für sich selbst/andere bei der Durchführung dieser Handlungsschritte voraussehen, möglicherweise verallgemeinern aus früheren Erfahrungen, (d) Kosten und Nutzen abwägen, (e) sich gegen unangemessene Emotionen und Triebe des limbischen Systems wehren und (f) unabhängige „Go-" und „No Go"-Entscheidungen treffen, die frei von äußeren Ablenkungen und persönlichen Einflüssen sind, da diese synchron zu bewältigenden Prozesse die „Denkarbeit" komplexer machen. Während Menschen mit sowohl einer geistigen Behinderung als auch FASD häufig den Unterschied zwischen angemessenem und unangemessenem Verhalten aus intellektueller Perspektive „kennen", behindern die Einschränkungen exekutiver Funktionen bei beiden Störungen die Fähigkeit, dieses Wissen in Bewertungen zu übersetzen, die auf die reale Welt übertragen werden könnten.

Leider gibt es derzeit keine kognitiven Tests, auch nicht die, die verschiedene Aspekte der exekutiven Funktionen eruieren, um die Problemlösefähigkeit in Situationen zu erfassen, in denen der Komplexitätsgrad der realen Welt simuliert würde, indem mehrere exekutive Verarbeitungsprozesse gleichzeitig angewendet werden müssen, während auch die Ausblendung von kontextuellen und persönlichen Faktoren erfolgen muss. Neuropsychologische Testverfahren erfassen leider nur die Fähigkeit für „richtige Entscheidungen" (im Sinne der bestmöglichen Problemlösung), während es im realen Leben darum geht, schlechte Entscheidungen zu vermeiden (Greenspan et al., 2016). Folglich können kognitive Beeinträchtigungen, die das adaptive Verhalten direkt erfassen, nur durch eine umfassende klinisch-psychologische Untersuchung erfolgen, bei der (a) Testverfahren mit komplexen Problemlösungen durchgeführt werden (d. h. Tests, die die Synthese und Kontrolle mehrerer kognitiver Prozesse erfordern), (b) Verhaltensfragebögen, die die adaptiven Funktionen in der realen Welt quantifizieren (d. h. standardisierte adaptive Maßnahmen), und (c) eine individualisierte Überprüfung der lebensgeschichtlichen Entwicklung (d. h. auch Analyse der Verhaltensgeschichte) erfolgt. In vielen Fällen von FASD wird letztere die qualitativen Auswirkungen der Defizite der Einschränkungen der exekutiven Informationsverarbeitung/Integration auf die adaptiven Funktionen und eine sich verschlechternde Prognose für das Erwachsenenalter zeigen.

Da die lebensgeschichtliche Entwicklung von Menschen mit FASD in der Regel Fehlentscheidungen und katastrophale Ereignisse beinhaltet, sind diese Informationen im Allgemeinen leicht für diejenigen zu finden, die für die Betroffenen einen Zugang zu Hilfen suchen. Folglich liegt der Schlüssel für den Zugang und den berechtigten Anspruch auf Hilfen durch die Äquivalenz für eine intellektuelle Beeinträchtigung in der Sicherstellung einer Diagnostik, die umfassende Testverfahren und die Einschätzung der adaptiven Funktionen umfasst. Dies erlaubt den Fachkräften, die relevanten Punkte miteinander zu verbinden, und zu zeigen, dass die lebensgeschichtliche Entwicklung des Verhaltens eines Patienten kognitiv bedingte Beeinträchtigungen in der Bewertung der Realität widerspiegelt anstelle des Abfragens des Schulwissens und der bewussten Ablehnung sozialer Normen (Greenspan et al., 2016). Das Verbinden dieser Gewichtungen ist häufig schwierig, da die Testbatterien aufgrund des inhomogenen kognitiven Profils nur begrenzt greifen. Wenn man nicht über FASD und seine neuropsychologischen Beeinträchtigungen und Besonderheiten in den adaptiven Funktionen informiert ist, läuft man Gefahr, die einzelnen Schwächen eines kognitiven Profils zu ignorieren und irrtümlich davon auszugehen, dass Stärken die Fähigkeit zur Entscheidungsfindung in der realen Welt darstellen und dass Fehlentscheidungen beabsichtigt sind. Häufig vorkommende Fehleinschätzungen von FASD sind: (a) einige kognitive Stärken (z. B. durchschnittlicher IQ) in einem stark strukturierten Testumfeld können die Schwäche der exekutiven Funktionen bei Entscheidungsprozessen in der Praxis ausgleichen, (b) kognitive Stärken bedeuten insgesamt, dass ein Individuum auch einzelne kognitive Schwächen aufweisen kann, und (c) routinemäßige Verhaltensweisen, die bekannt und geübt sind, repräsentieren die Leistung eines Individuums in neuartigen Situationen, in denen die exekutiven Funktionen erforderlich sind.

Zusammenfassend ist Folgendes festzustellen: Statt die funktionalen Fähigkeiten eines Individuums an seinem IQ oder seinen relativen Stärken in einem hoch strukturierten Test-Setting zu bestimmen, ist die Basis der Gleichwertigkeit von VS-PAE und geistiger Behinderung durch ein Profil exekutiver Fehlleistungen im Kontext realer komplexer Alltagsanforderungen und einem Verhaltensmuster adaptiver Minderleistungen zu erkennen. Dies führt dazu, dass die VS-PAE mit einer geistigen Behinderung gleichzusetzen ist, da diese auf der Grundlage von IQ oder Teilleistungsstärken nicht erfasst wird, was dazu führt, dass VS-PAE einer intellektuellen Beeinträchtigung entspricht. Greenspan (Greenspan et al., 2016; Greenspan u. Woods, 2014, 2018) betrachtet FASD und geistige Behinderung als Störungen des „gesunden Menschenverstands“, da bei beiden Realität nicht adäquat erfasst werden kann und eine Unkenntnis offensichtlicher körperlicher Konsequenzen (z. B. Krankheit) mit sich bringt. Wenn man z. B. nicht ausreichend isst, das Haus abbrennt, wenn man vergisst, den Herd auszumachen, Unfälle erleidet (wenn man z. B. vor dem Überqueren einer Straße nicht in beide Richtungen blickt) sowie die Unkenntnis sozialer Konsequenzen (z. B. Unfähigkeit, Lebensmittel zu kaufen, weil man Geld an Freunde verschenkt; Arbeitsplatzverlust, weil man nicht zur Arbeit geht und zu Hause bleibt; Inhaftierung, wenn man sich durch dissoziale „Freunde“ verleiten lässt), dann sind dies lebensnahe Beispiele der Auswirkungen exekutiver Funktionen. Mit anderen Worten, es sind eingeschränkte exekutive Funktionen und daraus resultierende Beeinträchtigungen adaptiver Funktionen, die die Essenz von FASD darstellen und die Gleichwertigkeit im Lebensvollzug zur geistigen Behinderung/intellektuellen Beeinträchtigung (ID) definieren.

3 Screening für Fetale Alkoholspektrumstörungen

3.1 Screening für Fetale Alkoholspektrumstörungen: ein entscheidender Schritt zur Verbesserung der Versorgung[45,46]

Therese M. Grant, Natalie Novick Brown, Dan Dubovsky

Etwa ein Drittel der Menschen mit FASD haben Probleme mit Substanzmissbrauch. Diejenigen, die sich in Suchtbehandlung begeben, haben aufgrund ihrer hirnorganischen Beeinträchtigungen Schwierigkeiten, von der Behandlung ausreichend zu profitieren. Das FASD-Screening für Erwachsene – Life-History-Screen (LHS) – ist ein Interview mit 27 Items, weist vielversprechende psychometrische Eigenschaften aus und kann helfen, neurokognitive Beeinträchtigungen zu erkennen, sowie eine umfassende FASD-Diagnostik der Klienten anzubahnen. Das LHS kann als biographisches Screening-Interview problemlos in die Aufnahmediagnostik von Kliniken integriert werden. Hauptziel der Entwicklung eines FASD-Screenings ist die Hoffnung, dass diese Informationen die Kliniken gleichzeitig für FASD in der Weise sensibilisieren, dass Settings und Therapieansätze angepasst werden. Das FASD-Screening wäre dann ein Beitrag zur Verbesserung der Behandlungserfolge.

„Bei meinem Sohn wurden im Alter von 7 Jahren neurologische Auffälligkeiten im Sinne von Störungen der Grob- und Feinmotorik festgestellt, die einen Neurologen veranlassten, an FASD zu denken. Es dauerte jedoch weitere 12 Jahre, um endgültig die Diagnose Fetales Alkoholsyndrom (FAS) zu stellen. In der Zwischenzeit wurden zahlreiche kinder- und jugendpsychiatrische Diagnosen, wie ADHS, Reaktive Bindungsstörung und Störung des Sozialverhaltens mit oppositionellem Verhalten, gestellt.

Da es sich um Fehldiagnosen handelte, waren die Behandlungen wirkungslos und verschlechterten in einigen Fällen sogar die Symptomatik. Er war mehrmals in der Psychiatrie, in ambulanter Behandlung, Tageskliniken, Betreutem Wohnen und Beschäftigungsmaßnahmen. Keine dieser Einrichtungen besaß Methoden, um FASD zu erkennen (geschweige denn eine modifizierte Behandlung als Reaktion auf die Diagnosen). Somit unterstellte man ihm negative Absichten und stempelte ihn als ungehorsam, unmotiviert und nicht kooperativ ab. Er scheiterte in jeder Maßnahme. Ich wusste, dass mein Sohn stark gefährdet war, obdachlos zu werden, mit dem Gesetz in Konflikt zu geraten und zu sterben. Er geriet tatsächlich in Schwierigkeiten mit dem Gesetz, und er verstarb frühzeitig, weil die Ärzte sein FAS nicht erkannten, seinen Bedürfnissen nicht entsprachen und die Maßnahmen ungeeignet waren. Hätte damals ein Screening zur Verfügung gestanden und

---

45 Originalbeitrag übersetzt von Gela Becker, Lina Schwerg und Willi Heinze.

46 Danksagung der Autoren: Wir richten zusätzlich unseren außerordentlichen Dank an Nancy Whitney, Klinikleiterin des King County Parent-Child Assistance Program (PCAP), die PCAP-Fallbeauftragten und -Leiter und die Frauen, die an diesem Programm teilnahmen, für ihre wertvollen Beiträge zu dieser Arbeit, und an Cara Ernst, M. A., für die Datenverwaltung. Diese Arbeit wurde unterstützt vom State of Washington Department of Social and Health Services (DSHS), Auftrag #0965–69005 und #1165–29940.

https://doi.org/10.1515/9783110594492-003

wäre routinemäßig in psychiatrischen Einrichtungen und in der Suchthilfe zum Einsatz gekommen, um Erwachsene mit FASD zu identifizieren, und wären alle Mitarbeiter der Behandlungseinrichtungen über die Möglichkeiten, Behandlungen an FASD anzupassen und damit größere Therapieerfolge zu erzielen, unterrichtet gewesen, dann wäre mein Sohn, so glaube ich, noch heute am Leben."
Dan Dubovsky, Co-Autor

Die Frage, wie auf psychische Störungen und Substanzmissbrauch wirkungsvoll reagiert werden kann, findet weltweite Beachtung. Die Vereinten Nationen legten 1961 Empfehlungen zur Drogenüberwachung vor, „um Früherkennung, Behandlung, Aufklärung, Nachbehandlung, Rehabilitation und soziale Wiedereingliederung der Drogenabhängigen (Artikel 38, § 1)" als Hauptziele zu erklären (UNODC, 2012). Im Einzelnen hieß es: „Jeder hat das Recht auf die beste verfügbare psychische Gesundheit". 1991 wurden die Grundsätze in Bezug auf ein Recht auf Behandlung formuliert (UNGAR, 1991). Jahr für Jahr werden mittlerweile Millionen von Menschen, die unter Substanzmissbrauch oder psychischen Störungen leiden, behandelt. Alleine in den USA wurden 2012 annähernd 20 Millionen Erwachsene aufgrund psychischer Störungen behandelt, und über 2,5 Millionen Menschen begaben sich aufgrund einer Suchtmittelabhängigkeit in Behandlung (NIMH, 2012; NIDA, 2011). Obwohl diese Zahlen nahelegen, dass zahlreiche Menschen eine Behandlung erhalten, bricht immer noch eine große Anzahl dieser Personen die Behandlung vorzeitig ab (SAMHSA, 2012).

Klienten, die erfolglos ihre Suchttherapie beenden, neigen dazu, den Therapeutinnen und Therapeuten dafür die Schuld zu geben, während diese das Scheitern oftmals auf die mangelhafte Motivation des Klienten zurückführen. Wir vermuten, dass ein weiterer möglicher Grund für den Abbruch einer Behandlung ist, dass der Klient eine nicht identifizierte Erkrankung im Zusammenhang mit neurokognitiven Defiziten und Lernbehinderungen hat, die seine Fähigkeit, von der Behandlung zu lernen und zu profitieren, beeinträchtigt. Fetale Alkoholspektrumstörungen (FASD) gehören in diesem Kontext besonders zu solchen Erkrankungen. Erwachsene Menschen mit FASD können nicht vorrangig durch Gesichtsdysmorphien identifiziert werden, da diese Hinweise in vielen Fällen nicht mehr sichtbar sind. Gemeinsam sind allen Menschen mit einer FASD, einschließlich des Fetalen Alkoholsyndroms (FAS), des partiellen FAS und der alkoholbedingten neuronalen Entwicklungsstörungen (ARND), ähnliche Profile einer Störung der neuronalen und mentalen Entwicklung (Hoyme et al., 2005). Diese gemeinsamen neurologischen Entwicklungsstörungen verursachen kognitive Defizite (z. B. in den Bereichen Intelligenz, Gedächtnis, sensorische Integration, exekutive Funktionen), die zusammen die Fähigkeiten, Informationen aufzunehmen, zu verarbeiten, zu speichern, abzurufen und anzuwenden, reduzieren (Kodituwakku, 2007; Kodituwakku et al., 2001). Studienbasierte Hinweise, dass bis zu 5 % der Bevölkerung der Vereinigten Staaten unter FASD leiden könnten (May et al., 2009) und mindestens ein Drittel dieser Menschen ein Problem mit Drogenmissbrauch haben könnte (Streissguth et al., 1996), machen es wahrscheinlich, dass eine beträchtliche Anzahl an Menschen mit nicht diagnostiziertem FASD, die jedes Jahr an Maßnahmen zur Behandlung von Drogenmissbrauch teilnehmen, hirnorganische Beeinträchtigungen haben. Das reduziert signifikant ihre Möglichkeiten, von den üblichen Interventionsansätzen zu profitieren. Wenn dem so ist, ist ein Screening für FASD im Rahmen einer Behandlung so früh wie möglich ein wichtiger Schritt in Hinsicht darauf, die Behandlungsplanung zu individualisieren und damit zu verbessern.

3.1.1 Überblick zu FASD-Screeningverfahren

In einer kritischen Überblicksarbeit über Screeningverfahren, die den Kriterien der Weltgesundheitsorganisation WHO genügen, beschrieben Goh et al. (2008) die wesentlichen Merkmale eines guten Screeningverfahrens für FASD:

> „Ein gutes Screening muss sowohl eine hohe Sensitivität als auch eine hohe Spezifität besitzen. Mit Sensitivität ist die Fähigkeit gemeint, innerhalb der Bevölkerung zweifelsfrei diejenigen zu identifizieren, die beim Screening positiv abschneiden. Spezifität meint die Fähigkeit, innerhalb der Bevölkerung zweifelsfrei diejenigen ohne die Störung zu identifizieren, die deshalb beim Screening richtigerweise negativ abschneiden. Je höher die ausgewiesene Sensitivität und Spezifität ist, desto größer ist die Genauigkeit des Tests. Eine externe Bezugsnorm (eine alternative Methode, die Störung unabhängig vom Screening-Test zu ermitteln) ist dabei erforderlich. Momentan ist ein solcher Standard für FASD, mit Ausnahme der vollständigen diagnostischen Zustandsbeschreibung, nicht vorhanden." (S. E345)

Idealerweise sollten Screening-Instrumente nicht nur statistisch zuverlässig, sondern auch leicht zu handhaben sein, sodass klinisches und nicht-klinisches Personal in unterschiedlichen Settings sie ohne aufwendige Schulungen einsetzen kann. Die meisten Diagnosesysteme, die zur Überprüfung von FASD entworfen wurden, basieren auf Fremdeinschätzungen. Es handelt sich zumeist um Fragebögen, in denen Betreuer, Familienangehörige und Freunde (oder Bewährungshelfer für Jugendliche im Rahmen des Jugendstrafrechts) gebeten werden, Personen in Bezug auf ihre Lebensgeschichte, Verhaltensstörungen und weitere mit FASD verknüpfte Faktoren einzustufen und zu bewerten. Der erste Versuch, ein solches Screening zu entwickeln, war die Fetal Alcohol Behavior Scale (Streissguth et al., 1998). Von Pflegepersonal durchgeführt und für Erwachsene sowie für Kinder geeignet, wies die FABS eine gute Psychometrie im Testlabor auf, wurde jedoch noch nicht im klinischen Kontext getestet (Boland et al., 1998).

Das am weitesten verbreitete Screening-Instrument für FASD basiert auf der Child Behavior Checklist CBCL (Achenbach u. Rescorla, 2001). Wissenschaftler in Toronto (Nash et al., 2006) nutzten die Faktorenanalyse, um eine Kombination aus zehn Elementen zu identifizieren, die Kinder mit FASD im Alter von 6–13 Jahren von zwei Vergleichsgruppen (ADHD und sich normal entwickelnden Kindern) exakt abgrenzte. Der hieraus resultierende Neurobehavioral Screening Test (NST) ist eine einfache Checkliste, die von Mitarbeitern verschiedener Fachdienste mit einem Elternteil oder

Betreuer durchgeführt wird. Diese Studie wurde 2011 mit einer erhöhten Anzahl an Kindern einschließlich solcher mit FASD, ADHD, Verhaltensstörung (ODD/CD) und sich normal entwickelnden Kindern wiederholt (Nash et al., 2011). Die Ergebnisse der Studie wurden bestätigt: Während Kinder mit FASD und die mit ADHD eine vergleichbar schwache Aufmerksamkeits- und Impulskontrolle zeigten, wurden bei der FASD-Kohorte verhältnismäßig wenig Gewissenbisse nach Fehlverhalten sowie relativ häufig grausame Verhaltensweisen in Kombination mit Lügen und Betrügen festgestellt. Außerdem zeigte sich eine stärkere Tendenz zu einem insgesamt nicht altersentsprechenden Verhalten. Diese Studien wurden danach im westlichen Kanada wiederholt, wobei der NST erneut stabile Screening-Tauglichkeit bewies (LaFrance et al., 2014). Der NST ist jetzt ein amtliches Screening-Werkzeug im FASD-Maßnahmenkatalog der Public Health Agency of Canada (2011).

Zusätzlich bemühte man sich darum, Screening-Programme für den Jugendstrafvollzug zu entwickeln. Um Bewährungshelfern bei der Identifikation jugendlicher Straftäter mit dem Verdacht auf FASD zu helfen, gehört ein vom Asante Centre for Fetal Alcohol Syndrome in Vancouver, British Columbia, entwickeltes Screening ebenfalls in den Maßnahmenkatalog der kanadischen Gesundheitsbehörde. Wie der NST ist das Asante-Screening-Programm für Bewährungshelfer benutzerfreundlich und selbsterklärend. Vervollständigt für alle Jugendlichen, denen im Gebiet von Vancouver, B. C. Kanada, Bewährungsauflagen erteilt werden und die unter dem Verdacht stehen, FASD zu haben, sammelt das Programm Informationen zu Verhaltensauffälligkeiten. Überweisungen zur Diagnostik werden auf der Basis der erforderlichen Kombinationen von Umwelt-/sozialen Faktoren und neurobehavioralen Faktoren vorgenommen (Goh et al., 2008). Ähnlich wie bei anderen Screening-Programmen, die für jugendliche Straftäter in anderen kanadischen Provinzen entwickelt wurden, ist das Asante-Screening-Programm für Bewährungshelfer noch nicht validiert worden.

3.1.2 Anstoß zur Entwicklung eines FASD-Screenings für Erwachsene

Obwohl Fremdanamnesen von unbeeinflussten, nicht betroffenen Angehörigen und Fachkräften genauer als Selbstanamnesen von Menschen mit FASD sein dürften, fehlen diese Informationen am Anfang der meisten Behandlungsprogramme insbesondere bei denen für Erwachsene. Dafür gibt es eine Reihe von Gründen. Bei der Verwendung von eigenanamnestischen Screening-Daten von Menschen mit FASD, kann es aufgrund von Gedächtnisschwierigkeiten, Suggestibilität, exekutiven Funktionsstörungen und anderen für die Störung charakteristischen kognitiven Defiziten zur Erhebung fehlerhafter biographischer Daten kommen (Brown et al., 2011). Nichtsdestoweniger sind zum Zeitpunkt der Behandlung eigenanamnestische Daten häufig die einzig verfügbaren.

Als Forscher beobachteten wir, dass eine Untergruppe der Klienten, die zur Intervention in unserem Washington State Eltern-Kind-Unterstützungsprogramm (Parent-

Child Assistance Program, PCAP) angemeldet waren, überdurchschnittliche Schwierigkeiten mit den Anforderungen des Suchtprogramms hatten. Wir vermuteten, dass ihre Schwierigkeiten eventuell mit alkoholbedingten Hirnschädigungen assoziiert sein könnten. In der bislang einzigen durchgeführten Studie, die FASD im Zusammenhang mit Behandlungsergebnissen untersuchte, fanden wir heraus, dass Frauen mit FASD und jene mit pränataler Alkoholexposition (PAE) und Verdacht auf FASD (N = 86) höhere Abbruchquoten als Frauen ohne PAE (N = 463) hatten (Grant et al., 2014). Zeitgleich mit der Fortbildung von Fachkräften der Suchthilfe aller Bundesstaaten über die Auswirkungen von FASD auf ihre Behandlungsstrategien, beobachtete unser Co-Autor Dan Dubovsky, dass Kliniker übereinstimmend diese entscheidende Frage stellten: „Wie identifizieren wir in unseren Programmen Menschen, die FASD haben könnten?“. Aus diesem Grund entwickelten und testeten wir 2012 das erste Screening-Verfahren, das Informationen der Eigenanamnese nutzt und so konzipiert war, dass hirnorganische Beeinträchtigungen wie FASD, die sonst fehlbehandelt würden, schnell gescreent werden konnten: das FASD-Screening für Erwachsene, Life History Screen (LHS; Grant et al., 2013). Ziel dieses Screenings, mit dem alle Klienten erfasst werden sollten, ist die Anpassung der Behandlung an Menschen mit FASD und – soweit möglich – die Anbahnung einer umfassenden Diagnostik.

3.1.3 Die Entwicklung des FASD-Screenings für Erwachsene (LHS)[47]

In den FASD-Screening-Richtlinien, publiziert von den Zentren für Krankheitskontrolle und Prävention (Centers for Disease Control and Prevention, CDC; Bertrand et al., 2004), erscheinen zwei Bereiche für das Screening Erwachsener geeignet, die entweder erkannte oder unerkannte PAE betreffen: soziale und familiäre Lebensgeschichte und Störungen des Zentralen Nervensystems (ZNS). Bezugnehmend auf das Letztere beschreiben Boland und Kollegen (1998) einen allgemeinen FASD-Verhaltensphänotyp für Jugendliche und Erwachsene (siehe dazu Kap. 2.3). Die für den CDC (Bertrand et al., 2004) vorgeschlagenen Screening-Richtlinien lieferten, zusammen mit dem von Boland und Kollegen (1998) beschriebenen Verhaltensphänotypus, die Begründung für die 27 Items, die im LHS enthalten sind. Für jede für den LHS gewählte Item-Kategorie stellten mindestens vier unabhängige Studien einen Zusammenhang zwischen der Kategorie und FASD her (Tab. 3.1).

Die 27 LHS-Items sind sorgfältig formulierte Fragen, die nicht offensichtlich FASD-Symptome und Beeinträchtigungen screenen. Dadurch minimieren sich die Effekte bewusster oder unbewusster sozial erwünschter Antworten und verbessern sich die

47 Der von Grant et al. entwickelte Life History Screen (LHS) ist für Forschungszwecke vom Sonnenhof e. V. übersetzt worden. In der deutschen Übersetzung ist der Titel: Biographisches Screeninginterview für FASD (BSI-FASD)

Chancen, psychische Beeinträchtigungen zu identifizieren, selbst wenn Fachdienste keine große Erfahrung mit dieser Zielgruppe haben. Der LHS ist als strukturiertes Screening-Instrument entworfen, das ergänzend in bestehende Aufnahmeverfahren und Behandlungsprogramme implementiert sowie von Fachdiensten und klinischen Fachkräften, die in der Durchführung des Screenings geschult wurden, durchgeführt werden kann. Das Screening, das ungefähr 15 Minuten Zeit beansprucht, sollte nach der Entgiftung des Klienten und so früh wie möglich im Behandlungsprozess eingesetzt werden, um Behandlungsstrategien zu adaptieren, die helfen, Behandlungsfehler zu vermeiden (die Durchführungshinweise sind in Grant et al., 2013, beschrieben). Basierend auf einer Selbstauskunft bewegen sich die Fragen des LHS im Rahmen „normaler" Verhaltensweisen der Klienten. Das heißt, wenn sich Klienten im Rahmen einer Suchtbehandlung vorstellen, wurden üblicherweise nicht die Verhaltensweisen mit einbezogen, die sich nur unter dem Einfluss von Alkohol oder Drogen manifestieren. Es ist gut möglich, dass Therapeuten Vorbehalte haben, Klienten um persönliche Informationen sowie um Auskünfte über ihre Familiengeschichte zu bitten, weil sie befürchten, die therapeutische Beziehung würde bei zu aufdringlichen Nachforschungen negativ beeinflusst. Wir aber haben herausgefunden, dass, wenn die Notwendigkeit einer solchen Befragung nicht wertend und mit Empathie erklärt wird, die Klienten für gewöhnlich positiv und ehrlich reagieren.

3.1.4 Entwicklung der Screening-Psychometrie für den LHS

Um die Brauchbarkeit des LHS für Erwachsene zu ermitteln, führten wir im ersten Schritt eine Pilotstudie unter Verwendung der Daten von klinischen Aufzeichnungen von Frauen durch, die in einem Eltern-Kind-Unterstützungsprogramm (Parent-Child Assistance Program, PCAP) angemeldet waren. Dies ist ein Interventionsprogram im Staat Washington, das für hochgradig gefährdete Frauen, die Alkohol und/oder Drogen während der Schwangerschaft zu sich nahmen, entwickelt wurde (Details der Studie in Grant et al., 2013). Als Teil der Standardaufnahmeprozedur des PCAP kam das meistgenutzte Interviewverfahren zur Untersuchung zur Schwere der Abhängigkeit (Addiction Severity Index im Folgenden ASI; McLellan et al., 1992; Mäkelä, 2004; deutschsprachige Version: Gsellhofer et al., 1999) bei den Teilnehmerinnen zur Anwendung. Elf ASI-Fragen korrespondieren mit Items des LHS, und wir unterzogen diese elf Items einer vorbereitenden statistischen Analyse, um ihren Nutzen für die Identifikation von Erwachsenen mit Verdacht auf FASD einzuschätzen. Das 27-Item-LHS selbst wurde nicht an Teilnehmerinnen dieser Studie durchgeführt, da es zu dem Zeitpunkt, als die Frauen im PCAP angemeldet waren, noch nicht abschließend entwickelt worden war. Somit sind keine Daten für LHS-Items vorhanden, die keine entsprechenden Variablen im ASI haben (z. B. typische Probleme in der Schule). Die Studienteilnehmerinnen (N = 549) setzen sich aus 463 Frauen zusammen, die keine PAE (Gruppe 1) und 86 Frauen, die FASD oder aber PAE mit Verdacht auf FASD (Gruppe 2) hatten. Die Forschungsergebnisse weisen darauf hin, dass die Frauen in Gruppe 2 signifikant höhere Übereinstimmungsraten mit neun der elf ASI/LHS-Items im Vergleich zu Gruppe 1 hatten, und zwar:

- in der Kindheit/nicht bei den biologischen Eltern aufgewachsen (64,0 % vs. 26,4 %, p < 0,001)
- mütterlicher Alkoholkonsum/die Mutter der Klientin hatte ein Problem mit Alkohol (79,8 % vs. 29,9 %, p < 0,001)
- die Mütter tranken in ihrer eigenen Kindheit (89,5 % vs. 37,7 %, p < 0,001)
- schulischer Werdegang/Abschluss 10. Klasse (High-School) oder darunter (48,8 % vs. 33,3 %, p < 0,01)
- Substanzmissbrauch/Klientin trank Alkohol oder nahm Drogen im Alter von weniger als 12 Jahren (47,0 % vs. 28,1 %, p < 0,001)
- Beschäftigung/längste Vollbeschäftigungsarbeitsstelle dauerte weniger als 12 Monate (72,1 % vs. 48,6 %, p < 0,001)
- psychische Gesundheit/mehr als eine psychiatrische Diagnose (30,2 % vs. 13,8 %, p < 0,001)
- Selbstmordversuche (45,9 % vs. 31,7 %, p < 0,01)
- Fertigkeiten der alltäglichen Lebensführung/Darstellung der Konzentrationsschwierigkeiten (78,8 % vs. 52,7 %, p < 0,001)

Bei dem Item „eine oder mehrere Verhaftungen (und Anklagen) ab dem Alter von 18 Jahren“ gab es keinen Unterschied (76,5 % [354/463] vs. 76,5 % [65/86], ns), vermutlich eine Folge der hohen Ausgangsrate von Verhaftungen in dieser Stichprobe (insgesamt 76 % gemeldete frühere Inhaftierungen, mit durchschnittlich 5,6 Festnahmen).

Die Resultate der Receiver-Operating-Characteristic-Analyse wiesen einen Cut-Off-Wert mit der günstigsten Balance zwischen Sensitivität und Spezifität bei einem Wert von ≥ 5 auf. Bei diesem Cut-Off-Wert hatten die 11 LHS-Items eine Sensitivität von 81 % und eine Spezifität von 66 %, mit insgesamt 68 % korrekt klassifizierten Fällen.

Diese Ergebnisse lassen vielversprechende psychometrische Eigenschaften vermuten, aber es sind zusätzliche prospektive Studien nötig, um das LHS-Screening weiter zu validieren. Um insbesondere sowohl die LHS-Klassifizierungsgenauigkeit insgesamt, die Sensitivität und Spezifität, als auch optimale Cut-Off-Werte für programmatische Zwecke zu bestimmen, ist es notwendig, den LHS mit formal etablierten Kriterien zu überprüfen (das heißt den Ergebnissen der diagnostischen FASD-Evaluation).

Tab. 3.1: Items des Life History Screens.

Life History Item	**Red Flag Response/alarmierende Antwort**	**Basis für den Screening Faktor (Quelle)**
Kindheit		Clark et al., 2004 Löser et al., 1999 Streissguth et al., 1991 Streissguth et al., 1996
Sind Sie bei Ihren biologischen Eltern aufgewachsen?*	(ja)	
Wie viel verschiedene Wohnortwechsel haben Sie (bis zum Alter von 18 Jahren) erlebt? [Hinweis: bei Ihren leiblichen Eltern gelebt, bei Verwandten, in Pflegeheimen, in Jugendstrafanstalten usw.]	(mehr als 2)	
Mütterlicher Alkoholkonsum	(Red Flag Response/alarmierende Antwort)	CDC, 2004 Jones u. Smith, 1973 Jones et al., 1973 Streissguth et al., 1991
Hatte Ihre Mutter jemals ein Problem mit Alkohol?*	(ja)	
Hat Ihre Mutter Alkohol getrunken, als Sie jung waren?*	(ja)	
Hat Ihre Mutter, während sie mit Ihnen schwanger war, Alkohol getrunken? *Hinweis: Hat Ihnen irgendwann jemand erzählt, dass Ihre Mutter getrunken hat, während sie mit Ihnen schwanger war? Gibt es jemanden, den Sie eventuell kennen, der Ihre Mutter während der Schwangerschaft kannte?*	(ja)	
Schulischer Werdegang	(Red Flag Response/alarmierende Antwort)	Clark et al., 2004 Löser et al., 1999 Spohr et al., 2007 Streissguth et al., 1996
Was ist die höchste Klassenstufe in der Schule, die Sie abgeschlossen haben?*	(10. oder niedriger)	
Falls Sie die Schule nicht beendet haben, warum haben Sie die Schule abgebrochen?	(zu schwer, Langeweile, Rauswurf, oder anderer Grund)	

Tab. 3.1: (fortgesetzt) Items des Life History Screens.

Life History Item	Red Flag Response/alarmierende Antwort	Basis für den Screening Faktor (Quelle)
Waren Sie je auf einer Sonderschule oder haben Sie je Förderunterricht erhalten?	(ja)	
Vorstrafen	(Red Flag Response/alarmierende Antwort)	Mattson u. Riley, 2000 Roebuck et al., 1999 Streissguth et al., 1991 Streissguth et al., 2004
Wurden Sie jemals verhaftet?*	(ja)	
Substanzgebrauch	(Red Flag Response/alarmierende Antwort)	Alati et al., 2008 Baer et al., 1998 Baer et al., 2003 Barr et al., 2006
In welcher Klasse (oder in welchem Alter) haben Sie angefangen, Alkohol zu trinken oder Drogen zu nehmen?*	(vor dem 12. Lebensjahr, oder Alkohol-/Drogengebrauch begann, nachdem die Probleme in der Schule anfingen)	
Beschäftigung und Einkommen	(Red Flag Response/alarmierende Antwort)	Famy et al., 1998 Spohr et al., 2007 Steinhausen, 1996 Streissguth et al., 1996
Wie lange dauerte Ihr längstes Arbeitsverhältnis?*	(kürzer als 1 Jahr)	
Waren Sie jemals auf staatliche Unterstützung angewiesen?*	(ja)	
Wohnsituationen	(Red Flag Response/alarmierende Antwort)	Clark et al., 2004 Löser et al., 1999 Spohr et al., 2007 Streissguth et al., 1996
Haben Sie als Erwachsener jemals eine eigene Wohnung gehabt (selbst die Miete gezahlt usw.)?	(nein)	
Psychische Gesundheit	(Red Flag Response/alarmierende Antwort)	Astley et al., 2000 Huggins et al., 2008 O'Connor u. Paley, 2009 Roebuck et al., 1999 Spohr et al., 2007

Tab. 3.1: (fortgesetzt) Items des Life History Screens.

Life History Item	Red Flag Response/alarmierende Antwort	Basis für den Screening Faktor (Quelle)
Wurde Ihnen gesagt, dass Sie, abgesehen von dem problematischen Gebrauch von Substanzen, noch weitere psychische Probleme oder Störungen haben?*	(mehr als eine)	
Haben Sie jemals versucht, sich selbst umzubringen?*	(ja)	
„Alltagsverhalten" (Fertigkeiten der alltäglichen Lebensführung)	(Red Flag Response/alarmierende Antwort)	Clark et al., 2004 Hellemans et al., 2010 Kodituwakku et al., 2001 Mattson et al., 1999 Streissguth et al., 1998
Haben Sie häufiger Schwierigkeiten in einem der folgenden Bereiche?		
Konzentration und Aufmerksamkeit*	(ja)	
zu verstehen, was andere Ihnen erzählen	(ja)	
sich an Dinge zu erinnern	(ja)	
Regeln und Anweisungen zu befolgen	(ja)	
mit anderen zurecht zu kommen, zu diskutieren oder zu streiten	(ja)	
pünktlich zu sein	(ja)	
Ihr Geld so einzuteilen, dass es den ganzen Monat ausreicht	(ja)	
Sachen zu tun von denen Sie später wünschten, Sie hätten diese nicht getan	(ja)	
sich über Kleinigkeiten aufzuregen	(ja)	
Termine zu vergessen oder zu verpassen	(ja)	
erstaunt zu sein, wenn Sie in Schwierigkeiten geraten	(ja)	

*Zu diesem Item waren Daten aus dem Addiction Severity Index (Gsellhofer et al., 1999) verfügbar.

3.1.5 Behandlungsmodifikationen

Der wichtigste Grund, Menschen mit FASD zu identifizieren und zu diagnostizieren, ist, diese Information zu nutzen, um therapeutische Interventionen zu entwickeln und zu modifizieren, die das Potenzial haben, die Behandlungen zu verbessern. Darüber hinaus ist wesentlich, dass auch das Klinikpersonal die Notwendigkeit von Veränderungen in der Umgebung und in den Therapieansätzen versteht, um sie mit Klienten, Familienangehörigen und Folgeeinrichtungen kommunizieren zu können. Insbesondere bei der Suchttherapie muss die Ansicht, dass die Betroffenen lernen, indem sie die Konsequenzen ihres Verhaltens erleben, neu überdacht werden. Die meisten Menschen mit FASD sind nicht in der Lage, aus diesen Erfahrungen zu lernen. Wenn Klienten Behandlungen wiederholen müssen, sagen wir häufig, dass der Rückfall ein Teil der Behandlung ist und zur Genesung hinzugehört. Bei einem dritten Rückfall sollten wir uns als Anbieter jedoch auch fragen, ob wir wirklich alles tun, um den Klienten zu helfen (erst recht, wenn man bedenkt, wie existenziell die Suchttherapie für die Einzelnen ist). „Wir sollten uns von der Idee verabschieden, dass es die Klienten sind, die einen Rückfall haben – und uns damit befassen, dass es das Therapieprogramm ist, das nicht liefert, was der Einzelne benötigt, um die Behandlung erfolgreich abzuschließen." (Dubovsky, 2002).

Unsere Forschungsgruppe hat Behandlungsempfehlungen publiziert, die auf dem wissenschaftlichen Verständnis von durch PAE beeinflussten hirnorganischen Beeinträchtigungen basieren, den durch sie ausgelösten Verhaltensstörungen und unseren klinischen Erfahrungen in der Befragung und Behandlung von Personen mit FASD (Grant et al., 2013). Da Menschen mit FASD ein fünf Mal höheres Risiko als die Gesamtbevölkerung aufweisen, einen Suizidversuch zu unternehmen, beschrieben wir zusätzlich die klinischen Profile einer Auswahl von Menschen mit FASD, untersuchten deren Selbstmordrisiko sowie Schutzfaktoren und erstellten Empfehlungen zur Reduzierung des Risikos (Huggins et al., 2008). Zusätzlich haben wir die klinische Bedeutung neuropsychologischer Untersuchungen bei Klienten mit PAE und Verdacht auf FASD für die Effektivitätssteigerung von Interventionen in multidisziplinären Behandlungskontexten hervorgehoben (Sparrow et al., 2013).

Fortschritte in den funktionellen Therapien für Menschen mit FASD müssen auch in den Bereichen der Heilpädagogik, der Eingliederungshilfe und der Rehabilitation umgesetzt werden. Zu diesen Ansätzen gehört (Hutchinson u. Marquardt, 1997; Watson u. Westby, 2003; Weinberger et al., 2009; West u. Niemeier, 2005):

- die Umwelt durch die Nutzung von Checklisten, visuellen Hinweisen, Farbkodierung und -etikettierung übersichtlich zu gestalten
- Notebooks und Technologien zu verwenden, um das Gedächtnis zu unterstützen
- Angehörige und Fachkräfte anzuleiten, diese Ansätze zu nutzen, um die Autonomieentwicklung und Eigenständigkeit der Betroffenen zu verbessern

Einige Therapieansätze, wie Belohnungs- und Konsequenzsysteme (Token-Systeme) sind jedoch bei Menschen mit FASD nicht effektiv. Wesentlich ist die Implementierung eines auf positiven Verstärkern und an den Ressourcen der Einzelnen ansetzenden Versorgungssystems.

Inzwischen gibt es Suchttherapieeinrichtungen, die den LHS und auf FASD abgestimmte Behandlungsmodifikationen implementiert haben. Beispielhaft sei eine Klinik vorgestellt, die im Verlauf der vergangenen drei Jahre, für diejenigen, die vom LHS positiv gescreent wurden, neue Behandlungsansätze entwickelt hat. Diese Klinik verfügt über drei stationäre Programme zur Drogenbehandlung, darunter eines im Rahmen von Gefängnisaufenthalten. Alle Mitarbeiter dieser Klinik wurden in den Besonderheiten der Menschen mit FASD geschult und zwar sowohl über Onlinekurse als auch in „face to face"-Fortbildungen. Ein Mitautor dieses Beitrags, Dan Dubovski, supervidiert in monatlichen Telefonkonferenzen die drei Klinikbereiche. Während eines Jahres wurde bei 227 Frauen, die an dem Programm teilnahmen, der LHS durchgeführt. 58 % dieser Stichprobe wurde für FASD positiv gescreent. Aufgrund der Veränderungen der Behandlungsstrukturen konnten von diesen FASD-Klienten 73,5 % die Behandlung erfolgreich abschließen. Eine Rückmeldung des Klinikpersonals ergab, dass die Mitarbeiter davon ausgehen, dass die Behandlungserfolge, von denen auch die Mitpatienten profitierten, durch die Online-FASD-Fortbildung, die regelmäßige konsiliarische Betreuung und die Behandlungsmodifikationen erzielt werden konnten. Wesentlich für die Implementierung dieses Veränderungsprozesses war die Teilnahme des Exekutivdirektors der Klinik an allen Fortbildungen.

Die amerikanische Behörde für Substanzmissbrauch und Gesundheitsdienste (Substance Abuse and Mental Health Services Administration, SAMHSA) hat eine Leitlinie zur Verbesserung der Behandlungen (TIP) #58 mit dem Titel „Betrifft: Fetale Alkoholspektrumstörung" veröffentlicht (SAMHSA, 2014). Dieses Dokument bietet Richtlinien für die besten Behandlungsmethoden, die auf evidenzbasierten Studienergebnissen und Theorien sowie Grundsätzen für die klinische Praxis beruhen, und beinhaltet adäquate Beratungsstrategien, Programmempfehlungen und einen umfassenden Literaturüberblick.

Die Motivierende Gesprächsführung (Motivational Interviewing, MI) verdient eine besondere Erwähnung, da sie als Behandlungsstrategie empfohlen wurde, die bei Menschen mit FASD effektiv genutzt werden könnte. MI, das auf den Stufen des Transtheoretischen Modells des Veränderungsmanagements basiert, wurde von Miller u. Rollnick nicht als Technik, sondern als eine Art der Denk- und Herangehensweise entwickelt (Miller u. Rollnick, 1991; Prochaska u. DiClemente, 1986). MI unterscheidet sich von vielen anderen Behandlungsmethoden insofern, als ein demonstrierter Widerstand des Klienten signalisiert, dass er und die Therapeuten nicht auf derselben Stufe der Veränderung stehen. Die Reaktion des Therapeuten im MI ist, „mit dem Widerstand zu gehen", anstatt zu versuchen, „den Widerstand zu brechen". Dies, indem Tatsachen zur Verfügung gestellt werden und auf Diskrepanzen zwischen dem intendierten Verhalten des Klienten und seinem tatsächlichen Verhalten hingewiesen wird. Die Klienten nehmen diese Information auf und denken darüber nach, welchen Effekt dies auf ihr Leben hat.

Traditionelles MI ist eine verbale Kurzzeit-Intervention, in der erwartet wird, dass Klienten den größten Teil der Arbeit zu Hause zwischen den Sitzungen machen. Für Menschen mit FASD wird das traditionelle MI-Konzept in der Regel nicht sinnvoll einsetzbar sein. Sie haben Beeinträchtigungen im Kurzzeitgedächtnis, den exekutiven Funktionen sowie verbale Lern- und Merkfähigkeitsdefizite – Fähigkeiten, die insgesamt essenziell für die Effektivität der motivierenden Gesprächsführung sind. Weil zum Beispiel alle typischen MI-Strategien verbal dargeboten werden, haben Menschen mit auditiven Wahrnehmungs- und Verarbeitungsstörungen Schwierigkeiten, die dargebotenen Informationen zu verstehen, d. h., zu überlegen, was das persönlich für sie bedeuteten könnte und zu identifizieren, was sie anders machen könnten. Da MI auf der Fähigkeit basiert, sich daran zu erinnern, was in den Sitzungen diskutiert wurde und zwischen den Sitzungen darüber nachzudenken, wird durch Beeinträchtigungen des Arbeitsgedächtnisses sowie der Fähigkeit zu Transfer und Konzeptualisierung die Möglichkeit der Klienten, diese Aufgaben zu Ende zu führen, zusätzlich beeinträchtigt.

Dies bedeutet nicht, dass MI bei Menschen mit FASD prinzipiell nicht genutzt werden kann. Das Konzept der „Stufen der Veränderung“ ist wirkungsvoll und die Strategien, die entwickelt wurden, um sie bei MI zu nutzen, könnten modifiziert besonders effektiv sein, allerdings nur unter Berücksichtigung der hirnorganischen Beeinträchtigungen, die wir am häufigsten bei FASD vorfinden. Zunächst müsste MI für diese Menschen in ein Langzeitverfahren umgewandelt werden, da Übungen und Rollenspiele ergänzt werden müssten. Zusätzlich könnten Eröffnungsstrategien des MI wie „die guten Dinge und die weniger guten Dinge“ als Tätigkeit modifiziert werden, sodass diese visuell statt nur verbal über mehrere Sitzungen bearbeitet werden könnten. Mit modifizierten Strategien, die die veränderte kognitive Verarbeitung berücksichtigen, und mit Geduld und Blick auf vorhandene Ressourcen und deren Förderung, kann es sehr effektiv sein, MI in der Arbeit mit Menschen, die FASD haben, zu implementieren.

3.2 Biographisches-Screening-Interview für Menschen mit Verdacht auf FASD (BSI-FASD)

Lina Schwerg, Sandra Ahlert, Gela Becker, Ulf Gerhardt, Elke Rethmann

Basierend auf dem nordamerikanischen Life History Screen wurde für den deutschen Sprachraum das Biographische-Screening-Interview für Menschen mit Verdacht auf FASD (BSI-FASD) entwickelt und evaluiert. Die Resultate zeigen, dass der BSI-FASD Hinweise auf die Notwendigkeit einer weiterführenden Diagnostik liefert und damit ein wichtiger Schritt zur Schließung der Diagnostiklücke bei geringem zeitlichen, personellen sowie finanziellen Aufwand sein kann.

Ein Grund für die Versorgungsdefizite von Erwachsenen mit Fetaler Alkoholspektrumstörung ist der erhebliche finanzielle, personelle und zeitliche Aufwand der qualifizierten Diagnostik (Kap. 2) sowie die entsprechende Expertise. Nur sehr wenige Einrichtungen bieten diese hierzulande überhaupt an. Ein weniger aufwendiges, breiter einsetzbares Screening-Instrument könnte dazu beitragen, zunächst Risikopersonen zu identifizieren, um diesen dann die notwendige komplexe FASD-Diagnostik anzubieten.

Daher hat sich unsere Arbeitsgruppe[48] entschlossen, auf der Basis des vorliegenden amerikanischen Screening-Instruments (siehe Kap. 3.1 bis Kap. 3.4) das *Biographische-Screening-Interview für Menschen mit Verdacht auf FASD (BSI-FASD)* zu entwickeln und für den deutschen Sprachraum zu adaptieren.

3.2.1 Entstehungsprozess

3.2.1.1 Life History Screen und deutsche Adaptation

Auf Basis bestehender FASD-Screening-Richtlinien des Centers for Disease Control and Prevention (Bertrand et al., 2004) sowie einem von Boland et al. (1998) beschriebenen FASD-spezifischen Verhaltenstypus, entwickelten Grant und Kollegen 2012 das Life History Screen (LHS) – ein FASD-spezifisches Screening-Interview für Erwachsene. Es handelt sich um ein evidenzbasiertes Verfahren, dessen Anwendung lediglich ca. 15 Minuten in Anspruch nimmt und das daher nach einer Schulung zu Durchführung und Auswertung leicht in Kliniken und anderen Einrichtungen implementiert werden kann (Grant et al., 2015, siehe Kap. 3.1 bis Kap. 3.5).

---

48 Die Arbeitsgruppe setzte sich aus dem FASD-Fachzentrum Sonnenhof sowie der Wiehengebirgsklinik zusammen. Ermöglicht wurde unsere Forschung durch Kollektenmittel der Diakonie und Mittel des Gesamtverbands der Suchthilfe GVS und des Bundesverbands der evangelischen Behindertenhilfe, denen wir unseren herzlichen Dank ausdrücken.

Deutschlandweit gibt es bislang kein Screening-Instrument für Menschen mit Verdacht auf FASD. Aufgrund der Unterdiagnostik der FASD und eine daraus oftmals resultierende Nicht- oder Falschbehandlung mit gravierenden Folgen für die Betroffenen (Streissguth et al., 2004; Jost u. Krause, 2008; Astley, 2011; Paditz et al., 2012; Becker u. Hantelmann, 2013), hat das FASD-Fachzentrum Sonnenhof das englischsprachige LHS für den deutschen Sprach- und Kulturraum angepasst.

Der Übersetzungsprozess des Interviews verlief in Zusammenarbeit mit Therese Grant und ihren Kollegen. So wurde zunächst die Originalversion des LHS ins Deutsche übersetzt und im Anschluss zur Überprüfung der Übereinstimmung von einer zweiten Person wieder in die englische Sprache zurückübersetzt. Da es durch diese Methode der Übersetzung aufgrund von Differenzen zwischen verschiedenen Sprachen zu Problemen hinsichtlich der Verständlichkeit in der Zielsprache kommen kann (Behr et al., 2015), wurde im Anschluss ein Pretest des deutschen Interviews mit einer erwachsenen FASD-Betroffenen durchgeführt. Auf diese Weise wurden Formulierungen, die in der deutschen Sprache aufgrund ihrer Komplexität im Vergleich zur englischen (Hansen-Schirra et al., 2009) zu Verständnisschwierigkeiten führen können, ausgebessert und um Hinweise in einfacherer Sprache ergänzt. Die Hinweise in einfacherer Sprache können die bei der Durchführung der Interviews im Falle von Unklarheiten zusätzlich zu den Haupthinweisen verwendet werden (sog. B-Hinweise). Weiterhin wurden einige Items aufgrund struktureller landesspezifischer Unterschiede (beispielsweise im Schulsystem) an den deutschen Kulturraum angepasst.

Es entstand ein auf Selbsteinschätzungen basierendes strukturiertes Interview, das ebenso wie das Original aus 32 Items zu sozialer und familiärer Lebensgeschichte sowie alltäglichen Verhaltensweisen, die auf Beeinträchtigungen des Zentralen Nervensystems hindeuten, besteht.

3.2.1.2 Zusammenarbeit FASD-Fachzentrum und Paracelsus-Wiehengebirgsklinik

Die Paracelsus-Wiehengebirgsklinik ist eine Einrichtung in Bad Essen (Niedersachen), in der ein Schwerpunkt die Behandlung von Patienten mit Alkohol- und Medikamentenabhängigkeit sowie psychischen und internistischen Begleiterscheinungen ist. Insgesamt 146 Therapieplätze stehen für betroffene Männer und Frauen ab 18 Jahren zur Verfügung. Substanzgebrauchsstörungen gehören zu den häufigsten komorbiden Störungen bei Menschen mit FASD (Streissguth et al., 1996, 2004; Barr et al., 2006; O'Connor u. Paley, 2009). Um dies zukünftig in der Arbeit zu berücksichtigen, wurde in Zusammenarbeit mit dem FASD-Fachzentrum Sonnenhof der BSI-FASD zu Evaluationszwecken in das Diagnostikrepertoire der Klinik aufgenommen.

3.2.1.3 Methode und Stichprobe

Zur Vorbereitung auf das Evaluationsprojekt erfolgte im Sommer 2017 sowohl in Bad Essen als auch in Berlin eine ausführliche Schulung der Mitarbeiter der Paracelsus-Wiehengebirgsklinik durch das Personal des FASD-Fachzentrums Sonnenhof.

Hierbei ging es zum einen um die Vermittlung FASD-spezifischer Informationen, die Durchführung des Interviews, den Nutzen der B-Hinweise und die Auswertung des Instruments. Betont wurde die Wichtigkeit, sich so nah wie möglich an den Wortlaut des Interviews zu halten, um Verzerrungen zu vermeiden. Zum anderen wurden die Mitarbeiter im rücksichtsvollen Umgang mit dem sensiblen Thema des mütterlichen Alkoholkonsums während der Schwangerschaft geschult.

Im Zeitraum von September 2017 bis März 2018 wurden an beiden Standorten Menschen mit Verdacht auf eine alkoholbedingte Spektrumstörung mithilfe des BSI-FASD interviewt. Zeitgleich wurde sowohl eine pränatale Alkoholexposition erfragt, als auch auf faziale Dysmorphien untersucht. Eine weiterführende Diagnostik war im Anschluss an das Screening bei Zutreffen von mindestens einem der folgenden drei Kriterien vorgesehen:

1. bei einem positiven Screening-Ergebnis
2. bei einer gesicherten oder unbekannten pränatalen Alkoholexposition
3. bei Vorlage einer fazialen Dysmorphie

Bei Vorhandensein von mindestens einem dieser drei Kriterien wurden die Teilnehmenden auf Auffälligkeiten im Wachstum und in der Funktion des Zentralen Nervensystems sowie auf Mikrozephalie untersucht. Auf Basis dieser Informationen wurde abschließend eine Entscheidung hinsichtlich einer Diagnosestellung im Spektrum alkoholbedingter Störungen getroffen. Abb. 3.1 veranschaulicht das allgemeine diagnostische Vorgehen. Die zur Überprüfung von ZNS-Auffälligkeiten eingesetzten Verfahren können der Übersicht in Kap. 2.4 entnommen werden.

Insgesamt 143 Probanden wurden auf diesem Wege interviewt. In der Paracelsus-Wiehengebirgsklinik wurde der erste Diagnostikschritt in zwei Terminen pro Proband durchgeführt. Im ersten Termin wurden die Teilnehmenden mit dem BSI-FASD interviewt sowie hinsichtlich einer pränatalen Alkoholexposition befragt. 122 Personen nahmen daran teil. Im zweiten Termin, bei welchem die Probanden auf faziale Dysmorphien untersucht wurden, konnten 32 dieser 122 aus verschiedenen Gründen nicht teilnehmen, darunter auch sechs der acht Personen mit einem positiven Screening-Ergebnis vier Personen wurden frühzeitig entlassen, eine Person hat die wei-

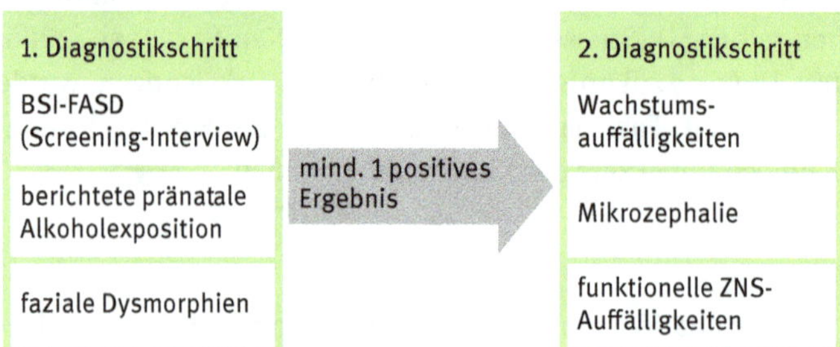

Abb. 3.1: Diagnostikvorgehen.

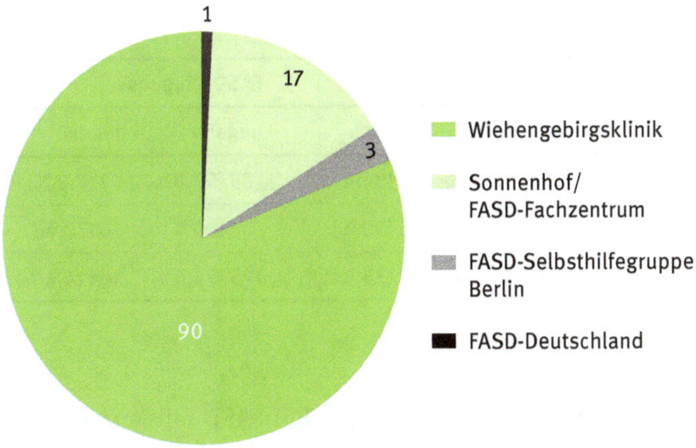

Abb. 3.2: Stichprobenzusammensetzung.

tere Diagnostik abgelehnt und eine Person konnte aus zeitlichen und personellen Gründen nicht an der notwendigen ärztlichen Untersuchung teilnehmen. Die somit zur Evaluation des Screening-Instruments herangezogene endgültige Stichprobe von 111 Personen teilte sich in vier Personengruppen auf:

1. Teilnehmende, die aufgrund einer alkoholbedingten Suchtstörung zum Erhebungszeitraum stationär in der Paracelsus-Wiehengebirgsklinik behandelt wurden ($N = 90$)
2. Personen, die Angebote des Sonnenhof e. V. beziehungsweise des daran angegliederten FASD-Fachzentrums Berlin in Anspruch nahmen ($N = 17$)
3. Menschen, die eine FASD-Selbsthilfegruppe in Berlin besuchten ($N = 3$)
4. Mitglieder der Selbsthilfegruppe FASD Deutschland ($N = 1$)

37 Personen waren weiblich, 74 männlich. Das Alter der Probanden variierte zwischen 20 und 74 Jahren ($M = 46{,}2$; $SD = 13{,}48$).

3.2.2 Ergebnisse der Evaluation

3.2.2.1 Deskriptive Statistik

Von den 111 Teilnehmenden, die die vollständige Diagnostik durchlaufen haben, waren zwei Drittel Männer und ein Drittel Frauen. 91 wurden negativ und 20 positiv gescreent. Das durchschnittliche Alter war in der Personengruppe mit positivem Ergebnis deutlich geringer ($M = 31{,}84$; $SD = 11{,}95$ im Vergleich zu $M = 49{,}23$; $SD = 11{,}76$). Bei 97,78 % der Personen, die ein negatives Screening-Ergebnis erhielten, wurde auch tatsächlich keine FASD-Diagnose vergeben, während bei 70 % der positiv gescreenten Personen eine Form von FASD diagnostiziert wurde.

Tab. 3.2: Stichprobenverteilung.

	N	Geschlecht		FASD-Diagnose	
		männlich	weiblich	negativ	positiv
negatives Screening	91	60 (65,9 %)	31 (34,4 %)	89 (97,8 %)	2 (2,2 %)
positives Screening	20	14 (70 %)	6 (30 %)	6 (30 %)	14 (70 %)
gesamt	111	74 (66,7 %)	37 (33,3 %)	95 (85,6 %)	16 (14,4 %)

3.2.2.2 Analyse von Gruppenunterschieden

Bei näherer Betrachtung der einzelnen Kategorien des BSI-FASD fällt auf, dass vor allem die Bereiche *Schulischer Werdegang* (46,8 %) sowie *Beschäftigung und Einkommen* (62,3 %) generell vergleichsweise häufig als alarmierend bewertet wurden. Der Vergleich der Personengruppen mit einem positiven und einem negativen Screening-Ergebnis zeigt ein differenzierteres Bild (Abb. 3.2): Jede der neun Kategorien des Interviews wurde bei Menschen mit positivem Ergebnis häufiger als alarmierend eingeschätzt als bei Menschen mit negativem Ergebnis. Während die Bereiche *Mütterlicher Alkoholkonsum* und *Alltagsverhalten* bei Befragten mit einem negativen Screening-Ergebnis selten als alarmierend bewertet wurden (14,3–15,5 %), sind sie von Menschen mit positivem Screening fast durchgehend (90–100 %) als alarmierend eingestuft worden. Auch beim *Schulischen Werdegang* sowie bei *Beschäftigung und Einkommen* gibt es eine deutliche Diskrepanz zwischen den Gruppen (37,4 % bzw. 90 %, 58,2 % bzw. 80 %). Sichtbar wird ein solcher Unterschied ebenfalls in den Abschnitten *Kindheit*, *Wohnsituation* und *Psychische Gesundheit*. Weniger deutlich fällt dies bei *Vorstrafen* und *Substanzgebrauch* aus.

Bei der Signifikanzprüfung[49] der als alarmierend eingestuften Kategorien unterscheiden sich die beiden Gruppen in den Bereichen *Kindheit*, *Mütterlicher Alkoholkonsum*, *Wohnsituation* sowie *Alltagsverhalten* erheblich: Innerhalb der zweiten Gruppe (positiver Screening-Befund) gibt es signifikant mehr Personen, für die diese Kategorien als alarmierend bewertet wurden, als in der ersten Gruppe. Ein solcher signifikanter Gruppenunterschied, jedoch geringeren Ausmaßes, ist ebenfalls in den Bereichen *Schulischer Werdegang* und *Psychische Gesundheit* zu finden. Bei den übrigen drei Kategorien (*Vorstrafen*, *Substanzgebrauch* sowie *Beschäftigung und Einkommen*) lässt sich kein signifikanter Gruppenunterschied feststellen (Tab. 3.3).

49 Die Stärke der Gruppenunterschiede wird mit dem Phi-Koeffizienten dargestellt (nach Cohen, 1988: schwacher Zusammenhang bei $\phi \geq .1$, mittelstarker Zusammenhang bei $\phi \geq .3$, starker Zusammenhang bei $\phi \geq .5$).

Tab. 3.3: Vergleich der Gruppen 1 (negatives Screening) und 2 (positives Screening) bezüglich der als alarmierend bewerteten Kategorien.

Kategorie	Gruppe 1 – negatives Screening (N = 91)	Gruppe 2 – positives Screening (N = 20)	ϕ
Kindheit	1 (1,1 %)	8 (40 %)	.548***
Mütterlicher Alkoholkonsum	15 (16,5 %)	20 (100 %)	.691***
Schulischer Werdegang	34 (37,4 %)	18 (90 %)	.405***
Vorstrafen	33 (36,3 %)	10 (50 %)	.108 n. s.
Substanzgebrauch	8 (8,8 %)	4 (20 %)	.139 n. s.
Beschäftigung und Einkommen	53 (58,2 %)	16 (80 %)	.172°
Wohnsituation	4 (4,4 %)	12 (60 %)	.608***
Psychische Gesundheit	8 (8,8 %)	7 (35 %)	.295**
Alltagsverhalten	13 (14,3 %)	18 (90 %)	.649***

°$p < .1$, *$p < .05$, **$p < .01$, *** $p < .001$

Im Folgenden soll auf die Gruppenunterschiede zwischen Personen mit und ohne FASD-Diagnose eingegangen werden. Wie beim vorherigen Gruppenvergleich unterscheiden sich auch Teilnehmende mit und ohne FASD-Diagnose in vielen Bereichen deutlich (Abb. 3.3). Für über 85 % der Menschen mit Diagnose FASD wurden die Bereiche *Mütterlicher Alkoholkonsum, Schulischer Werdegang, Beschäftigung und Einkommen* sowie *Alltagsverhalten* als alarmierend eingestuft. Genau wie in der Gruppe der Personen mit positivem Screening-Ergebnis, ist auch für alle Menschen mit FASD-Diagnose die Kategorie *Mütterlicher Alkoholkonsum* durchgehend als alarmierend bewertet worden, was als Teil der FASD-Diagnose nicht überrascht. Deutliche Gruppenunterschiede zeigen sich ebenfalls, ebenso wie bei positiv Gescreenten, in der *Kindheit, Wohnsituation* und *Psychischen Gesundheit.* Auch bei Fragen zu Vorstrafen ist ein gewisser, wenn auch nicht signifikanter, Unterschied sichtbar. Der Bereich *Substanzgebrauch* wird insgesamt selten als alarmierend eingeschätzt.

Tab. 3.4 zeigt die absoluten und relativen Häufigkeiten, in denen die jeweiligen Kategorien in den Gruppen 3 (keine Diagnose) und 4 (FASD-Diagnose) sowie der Gesamtstichprobe als alarmierend einzustufen sind. Erneut gibt es signifikant hohe Gruppenunterschiede in den Kategorien *Mütterlicher Alkoholkonsum, Wohnsituation* und *Alltagsverhalten.* Der Unterschied im Bereich *Kindheit* ist ebenfalls wiederholt signifikant, jedoch etwas geringer als beim Vergleich der Personengruppen mit unterschiedlichem Screening-Ausgang. Im Gegensatz zur Analyse der Gruppenunterschiede hinsichtlich des Interviewergebnisses, ist der Unterschied bei Personen mit und ohne FASD-Diagnose in der Kategorie *Beschäftigung und Einkommen* zwar

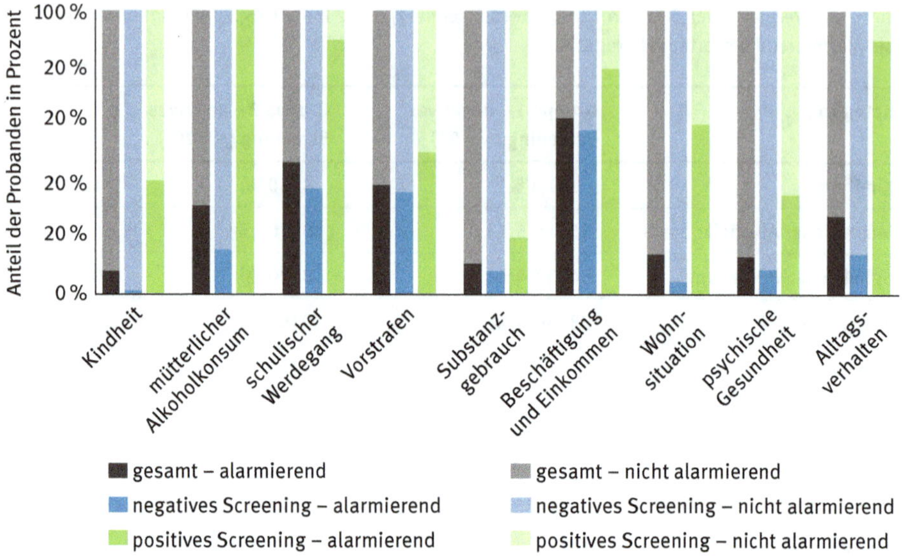

Abb. 3.3: Vergleich des Anteils alarmierender Antworten in den 9 Kategorien des BSI-FASD zwischen Personen mit positivem Screening-Ergebnis, Personen mit negativem Screening-Ergebnis und der Gesamtstichprobe.

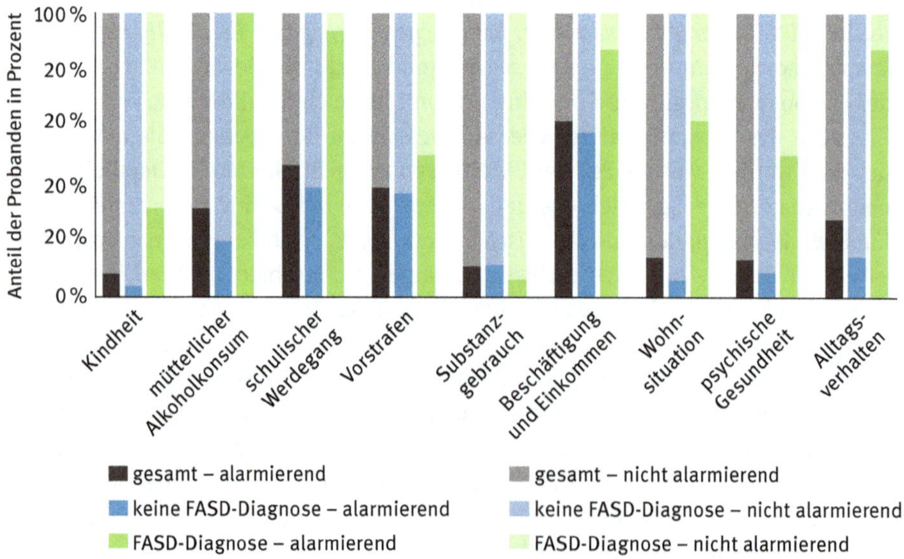

Abb. 3.4: Vergleich des Anteils alarmierender Antworten in den 9 Kategorien des BSI-FASD zwischen Personen mit FASD-Diagnose, Personen ohne FASD-Diagnose und der Gesamtstichprobe.

Tab. 3.4: Vergleich der Gruppen 3 (keine FASD-Diagnose) und 4 (mit FASD-Diagnose) bezüglich der als alarmierend bewerteten Kategorien.

Kategorie	Gruppe 3 – keine FASD-Diagnose ($N = 95$)	Gruppe 4 – FASD-Diagnose ($N = 16$)	ϕ
Kindheit	4 (4,2 %)	5 (31,3 %)	.348***
Mütterlicher Alkoholkonsum	19 (20 %)	16 (100 %)	.605***
Schulischer Werdegang	37 (38,9 %)	15 (93,8 %)	.386***
Vorstrafen	35 (36,8 %)	8 (50 %)	.095 n. s.
Substanzgebrauch	11 (11,6 %)	1 (6,3 %)	-.06 n. s.
Beschäftigung und Einkommen	55 (57,9 %)	14 (87,5 %)	.214*
Wohnsituation	6 (6,3 %)	10 (62,5 %)	.562***
Psychische Gesundheit	7 (7,4 %)	8 (50 %)	.438***
Alltagsverhalten	17 (17,9 %)	14 (87,5 %)	.545***

*p < .05, **p < .01, *** p < .001

signifikant, jedoch so geringen Ausmaßes, dass er vernachlässigt werden kann. Die Bereiche *Vorstrafen* und *Substanzgebrauch* weisen auch bei diesem Vergleich keine Signifikanz auf.

3.2.3 Zusammenhang von Screening-Ergebnis und FASD-Diagnose

Die statistische Analyse des Zusammenhangs der Ergebnisse im BSI-FASD sowie der FASD-Diagnostik mithilfe des Phi-Koeffizienten ergibt ein hochsignifikantes Ergebnis von $\phi = .742$ ($p < .001$). Hierbei zeigen sich vor allem Ähnlichkeiten in den Antworten der Bereiche *Mütterlicher Alkoholkonsum*, *Schulischer Werdegang*, *Wohnsituation* sowie *Alltagsverhalten*. Alle Personen mit einem positiven Screening-Ergebnis sowie alle Personen mit einer FASD-Diagnose gaben in allen drei Items im Bereich *Mütterlicher Alkoholkonsum* alarmierende Antworten. Weiterhin wurden bei beiden Personengruppen mehr als 40 % der Antworten aller Items im Bereich *Schulischer Werdegang* und 50 % in der Kategorie *Wohnsituation* als alarmierend eingestuft. Mehr als die Hälfte aller Personen mit positivem Screening oder FASD-Diagnose gab zudem Schwierigkeiten in sieben oder mehr Bereichen des alltäglichen Lebens an.

3.2.4 Sensitivität und Spezifität

Zur Beurteilung der Qualität und damit der Aussagekraft der Ergebnisse eines Screening-Instruments kann die Fähigkeit, zwischen Personengruppen korrekt differenzieren zu können, betrachtet werden. Angegeben wird diese Differenzierungsfähigkeit über die Merkmale Sensitivität und Spezifität (Goh et al., 2008). Auf Basis der vorliegenden Daten entspricht die Sensitivität, also die Wahrscheinlichkeit eines positiven Screening-Ergebnisses bei tatsächlichem Vorliegen einer Fetalen Alkoholspektrumstörung, 87,5 %. Die Spezifität als Wahrscheinlichkeit, bei einem negativen Screening-Ausgang tatsächlich keine FASD-Diagnose zu erhalten, liegt bei 93,7 %. Zugleich ist die Wahrscheinlichkeit, zu Unrecht ein positives Screening-Ergebnis zu erlangen (statistisch als falsch positiv bezeichnet), mit 6,3 % gering. Die Chance eines negativen Ergebnisses, obwohl tatsächlich eine Beeinträchtigung vorliegt (entspricht falsch negativ), liegt bei 12,5 %. Insgesamt konnten 92,8 % der Teilnehmenden durch das Screening-Tool korrekt klassifiziert werden.

Tab. 3.5: Daten zur Berechnung von Sensitivität und Spezifität.

	FASD-Diagnose	Keine FASD-Diagnose
positives Screening-Ergebnis	14	6
negatives Screening-Ergebnis	2	89

3.2.4.1 „Receiver Operating Characteristic“-Analyse

Aufbauend auf der Berechnung von Sensitivität und Spezifität kann die „Receiver Operating Characteristic“-Analyse (kurz: ROC-Analyse) zur weiteren Überprüfung der Differenzierungsfähigkeit eines Testverfahrens eingesetzt werden. Bei dieser Analyseform werden Sensitivität und Spezifität gegeneinander abgetragen und die daraus resultierende Kurve mit einer Diagonalen, welche ein zufälliges Ergebnis anzeigt, verglichen. Die sich dabei ergebende Fläche unterhalb der Kurve (AUC, vom Engl. „area under the curve“) kann als Qualitätsmaß für das Testverfahren verwendet werden. Die AUC kann Werte zwischen 0 und 1 annehmen, wobei das Ergebnis bei einem Wert von $\leq .5$ dem Zufall gleicht. Tab. 3.6 veranschaulicht die entsprechenden Werte für jede Kategorie des BSI-FASD.

Die Bereiche *Mütterlicher Alkoholkonsum*, *Schulischer Werdegang*, *Psychische Gesundheit* und *Alltagsverhalten* weisen eine hohe Aussagekraft auf. Werte von $\geq .8$ zeigen, dass die Beantwortung der entsprechenden Fragen in einem starken Zusammenhang mit dem Ausgang der FASD-Diagnostik steht. Von etwas geringerer, aber dennoch guter bis ausreichender Qualität sind die Kategorien *Beschäftigung und Einkommen* sowie *Wohnsituation*. Der Bereich *Kindheit* lässt mit einem Ergebnis von $AUC = .635$ ebenfalls eine tendenziell ausreichende Aussagekraft vermuten, das Er-

Tab. 3.6: ROC Analyse – Fläche unterhalb der Kurve (AUC), Standardfehler (SE) und Signifikanzprüfung (p).

Kategorie	AUC	SE	p
Kindheit	.635	.085	n. s.°
Mütterlicher Alkoholkonsum	.953	.019	***
Schulischer Werdegang	.856	.051	***
Vorstrafen	.579	.081	n. s.
Substanzgebrauch	.477	.077	n. s.
Beschäftigung und Einkommen	.707	.070	***
Wohnsituation	.777	.075	***
Psychische Gesundheit	.803	.063	***
Alltagsverhalten	.912	.030	***

°p < .1, *p < .05, **p < .01, *** p < .001

gebnis ist jedoch nur bei Anlegen eines weiteren Signifikanzniveaus statistisch bedeutsam, nach in dieser Untersuchung verwendeten Kriterien also nicht eindeutig vom Zufall zu unterscheiden. Lediglich Fragen der Bereiche *Vorstrafen* und *Substanzgebrauch* enthalten wenig Informationsgehalt für die Annahme oder Ablehnung einer FASD-Diagnose.

3.2.5 Möglichkeiten und Grenzen des biographischen Screenings

Insgesamt erwies sich das BSI-FASD mit einer Rate von 92,8 % korrekter Identifikation als sehr nützliches Verfahren für das Screening hinsichtlich der FASD-Diagnose. Es gibt einen starken Zusammenhang des Ausgangs des Screenings und einer Diagnosestellung ($\phi = .742$; $p < .001$). Bei Vorliegen einer Störung im Bereich FASD werden mit einer hohen Wahrscheinlichkeit die Kategorien *Mütterlicher Alkoholkonsum, Schulischer Werdegang, Wohnsituation* und *Alltagsverhalten* als alarmierend bewertet. Demgegenüber scheinen die Kategorien *Vorstrafen* und *Substanzgebrauch* in der hier untersuchten Stichprobe wenig Informationsgehalt für die FASD-Diagnostik zu besitzen. Das Screening-Tool ist zu 87.5 % sensitiv für Menschen mit FASD und es ist auch in der Lage, äußerst spezifisch für den Bereich alkoholbedingter Spektrumstörungen zu screenen (Spezifität 93,7 %). Nur wenige Personen haben zu Unrecht ein positives Screening-Ergebnis erhalten. Mit 12,5 % vergleichsweise hoch ist die Rate falscher Ablehnungen. Möglich ist jedoch, dass dies in der geringen Anzahl von Menschen mit FASD in der Stichprobe begründet ist.

Mit 111 Teilnehmenden ist die Stichprobengröße dieser Untersuchung vergleichsweise gering, was negative Auswirkungen auf die statistische Power hat. 16 der 111 Personen haben eine FASD-Diagnose erhalten. Einerseits ist dies ein höherer Prozentsatz als die geschätzte Prävalenzrate in der Gesamtbevölkerung Deutschlands, andererseits wurden gezielt Risikogruppen sowie Personen, die bereits FASD-bezogene Angebote nutzen, zur Untersuchung eingeladen, um die Teilnehmerzahl von Menschen mit FASD zu erhöhen und damit reliablere Aussagen zum Screening-Instrument treffen zu können. In manchen Kategorien des Interviews gab es nur eine sehr geringe Varianz, was die Interpretation der Ergebnisse erschwert. Ein Grund könnte in der homogenen Stichprobe liegen – Suchtstörungen gehen zum Teil mit ähnlichen Verhaltensweisen einher wie Fetale Alkoholspektrumstörungen. Dies wird zum Beispiel in der Kategorie *Einkommen und Beschäftigungen* deutlich: Sowohl für Menschen mit als auch ohne FASD-Diagnose wurde dieser Bereich häufig als alarmierend bewertet. Entsprechende Unterschiede könnten in der Allgemeinbevölkerung deutlicher ausfallen.

Abhängigkeitsstörungen sind bei Menschen, die von FASD betroffen sind, weit verbreitet (Streissguth et al., 1996, 2004; Barr et al., 2006; O'Connor u. Paley, 2009). Dennoch wenden sich vergleichsweise wenig Betroffene an Entwöhnungs- und Rehabilitationskliniken (Grant et al., 2014). Wenn sie es doch tun, bestehen hohe Risiken, die Maßnahme vorzeitig abzubrechen oder rückfällig zu werden (Popova et al., 2013; Grant et al., 2013a; 2013b; 2014), weil die konventionellen Therapieangebote nicht auf die Besonderheiten alkoholbedingter Störungen und den damit verbundenen hirnorganischen Beeinträchtigungen ausgerichtet sind (Grant et al., 2013a, 2014). Es wäre daher unangemessen, diese Personen als unmotiviert, unkooperativ oder behandlungsresistent zu disqualifizieren. Vielmehr liegt es häufig an der fehlenden Diagnose FASD und der damit verbundenen unterschiedlichen Erwartungshaltung der Betroffenen sowie in der Folge in der Anwendung konventioneller Therapieangebote, die nicht auf die Besonderheiten alkoholbedingter Störungen und damit verbundenen hirnorganische Beeinträchtigungen ausgerichtet sind.

Auch in dieser Studie kam es vermehrt bei Patienten, die ein positives Ergebnis im BSI-FASD erhielten und damit zumindest Erfahrungen und Verhaltensweisen aufweisen, die typisch für Menschen mit FASD sind, zu einem Therapieabbruch oder der Weigerung, an der vollständigen Diagnostik teilzunehmen. Diese Abbrüche erschweren die Interpretation der Ergebnisse.

Ein weiteres Problem der Interpretation der Screening-Ergebnisse besteht in der erschwerten Diagnosestellung im Erwachsenenalter (Kap. 2.4). Sechs von 20 Personen mit einem positiven Ergebnis im Screening-Interview erhielten nach der weiterführenden Untersuchung keine FASD-Diagnose (basierend auf bestehenden Diagnosekriterien) und wurden somit als falsch-positiv bewertet, obwohl sie erhebliche Einschränkungen in verschiedenen Lebensbereichen, die mit FASD in Verbindung gebracht werden, zeigten. Dennoch war das BSI-FASD in der Lage, auch beim aktuellen Diagnostikstandard die meisten Menschen mit Diagnose zu identifizieren.

Die Kategorien *Vorstrafen* sowie *Substanzgebrauch* scheinen laut vorliegender Ergebnisse keinen Einfluss auf das Ergebnis der Diagnostik zu haben, obwohl es in der aktuellen Literatur gehäuft Hinweise auf entsprechende Zusammenhänge gibt (Streissguth et al., 1996, 2004; Goh et al., 2008; Paley u. O'Connor, 2009; Freunscht u. Feldmann, 2011; Rangmar et al., 2015). Ein Grund für die nicht signifikanten Unterschiede im Bereich Vorstrafen könnte die hohe Anzahl der Verhaftungen sein, die für die Bewertung als alarmierend gegeben sein muss. Im englischsprachigen Original – und damit auch im BSI-FASD – gilt die Antwort als alarmierend, wenn die interviewte Person mindestens fünfmal verhaftet wurde. Diese Anzahl könnte für den deutschen Kulturraum zu hoch angesetzt sein. Dass die Kategorie *Substanzgebrauch* vergleichsweise selten als alarmierend bewertet wurde, ist verwunderlich, vor allem da ein Großteil der Stichprobe in einer Klinik mit Spezialisierung auf Substanzgebrauchsstörungen interviewt wurde. Möglicherweise sind die zwei Fragen, die es für diesen Bereich gibt, zu spezifisch, um deutlichere Ergebnisse zu erhalten. Weiterhin könnten Verzerrungen vorliegen. Zum einen sind die Fragen retrospektiv (beispielsweise das Alter zu Beginn des Konsums), was zu Erinnerungsdefiziten (sog. recall bias) führen kann. Zum anderen ist das BSI-FASD ein Selbstbefragungsinstrument, wodurch es zu Antwortabweichungen in Richtung sozialer Erwünschtheit kommen kann, vor allem da das Interview in der Wiehengebirgsklinik zu Beginn der Behandlung durchgeführt wurde. Beide Kategorien sollten in Zukunft weiter untersucht werden, um eindeutigere Ergebnisse zu erhalten.

Ziel des Screening-Instruments ist es, Erwachsene mit Verdacht auf FASD schnell zu identifizieren, im Anschluss einen geeigneten Diagnostikprozess einzuleiten sowie adäquate Hilfeleistungen und Maßnahmen anzubieten. Die vorliegende Untersuchung zeigt, dass das Screening-Instrument BSI-FASD tatsächlich sehr gut geeignet ist, Menschen mit FASD zu erkennen. Damit wäre ein Schritt getan, die vorhandene erhebliche Diagnostik- und Versorgungslücke im Bereich Erwachsene mit FASD in Deutschland nachhaltig zu schließen. In dieser Studie wurde die Durchführung des Screenings im Bereich der Suchtstörungen sowie gezielt bei Menschen, die FASD-bezogene Angebote nutzen, getestet und evaluiert. Die Verwendung kann jedoch auch auf andere Bereiche übertragen werden. Primär sollte dies in Einrichtungen geschehen, die sich auf Risikogruppen beziehen. Ein Indiz dafür können mit FASD assoziierte Auffälligkeiten sein. So haben Menschen mit FASD beispielsweise ein erhöhtes Risiko, Probleme im Sozialverhalten zu zeigen (Jost u. Krause, 2008; Freunscht u. Feldmann, 2008), in Konflikte mit dem Gesetz zu geraten (Streissguth et al., 1996, 2004; Goh et al., 2008; Paley u. O'Connor, 2009; Freunscht u. Feldmann, 2011), selbst Opfer sexueller Übergriffe zu werden (Freunscht u. Feldmann, 2011) oder Suizidversuche zu unternehmen (Huggins et al., 2008; O'Connor u. Paley, 2009). Durch eine Nutzung des BSI-FASD in entsprechenden Beratungs-, Betreuungs- und Interventionseinrichtungen könnten weitaus mehr möglicherweise von FASD betroffene Personen identifiziert werden. Das Instrument kann dabei leicht implementiert werden, da eine Schulung vergleichsweise einfach erfolgen kann, es durch detaillierte Anweisungen zu Durchführung und Auswertung leicht handhabbar ist und die Bearbeitung nur wenige Minuten dauert. Zeitgleich führt dies als positiver Nebeneffekt zu einer weiter verbreiteten Aufklärung von Fachpersonal im Bereich alkoholinduzierter Störungen.

Auch wenn das Screening-Interview viele Vorteile bietet, muss beachtet werden, dass ein positives Ergebnis keinesfalls gleichzusetzen ist mit einer Diagnosestellung. Allerdings weisen die Ergebnisse dieser Untersuchung eindeutig darauf hin, dass die Wahrscheinlichkeit des Vorliegens einer FASD-Diagnose bei einem positiven Screening-Ergebnis wesentlich höher ist.

4 Suchtgefährdung von Menschen mit FASD

Suchtstörungen gehören zu den häufigsten psychischen Störungen. Die Ätiologiefaktoren sind zahlreich, insbesondere die Faktoren des biopsychosozialen Modells liefern Hinweise auf die zu berücksichtigenden Risiken. Hierzu zählen die breite und einfache Verfügbarkeit von Suchtmitteln, insbesondere Alkohol und Tabak, niedrige Preise, frühes Einstiegsalter. Aber auch emotionale Probleme, negativer Selbstbezug und genetisch bedingte gestörte Alkoholreagibilität sind relevante Entstehungsfaktoren. Zur Suchtprävention gehört insbesondere auch die Verhinderung des Alkoholkonsums während der Schwangerschaft. Das Suchthilfesystem als Sonderbehandlungssystem hat sich in Deutschland differenziert entwickelt und leistet umfassende und effektive Hilfen, die jedoch im Bereich der FASD-Prävention und der Erkennung und Hilfe bei FASD, speziell im Erwachsenenalter, noch verbessert und intensiviert werden müssen.

4.1 Suchtentstehung

Michael Klein

Die Entstehung von Suchterkrankungen unterliegt in jedem Einzelfall vielfältigen Einflüssen. Der Entstehung einer Suchterkrankung geht der initiale Konsum psychotroper Substanzen voraus. Je nachdem, wie dieser Anfangskonsum verläuft, nimmt das spätere Suchtrisiko ab oder zu. Die mit großem Abstand häufigsten Einstiegsdrogen in Deutschland sind Alkohol und Tabak (BzgA, 2012). Die initiale Konsumsituation mit den ersten konsumbezogenen Erfahrungen, Motiven und Konsequenzen wird als entscheidend für die Entstehung möglicher Substanzkonsumprobleme angesehen. Dies ergibt sich vor allem daraus, dass die initiale Konsumsituation, die meist eine Abfolge mehrerer Einzelsituationen darstellt, eine komplexe Lernsituation darstellt, in der Hinweisreize, Konsummotive, -folgen und -wirkungen erfahren und abgespeichert werden. Schon in dieser Phase sind Menschen mit FASD benachteiligt, weil sie entsprechende Lernerfahrungen falsch deuten oder schlichtweg vergessen. Menschen mit FASD sollten ihre ersten Konsumerfahrungen vor dem Hintergrund der pränatalen Einflüsse mit hoher Vorsicht, Achtsamkeit und sensiblen Selbstkontrollstrategien durchleben. Hierfür wird es oft einer einfühlsamen professionellen Begleitung bedürfen. Im Einzelnen sind folgende Lernaspekte bedeutsam: Auf den Konsum einer psychotropen Substanz folgen unmittelbar (d. h. kontingent) positive Konsequenzen (positive Verstärkung). Diese variieren zwar je nach Substanz, Konsumstil und Konsumgeschwindigkeit, sind aber bei allen Substanzen relevant und haben Einfluss auf das weitere Konsumverhalten. Neurobiologisches Substrat dieser positiven Verstärkung („gemeinsame neurobiologische Wirkstrecke“) sind dopaminerge Effekte, d. h. die Anregung des dopaminergen Verstärkersystems, welches dem Individuum als Hinweisreiz für positive Verstärker dient. Je stärker die Hinweisreize nach dem Konsum erlebt werden, desto größer ist die Gefahr des Wiederholungskonsums. Die Effekte der meisten Substanzen werden als Euphorie, Fröhlichkeit, Ausgelassenheit, Ungehemmtheit o. ä. erlebt. Gerade bei Alkohol wird durch komplexe kaskadenartige Reaktionen mehrerer Neurotransmittersysteme (Tretter, 2008) auch das dopaminerge System angesprochen. Für die Konsumenten ergibt sich ein unmittelbarer, im Falle des Alkohols bereits nach spätestens 10–15 Minuten einsetzender wahrnehmbarer positiver Effekt.

https://doi.org/10.1515/9783110594492-004

4.1.1 Vom ersten Alkoholkonsum zur Entstehung problematischen Alkoholkonsums

Bei der Entstehung von Alkoholkonsumproblemen spielen folgende Faktoren eine wichtige, bisweilen entscheidende Rolle:

- Konsummotive, insbesondere Motive der Stressreduktion und der Flucht aus dem Alltag („Eskapismus"). Eskapismus gilt als relevanter Risikofaktor in der Entstehung von Suchtproblemen und ist als deutlich stärkeres Risiko zu gewichten als Hedonismus (lustbetonter Konsum). Bei FASD-Betroffenen kann Eskapismus eine wichtige Rolle zur Flucht aus Alltag, Stress und Mobbing spielen.
- Bedürfnis nach Steigerung der Laune und Euphorie, insbesondere in sozialer Gemeinschaft („positive Verstärkung").
- Mittel zur Bekämpfung negativer Emotionen, ohne dass eine psychische Störung vorliegt. Insbesondere zum Umgang mit Selbstwertproblemen, Ängsten, depressiven Verstimmungen und Sorgen hilft der wiederholte Konsum psychotroper Substanzen (Alkohol wirkt kurzfristig „problemlösend").
- Psychische Probleme und Störungen als Ausgangslage, die durch die sedierende, anregende und insgesamt bewusstseinsverändernde Wirkungen verändert werden („negative Verstärkung").
- Genetisch erhöhtes Risiko durch erniedrigte Alkoholreagibilität, angeborene Toleranz und größeren Stressdämpfungseffekt unter Alkohol, insbesondere bekannt bei Söhnen alkoholabhängiger Väter (Schuckit, 1994; Schuckit u. Smith, 1997).
- Besonders im Jugendalter haben trinkende Peers einen starken Einfluss auf das Konsumverhalten ihres Umfelds (Hurrelmann, 2007). Dieser Risikofaktor erscheint bei Jugendlichen mit FASD besonders relevant aufgrund ihrer leichten sozialen Manipulierbarkeit.

Die Kombination mehrerer dieser Faktoren erhöht das Risiko eines dauerhaft problematischen Alkoholkonsums, was zu einer Suchterkrankung führen kann. So können sich einzelne biopsychosoziale Risikofaktoren, wie etwa niedriges Selbstwertgefühl, Streben nach schneller Lustbefriedigung, Unfähigkeit zum Belohnungsaufschub, Impulsivität, problematisch trinkende Peers, Leben in marginalisierten Gruppen, gegenseitig verstärken und in Form von Wechselwirkungen aufschaukeln und zu einer Suchterkrankung führen.

Für alle Menschen gilt das lernpsychologische Grundtheorem aus der Forschung zur operanten Konditionierung, dass die kurzfristigen Verhaltenskonsequenzen entscheidend sind zur Entstehung und Festigung neuen Verhaltens und zum Aufbau von Verhaltensgewohnheiten (Grüsser u. Thalemann, 2006). So sind gerade die Konsequenzen des Substanzkonsums unmittelbar angenehm, positiv und erleichternd, sodass die Wahrscheinlichkeit einer Gewohnheitsbildung hoch ist. Dies wird als hohe Kontingenz bezeichnet. Die langfristigen Konsequenzen (gesundheitliche Schäden, soziale Ausgrenzung, berufliche Probleme und die Sucht als solche) werden zunächst kaum wahrgenommen, erste Anzeichen kognitiv verzerrt oder unterdrückt. Diese langfristig negativen Folgen sind daher zunächst nicht steuerungsrelevant für das aktuelle Verhalten. Dies gilt bei Menschen mit Beeinträchtigung der kognitiven und exekutiven Funktionen (z. B. Antizipationsfähigkeit), wie dies bei Erwachsenen mit FASD oft der Fall ist, in noch höherer und relevanterer Weise. So kann es sein, dass ausschließlich die kurzfristigen, angenehmen Konsequenzen wahrgenommen und längerfristige negative Konsequenzen des übermäßigen Alkoholkonsums nicht nur nicht vorweggenommen, sondern überhaupt nicht dem ursprünglichen Verhalten kausal zugeordnet werden können.

Darüber hinaus ist zu bedenken, dass sich die dargestellten Entstehungsfaktoren bei FASD-Betroffenen komplex auch kombinieren und aufschaukeln können. Ganz im Sinne des Diathese-Stress-Modells zur Entstehung psychischer Störungen, und so auch der Sucht, können Wechselwirkungen vorliegen, bei denen z. B. durch Alkoholkonsum bei einer Person mit erhöhter Vulnerabilität und hohem akuten oder gar chronischem Stress schneller ein pathologisch erhöhtes Konsumverhalten entsteht. So können die Selbstwertprobleme eines Jugendlichen mit FASD aufgrund seiner Besonderheiten auch zu sozialer Ausgrenzung und Sonderrolle führen, was sich wiederum im Sinne eines Rückkoppelungsprozesses negativ auf das Selbstwertgefühl auswirkt. Kommt nun die angenehme, sedierende Wirkung von Alkohol hinzu, kann schnell im Sinne einer Gewohnheitsbildung ein Konsumproblem entstehen, welches dann später auch zur Sucht führt. Für erwachsene Menschen mit FAS- oder FASD-Symptomatik sind daher besonders Regeln zum nicht schädigenden und gesunden Umgang mit Alkohol und anderen Substanzen wichtig. Wenn überhaupt schon in der Jugend konsumiert wird, wovon bei Alkohol in unserer Gesellschaft überwiegend auszugehen ist, sollte von Anfang an darauf geachtet werden, dass nicht in Stresssituationen, besonders solchen mit starker negativer Emotionalität, getrunken wird. Vielmehr ist das gewohnheitsmäßige Erlernen kontrollierter Konsumrituale wichtig. Kontrolle bezieht sich dabei auf die Situationen des Konsums, besonders auf Menge und Stil des Konsums. Die Konsummengen sollten stets unterhalb der Schwelle des subjektiven und objektiven Betrunkenseins bleiben. Für Frauen gilt eine Grenze von weniger als 20 g Alkohol täglich als unbedenklich, für Männer von weniger als 30 g täglich. Ein 0,33-Liter Glas Bier enthält ca. 13 g Alkohol. Um eine stabile Verhaltensgewohnheit in Richtung selbstkontrollierten Konsums auszubilden, der auch in Krisen- und Stresszeiten nicht exazerbiert und außer Kontrolle gerät, sind vielfache Übungsdurchläufe als Stabilisierungsroutinen zur Gewohnheitsbildung im Alltag notwendig.

4.1.2 Biopsychosoziales Ätiologiemodell

Für die Entstehung psychischer Störungen wird heute von einer komplexen Gemengelage biopsychosozialer Ursachen ausgegangen. Im Sinne dieses Drei-Faktoren-Modells werden verschiedene Entstehungsursachen betrachtet. Diese können je nach

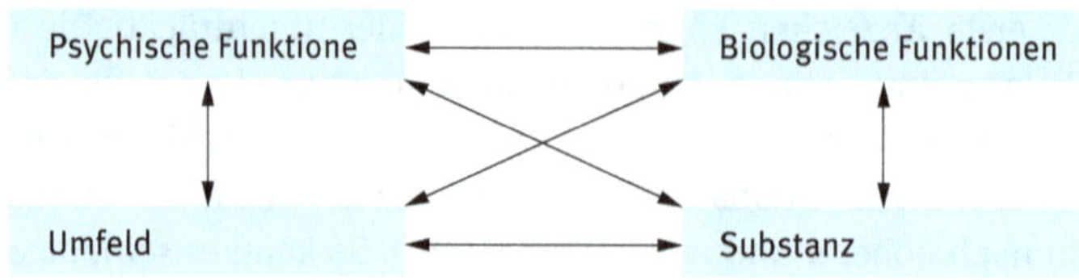

Abb. 4.1: Dynamisches Modell der Suchtentstehung.

psychischer Störung und betroffenen Individuen variieren. So kann der Sohn eines alkoholabhängigen Vaters neben einer erhöhten biologischen Vulnerabilität durch eine gezielte Selektion stark konsumierender Freunde („peer-group“) ein stabiles problematisches Konsummuster entwickeln, das dann zu einer Suchterkrankung führt. In einem anderen Beispiel mag es eine Person mit niedrigem Selbstwertgefühl sein, die durch eine persönliche Lebenskrise (Trennung, Verlust) ein stabiles problematisches Konsummuster entwickelt, das sich auch zu einer Suchtstörung verfestigen kann. Bei der Entstehung von Suchtstörungen ist aber im Unterschied zu anderen psychischen Störungen von einem Vier-Faktoren-Modell auszugehen, in dem die Merkmale und Besonderheiten der jeweiligen Substanz auf jeden Fall mitberücksichtigt werden müssen (Abb. 4.1).

Im Falle von Menschen mit FASD-Beeinträchtigung kann z. B. der exzessive Konsum hochprozentiger Alkoholika (Faktor „Substanz“) wie bei anderen Personen auch zu schnell eintretenden, unberechenbaren Verhaltensweisen führen. Ist dies mit einem ungünstigen sozialen Umfeld kombiniert (trinkende Peers), kann es nicht nur zu stabilen problematischen Konsummustern, sondern auch zu selbst- oder fremdschädigendem Verhalten oder intensiverer Diskriminierung und Ausgrenzung führen. Wenn die kognitiven Funktionen zur Reflexion oder Antizipation dieses Konsumverhaltens eingeschränkt sind, entsteht eine Motivation zur Verhaltensveränderung aufgrund negativer Konsequenzen mit geringerer Wahrscheinlichkeit als bei anderen Personen. Auch kann eine erhöhte genetisch oder vorgeburtlich erworbene Alkoholtoleranz das Konsumverhalten in Richtung Exzessivität negativ beeinflussen.

4.1.3 Kriterien der Alkoholsucht

Die diagnostischen Kriterien zur Erfassung einer Alkoholsucht sind in den letzten Jahrzehnten immer weiter verfeinert und differenziert worden. Nachdem in den ersten Jahrzehnten der diagnostischen Klassifikation mit ICD und DSM (ca. 1950 bis 1980) die somatisch-physiologischen Kriterien (Entzugserscheinungen, Toleranz, Folgeschäden) im Vordergrund standen, wurden zunehmend psychologisch-kognitive und soziale Kriterien hinzugefügt (Gedanken kreisen um Alkohol und Trinken, Verlust von Freunden und sozialen Bezügen). Zunächst wurde, ganz im Sinne von E. M. Jellinek (1960), Kontrollverlust als diagnostisches Kriterium formuliert, später fand eine Differenzierung dieses Kriteriums im Sinne eines zunehmenden Verlusts der Verhaltenskontrolle statt. Gemeint ist damit, dass die Kontrolle über den Erwerb, den Konsum (Dauer und Menge) sowie die Konsumfolgen zunehmend und nicht abrupt verloren gehen.

Nachdem zunächst von einem relativ uniformen Suchtmodell ausgegangen wurde, welches eine einheitliche Symptomatik der Sucht postulierte, erfolgte seit den Forschungsarbeiten von Pattison (1982) und Pattison u. Kaufman (1982) eine Veränderung dieser Konzeption. Verschiedene Symptomkombinationen („Suchtsyndrome") werden seitdem angenommen und können in den Klassifikationssystemen ICD und DSM durch Symptomkombinationen diagnostiziert werden. Die ideologisch motivierte Abschaffung des Suchtbegriffs durch den Terminus „Abhängigkeit" in der Diagnostik durch die WHO hat sich dabei nie nachhaltig durchgesetzt und wurde im Jahr 2013 im DSM-5 wieder abgeschafft. Da die seit mehreren Jahren angekündigte Neufassung des ICD in Form des ICD-11 immer noch nicht vorliegt und daher nach wie vor eine Diagnostik mit dem mehr als 20 Jahre alten ICD-10 erfolgen muss, werden die Suchtstörungen im Folgenden überwiegend anhand der im DSM-5 entwickelten Kriterien dargestellt.

Zunächst aber die noch gültigen ICD-10-Kriterien[50] der Substanzabhängigkeit:

- starker Wunsch oder eine Art Zwang, psychotrope Substanzen zu konsumieren
- verminderte Kontrollfähigkeit bzgl. des Beginns, der Beendigung und der Menge des Substanzkonsums
- körperliches Entzugssyndrom bei Absetzen oder Reduktion des Substanzkonsums oder Substanzkonsum mit dem Ziel, Entzugssymptome zu mildern
- Nachweis einer Toleranz; um die ursprünglich durch niedrigere Dosen erreichten Wirkungen zu erzielen, sind zunehmend höhere Dosen erforderlich
- fortschreitende Vernachlässigung anderer Vergnügungen oder Interessen zugunsten des Substanzkonsums; erhöhter Zeitaufwand, um die Substanz zu beschaffen, zu konsumieren oder sich von den Folgen zu erholen
- anhaltender Substanzkonsum trotz des Nachweises eindeutig schädlicher Folgen

Im Falle einer nicht vorliegenden Substanzabhängigkeit kann bei problematischem Konsum ein „schädlicher Gebrauch" diagnostiziert werden, wenn gravierende, anhaltende körperliche, psychische oder soziale Schäden durch den Konsum gegeben sind.

Es wurde von Seiten verschiedener Suchtforscher (Tretter, 2008; Klein, 1992; Sher u. Grekin, 2013) wiederholt vorgeschlagen, diese Kriterien für verschiedene Subgruppen (Frauen vs. Männer, Jugendliche vs. Senioren) zu differenzieren, um den unterschiedlichen Gegebenheiten besser gerecht zu werden. Diese Argumentation

50 Von diesen sechs Kriterien müssen mindestens drei zum gleichen Zeitpunkt in den letzten 12 Monaten erfüllt gewesen sein, um die Diagnose einer Substanzabhängigkeit zu stellen.

lässt sich mit Recht auch auf Menschen mit Behinderungen, insbesondere geistiger Behinderung, übertragen. Somit wäre zu untersuchen, ob gerade Personen mit FASD Alkoholverlangen anders erleben und verarbeiten, schneller Toleranz entwickeln und eine andere Wahrnehmungsschwelle für Entzugserscheinungen aufweisen. Einschlägige Studien hierzu fehlen leider noch weitgehend.

Mit dem DSM-5 liegt ein differenziertes Klassifikationsmodell vor, das anhand von 11 unterschiedlichen Verhaltenssymptomen verschiedene Suchtsyndrome in Bezug auf Alkohol und andere Substanzen erfasst. Damit wird erstmals im Suchtbereich eine dimensionale Diagnostik der Sucht verwirklicht. Dies bedeutet, dass je nach Zahl der erfüllten Kriterien zwischen leichter (2–3 Kriterien), mittelgradiger (4–5 Kriterien) und schwerer (6 und mehr Kriterien) Suchtstörung unterschieden wird.

Die im Unterschied zum ICD-10 wesentlich differenzierteren Kriterien des DSM-5 für eine Substanzgebrauchsstörung lauten:

Kriterien der Alkoholkonsumstörung nach DSM-5 (Falkai u. Wittchen, 2015, 675–676).

- Alkohol wird häufig in größeren Mengen oder länger als beabsichtigt konsumiert.
- Anhaltender Wunsch oder erfolglose Versuche, den Alkoholkonsum zu verringern.
- Hoher Zeitaufwand, um Alkohol zu beschaffen, zu konsumieren oder sich von seiner Wirkung zu erholen.
- Craving oder ein starkes Verlangen, Alkohol zu konsumieren.
- Wiederholter Alkoholkonsum, der zu einem Versagen bei der Erfüllung wichtiger Verpflichtungen bei der Arbeit, in der Schule oder zu Hause führt.
- Fortgesetzter Konsum trotz ständiger oder wiederholter sozialer oder zwischenmenschlicher Probleme, die durch die Auswirkungen von Alkohol verursacht oder verstärkt werden.
- Wichtige soziale, berufliche oder Freizeitaktivitäten werden aufgrund des Alkoholkonsums aufgegeben oder eingeschränkt.
- Wiederholter Alkoholkonsum in Situationen, in denen der Konsum zu einer körperlichen Gefährdung führt.
- Fortgesetzter Alkoholkonsum trotz Kenntnis eines anhaltenden oder wiederkehrenden körperlichen oder psychischen Problems, das wahrscheinlich durch Alkohol verursacht wurde oder verstärkt wird.
- Toleranzentwicklung, definiert durch eines der folgenden Kriterien:
  1. Verlangen nach ausgeprägter Dosissteigerung, um einen Intoxikationszustand oder einen erwünschten Effekt herbeizuführen.
  2. Deutlich verminderte Wirkung bei fortgesetztem Konsum derselben Menge an Alkohol.
- Entzugssymptome, die sich durch eines der folgenden Kriterien äußern:
  1. Charakteristisches Entzugssyndrom in Bezug auf Alkohol.
  2. Alkohol (oder eine sehr ähnliche Substanz, wie etwa Benzodiazepine) wird konsumiert, um Entzugssymptome zu lindern oder zu vermeiden.

Die Alkoholkonsumstörung („Sucht“) wird in drei Schweregraden diagnostiziert:
- F10.10 Leicht: 2 bis 3 Symptomkriterien sind erfüllt.
- F10.20 Mittel: 4 bis 5 Symptomkriterien sind erfüllt.
- F10.30 Schwer: 6 oder mehr Symptomkriterien sind erfüllt.

Bislang liegen in Deutschland noch zu wenige Erfahrungen mit der DSM-5-Diagnostik vor, um einschätzen zu können, ob diese auch für Menschen mit FASD-Diagnose in der Früherkennung und ggf. Prävention (insbesondere selektiver und indizierter Prävention; Kap. 4.2.3) hilfreich sein kann. Die Identifikation früher und leichter Suchtformen bietet jedoch die Chance, eine stärker an Risikoreduktion und Problemreduktion orientierte Hilfestrategie zu entwickeln. Außerdem sollten bei leichten Suchtstörungen im Sinne der DSM-5-Diagnostik die Bemühungen zur Verschlimmerung der Störung (Tertiärprävention) verstärkt werden.

4.1.4 Risikogruppen

Neben den dargelegten Faktoren zur Suchtentstehung, die entweder für alle Personen oder in unterschiedlichen Ausprägungen für verschiedene Personengruppen gelten, kann es sinnvoll sein, Risikogruppen für Suchterkrankungen frühzeitig zu identifizieren, um diesen passgenaue Hilfen (Prävention, Therapie) zukommen zu lassen. Als solche Risikogruppen können Personen mit auffälligen Persönlichkeitsmerkmalen (Neurotizismus, Antisozialität), hoher biologischer Vulnerabilität (erniedrigte Alkoholreagibilität, erhöhte Stressdämpfungseffekte durch Alkohol) und in prekären sozialen Lebenslagen (Langzeitarbeitslosigkeit, Wohnungslosigkeit, Peer-Gruppen mit starkem Alkoholkonsum) gelten. Inzwischen werden auch die Zusammenhänge zwischen früher psychischer Traumatisierung und späterer Substanzsucht (Schäfer u. Krausz, 2006; Schäfer u. Schulze-Thüsing, 2009; Schäfer et al., 2009) intensiv diskutiert. Eine psychische Traumatisierung wird dabei als ein besonders schwerwiegendes Ereignis aus der Umwelt (meistens aus der Familie eines Kindes) angesehen, das in besonders intensiver Weise biologische und psychologische Reaktionen hervorruft. Die pränatale Schädigung durch Alkohol und Drogen kann in einem tieferen Sinne auch als eine solche Traumatisierung verstanden werden.

Der dann meist in der frühen Jugend beginnende Konsum von Suchtmitteln hat intensive Wirkungen auf das Gehirn des Traumatisierten (vor allem Sedierung, Sensitivierung des dopaminergen Systems mit erhöhter Dopaminausschüttung unter Alkohol, Anxiolyse, Verbesserung der Soziabilität, Euphorisierung), welche insgesamt durch Lernprozesse positiver und negativer Verstärkung zu gewohnheitsmäßigem Dauerkonsumverhalten führen kann. Dies gilt in besonderem Maße für FASD-geschädigte Jugendliche, die nicht selten gerade aus psychotraumatisierenden Kontexten entstammen.

Weitere relevante Risikogruppen für Alkoholsucht sind Kinder suchtkranker und psychisch kranker Eltern, Kinder aus unvollständigen Familien, insbesondere mit großen psychosozialen Problemen sowie Kinder mit einer ADHS-Störung. Auch hier sind – im Sinne einer Cross-Over-Störung – FASD-Kinder ebenfalls mit einem höheren Risiko für Alkoholkonsumprobleme behaftet.

Im Sinne einer umfassenden, transgenerationalen Prävention sollte durch die Verhinderung pränatalen Alkoholkonsums und -missbrauchs das Risiko für FASD sowie späterer möglicher Suchtprobleme frühzeitig und umfassend gesenkt werden.

4.2 Suchtprävention, insbesondere Prävention des Alkoholmissbrauchs

Michael Klein

Die Verhinderung dauerhaften Alkoholmissbrauchs und chronischer Alkoholsucht stellen gesundheitspolitisch ohne Zweifel den Königsweg der bevölkerungsbezogenen Maßnahmen in Bezug auf Suchtkrankheiten dar. Gelingt nämlich die Verringerung alkoholbedingter Schäden und negativer Konsequenzen, profitieren Menschen individuell und sozial sowie die ganze Gesellschaft auch ökonomisch.

4.2.1 Gesundheitsökonomische Grundlagen der Suchtprävention

Die Relevanz der Suchtprävention ergibt sich nach humanistischen Überlegungen vor allem aus gesundheitsökonomischen und wirtschaftspolitischen Gründen, betrug doch der jährliche Verlust durch alkoholbedingte Schäden in Deutschland im Jahre 2007 im Rahmen einer Modellrechnung 26,7 Mrd. € (Adams u. Effertz, 2011). Von diesen entfallen 10,0 Mrd. € auf direkte Kosten (wie z. B. ambulante und stationäre Behandlungskosten, Unfallkosten, Sachbeschädigungen, Pflegekosten). Mit 16,7 Mrd. € ist der größere Teil indirekten Kosten zuzuschreiben, wie z. B. Produktionsverluste durch Frühsterblichkeit, Kosten durch Arbeitsunfähigkeit und Frühberentung. Bei dieser Berechnung sind die Kosten, die gesellschaftlich durch FASD entstehen, wie z. B. Unterbringung und Betreuung in Pflegefamilien oder spezialisierten Einrichtungen, Integrationshelfer, Kosten für medizinische Diagnostik und Behandlungen, langfristige Kosten für Daseinsvorsorge und Teilhabeförderung nicht berücksichtigt. In nordamerikanischen Studien (Popova et al., 2012; Stade et al., 2009) wurden diese Kosten immer wieder beziffert. So kamen Stade et al. (2009), zu dem Ergebnis, dass die gesellschaftlichen Kosten für alle FASD-Fälle in Kanada von der Geburt bis zum Lebensalter von 53 Jahren bei 5,3 Mrd. $ liegen. Es ist somit offensichtlich, dass die

Gesamtkosten durch Alkoholmissbrauch, wenn die Schäden durch FASD unberücksichtigt bleiben, unterschätzt werden.

Die Verhinderung oft langjähriger, chronischer Alkoholkonsumstörungen spart jedoch nicht nur volkswirtschaftlich Kosten, sondern hilft auch, Leid, Trauer und Gewalt im sozialen Leben, insbesondere in Familien, zu vermeiden („intangible costs"). Die dadurch bedingten Kosten und Konsequenzen sind natürlich nicht in finanzieller Hinsicht darstellbar. Es ist jedoch naheliegend, dass durch verbesserte Prävention und Frühintervention die Lebensqualität und das Wohlbefinden von Millionen von Menschen erheblich verbessert werden könnten.

4.2.2 Geschichte der Suchtprävention

Die Geschichte der Suchtprävention erscheint in vielerlei Hinsicht als eine Geschichte der Irrungen und Wirrungen, pädagogische Spielkonzepte dominierten oft vor reflektierten, evidenzbasierten biopsychosozialen Ansätzen (Klein, 2015).

Erst mit dem Aufkommen bevölkerungsweiter „Suchtepidemien", in Deutschland zum Ende des 19. Jahrhunderts im Zuge des exzessiven Schnapskonsums im proletarischen Millionenheer verarmter und entrechteter Arbeiter, wurde die Notwendigkeit einer systematischen Suchtprävention erstmals ernsthaft erwogen. Zunächst standen warnende, moralisierende und abschreckende Botschaften im Vordergrund. Bis ins 20. Jahrhundert hinein herrschte der Volksglaube vor, dass entscheidend für die geistige Entwicklung eines Kindes die Frage des Betrunkenheitszustands von Mann und Frau zum Zeitpunkt der Zeugung sei. Insofern wurden Männer und Frauen davor gewarnt, im alkoholischen Vollrausch ein Kind zu zeugen. Dieses galt dann als besonders von „Idiotie" bedroht. Im frühen 20. Jahrhundert setzte sich die simplifizierende, biologistische Sichtweise durch, dass Alkoholismus vererbt wird, was an den vielen Millionen Alkoholikern und dem Lebensweg ihrer Kinder „bewiesen" wurde. Es kam die Vorstellung vom erbkranken Nachwuchs auf, was dann in den eugenischen Zwangsmaßnahmen der Nationalsozialisten und ihrer Handlanger im Wissenschaftsbetrieb in Zwangskastrationen im Sinne eines „Schutzes des Volkskörpers" mündete.

Nach dem 2. Weltkrieg dominierten zunächst Abschreckungs- und Angstkampagnen, vor allem ab Ende der 60er Jahre in Bezug auf Cannabis und Heroin. Die bevölkerungspolitisch viel bedeutsameren Drogen, Alkohol und Tabak, wurden viel seltener und umfassender thematisiert. Insofern signalisieren die Akzente, die in der Suchtprävention gesetzt werden, stets auch den politischen Willen in Bezug auf die Priorisierung bestimmter Konsumverhaltensweisen und möglicher Konsumprobleme. Erst mit Übergang zur ersten rot-grünen Bundesregierung im Jahre 1998 erfolgte eine gründliche Revision der Drogen- und Suchtpolitik. Seitdem werden die alkohol- und tabakbezogenen bevölkerungsbezogenen Probleme von allen seitherigen Bundesregierungen umfassend wahrgenommen und auch unter Präventionsaspekten konzeptionalisiert. Unter der jahrzehntelang vorherrschenden Ignoranz gegenüber den Alkoholproblemen in der Bevölkerung konnte natürlich auch keine regelhafte Prävention in Bezug auf FASD entstehen. Deshalb ist es nicht verwunderlich, dass von allen schwangeren Frauen zuletzt immer noch mehr als 20 % Alkohol tranken (Pfinder u. Feldmann, 2011). Eine bevölkerungsweite Veränderung dieser Praxis muss ein prioritäres Ziel der alkoholbezogenen Primärprävention werden.

4.2.3 Konzeptionalisierung von Suchtprävention

Die Prävention von Suchtproblemen gliedert sich nach den Modellvorstellungen der WHO (Hurrelmann et al., 2007) in drei Zielebenen:

- Universelle Prävention richtet sich an die gesamte Bevölkerung und dient der Förderung von gesundem Verhalten und dem Vermeiden von Risiken. Hierzu gehören Maßnahmen der Aufklärung, Gesundheitsbildung („health literacy"), massenmediale Kampagnen, Preisgestaltung durch Steuern und Abgaben, Verfügbarkeitseinschränkungen und -begrenzungen.
- Selektive Prävention ist zur frühzeitigen Reduktion von Risiken bei Personen mit erhöhten Vulnerabilitäten, wie z. B. Kinder in suchtbelasteten Familien, geeignet. Wird ein vorhandenes Risiko frühzeitig erkannt und durch geeignete Maßnahmen der Ausbruch einer Krankheit verhindert, war die entsprechende selektive Prävention erfolgreich. Dabei sollte auch darauf geachtet werden, dass sich das Risiko zur Entwicklung einer Krankheit nicht in einen anderen Störungsbereich verlagert, z. B., dass nicht eine Essstörung anstelle einer Alkoholstörung entsteht.
- Indizierte Prävention befasst sich mit Risikogruppen, die bereits problematische Verhaltensmuster entwickelt haben und daher vor der Entwicklung einer psychischen Krankheit stehen, z. B. regelmäßiger Cannabiskonsum in Peergruppen. Auch Jugendliche mit FASD können im Umgang mit Alkohol und Drogen eine derartige Risikogruppe darstellen.

Bezogen auf Interventionen bei Menschen mit FASD sind Ansätze der selektiven und indizierten Prävention besonders wichtig. Diese beziehen sich zum einen auf (junge) Frauen mit Alkoholkonsum in der Schwangerschaft, um negative Auswirkungen auf die ungeborenen Kinder im Ansatz zu vermeiden. Diese „Primärprävention" in Bezug auf FASD ist zum anderen um „Sekundärprävention" zu ergänzen, wenn Kinder und Jugendliche mit FASD gefährdet sind, problematischen Alkohol- oder Drogenkonsum zu entwickeln. Beide Ebenen der FASD-bezogenen Prävention sind in Deutschland bislang noch nicht befriedigend im Regelangebot verankert, sodass die entsprechenden Folgerisiken hoch sind. Eine Ausnahme bildet z. B. das Medienpaket „Blau im Bauch" von WIGWAM ZERO in Berlin (http://www.wigwamzero.de/blauimbauch/). Diese und vergleichbare Angebote sollten nach erfolgreicher Evaluation und Evidenzsicherung schnellstens in die Regelprävention integriert werden.

4.3 Risikofaktoren zur Entwicklung einer Suchtstörung bei Menschen mit FASD und vergleichbaren Beeinträchtigungen

Gela Becker

Aufgrund fehlender Untersuchungen wurde Menschen mit kognitiven Beeinträchtigungen zugeschrieben, deutlich weniger Suchtmittelprobleme zu haben als die Gesamtbevölkerung (in der Altersgruppe der 18- bis 64-jährigen Erwachsenen ca. 10,9 Millionen mit riskantem Konsum [=14,2 %], davon 1,77 Mio. alkoholabhängig [=3,7 %]; 3,6 % mit Alkoholmissbrauch; DHS, 2013). Begründet wurde dies damit, dass sie durch die Formen ihrer Unterbringung in Einrichtungen der Behindertenhilfe weniger Zugangsmöglichkeiten zu Alkohol hätten (Fretz, 2012).

Studien der letzten zehn Jahre geben jedoch Hinweise darauf, dass die Prävalenz des Substanzmissbrauchs von Menschen mit Behinderung inzwischen dem der Gesamtbevölkerung zumindest entspricht, teilweise sogar leicht erhöht sein könnte. Hinweise geben Vollerhebungen in Einrichtungen der Behindertenhilfe aus Sachsen-Anhalt mit 11 % (Schubert u. Theunissen, 2005), aus Westfalen mit 25 % (Beine, 2003) sowie eine Vollerhebung aus NRW mit 15 % (Hörning u. Kretschmann-Weelink, 2011) riskantem Konsum.

Dabei manifestiert sich der problematische Konsum fast aller Substanzen mit steigender Tendenz am häufigsten in ambulant betreuten Wohnformen. Im Rahmen von Normalisierungs- und Integrationsbemühungen, sowie ab 2009[51] der Umsetzung der UN-Behindertenkonvention mit Schwerpunkt Inklusion ist die Zahl der Menschen, die in einer ambulant betreuten Wohnform leben, seit 2003 um ca. 160 % gestiegen. Die Entwicklung hat sich gegenüber den Vorjahren auf hohem Niveau verlangsamt (von 2009 auf 2010 Anstieg um 11,7 %, von 2010 auf 2011 um 8,8 %, von 2011 auf 2012 um 8,5 %; aus: Bundesarbeitsgemeinschaft überörtlicher Sozialhilfeträger, 2013; von 2015 auf 2016, ein Anstieg um 4,3 % nach https.//www.bagues.de/veroeffentlichungen/kennzahlenvergleiche/).

Sennekamp und Scharlau (2008), sowie Theunissen (2005) weisen darauf hin, dass es nicht nur die selbstbestimmten Wohnformen sind, die zu der zunehmenden Alkoholgefährdung beitragen, sondern vermuten:

> „[...] je höher der IQ geistig behinderter Menschen, desto höher die Wahrscheinlichkeit eines Suchtmittelgebrauchs [...]. Dabei erlebt dieser Personenkreis den Konsum von Alkohol oder Zigaretten oft als Ausdruck vermeintlich selbstbestimmten Handelns.“ (Theunissen, 2004).

---

51 Beschlossen von der UN 2006, in Kraft getreten am 03.05.2008, ratifiziert durch den deutschen Bundestag 24.03.2009.

Gründe für Substanzmissbrauch liegen bei Menschen mit FASD und vergleichbaren Beeinträchtigungen in einer Reihe von basalen Lebensbedürfnissen, die aufgrund von Teilhabeeinschränkungen nicht oder nicht ausreichend befriedigt werden können: Hierzu gehört das Bedürfnis nach Zugehörigkeit, nach Spannungsabbau, nach sozialen Kontakten aufgrund hoher Einsamkeit, Partnerschaft, Anerkennung, sowie die schwerer zu verarbeitende Trauer um Verluste (Partner, Betreuer, Angehörige). Hinzu kommt übermäßiger Konsum als Beweis von Autonomie und Unabhängigkeit aufgrund von Ängsten oder von Schwierigkeiten „nein" zu sagen (Wolf, 2014).

Gemeinsame Risikofaktoren entsprechen denen von Menschen mit einer geistigen Behinderung, deren Teilhabeeinschränkungen zu Risikofaktoren für Konsum und Substanzmissbrauch werden. Allgemein ist dies auf der Basis des bio-psychosozialen Modells (siehe dazu auch Kap. 4.1) sich wechselseitig bedingender Faktoren zu verstehen (DHS, 2003; Kielholz u. Ladewig, 1973): Es finden sich beim Einzelnen und seinen individuellen Merkmalen besondere Risikofaktoren in einer frühen Mangelversorgung sowie Traumatisierungen in der Kindheit, die aufgrund eingeschränkter emotionaler und kognitiver Verarbeitungsmöglichkeiten nicht kompensiert werden können. Sie sind gleichermaßen wesentliche Bedingungen für die Entwicklung von psychischen Störungen, wie von Suchterkrankungen. Die Prävalenz von zusätzlichen psychischen Störungen ist bei Menschen mit einer geistigen Behinderung drei- bis vierfach erhöht (Cooper et al., 2007; Buckles et al., 2013; Sarimski u. Steinhausen, 2008).

> „Es ist allerdings unklar, ob komorbide psychische Störungen immer Folgen eines Alkoholismus (Sekundärsyndrome) sind, oder ob eine psychische Störung Alkoholprobleme befördert [...]. Daher sollte von einer Wechselwirkung der verschiedenen Faktoren ausgegangen werden." (Theunissen u. Schubert, 2006, S. 185).

In den letzten Jahren haben zudem die veränderten Betreuungskonzepte unter den Leitlinien der Förderung von Selbstbestimmung und Autonomie sowie der verstärkten Teilhabe am gesellschaftlichen Leben (Inklusion) die Risiken für die Entwicklung einer Suchtproblematik infolge der ausgedünnten Betreuungsformen erhöht (Kretschmann-Weelink, 2006).

Im Rahmen von Autonomieförderung und Normalisierung ist der Zugang zu Alkohol erheblich leichter geworden. Zusätzlich gibt es bei Menschen mit geistiger Behinderung Hinweise auf geringere Toleranzen gegenüber Alkohol (Kretschmann-Weelink, 2006).

Risikofaktoren, die die Gesamtzielgruppe betreffen, werden bei fehlender früher Diagnosestellung und daraus resultierend fehlenden Folgehilfen potenziert. Risiken der Unter- und Fehlversorgung sind für Menschen mit FASD aufgrund der „Unterdiagnostik" – und dies betrifft insbesondere die noch wenig bekannten Unterformen der FASD – erhöht.

Folgen und besondere Risikofaktoren entstehen aus dieser Unterversorgung insbesondere dann, wenn hohe innere Spannungszustände nicht behandelt werden und, ergänzend, die Fähigkeiten, sich auch ohne Alkohol zu entspannen, nicht gefördert wurden, sodass Betroffene Alkohol zunehmend und daraufhin gewohnheitsmäßig zur Selbstregulation bei Stress und zum Abbau negativer Affekte nutzen.

4.3.1 Risikofaktoren bei Menschen mit FASD

Junger Mann (22) mit partiellem Fetalen Alkoholsyndrom, Depressionen und riskantem Konsum: „Manchmal spielen auch so 'ne Gedanken 'ne Rolle, was bin ich. Ich komm aus der Gosse, was bin ich. Ich hab' nur durch meine Familie ein gutes Leben geschenkt gekriegt. Wenn ich die nicht hätte, würd' ich auf der Straße vergammeln."
Mutter (seit 10 Jahren trocken) eines inzwischen erwachsenen Sohnes mit FAS (in vollstationärer Betreuung) über die Diagnosestellung: „Das war 'n Schock, Ich wusste zwar, dass er Schwierigkeiten hatte mit dem Sprechen, aber dass das so 'ne Auswirkungen hatte, das wusste ich nicht. Ich werde weiter für meinen Sohn da sein, so gut ich kann, ich hoffe bloß, dass ich das schaffe weiter vom Alkohol wegzubleiben. Ich versuch das Beste jetzt draus zu machen."
27-Jähriger mit pFAS und riskantem Konsum: „Na, aufhören mit Trinken: seitdem ich da in so 'ner Ambulanz bin und wieder Medikinet kriege. Ich war vorher immer so wibbelig – das ging gar nicht."

Für Menschen mit FASD besteht eine Reihe von spezifischen Risikofaktoren, die zu der hohen Gefährdung (nach amerikanischen Studien 46 % der Erwachsenen und 29 % der Jugendlichen; Streissguth et al., 1996) eine Suchtstörung zu entwickeln, beitragen:
- leichtere Unterform der FASD (Streissguth et al., 1996)
- Intelligenzquotient > als 70 (Streissguth et al., 1996)
- Geburt in Familien mit riskantem Konsum/Suchtbelastung (Klein, 2012; Klein u. Bischof, 2013)
- Mangelförderung durch Verbleib in suchtbelasteten Herkunftsfamilien
- Epigenetische Faktoren (Spohr, 2014)
- Schlafstörungen, Spannungs- und Erregungszustände
- psychische Störungen (komorbide als auch sekundäre Störungen, siehe dazu Kap. 2.5)
- Depressionen und Angststörungen (Grant et al., 2004)
- Suggestibilität (Brown et al., 2011) – verführt in besonderer Weise zum Mittrinken in Peergroups.

In amerikanischen Langzeitstudien wird deutlich, dass das Risiko für Substanzmissbrauch von Menschen mit FASD steigt, je höher der Intelligenzquotient und je weniger äußerlich sichtbare Merkmale einer FASD vorhanden sind (Streissguth et al., 1996; Abb. 2.2 und Abb. 2.4). Das bedeutet nicht, dass Menschen mit dem Vollbild FAS weniger beeinträchtigt sind, sondern, dass sie von der Gesellschaft deutlich weniger überfordert und mehr geschützt werden als Menschen mit einer der weniger sichtbaren Unterformen der FASD.

Je nach Länge des Verbleibs in einer problematischen Herkunftsfamilie kommen ungünstige Rollenvorbilder und Lebenserfahrungen hinzu, die das Risiko des Substanzmissbrauchs ebenfalls deutlich erhöhen. Hinweise auf eine deutlich erhöhte Prävalenz von FASD in Einrichtungen der Jugendhilfe gibt exemplarisch eine Studie des diakonischen Werkes Berlin-Brandenburg und schlesische Oberlausitz (Stallmann et al., 2018), denen in diesem Hilfesystem mit suchtpräventiven Strategien begegnet werden muss (Baumann et al., 2017). Im Vergleich mit Kindern nicht suchtkranker Eltern haben Kinder aus suchtbelasteten Familien ein bis zu sechsfach erhöhtes Risiko, selbst abhängig zu werden oder Alkohol zu missbrauchen (Krishnan-Sarin, 2000; Klein, 2012). Wird dies kombiniert mit einer verspäteten Diagnosestellung, erhöht sich die Gefahr der Entwicklung sekundärer und komorbider Störungen durch Mangelförderung, Fehlbetreuungen und Fehlbehandlungen (Streissguth et al., 1996, 2004). Wenn Behandlungsstrategien nicht auf die hirnorganischen Beeinträchtigungen abgestimmt sind, erhöht sich weiterhin die Gefahr von Therapieabbrüchen und fehlender Zustimmung zu bspw. medikamentösen Behandlungen. Insbesondere die bei Menschen mit FASD überdurchschnittlich häufig auftretenden Depressionen und Angststörungen zählen zu den bei Suchtstörungen häufig anzutreffenden Basiserkrankungen (Grant et al., 2004) und potenzieren somit die Gefahr der Suchtentwicklung.

Hinzu kommen Hinweise aus einer Langzeitstudie von Alati et al. (2008), nach der das Ausmaß des Alkoholkonsums der Mutter während der Schwangerschaft (2 versus ≥ 3 Getränke bei einer Trinkgelegenheit) einen wesentlichen Anteil an der frühen Entwicklung von Suchtstörungen hat (Kinder der Mütter mit stärkerem Alkoholkonsum entwickelten dreimal so häufig bereits in der Jugendphase Suchtstörungen). Die Autoren stellen die Hypothese auf, dass biologischen Komponenten in der Form einer physiologischen „Programmierung“ bei der Entstehung von Suchtstörungen eine größere Rolle zugemessen werden sollte.

Joanne Weinberg und ihre Forschungsgruppe (Hellemanns et al., 2010a, 2010b; Reynolds et al., 2011) untersuchten die neurobiologischen und endokrinologischen Folgen pränataler Alkoholexposition. Ihre Forschungen ergeben Hinweise darauf, dass eine pränatale Alkoholexposition das komplexe Stress- und Belohnungssystem deutlich verändert (Reduktion der Dopamin-Rezeptoren, Aktivierung des Stresssystems, veränderte Balancen zwischen Stress- und Belohnungssystem), die Sensitivität für Drogen erhöht sowie die Gehirnentwicklung verändert. Zusammen befördern diese Effekte die Vulnerabilität und das Risiko, psychische Störungen wie Depressionen, Angststörungen und Suchtstörungen zu entwickeln.

4.3.2 Menschen mit vergleichbaren Beeinträchtigungen und erhöhtem Risiko: ADHS

Vergleichbare hirnorganische Einschränkungen (allerdings anderen Verlaufs) können bei Menschen mit Aufmerksamkeitsdefizitsyndromen (Spohr, 2014; Alex u. Feldmann, 2011) in Kombination mit weiteren kognitiven Einschränkungen vorliegen. Die Auftretenshäufigkeit für ADHS Adult liegt nach Studien aus dem angloamerikanischen Raum bei ca. 4,4 % der Bevölkerung (Kessler et al., 2006). Ein Hinweis auf erhöhte Risiken für Suchtstörungen bei vorheriger ADHS zeigt eine deutsche Untersuchung bei Suchtkranken: So weisen je nach Setting ca. 10–20 % der Drogenabhängigen und ca. 8–15 % der Alkoholabhängigen als Erwachsene eine ADHS auf (Benkert et al., 2010).

In verschiedenen Studien gibt es Hinweise auf einen früheren Beginn und eine stärkere Ausprägung von Substanzmissbrauch (bis zu 37 %) bei Menschen mit ADHS (Caroll et al., 1993, Levin et al., 1997, Wilens et al., 1997). Das Lebenszeitrisiko für die Entwicklung einer Suchterkrankung verdoppelt sich (Biederman et al., 1995). Bislang gibt es keine Hinweise, dass eine Therapie mit Stimulanzien (Methylphenidat) die Wahrscheinlichkeit für die Entwicklung einer Suchtstörung erhöhen würde (Ohlmeier, 2008). Nach Tretter et al. (2010) wird das Risiko eher geringer, wenn eine frühzeitige Diagnose gestellt wird und die Therapie, leitliniengerecht, aus einer Kombination von Medikation und Psychotherapie besteht.

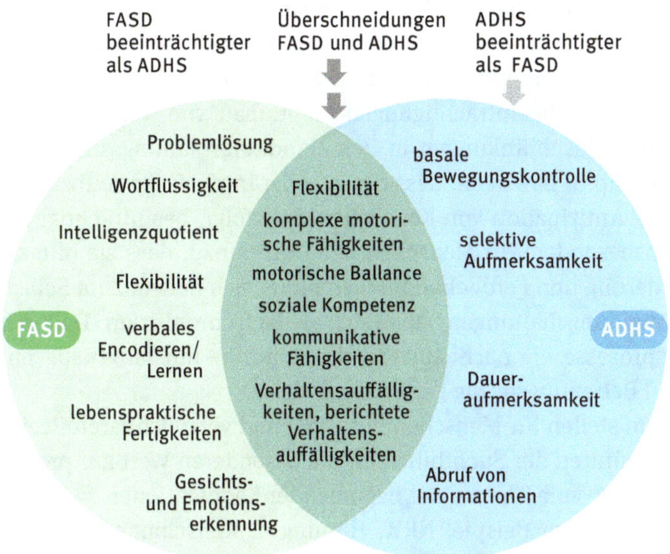

Abb. 4.2: Einschränkungen exekutiver Funktionen im Vergleich FASD und ADHS bei Kindern (modifiziert nach Mattson et al., 2011). Veränderungen bei Erwachsenen sind noch nicht erforscht.

ADHS gehört mit einer Auftretenshäufigkeit von 60 % zu den komorbiden Störungen von FASD (Spohr u. Steinhausen, 2008). Aufgrund der genetischen Komponenten dieser Störung sowie der erhöhten Risiken für Suchtstörungen bei ADHS, nimmt potenziell auch die genetische Transmission für FASD in Kombination mit ADS/ADHS zu (vgl. ausführlich Spohr, 2014). Abb. 4.2 zeigt die sich teilweise überlappenden sowie die jeweils spezifischen Risikofaktoren bei FASD und ADHS. Es wird deutlich, dass so wichtige Bereiche, wie Verhaltensflexibilität, soziale Kompetenz und kommunikative Fähigkeiten, gerade zu dem wichtigen Überlappungsbereich beider Störungsbilder gehören.

4.4 Die besondere Situation von Menschen mit FASD und vergleichbaren Beeinträchtigungen mit Blick auf Angebote der Suchthilfe

Gela Becker

Junge Frau (25 Jahre alt) mit FAS und Suchtstörung: „Ich kann das nicht: Entzug in 'ner Klinik und so. Ich schaff' das nicht mit so vielen Menschen."

Menschen mit einer geistigen Behinderung werden bislang durch Angebote der Suchtkrankenhilfe kaum erreicht (Drescher u. Wessel, 2015).

Wenn die Probleme der Unterdiagnostik behoben sind und auch die Besonderheiten der meist nicht direkt erkennbaren hirnorganischen Beeinträchtigungen erfasst wurden, bleibt eine besondere Problematik für Menschen mit FASD sowie für Menschen mit vergleichbaren Beeinträchtigungen im Aufbau von Veränderungsmotivation bestehen. Die Einschränkungen in den Handlungsplanungsstrukturen (siehe dazu ausführlich Kap. 5) bewirken, dass der ex- oder intrinsische Aufbau von Motivation, der über die Antizipation von Konsequenzen erfolgt, beeinträchtigt ist. Erschwerend kommt insbesondere für Menschen mit FASD hinzu, dass sie oftmals Odysseen von Überforderung und Fehlbehandlungen hinter sich haben. Zum Selbstschutz aufgebaute Vermeidungshaltungen haben sich vielfach chronifiziert. Dadurch können Veränderungsprozesse – je nach Ausmaß der Störung – nur langfristig mit engem Lebenswelt- und Betreuungsbezug gefördert werden.

Ein weiteres Problem stellen für Menschen mit FASD und vergleichbaren Beeinträchtigungen die Hilfekulturen der Suchthilfe dar, die besonderen Wert auf professionelle Distanz legen (siehe zum Thema erst beginnender Kooperationen zwischen Sucht- und Behindertenhilfe am Beispiel NRW, Hörning u. Kretschmann-Weelink, 2012; einen Überblick über die Hilfekulturen Suchttherapie, Psychosen Therapie und Behindertenpädagogik bieten Wolf, 2014 und Herrmann, 2013; zur Kooperation zwischen Sucht- und Behindertenhilfe, siehe Drescher u. Wessel, 2015). Ein großer

Teil dieser Menschen ist ausschließlich über aufsuchende Arbeit und defizitkompensierende Ansätze erreichbar. Ein Teil der Aufklärungsarbeit über Menschen mit hirnorganischen Beeinträchtigungen wird auch die Notwendigkeit der Finanzierung aufsuchender und kompensierender Strukturen betreffen, da diese Zielgruppe ohne passgenaue Hilfestellungen, die bislang nur in der Behindertenhilfe anzutreffen sind, keine umfassenden Teilhabemöglichkeiten erhält (siehe dazu auch Kap. 1 und Kap. 5.2). Viele der Betroffenen können aufgrund ihrer Schwierigkeiten mit Alltagsstrukturierung (z. B. hinsichtlich Termineinhaltungen) die bestehenden Angebote nur mit Begleitung durch Fachkräfte oder Angehörige erreichen.

Hinzu kommt, dass Menschen mit FASD auf besondere Beziehungsqualitäten, wie „emotionale Wärme" (die sich wiederum aus Akzeptanz, Achtsamkeit wertschätzender Grundhaltung und der Vermeidung von konfrontativen Ansätzen zusammensetzt), in besonderer Weise angewiesen sind. Für eine Verbesserung der Versorgung von Menschen mit hirnorganischen Beeinträchtigungen wird es künftig darum gehen, Behindertenhilfe, Suchthilfe und sozialpsychiatrische Versorgung für die Besonderheiten von Menschen mit hirnorganischen Beeinträchtigungen zu sensibilisieren. Die vorhandenen Betreuungskulturen und Methoden müssen differenziert den Störungsbildern angepasst und zusätzlich auf die individuelle Problematik heruntergebrochen werden. Drescher und Wessel (2015) weisen für die Felder der Sucht- und Behindertenhilfe darauf hin, dass zumindest die Leitprinzipien dieser Hilfefelder, wie bspw. Normalisierung, Empowerment, Selbstbestimmung, Individualisierung und Inklusion, übereinstimmen und damit eine Basis für künftige Kooperationen bilden können.

Zur Verdeutlichung mag hier eine der bewährten Methoden der Suchthilfe, das von Miller u. Rollnick (1991, 2004, 2015) entwickelte Motivational Interviewing (MI), dienen. Dieses ist für Menschen mit FASD und vergleichbaren Beeinträchtigungen, ohne Adaptionen nicht einsetzbar. Insbesondere, da vielfach Einschränkungen im Sprachverständnis vorliegen, kurzfristige Interventionsstrategien nicht ausreichen und die Möglichkeiten der Reflexion zwischen den Sitzungen, die Teil der Methode ist, für Menschen mit hirnorganischen Beeinträchtigungen kaum bestehen (Dubovsky, 2014). Anpassungen des MI für FASD werden gegenwärtig in den USA entwickelt und erprobt und können perspektivisch die Versorgung verbessern (siehe dazu auch Kap. 3.5).

5 Interventionsforschung für Menschen mit FASD im Überblick, mit einem Schwerpunkt auf Suchtstörungen

Gela Becker

Für Erwachsene mit FASD stehen bislang noch keine evaluierten Interventionen zur Verfügung. Hilfsweise werden daher Interventionen für Kinder (Alert© Programm), Jugendliche (insbesondere Step Up) und Menschen mit einer geistigen Behinderung vorgestellt, deren basale Schwerpunkte auch auf Gruppenangebote im Erwachsenenbereich übertragbar sind.

Obgleich FASD bereits vor mehr als 40 Jahren entdeckt (Jones u. Smith, 1973; Lemoine et al., 1968) und die gravierenden sekundären Störungen bereits in mehreren Langzeitstudien erforscht wurden (Streissguth, 1996, 2004), stehen für Erwachsene mit FASD (weltweit) noch keine evaluierten Interventionen zur Verfügung. Für die frühe und mittlere Kindheit stehen inzwischen einige, in Teilbereichen erfolgreiche Interventionen zur Verfügung. Deutlich wird daran, dass die Forschungsinteressen sich nicht auf Jugendliche und Erwachsene fokussieren obwohl diese als Hochrisikogruppe für die Entwicklung komorbider und sekundärer Störungen gelten (Armstrong et al., 2015).

Grant et al. (2014) weisen in der Studie „Substance Abuse Treatment Outcomes in Women with Fetal Alcohol Spectrum Disorder" mit Nachdruck darauf hin, dass stationäre Angebote in der Suchtbehandlung für Menschen mit FASD und anderen hirnorganischen Beeinträchtigungen sehr einfach und klar strukturiert werden müssen. Die Studie erfasste 549 Frauen in einem Zeitraum von vierzehn Jahren (November 1997 bis Juli 2011). Ein wesentlicher Hinweis für die Entwicklung von suchttherapeutischen Interventionen ist, dass ambulante Behandlungen intakte exekutive Funktionen (z. B. Planung, Organisation, Sequenzierung) verlangen, während bei stationären Behandlungen der Ich-stützende Rahmen Menschen mit hirnorganischen Beeinträchtigungen deutlich mehr entgegenkommt.

Durch die Unterschiede in den psychosozialen Versorgungsstrukturen liegt in der in Deutschland vergleichsweise gut ausgebauten ambulanten Versorgung der Behindertenhilfe, die mit Blick auf die UN-Behindertenkonvention in stetigem Zunehmen begriffen ist (siehe dazu Kap. 4.4), eine Chance auch für ambulante Suchthilfesettings, die im Rahmen der Eingliederungshilfe begleitet und gestützt werden können. Der Vorrang stationärer Settings für Menschen mit FASD ist daher nur eingeschränkt auf die deutsche psychosoziale Versorgung übertragbar. Unsere Erfahrungen zeigen, dass nur ein Teil der Klienten mit FASD und beginnender Suchtstörung bereit oder in der Lage wäre, einen Ortswechsel, wie ihn ein Klinikaufenthalt darstellt, überhaupt in Erwägung zu ziehen (siehe dazu Verhaltenstypen FASD, Kap. 2.3; diejenigen mit Veränderungsängstlichkeit benötigen zur Integration äußerer Veränderungen oft

https://doi.org/10.1515/9783110594492-005

Jahre). Es geht also mit dem Ausbau spezialisierter ambulanter suchttherapeutischer Hilfen auch darum, die Behandlungs- und Teilhabemöglichkeiten dieser Menschen zu erhöhen.

Ein weiteres wesentliches Ergebnis der o. g. Studie ist, dass die Abbruchquote von weiblichen Patienten mit FASD in der amerikanischen Regelversorgung wesentlich höher liegt als von Patientinnen ohne FASD (USA: 2005 nur 32 % der Frauen schlossen eine ambulante Suchtbehandlung ab; Grant et al., 2013). Die Abbruchquote von stationär entgiftenden Alkoholpatienten im europäischen Raum wird mit 32 % beschrieben (Martinez-Raga et al., 2002). Da für Deutschland keine Studien zu FASD im Zusammenhang mit Behandlungsabbrüchen in Suchtberatung und Suchttherapie existieren, können an dieser Stelle lediglich spekulative Bemerkungen auf künftigen Forschungsbedarf hinweisen.

Die deutsche Suchthilfestatistik für das Jahr 2016 weist 114.246 Patienten in ambulanten und stationären Einrichtungen mit alkoholbezogenen Störungen aus. Alkoholbezogene Störungen stellen damit die größte Anzahl an zu betreuenden Personen der Suchtstörungen dar. Folgende Zahlen für planmäßige Beendigungen bei ambulanten und stationären Maßnahmen zur Suchthilfe/Suchttherapie liegen vor: 68 % der ambulanten und 84 % der stationären Patienten beendeten die Behandlung planmäßig. Mit einem Verhältnis von 1:2,5 befinden sich in ambulanten und stationären Einrichtungen mehr Männer mit alkoholbezogenen Störungen als Frauen. Das heißt, die Abbruchquoten in Deutschland sind generell im Vergleich zu den USA und zum übrigen europäischen Raum deutlich geringer, 32 % im ambulanten Bereich und 16 % im stationären Bereich. Aufgrund der besonderen Situation von Menschen mit FASD mit Blick auf Angebote der Suchthilfe (siehe Kap. 3.4) erscheint die Vermutung gerechtfertigt, dass sie nur eingeschränkt durch die Angebote erreicht werden und vielfach zu den Abbrechern gehören dürften. Zu überprüfen wäre, ob es möglicherweise die niedrigschwellig konzipierten Behandlungseinrichtungen sind (z. B. Kontaktcafes, Notschlafstellen) in denen FASD-Screening höhere Patientenzahlen von Betroffenen auffinden würde (auf hohe Abbruchquoten, 43,3 % in diesem Bereich, wird von Braune et al., 2008 hingewiesen).

Für den notwendigen Aufbau einer suchttherapeutischen Versorgung, die auch die Teilhabe dieser Zielgruppen umfasst, wäre es also sinnvoll, einen „Zweischritt" zu wagen: zum einen aufgrund der „Unsichtbarkeit" der Einschränkungen, Screenings für FASD zu installieren (bzw. das Screeningverfahren BSI, siehe Kap. 3, breit einzusetzen) und zum anderen, die Behandlungssettings an die Bedürfnisse von Menschen mit neurokognitiven Einschränkungen anzupassen.

Im Folgenden werden einige Interventionsstudien für Kinder und Jugendliche zusammengetragen, deren Ergebnisse Hinweise für die Konzipierung von Interventionen für den Erwachsenenbereich geben können, zumal viele der Betroffenen in Teilbereichen auf einem kindlichen Niveau verbleiben. Insbesondere die früh sichtbaren gravierenden Folgen der hirnorganischen Beeinträchtigungen für die soziale Integration, Teilhabe und die Erfüllung von Lebenswünschen und Zielen verstärken die erhöhten Risiken für Substanzmissbrauch bei Menschen mit FASD (siehe Kap. 4.3 und Kap. 4.4). Es liegen inzwischen sechs evaluierte Trainings für Kinder und Jugendliche, sowie acht Eltern-Kind Interventionen (Peaden et al., 2008; Paley u. O'Connor, 2009; Schwarz, 2012) aus dem englischsprachigen Raum vor, während dem Großteil weiterer Interventionsstudien systematische Herangehensweise und Evaluation fehlen (Kodituwakku, 2010). Auch wenn Effekte der Trainings nur eingeschränkt generalisierbar sind, stellen wir im Folgenden zusammenfassend die Interventionen vor, die Hinweise auf Behandlungserfolge geben.

5.1 Projekt „Step Up“ ein Alkohol-Präventionsprogramm für Jugendliche mit FASD (O'Connor et al., 2016)

Das Programm „Step Up“, ein Präventionsprogramm zur Reduktion von Alkoholkonsum für Jugendliche mit pränataler Alkoholexposition, entwickelt von Mary J. O'Connor, Justin Quattlebaum und Marleen Castaneda (O'Connor et al., 2014), liegt inzwischen als Publikation vor (O'Connor et al., 2016).

Bei einer Stichprobengröße von 54 Jugendlichen (56 % weiblich, 44 % männlich, Alter von 13–18 Jahren), fand über einen Zeitraum von sechs Wochen wöchentlich eine Sitzung à 60 Minuten statt (Gruppengröße 7–10 Jugendliche). Gleichzeitig wurden die Eltern in einer Parallelgruppe über FASD informiert und erhielten Hinweise zur Unterstützung ihrer Kinder.

Als Interventionsangebote für die Gruppensitzungen der Jugendlichen wurden didaktische Handouts/Workbooks, Rollenspiele/Verhaltensbeispiele, Videopräsentation und Gruppendiskussion verwendet. Durchgängig wurden die Inhalte an Jugendliche mit FASD und den zugehörigen neurokognitiven Einschränkungen angepasst. Die Einschränkungen in Sprache, Gedächtnis, Aufmerksamkeit und kognitiven Prozessen wurden ausgeglichen (z. B. konkreter Inhalt, visuelle und auditive Instruktionen, Wiederholung, Wechsel von Pausen und Aktivitäten).

Bereits 37 % (20/54) der jugendlichen Projektteilnehmer hatten Erfahrungen mit Alkoholkonsum, während der Prozentsatz derjenigen, die illegale Drogen nutzten, vergleichsweise niedrig lag (zwischen 2 und 3,7 %). Dass nur 13 % der Eltern berichteten, dass ihr Kind in der Vergangenheit Alkohol oder andere Drogen zu sich genommen hat, erscheint altersentsprechend verständlich. Fortschritte zeigten sich darin, dass Teilnehmer der Behandlungsgruppe verstärkt bereit waren, den Konsum zu reduzieren oder sich zu enthalten. Teilnehmer in der Behandlungsgruppe berichteten signifikant weniger über riskanten Konsum und weniger durch Alkohol entstandene negative Konsequenzen. Ein größerer Prozentsatz der Jugendlichen zeigte einen Anstieg der Erwartungen negativer Konsequenzen von Alkoholgebrauch. Unverändert hoch waren in der Behandlungs- und in der Kontrollgruppe die positiven, stressreduzierenden Erwartungen an den Alkoholkonsum.

Es gibt damit erste Hinweise, dass dieses an die neurokognitiven Defizite der Jugendlichen mit FASD angepasste Präventionsprogramm zu einer Reduzierung des Alkoholkonsums beiträgt und die Wahrnehmung der negativen Konsequenzen fördern kann. Diese Fortschritte zeigten sich bis zu drei Monate im Anschluss, darüber hinaus waren sie nicht mehr zu beobachten. Naheliegend ist, dass zur Stabilisierung dieser Erfolge zusätzliche Interventionen notwendig sind.

5.2 Neurokognitive Therapie für Kinder mit FASD: eine Anpassung des Alert© Programms

Überprüft wurden die Adaptionen des Alert© Programms im Rahmen einer Studie (Bertrand, 2009; Wells et al., 2012). Im Fokus lag dabei die Effektivität einer Gruppentherapie, die das Ziel hat, typische neurokognitive Schwierigkeiten bei Kindern mit FASD, einschließlich Defiziten in Exekutivfunktionen, Gefühlsregulation, Schwierigkeiten in der Selbstregulation sowie Planung und Organisation zu verbessern. Die Studie wurde als randomisierte kontrollierte Studie konzipiert. Die Gesamtstichprobe bestand aus 78 Kindern mit FASD im Alter zwischen 6 und 11 Jahren und wurde auf zwei Gruppen aufgeteilt. Die Kontrollgruppe bestand aus 38 Kindern. Eine Einschränkung der Studie besteht darin, dass alle teilnehmenden Kinder nicht mehr in den Herkunftsfamilien lebten, sondern bei Pflege- oder Adoptiveltern. Follow-up-Bewertungen fanden sieben Monate nach der Studie statt.

Schwerpunkt des Programms war die neurokognitive Förderung exekutiver Funktionen und der Emotionsregulation. Um die Einschränkungen der exekutiven Funktionen zu verbessern, wurden Komponenten des Alert© Programms, die auf Selbstbeobachtung und Selbstregulation abzielen, eingesetzt. Das Programm wurde für Kinder mit Aufmerksamkeits-Defizit-Syndrom (ADS) und Hyperkinetischem Syndrom (HKS) entwickelt und liegt in deutscher Übersetzung vor (Williams u. Shellenberger, 1996). Die Begleitbehandlung der Bezugspersonen stellte eine nicht zu unterschätzende Variable dar (Price et al., 2008; Schrepfmann u. Snyder, 2002). Die zwölfwöchige Behandlung mit wöchentlich 70-minütigen Sitzungen und parallellaufender Begleitbehandlung der Eltern nutzte die Analogie des „Motors" und dessen Regulierung als Bild für die Gefühlsregulation. Den Kindern wurde beigebracht, innere Hinweise auf Dysregulation zu spüren und mit neuen Strategien der Selbstregulation und der Entspannung, wie z. B. Progressiver Muskelrelaxation, zu verbinden. Diese Strategien konnten zu Hause von den Eltern nachverstärkt werden. Die Kinder in der Interventionsgruppe zeigten deutliche Fortschritte in den exekutiven Funktionen und in der Gefühlsregulation. Dies konnte mit Hilfe des BRIEF (Behavior Rating Inventory of Executive Function; Drechsler u. Steinhausen, 2013), eines Testverfahrens exekutiver Funktionen, festgestellt werden.

Einschränkungen ergaben sich daraus, dass die Kinder in kontrollierten fürsorglichen Settings lebten, getragen von der Begeisterung der Pflegeeltern und Therapeuten, die im häuslichen Milieu die Effekte aufrechterhielten. Die gleichen Effekte wären wahrscheinlich nicht in schwierigeren sozialen Milieus zu erzielen. Ferner konnte der Transfer in andere Settings, wie z. B. die Schule, nicht überprüft werden.

Aspekte der Anpassung des bestehenden Alert© Programms an Kinder mit FASD bestanden im gleichbleibenden Aufbau der Sitzungen, was den Kindern Sicherheit gab: Ankommen, Überblick, Lernintervention über Rollenspiel oder begleitete Einzelübungen sowie Mitgabe von Materialien (Übersicht im Ressourcenbuch).

Eine Folgestudie von Rovet et al. (2014), die sich auf die Durchführung des Alert© Programms beschränkte, konnte unter Einbezug von bildgebenden Verfahren Hinweise darauf geben, dass das Alert© Programm im MRT nachweisbare neuroplastische Veränderungen sowie eine Verbesserung von Selbst- und Emotionsregulation bewirken konnte. In Hinsicht auf das Arbeitsgedächtnis, die Planungsfähigkeit und Aufmerksamkeit konnte dies nicht festgestellt werden.

5.3 Kinder-Freundschafts-Training und Adaptionen für FASD: Bruin Buddies und Good Buddies

Gemeinsam mit ihrer Forschungsgruppe hat Mary O'Connor bereits 2006 ein erprobtes Training, das Kinder-Freundschafts-Training (CFT; Frankel u. Myatt, 2003), für FASD adaptiert (O'Connor et al. 2006, 2012).

Die chronisch wiederkehrende Ablehnung durch Gleichaltrige gehört mit zu den größten Risikofaktoren für die Entwicklung von psychischen Störungen bei FASD-Kindern. Die sozialen Einschränkungen der Kinder mit FASD umfassen:
- Schwierigkeiten beim Verstehen sozialer Hinweisreize
- rücksichtsloses Sozialverhalten
- Schwierigkeiten bei sozialer Kommunikation
- schlechtes soziales Urteilen
- mangelnde Antizipation oder Nicht-Berücksichtigung sozialer Konsequenzen

Die Diskrepanz zur Altersgruppe nimmt in Bezug auf soziale Fähigkeiten mit zunehmendem Alter zu.

Wesentlicher Bestandteil auch dieses Projekts war das Einbeziehen von Eltern in den Bereichen:
- direkte Supervision des Spielens
- Leitung der interpersonalen Problemlösung/-bewältigung
- Gelegenheiten für Kontakt mit Gleichaltrigen bereitstellen
- Kind unterstützen, eine Spiel-Interaktion zu betreten und aufrechtzuerhalten
- Kind unterstützen, Konfliktsituationen zu vermeiden

Aufgrund der häufig ausgeprägten Gedächtnisprobleme bei Kindern mit FASD haben sich im Programm die durchgängigen Routinen, die Wiederholung des Materials und der Erkennungsworte als sinnvoll erwiesen.

Die Einschränkungen im Sprachverständnis wurden durch Darbietung des Materials in verschiedenen Formaten, kleinschrittigen verbalen Instruktionen und durch die Verwendung konkreter Beispiele kompensiert. Die Einschränkungen der kognitiven Flexibilität wurden durch vorgegebene Hinweise mit Motivationscharakter sowie das Üben von alternativen Antworten ausgeglichen. Schwierigkeiten beim Lernen aus Erfahrungen wurden durch Nachbearbeitung und zahlreiche Übungs- und Trainingsmöglichkeiten und die Schwierigkeiten mit Ursache-Wirkungs-Beziehungen durch die Vorwegnahme von Verhaltenskonsequenzen deutlich gemacht.

Bei einer Stichprobengröße von N = 100, im Alter von 6–12 Jahren mit bestätigter pränataler Alkoholexposition, einer Wartekontrollgruppe von N = 49 und einem Follow-up nach 3 Monaten, zeigten sich deutliche Verbesserungen im Wissen über angemessenes Sozialverhalten. Dies wurde auch durch die Eltern, allerdings nicht durch die Lehrer, bestätigt.

2009 erfolgte eine umfassendere Evaluation des in Projekt „Good Buddies" umbenannten Freundschaftstrainings. Mit den Methoden der Vorgabe einfacher Regeln sozialen Verhaltens, Lernen am Modell sowie einüben und Feedback, konnten signifikante Verbesserungen sozialer Fertigkeiten erzielt werden. Kinder mit FASD zeigten ebenso gute Leistungen wie Kinder der Vergleichsstichprobe gesunder Kinder. Die evidenzbasierte Behandlung von Kindern mit Defiziten sozialer Fähigkeiten war im Setting eines Gesundheitszentrums sehr effektiv.

5.4 Interventionen für Menschen mit geistiger Behinderung

Interventionen für Menschen mit einer geistigen Behinderung lassen sich aufgrund ihrer einfachen Strukturierung, der einfachen Sprache und des Einsatzes von Piktogrammen und Illustrationen am ehesten für Menschen mit FASD anpassen. Aber auch in diesem Feld fehlen trotz steigender Fallzahlen (die Fallzahlen der Eingliederungshilfe sind von 2005–2011 um 38 % auf 800.000 Personen und von 2011–2016 um weitere 12 % auf 895.000 Personen gestiegen (Gesundheitsberichterstattung des Bundes, http://www.gbe-bund.de/)) zielgruppenspezifische Präventions- und Interventionsangebote. Hinweise auf deutlich erhöhte Prävalenzen von Sucht- insbesondere von Alkoholproblemen machen einen steigenden Bedarf auch in diesem Feld deutlich (Hörnung u. Kretschmann-Weelink, 2011). Erste Ansätze für künftige Adaptionen bestehender Programme der Suchthilfe bieten die Gemeinsamkeiten der Leitprinzipien von Behinderten- und Suchthilfe im Rahmen des diakonischen Werkes, wie Personenzentrierung, Sozialraumorientierung, Teilhabeorientierung und Empowerment (siehe dazu Drescher u. Wessel, 2015).

5.4.1 Das DIDAK© Präventionsprogramm

Das im Rahmen eines Modellprojekts für Menschen mit einer geistigen Behinderung und einer Alkoholproblematik (Kretschmann-Weelink, 2006) entwickelte Präventionsprogramm „Didaktisch-handlungsorientiertes Primär- und Sekundärpräventionsprogramm für erwachsene Menschen mit einer geistigen Behinderung“ wurde mit 30 Teilnehmern erprobt und ist in zwei Teile gegliedert:

1. „Gesund und fit – wie mache ich das?“; Themenschwerpunkte:
   a. Gesundheitsförderndes Verhalten und Risiken
   b. Gesundheitsförderndes Verhalten
   c. Risiken und Gefahren für die Gesundheit durch Alkohol und Rauchen
   d. Risikoarmer Umgang mit Alkohol und Abstinenz
   e. Vorsätze; Risikosituationen; Handlungsstrategien (Coping); Ansprechpartner bei Fragen zu oder Problemen mit der Gesundheit
2. „Umgang mit Alkohol“, Themenschwerpunkte:
   a. Alkoholkonsumgründe und Wirkung von Alkohol; Folgeprobleme durch Alkoholkonsum; Alkoholismus ist eine Krankheit; Krankheitsmerkmale
   b. Ziel von Werbung; Vorsätze und Ambivalenz; Risikosituationen
   c. Vorsätze und Ambivalenz; Rollenspiel: Handlungsstrategien in Risikosituationen
   d. Stärken und Ressourcen

Mit den Methoden der „Einfachen Sprache“, der Wiederholung in überschaubaren kleinschrittigen Modulen und der sorgfältigen Visualisierung konnten deutliche Fortschritte erzielt werden. So äußerten im Rahmen qualitativer Interviews 28 von 30 befragten Teilnehmern, ihr Verhalten im gesundheitlichen Bereich positiv geändert zu haben. Von den 30 befragten Teilnehmern konsumierten zehn weniger Alkohol und ein Teilnehmer trank überhaupt keinen Alkohol mehr; von zwölf befragten Teilnehmern haben acht ihren Alkoholkonsum positiv verändert.

5.4.2 Weitere spezialisierte Interventionen von ambulant bis stationär

Eine Beratungsstelle der **Lebenshilfe zum Thema Sucht** in Berlin stellt neben den Aufgaben einer Suchtberatungsstelle mit Anpassungen an Menschen mit Behinderungen Freizeitangebote zur Verfügung.

Die **Heilpädagogische Ambulanz Berlin** bietet ambulante Suchtrehabilitation für Menschen mit einer geistigen Behinderung und einer Suchterkrankung als Angebot der Eingliederungshilfe an: **Motivationsgruppe-Suchttherapie für Menschen mit geistiger Behinderung.** In Auswertung ihrer Ergebnisse als anerkannter Träger ambulanter Suchtrehabilitation (seit 2007) zeigt sich, dass der vom Rentenversicherungsträger vorgesehene Zeitraum von eineinhalb Jahren nicht ausreicht, um für Menschen mit einer geistigen Behinderung erreichte Erfolge zu stabilisieren, sodass diese Angebote um gruppentherapeutisch orientierte Motivations- und Nachsorgegruppen ergänzt werden müssen. Notwendig wird dies für Menschen mit geistiger Behinderung aufgrund der Besonderheiten in der Veränderungsmotivation, des Veränderungstempos sowie vielfach anzutreffender Einschränkungen im Lernen aus Konsequenzen.

„Die Gruppe Sucht“ wurde 2006 evaluiert (Sennkamp u. Scharlau, 2008) und bietet in einem stabilen Setting Menschen mit geistiger Behinderung die Möglichkeiten zur Motivation, Begleitung und Nachsorge. Die Gruppe entstand aus der Kooperation einer Suchtberatungsstelle mit einer Komplexeinrichtung der Behindertenhilfe. Als sehr wichtig wurde ein stabiles Beziehungsangebot erachtet in Form „einer internen und externen Zentralperson“, die von einer Suchttherapeutin der Beratungsstelle und dem Gruppenleiter der Wohngruppe wahrgenommen wurde. Diese personellen Voraussetzungen helfen, die Kooperation zwischen den vielfach gegenläufigen Hilfeangeboten der Sucht- und Behindertenhilfe im Interesse der Betroffenen zu koordinieren. Das Gelingen dieses Modells ist allerdings sehr von persönlichen und lokalen Gegebenheiten abhängig.

In der Auswertung der qualitativen Interviews ergeben sich möglicherweise verallgemeinerbare Hinweise auf den Vorrang spezialisierter Angebote für Menschen mit geistiger Behinderung gegenüber ausschließlich inklusiven Angeboten: Besonderheiten bestehen bei Menschen mit geistiger Behinderung in einer deutlich anderen bzw. fremdbestimmten Veränderungsmotivation. Dies erschwert das Aufsuchen von Selbsthilfegruppen mit völlig anders gearteten Motivationen, die vielfach von den Menschen mit Beeinträchtigungen nicht nachvollzogen werden können.

Die Beratungsstelle „Diakonische Suchthilfe Mittelbaden“, seit 2009 auf Menschen mit kognitiven Beeinträchtigungen im ambulanten personzentrierten Setting eingerichtet (Fretz, 2012), stellt eine Trägerkooperation aus der Sucht- und Behindertenhilfe dar. In wöchentlichen Sitzungen mit einer sehr heterogenen Altersgruppe wurden Interventionen in einer Kombination von Gruppen- und Einzelgesprächen erprobt. Ein besonderer Schwerpunkt liegt im Vertrauensaufbau.

Der Wittekindshof in Westfalen Lippe, eine diakonische Stiftung, entwickelte komplexe abstinenz- und entwicklungsorientierte Wohnangebote für Menschen mit geistiger Behinderung und erheblicher Sucht- und Substanzmissbrauchsproblematik. Eine Schrittfolge von differenzierten Wohnangeboten verknüpft mit sozialtherapeutischen Angeboten schafft Settings, die auch Menschen mit schweren Beeinträchtigungen und Suchtstörung Entwicklungsprozesse ermöglichen (Buschkämper et al., 2009).

Die Fachklinik Oldenburger Land ist eine Einrichtung für Menschen mit einer Suchterkrankung und bietet spezielle Entwöhnungsbehandlungen für Menschen mit Intelligenzminderung an. Eine der Voraussetzungen für die Aufnahme ist die Entwicklung von Eigenmotivation und einem ausreichenden Leidensdruck. Gerade dies stellt für Menschen mit FASD und vergleichbaren Beeinträchtigungen ein besonderes Problem dar (siehe Kap. 6).

Eine weitere Klinik, die für Entzugsbehandlungen von Menschen mit Lern- und geistiger Behinderung zur Verfügung steht, ist die **Fachklinik Fischer-Haus** in Gaggenau-Michelbach (allerdings ausschließlich auf Männer spezialisiert).

Einen Überblick bietet die Datenbank „Geistige Behinderung und Sucht", des Landschaftsverbands Westfalen Lippe, die bundesweit Einrichtungen sammelt und zur Verfügung stellt (https://www.geistige-behinderung-und-sucht.de/de).

6 Hinweise für Entwicklung und Adaption von Gruppenangeboten für Menschen mit FASD

Gela Becker

Um Abbruchquoten in Gruppenangeboten zu reduzieren, müssen über generelle Hinweise hinaus, Interventionen an den Schweregrad der Beeinträchtigungen angepasst werden. Neben einem Diagnostiküberblick und Hinweisen auf interventionsrelevante Verhaltensbesonderheiten wird mit Blick auf Interventionen ein Modell zur Erfassung und Gewichtung von Schweregraden vorgestellt. Ein schulenübergreifender theoretischer Hintergrund für Gruppenangebote liegt in einer „prä-"therapeutischen Herangehensweise ergänzt um Annäherungspriming, um chronifizierte Vermeidungshaltungen zu lockern.

Aufgrund des großen Nachholbedarfs bezüglich der Entwicklung von Interventionen für Erwachsene mit FASD allgemein und für Erwachsene mit FASD und vergleichbaren Beeinträchtigungen mit Suchtstörungen im Besonderen, wird auf der Basis der vorangestellten Ausführungen in Kap. 7 das 2014 interdisziplinär entwickelte, vom Bundesgesundheitsministerium geförderte Modellprojekt „Clearing bei Menschen mit FASD und vergleichbaren Behinderungen" mit der Zielgruppe suchtbelastete Menschen mit FASD vorgestellt. Die skizzierten Hintergründe und Defizite in adäquater Diagnostik und Versorgung lassen diesen Ansatz notwendig und vielversprechend erscheinen. Pilottestungen und Evaluationen sind 2015 und 2016 durchgeführt worden (siehe dazu das Vorwort zu Kap. 7), Weiterentwicklungen mit den Schwerpunkten Förderung von Stressbewältigungskompetenzen, Zugang zu gesundheitsförderndem Lebensstil, Psychoedukation und Suchtprävention – Programme „Stress Stop für Jugendliche mit FASD" sowie „Stress Stop für Erwachsene mit FASD" – werden inzwischen bei den Krankenkassen als Gesundheitskurse angeboten. Das Modellprojekt kann umfassende Anregungen für den diagnostischen, therapeutischen und pädagogischen Umgang mit dieser speziellen Klientel bieten.

Das besondere innovative Vorgehen dieses Modellprojekts besteht in der Entwicklung von multimodalen Zugängen, die anhand der im Rahmen der Eingangsdiagnostik erstellten kognitiv-intellektuellen Funktionsprofile mit den Einzelnen erarbeitet werden. Aufgrund des breiten Spektrums unserer Zielgruppe werden die Beeinträchtigungen nach Schweregraden gewichtet. Diese Schweregrade entsprechen dem Spektrum der Menschen mit FASD und vergleichbaren Beeinträchtigungen, die von „High-Functioning FASD" bis in den Bereich der schweren geistigen Behinderung reichen können. Aus diesen Schweregraden folgen Interventionsstrategien, die für die Umsetzungen in Gruppensituationen den Einzelnen gerecht werden sollen.

Die im Folgenden zusammengetragenen Voraussetzungen für den Aufbau und die Gestaltung einer Clearinggruppe für Menschen mit FASD sind über den ursprünglichen Zweck und über die ursprünglich auf suchtbelastete Menschen mit FASD reduzierte Zielgruppe hinaus auch auf Gruppenangebote für Jugendliche und Erwachsene

https://doi.org/10.1515/9783110594492-006

mit FASD ohne Suchtproblematik übertragbar. Ausführliche Materialien zur Diagnostik und zu den Interventionen werden angeboten, die in verschiedene Hilfefelder und pädagogisch-therapeutische Settings der Behindertenhilfe, der Suchtkrankenhilfe sowie der Sozialpsychiatrischen Versorgung übertragen werden können.

6.1 Vordiagnostik

Wie in Kap. 2 ausgeführt, werden sich die Problematik der Diagnostik und der Zugang zu Nachdiagnostik im Erwachsenenalter von Menschen mit FASD erst mit zunehmender gesellschaftlicher Sensibilisierung verbessern. Daher besteht auch die ethische Verpflichtung, die Versorgung dieser Menschen in der Gegenwart zu verbessern, selbst wenn nicht alle direkt den Zugang zu umfassender Diagnostik finden können. Ergänzend zu dem in Kap. 3 vorgestellte Screening-Verfahren BSI müssen wir auf das in der Praxis bewährte Konzept der „Arbeitsdiagnose" zurückgreifen (Kap. 2.7), das nicht nur bei fehlendem Zugang zu Nachdiagnostik greift, sondern auch für die Fälle, die aufgrund ihrer multiplen Beeinträchtigungen und Negativerfahrungen, jegliche Diagnostik verweigern.

Wenn möglich, sollten die in Kap. 2.4 vorgestellten Testverfahren durchgeführt und zu einem neuropsychologischen Profil zusammengefasst werden. Aus diesem Profil ergeben sich bereits Hinweise für die Gewichtung von Beeinträchtigungen und damit auch für Interventionsniveaus. Ist dies aus o. g. Gründen nicht möglich, können die für die Gruppensitzungen relevanten diagnostischen Informationen und Einschätzungen auch im Rahmen von Einzelgesprächen und – wenn möglich unter Einbezug von Bezugspersonen (Fachkräfte, Angehörige, Ehrenamtliche) – mit den Klienten und künftigen Teilnehmenden erarbeitet und die Aussagen zu den verschiedenen Bereichen nach klinischem Eindruck gewichtet werden.

Entschieden werden muss auch, ob evtl. die Behandlung einer komorbiden Störung (Kap. 2.5) Vorrang vor der Förderung einer Suchtbehandlung (sequentielle Behandlung) hat, oder ob dies simultan erfolgen soll.

Aufgrund der Bedeutung für die Erhöhung der Risiken des Substanzmissbrauchs sowie weiterer Folgestörungen ist die Abklärung von Schlafstörungen sowie von erhöhten Erregungszuständen, die bei Menschen mit FASD überdurchschnittlich häufig vorkommen (vgl. Ipsiroglu u. Veer, 2012; Goril et al., 2016 Hanlon-Dearman et al., 2018) und ggf. die Überweisung an Fachärzte von zentraler Bedeutung. Die Behandlung dieser Störungen hat Vorrang vor einer Suchtbehandlung (Abb. 6.1).

Die Tab. 6.1 zeigt mögliche Verfahren, die verwendet werden können (ergänzend zu den in Kap. 2.4 vorgestellten Testverfahren) um Informationen zu Ressourcen und Alkoholkonsum sowie einen differenzierten Überblick über Stärken und Schwächen (Funktionsprofil) zu erhalten.

Name:	**Geburtsdatum:**				**Anschrift:**			
FASD-Diagnostik	FAS ☐ ja ☐ nein	pFAS ☐ ja ☐ nein		Verdacht auf VS-PAE ☐ ja ☐ nein		Datum der Diagnose:		
Verhaltenstyp	Veränderungsängstlichkeit –10 ---------------------------- 0 ---------------------------- + 10-Weglauf-/ Hinlauftendenz							
Komorbiditäten	Depression ☐ leicht ☐ mittel ☐ schwer		Angststörung ☐ leicht ☐ mittel ☐ schwer		Schlafstörung ☐ leicht ☐ mittel ☐ schwer		ADHS ☐ ja ☐ nein	
Medikation	Welche:			Menge:		seit wann:		
Alkoholmissbrauch	< 1 Jahr	> 1 Jahr	Diagnostizierte Suchtstörung ☐ ja ☐ nein		Suchtberatung ☐ Ja ☐ Nein Jahreszahl :		Entzüge ☐ Ja ☐ Nein Anzahl/Jahreszahl:	
Vermeidungs- („Nein“ im Vordergrund) vs. Annäherungsziele (Lebensziele)	Vermeidungsziele	–10 ------------------------ 0 ---------------------- +10			Annäherungsziele			
Krankheitseinsicht	Mangelnde Krankheitseinsicht	–10 ------------------------ 0 ---------------------- +10			Krankheitseinsicht			
Suggestibilität	niedrig	–10 ------------------------ 0 ---------------------- +10			hoch			
Beeinträchtigungen (Bezugsgruppe FASD-Spektrum und vergleichbare Beeinträchtigungen)	**Keine**	**leicht**	**mittelschwer**	**erheblich**	**Keine**	**leicht**	**mittelschwer**	**erheblich**
Intelligenzquotient	☐	☐	☐	☐	IQ:			
	Fremdeinschätzung				Selbsteinschätzung (wird vom Diagnostizierenden eingetragen)			
Handlungsplanung (EF)	☐	☐	☐	☐	☐	☐	☐	☐
Kognitive Flexibilität/Umstellfähigkeit (EF)	☐	☐	☐	☐	☐	☐	☐	☐
Gedächtnisfunktionen	☐	☐	☐	☐	☐	☐	☐	☐
Affekt- oder Verhaltensregulation	☐	☐	☐	☐	☐	☐	☐	☐
Aufmerksamkeit	☐	☐	☐	☐	☐	☐	☐	☐
Impulskontrolle	☐	☐	☐	☐	☐	☐	☐	☐

Abb. 6.1: Gewichtung der Beeinträchtigungen. Ein Diagnostik-Überblick. (Fortsetzung Abb.6.1 Seite 189–191)

Sprachverständnis				
Soziale Fähigkeiten				
Alltagsfähigkeiten				
Welche Beeinträchtigungen und Verhaltensbesonderheiten stehen im Vordergrund?				
1.				
2.				
3.				
Andere:				
Unbedingt vermeiden:				
Was kann helfen?				
a. Beeinträchtigungen in der Informationsaufnahme und den Einzelsitzungen:				
Unbedingt vermeiden:				
Was kann helfen?				
b. Beeinträchtigungen, die in Gruppensituationen im Vordergrund stehen:				
Unbedingt vermeiden				
Was kann helfen?				
ICF nicht nur vorübergehende Beeinträchtigungen der Teilhabe in Lebensbereichen	**keine**	**leicht**	**mittelschwer**	**erheblich**
1. Lernen und Wissensanwendung	☐	☐	☐	☐
2. Allgemeine Aufgaben und Anforderungen	☐	☐	☐	☐
3. Komunikation	☐	☐	☐	☐
4. Mobilität	☐	☐	☐	☐
3. Komunikation	☐	☐	☐	☐
4. Mobilität	☐	☐	☐	☐

5. Selbstversorgung	☐	☐	☐	☐
6. Häusliches Leben	☐	☐	☐	☐
7. Interpersonelle Interaktionen und Beziehungen	☐	☐	☐	☐
8. Bedeutende Lebensbereiche	☐	☐	☐	☐
9. Gemeinschafts-, soziales und Staatsbürgerliches Leben	☐	☐	☐	☐
Hilfebedarfsgruppe (HBG):	Behinderungsgrad:		Pflegegrad:	
Zuordnung	☐ geistige Behinderung	☐ seelische Behinderung	☐ körperliche Behinderung	☐ keine
Betreuung nach Betreuungsrecht:	☐ ja ☐ nein	Wenn ja, welche Bereiche:		
Soziale Ressourcen	Familiär: ☐ Ja ☐ Nein	Betreuung Behindertenhilfe ☐ Ja ☐ Nein	sozialpsychiatrische Versorgung ☐ Ja ☐ Nein	
	Beschäftigung ☐ Ja ☐ Nein Bereich:	Schule ☐ Ja ☐ Nein Schulabschluss:	Ausbildung ☐ Ja ☐ Nein	Berufstätigkeit:
Betreuungsumfänge	BEW ☐ Ja ☐ Nein	WG ☐ Ja ☐ Nein	Stationär ☐ Ja ☐ Nein	
Ansprechpartner	a) Betreuung nach Betreuungsrecht		Kontaktdaten:	
	Betreuungsbereiche:			
	b) Bezugspersonen (Fachkräfte, Angehörige, Ehrenamtliche)		Kontaktdaten:	

Diese Materialie soll für Fachkräfte einen Überblick über relevante Gesichtspunkte in der praktischen Arbeit mit Menschen mit FASD bieten, vorbehaltlich weiterer ländergebundener Veränderungen durch das BTHG. Das Einverständnis der Betroffenen muss vorliegen, auch was den Einbezug und die Fremdbeurteilungen von Angehörigen und Fachkräften betrifft. Diese Materialie unterliegt ausgefüllt, aufgrund subjektiver (immer auch supervisorisch zu überprüfender) Einschätzungen der Diagnostizierenden strenger Schweigepflicht. Die Beeinträchtigungen und ihre Gewichtungen können aufgrund vorhandener diagnostischer Beurteilungen (z. B. psychologischer oder pädagogischer Beurteilungen), medizinischer Krankenakten, aufgrund von Berichter der Betreffenden oder von Dritten und/oder durch Beobachtungen der Diagnostizierenden erfolgen. Diese Ausweitung der Verwendbarkeit auch ohne die Objektivierung von Testverfahren ist dem strengen Praxisbezug geschuldet: 1. verweigern viele der Erwachsenen mit FASD die Diagnostik, 2. Existieren noch keine ausreichenden diagnostischen Möglichkeiten für Menschen mit FASD, 3. Ist der Zugang zu neuropsychologischer Diagnostik für Erwachsene mit neurokognitiven Beeinträchtigungen und/oder einer geistigen Behinderung, je nach Region außerordentlich erschwert.

EF = exekutive Funktionen, BEW = Betreutes Einzelwohnen, ICF = Internationale Klassifikation der Funktionsfähigkeit, Behinderung und Gesundheit

Tab. 6.1: Mögliche Verfahren für die Vordiagnostik.

Bereich/Domäne	Test (Kürzel)	Name des Testmaterials
Ressourcen	FAMOS	Fragebogen zur Analyse Motivationaler Schemata (Grosse Holtforth u. Grawe, 2002)
Alkoholkonsum	CAGE	Detecting alcoholism. The CAGE questionnaire (Ewing, 1984)
	TWEAK	Screening von Risikokonsumentinnen während der Schwangerschaft (Russell, 1994)
Funktionsprofil	WTB	Werdenfelser Testbatterie zur Messung kognitiv-intellektueller Fähigkeiten bei Menschen mit Behinderung (Peterander et al., 2009)
	HOTAP	Testverfahren zur Erfassung der Planungsfähigkeit im Alltag (Menzel-Begemann, 2010)
	BRIEF	Verhaltensinventar zur Beurteilung exekutiver Funktionen (Drechsler u. Steinhausen, 2013)
	KATE	Kölner ADHS-Test für Erwachsene (Lauth u. Minsel, 2014).
	M-WCST™	Modified Wisconsin Card Sorting Test (Schretlen, 2011)

Bei fehlender Compliance für Diagnostik jeder Art sollte zunächst der Einsatz von dialogischen, die Identität fördernden Selbsthilfematerialien erwogen werden. Ein Beispiel ist die Schrift „FASD und dann?“, ein Handbuch für Jugendliche und junge Erwachsene (Bundesdrogenbeauftragte, 2015), das im Rahmen unseres Forschungsprojektes entstanden ist, in dem eine Reihe von einfachen Fragebögen den Einstieg in Gespräche zu Problembereichen erleichtern.

6.2 Von der Vordiagnostik zu den Schwerpunkten der Teilhabeförderung

Im Folgenden wird der Weg von den zunächst diagnostisch geprägten Einzelgesprächen, die Gruppenangeboten vorangestellt werden sollten, zur Entwicklung personenbezogener Materialien beschrieben, die an die Schweregrade der Beeinträchtigungen angepasst sind. Es empfiehlt sich, dass diese Vorgespräche bereits von den späteren Trainerinnen und Trainern durchgeführt werden, um bereits den Beziehungsaufbau anzubahnen. In einem kurzen Exkurs wird der theoretische Hintergrund des Projekts skizziert.

6.2.1 Einzelgespräche zum Beziehungsaufbau und zur Entwicklung personenbezogener Materialien

Menschen mit FASD und vergleichbaren Beeinträchtigungen sind aufgrund ihrer neurokognitiven Beeinträchtigungen meist nur eingeschränkt gruppenfähig. Fast alle Formen der Teilhabe finden jedoch in Gruppen statt. Dies betrifft neben Schule und Arbeit auch einen großen Teil der suchttherapeutischen Angebote, auf die Menschen mit FASD aufgrund ihrer besonderen Gefährdung angewiesen sind. Menschen mit FASD können daher bislang von diesen Angeboten nur begrenzt profitieren oder verweigern sich frustriert nach kurzer Zeit – selbst wenn es sich um Angebote handelt, die für Menschen mit Beeinträchtigungen entwickelt wurden.

Empfehlenswert ist für alle Gruppensettings – abgestuft nach dem Schweregrad der Beeinträchtigungen – die Ergänzung durch einzeltherapeutische Maßnahmen und der Einbezug von Bezugs- und Betreuungspersonen, die zu Co-Therapeutinnen und Co-Therapeuten weitergebildet werden sollten (siehe dazu Kap. 7). Dies deshalb, da der Transfer des Gelernten in Alltagsstrukturen je nach Beeinträchtigungsgrad nur durch Förderung und permanente Unterstützung von außen gelingen kann.

Ziel der vorgestellten Vordiagnostik (Kap. 6.1) ist die Gewichtung und Umsetzung der Befunde in praktisch handhabbare, individualisierte Empfehlungen, mit denen bestehende Interventionsstrategien und Gruppensettings an die Fähigkeiten der Betroffenen angepasst und modifiziert werden können.

Im Rahmen der Einzelgespräche mit den Teilnehmenden einer Gruppenintervention werden die Vorbefunde in „einfache Sprache", bei Bedarf auch in „leichte Sprache" (Konzepte, die darauf abzielen, sprachliche Barrieren für Menschen mit kognitiven Beeinträchtigungen abzubauen) übersetzt, personbezogen und ressourcenorientiert vorgestellt und in Form des am ehesten zugänglichen Sinneskanals[52] mitgegeben.

Diese Empfehlungen werden zusätzlich – soweit die Teilnehmenden einverstanden sind – mit Angehörigen und Fachkräften besprochen. Für Folgesettings wird ein Schreiben mit Empfehlungen für Fachkräfte mitgegeben, entweder den Teilnehmenden oder, mit deren Einverständnis, den gesetzlichen Betreuern oder auch anderen Vertrauenspersonen übermittelt. Die Auswertung der Vordiagnostik erfolgt:

- für die Einzelgespräche mit den Teilnehmenden zur Vorbereitung auf die Gruppensitzungen im Gespräch, in einfacher Sprache, als Ressourcenkarte, als Filmbeispiel oder als CD

52 Menschen mit FASD können z. B. Beeinträchtigungen des auditiven Kurzzeitgedächtnisses, des visuellen Kurzzeitgedächtnisses und/oder der räumlich-visuellen Wahrnehmung haben. Daher sollten ressourcenaktivierende Materialien dies berücksichtigen und in einer Form (Flyer, CD, Kurzfilm) erstellt werden, die für die Teilnehmenden leichter zugänglich ist. Umfassende Hinweise für Interventionen, die die Vielfalt der Beeinträchtigungen berücksichtigen, finden Sie in Anhang A.

- für die Zusammenhangsarbeit der Betreuenden und Bezugspersonen wird die Vordiagnostik in Form von Empfehlungen zusammengefasst, die im Verlauf des Projekts durch Materialien zur Stabilisierung des Transfers von Informationen in das Betreuungssetting ergänzt werden
- für den Transfer in suchtspezifische Angebote oder Institutionen werden in der Auswertung der Vordiagnostik Empfehlungen von Anpassungen bestehender Settings erarbeitet und mitgegeben

Siehe dazu Anhang B: „Ressourcenkarte – Was kann ich gut? Was haben meine Bezugspersonen über mich gesagt?“ und Anhang C „Hilfen in Stresssituationen“.

6.2.2 Chronifizierte Vermeidungshaltungen

Frau M., 23 Jahre, partielles Fetales Alkoholsyndrom, Diagnose im 18. Lebensjahr, Depressionen, Suchtstörung, diverse Schulwechsel wegen Mobbing:
„Mein Vater war nicht viel zu Hause. Der hat nicht so viel mitgekriegt. Und hat natürlich auch versucht zu verhindern, dass meine Mutter trinkt. Aber meine Mutter war halt ein bisschen stärker. Und also die Sucht war stärker. Ich hab' viel Depressionen und im Moment macht es sich mehr psychisch bemerkbar und ich hab' auch mit der Feinmotorik Probleme. Dann kommen dazu Störungen, also ich merk nicht, wenn's zu kalt oder zu warm ist. Ich kann im Winter manchmal so mit 'ner einfachen Strickjacke durch die Gegend rennen und da fragen mich Leute, wie machst Du sowas. Beim Sportunterricht zum Beispiel konnt' ich nicht teilnehmen, weil ich viele Sachen nicht konnte aufgrund meiner körperlichen Behinderung.“

Späte Diagnostik führt bei Menschen mit FASD zu einer Vielzahl von frustrierenden Erlebnissen allgemeiner Überforderung, die negativ potenzierend wirken und die Gefahr der Entwicklung von sekundären Störungen erheblich erhöhen. Begünstigt wird die Entwicklung von Suchtstörungen bei Fehlbehandlungen und bspw. auch fehlenden Medikationen behandlungsbedürftiger Leiden, die jedoch bisher nicht im Fokus standen, wie bspw. hirnorganisch bedingte Spannungszustände, auch im Rahmen von ADHS oder Schlafstörungen (siehe Kap. 2.5).

Wir treffen darum im Erwachsenenbereich aufgrund der chronischen Unterdiagnostik auf hochbelastete Menschen, die sich oftmals nicht mehr vorstellen können, dass ihnen überhaupt auch nur ansatzweise geholfen werden kann. Bei Menschen mit FASD entstehen aufgrund der pränatalen Schädigungen, mit u. a. lebenslanger Auswirkung auf die Stressregulierungssysteme, und in Kombination mit frühen negativen Bindungserfahrungen massive Verletzungen der Grundbedürfnisse, die zu einer dauerhaften Aktivierung von Vermeidungszielen (stabilen Vermeidungsschemata) führen. Diese verstärken sich bei fehlender Diagnose und Behandlung und begünstigen dadurch sekundär den Suchtmittelkonsum als Bewältigungsstrategie (Vermeidung negativer Emotionen). Dieser Personenkreis muss erst wieder dazu motiviert werden, Annäherungsziele zu entwickeln („Annäherungspriming"; Grawe, 2004; Immisch, 2004). In tiefenpsychologischer Perspektive werden die aus Mangelversorgung entstehenden Einschränkungen als frühe Störung oder Grundstörung gefasst.

Hinzu kommen Probleme mit dem Aufbau von Veränderungsmotivation bei den Menschen mit FASD und vergleichbaren Beeinträchtigungen, die im Rahmen der Eingliederungshilfe betreut werden. Das Suchtverhalten wird einerseits durch die Betreuungsstrukturen gefördert, da mögliche Konsequenzen eines Suchtverhaltens, wie bspw. der Verlust einer Wohnung, ausbleiben (Sennekamp u. Scharlau, 2008). Andererseits stellt die eingeschränkte Planungsfähigkeit ein besonderes Problem bei FASD und vergleichbaren Beeinträchtigungen dar, sodass eine Veränderungsmotivation über Leidensdruck durch Konsequenzen – unabhängig von den Abfederungen durch Betreuungssettings – häufig ausbleibt. Bei unmittelbar gesundheitsgefährdendem Verhalten greifen auch die Möglichkeiten der konsequenten Anbahnung bis Erzwingung von Hilfen (Kap. 1), wobei letztere jedoch nach Möglichkeit vermieden werden sollten. Der Forderung von Wüllenweber u. Theunissen (2004, S. 226), *„dass Interventionen bei alkoholgefährdeten oder -abhängigen Personen mit geistiger Behinderung [...] subjekt- und kontextorientiert angelegt werden müssen"*, trifft in besonderer Weise auf Menschen mit FASD zu. Sie sind auf passgenaue Angebote mit deutlichem Bezug zu ihrer alltäglichen Lebenswelt angewiesen und ihre Veränderungsmotivation kann häufig nur „jemandem zuliebe" gefördert werden.

Aufgrund der Fragilität und Umweltabhängigkeit der Veränderungsmotivation, müssen Gruppenangebote intensiv personenzentriert gestaltet werden, um erwartbar hohen Abbruchquoten zu begegnen.

Der Vorrang von besonderen Beziehungsqualitäten (Wüllenweber u. Theunissen, 2001, S. 146), wie etwa Verstehen, Verständnis, Anerkennung, Wertschätzung, Beruhigung, Geborgenheit und Sicherheit zeichnet bedürfnisbezogene Hilfen aus, auf die diese besondere Zielgruppe in höchstem Maße angewiesen ist.

6.2.3 Schulenübergreifender theoretischer Hintergrund

Unsere Zielgruppe zeigt aufgrund pränataler Alkoholexposition gravierende Einschränkungen der hirnorganischen Funktionen, die durch Fehl- und Mangelbetreuungen auf der Basis fehlender, unzureichender oder falscher Diagnosen im Lebensverlauf noch zusätzlich negativ potenzierende Wirkungen erfahren haben. Aus diesen Gründen sind für diese Menschen die neuronalen Wirkweisen therapeutischer Herangehensweisen zentral, die schulübergreifende Hinweise auf die Förderung von Veränderungsmotivation geben (Grawe, 2004). Zentral sind dabei die Probleme der Emotionsregulation (unterregulierte Emotionen), die neben weiteren Risikofaktoren (Kap. 4.3.1) massiv zur Suchtgefährdung beitragen. Dieser Schwerpunkt setzt einen zusätzlichen Akzent, der den von Kretschmann-Weelink (2007) entwickelten didaktisch-behavioralen, kompetenzfördernden Ansatz für Menschen mit einer geistigen Behinderung und einer Alkoholproblematik spezifisch für diese Zielgruppe ergänzt.

Als Methoden von Gruppenangeboten kommen aufgrund der chronifizierten Vermeidungshaltungen dieser Zielgruppe zur Förderung einer Veränderungsmotivation ausschließlich Strategien des „Emotionsmanagements" (Lammers, 2007) in Frage. Einen frühen Ansatz des Zugangs zu kontaktbeeinträchtigten Klienten stellt die – in Weiterentwicklung der von Carl Rogers begründeten Klientenzentrierten Psychotherapie – von Garry Prouty 1966 begründete „Prä-Therapie" dar, deren Elemente zum Aufbau eines psychologischen Kontakts zu kontaktbeeinträchtigten Klienten therapeutische Basisvariablen zur Verfügung stellen (Prouty et al., 2011). Direkte klärungs- oder erlebnisorientierte Emotionsarbeit (Thematisierung belastender, unangenehmer oder problematischer Emotionen) könnte diese instabilen Klienten destabilisieren. Zentrum der behutsam und personzentriert aufgebauten prä-therapeutischen Förderung ist die Bearbeitung der Vermeidungshaltungen (in der Regel sind im Bereich der Annäherungsziele nur die Autonomiewünsche präsent), ergänzt um die Förderung emotionsregulatorischer Kompetenzen. Aufgrund der eingeschränkten Handlungs-Planungsstruktur ist auch das Bewusstsein für die Verursachung von Alltagsproblemen und -konflikten durch eigenes Verhalten eingeschränkt und die Verführung durch kurzfristige positive Effekte des Konsums in Form von Spannungsabbau und Dopamin- und Endorphinausschüttung, kaum aufzubrechen (siehe dazu auch Kap. 4.3.1, besondere Suchtgefährdung von Menschen mit FASD durch verändertes Dopaminsystem und HPA-Achsen-Veränderung).

Erforderlich ist daher die konsequente, vorhandene Ressourcen aktivierende Beziehungsgestaltung, die den auch neuronal verfestigten Negativerfahrungen viele positive, durch Bezugspersonen nachverstärkende Erfahrungen und möglichst erstmals eine positive Kleinstgruppenerfahrung ermöglichen soll.

Perspektivisch meint in diesem Zusammenhang, dass bei einer Reihe von Teilnehmenden die Teilnahme an sich, die positive Gruppenerfahrung im Vordergrund steht und die Übersetzung in Ziele, die Suchtstörung direkt betreffend, durch die zu Co-Therapeuten fortgebildeten Bezugspersonen nur durch längerfristig geduldiges Thematisieren erreichbar ist. Damit haben alle drei von uns entwickelten thematischen Einheiten das Ziel, zu einer Förderung des Annäherungsprimings beizutragen und damit die Chance für die Teilhabe an Folgeangebote zu erhöhen.

In Folgeangeboten bspw. der Suchthilfe ist dann zu beachten, dass die individualisiert erarbeiteten Interventionshinweise übernommen und/oder weiter angepasst und differenziert werden.

6.3 Allgemeine Hinweise für Einzel- und Gruppensettings

Gela Becker

Langjährige Sozialpädagogin einer FASD Wohngemeinschaft: „Bloß nicht zu hoch ansetzen: das glaubt man manchmal nicht, was bei Menschen mit dieser Behinderung nicht ankommt. Sie freuen sich über das Gespräch und lächeln einen an – aber angekommen ist nichts.“

Die möglichen Verhaltensauffälligkeiten umfassen das Spektrum von:
- Impulskontrollstörungen
- emotionaler Labilität, Affektregulationsstörungen
- Aufmerksamkeitsstörungen
- hyperaktivem Verhalten
- Gedächtnisstörungen
- Beeinträchtigungen des Sprachverständnisses
- Benennungsschwierigkeiten
- Störungen der Informationsverarbeitung
- Störungen der Handlungsplanung
- mangelndem Regelverständnis
- Reizoffenheit
- überaktiviertem Stresssystem
- Reifungsstörungen
- Schlafstörungen
- motorischer Unruhe/Antriebslosigkeit
- motorische Beeinträchtigungen, vor allem der Feinmotorik
- mangelnden sozialen Kompetenzen
- eingeschränkter Empathiefähigkeit
- leichter Suggestibilität
- Beeinträchtigung der Alltagskompetenzen

Menschen mit Fetalen Alkoholspektrumstörungen wirken häufig körperlich wenig „behindert“, da sie entweder eine nicht sichtbare Störung aus dem Spektrum der FASD haben oder sich bei den Menschen mit Vollbild FAS ein Teil der kraniofazialen Auffälligkeiten im Erwachsenenalter „auswächst“ und auch Untergewicht und Mikrozephalus nicht mehr so sichtbar sind. Sie erscheinen auch in ihren verbalen Fähigkeiten auf den ersten Blick eloquenter, als es den realen Reflexionsfähigkeiten entspricht.

Dies trifft nicht auf unsere gesamte Zielgruppe zu und kann sich bei Menschen mit FASD, bei denen bspw. das Sprachzentrum geschädigt ist, anders darstellen.

Es finden sich zahlreiche Verhaltensauffälligkeiten, die aus einer funktionellen Beeinträchtigung des Zentralnervensystems, insbesondere der exekutiven Funk-

tionen resultieren. Sie gehen häufig mit affektiven Schwankungen einher, die sich im Laufe der Jahre chronifiziert haben und die für die Einzel- und Gruppensettings berücksichtigt werden müssen. Es handelt sich u. a. um (siehe dazu auch die umfassende Übersicht am Ende dieses Kapitels):
- Einschränkungen bei der Analyse der Umgebung und damit der Wahl des situationsangemessenen Verhaltens
- Einschränkungen bei der Konzeptentwicklung als Fähigkeit, einen Handlungsplan zu entwerfen, der auf ein aktuelles Problem anwendbar ist
- Einschränkungen bei der Sequenzierung als zeitliche Aneinanderreihung der Teilschritte eines Handlungsentwurfs
- Fehlende Beachtung von Rückmeldungen über das eigene Verhalten
- Einschränkungen im Initiieren von Handlungen aufgrund verminderten Antriebs
- beeinträchtigte Flexibilität als Fähigkeit zur Veränderung von Routinen,
- Schwierigkeiten mit dem Beachten von Regeln und damit die Fähigkeit, das eigene Verhalten mit diesen oder mit Konventionen in Einklang zu bringen; zusätzlich führen Ablenkbarkeit und Aufmerksamkeitsstörungen zu Schwierigkeiten, wenn ein Verhalten für einen längeren Zeitraum geplant und organisiert werden muss.

Aus diesen Beeinträchtigungen folgen soziale Auffälligkeiten. Insbesondere kann das Kommunikationsverhalten dieser Klienten hin und wieder den Anschein von Rücksichtslosigkeit erwecken, da sie eigene Vorstellungen nicht mit denen anderer abwägen und moralische, ethische und rechtliche Aspekte nicht einbeziehen können.

Die Einsicht in diese Aufmerksamkeitseinschränkungen und die Motivation, sie zu überwinden, ist meist nur begrenzt vorhanden. Gravierende Folgen sind unter anderem, Schwierigkeiten, Freunde zu finden und Freundschaften zu halten. Soziale Isolation gehört mit zu den Faktoren, die die Entwicklung von Suchtstörungen begünstigen können, sodass der Förderung von gelingenden Gruppenaktivitäten über die Situation hinaus eine exemplarische Bedeutung zukommt.

Für die Arbeit mit gruppen- und einzeltherapeutischen Settings gelten daher folgende allgemeine Empfehlungen:
- gleicher Raum, gleiche Zeit, d. h. keine Raumwechsel und keine Veränderungen von Tag und Zeit für den Folgetermin
- zeitlich begrenzter Rahmen
- einfache Sprache
- Vermeiden von Überwältigungs- und Überforderungssituationen
- reizreduzierte, ruhige Räumlichkeiten
- bildliches und/oder schriftliches Erarbeiten von Kommunikationsgrundregeln, die dann auf einem Plakat im Gruppenraum aushängt werden
- schnelle Hilfen in Konfliktsituationen aufgrund der eingeschränkten Fähigkeit, sich in andere Personen hineinzuversetzen (Zwei-Wahrheiten-Spiel) ggf. stellvertretende Konfliktschlichtung

- Förderung der sich kommunikativ niederschlagenden Planungsprozesse durch den Einsatz externer Hilfsmittel: schriftlich/bildlich/auditiv
- Vorstrukturierung von Gesprächen mit Hilfe von Checklisten und Rollenspielen
- für Informationsvermittlung: hufeisenförmige Anordnung der Stühle (Gruppe)
- Angebot an „Handschmeichlern“ oder „leisen“ Gegenständen zum Spannungsabbau: „etwas in der Hand – damit das Gehirn frei ist“
- Rückzugsmöglichkeiten – „Denkstuhl“ oder „Happy-Chair“ – ohne den Raum verlassen zu müssen
- generell kein flackerndes Licht während der Gruppen- und Einzelarbeit

6.3.1 Verständigungshinweise für Fachkräfte[53]

- über konkrete, fassbare Dinge mit möglichst wenig Worten reden
- Worte mit doppelten Bedeutungen vermeiden – und zwar mit Rücksicht auf das nicht altersentsprechende sozio-emotionale Verständnis
- Arbeit mit häufigen Wiederholungen mit Rücksicht auf das gestörte Kurzzeitgedächtnis (verschiedene Sinneskanäle nutzen: einfache Verschriftlichung/Bilder/Collagen/gesprochene Checklisten (CD, mp3, Audionotiz im Handy etc.)
- Entwicklung stabiler Kommunikationsroutinen (bspw. Gruppensitzungen und Einzelgespräche am gleichen Tag, zur gleichen Zeit, mit den gleichen Eröffnungsmitteilungen)
- auf Einfachheit und Kürze der Sätze achten, um der Gefahr der Überstimulation vorzubeugen
- genaue und spezifische Formulierungen mit Rücksicht auf die eingeschränkte Fähigkeit zu Abstraktion und Generalisierung, keine Fremdwörter
- wenn eine Intervention bei einem Klienten nicht greift: innehalten, Augenkontakt herstellen; fragen, was helfen könnte (Malbin, 2002); wesentlich ist immer wieder, sich bewusst zu machen, dass den Verhaltensbesonderheiten häufig ein physiologisch basierter Impuls zugrunde liegt, über den der Klient erst einmal selbst nicht bewusst Auskunft geben kann

6.3.2 Interventionen, die vermieden werden müssen (Grant et al., 2013)

- Vorlesen einer Liste von Regeln am Beginn einer Sitzung oder Aushändigen als Kopie, ohne zu überprüfen, ob die Betroffenen dies verstehen können

53 Gemeint sind hier Mitglieder ganz unterschiedlicher Berufsgruppen (Sozialpädagogen, Pädagogen, Psychologen, Mediziner sowie Erzieher und Sozialarbeiter), die Kontakt- und Beziehungsarbeit oder therapeutische Hilfen leisten.

- mehrere Instruktionen oder Hinweise auf einmal geben
- erwarten, dass Betroffene in der Lage sind, Hinweise einer Suchtbehandlung aufzunehmen und darüber allein nachzudenken,
- Dinge, die man Betroffenen/Klienten gibt, um die Behandlung positiv zu beeinflussen, darf man ihnen als eine Konsequenz für negative Reaktionen nicht wieder abnehmen
- Langzeitkonsequenzen können von den Betroffenen nicht begriffen werden
- Behandlungsmethoden, die sich ausschließlich auf verbale Kommunikation stützen (wie z. B. nicht modifiziertes Motivational Interviewing, einsichtsorientierte Psychotherapie oder unstrukturierte Milieus (z. B. Wildnisprogramme, Erlebnispädagogik) erreichen Menschen mit hirnorganischen Beeinträchtigungen kaum oder nicht
- nachhaltige Erfolge sollte man im Rahmen von Gruppenangeboten nicht erwarten, sondern nur mit langfristigen multimodalen Settings unter Einbezug der relevanten Bezugspersonen
- die Schlussfolgerung ziehen, dass Klienten nicht motiviert sind, wenn sie sich zurückziehen oder über eine längere Zeit keine Fortschritte sichtbar sind
- die Behandlungseinrichtung darf nicht überstimulierend sein und vor allem nicht mit Großgruppensettings arbeiten
- Planungen, Verabredungstage und die Sitzungszeiten sollten möglichst nicht verändert werden
- keine komplizierten Behandlungspläne mit verschiedenen Zielen
- nicht rückschließen, dass der Mangel an Fortschritt, Verschlossenheit, Isolation oder emotionale Ausbrüche vom Klienten beeinflussbar wäre

6.4 Gewichtung der Vordiagnostik mit Folge für die Interventionen

Gela Becker

Ziel der Vordiagnostik ist es, die komplexen Verhaltensbesonderheiten, die Menschen mit FASD und vergleichbaren Beeinträchtigungen zeigen können, so zusammenzufassen, dass Trainer und Trainerinnen sich neben der Gruppensituation auch auf personenbezogene Interventionen für einzelne Teilnehmende einrichten können. Dafür erfolgt in der Auswertung der Vordiagnostik (siehe dazu den Überblick in Abb. 6.2) zunächst eine Zuordnung der Teilnehmenden zu einem der zwei Verhaltenstypen FASD (siehe Kap. 2.3, diejenigen mit Veränderungsängstlichkeit versus Weglauftendenz), Anschließend werden in Auswertung der Selbst- und Fremdbeurteilungen die Einschränkungen benannt, die im Vordergrund der Verhaltensauffälligkeiten stehen. Hierzu können auch komorbide Störungen gehören.

In der Auswertung der neuropsychologischen Profile und Funktionsanalysen (dies gilt sowohl für Erwachsene mit FASD als auch für Erwachsene mit vergleichbaren Beeinträchtigungen) geht es zunächst um die Einschätzung der Art und Schwere der exekutiven Dysfunktionen (denen aufgrund der zentralen Steuerungsfunktionen eine wesentliche Funktion zukommt) und darum, ob weitere kognitive Funktionen beeinträchtigt sind sowie um die Gewichtung der Krankheitseinsicht in Beeinträchtigungen und Substanzmissbrauch.

Berücksichtigen müssen wir bei der Interpretation der Testergebnisse, dass die Testsituationen stark strukturiert sind und damit das Initiieren von Handlungen oder das Priorisieren von Handlungsmöglichkeiten – beides gehört zu wichtigen exekutiven Funktionen – nicht erfasst werden kann (siehe dazu Brown, Kap. 2.8). Um hier nicht zu Fehleinschätzungen zu kommen, sind die Einschätzung der Alltagsfähigkeiten und damit ein Überblick über Teilhabestörungen und allgemeinen Hilfebedarf in der Form von Fremdbeurteilungen zentral. Eines der Ergebnisse der Durchführung unseres Modellprojekts (siehe dazu die Einleitung zu Kap. 7) ist die große Diskrepanz zwischen klassifikatorischer Diagnostik und Interventionsdiagnostik. Für die Gewichtung der Beeinträchtigungen hat sich daher in der Praxis die Einschätzung von Bezugsbetreuern und Bezugspersonen bewährt, für die Teile des Diagnostiküberblicks (Kap. 6.1, S. 189) genutzt werden können.

Zusammenfassend ist das Ziel der Auswertung der Vordiagnostik die Einschätzung, welche Interventionen, und damit welche Form der Zugänge und Materialien für die Einzelnen sinnvoll sind:

- für die Einzelgespräche zur Vorbereitung auf die Gruppensitzungen
- für die Zusammenhangsarbeit der Betreuer und Bezugspersonen

Wenn kognitive Einschränkungen bei Teilnehmenden im Vordergrund stehen, sollten für Lernsituationen, Informationsvermittlung und als Strategien zur Verhaltensänderung wiederholt strukturierte Materialien und Checklisten in leichter Sprache eingesetzt werden, die im Transfer von Bezugspersonen (Fachkräften, Angehörigen, Ehrenamtlichen) zwischen den Sitzungen eingesetzt werden. Stehen die Verhaltensauffälligkeiten im Vordergrund, können zur Förderung von selbsttätiger Reflektion und um Inhalte zu verankern, Methoden des Verhaltensmanagements (bspw. Zielmanagement, Selbstinstruktionstechniken oder Selbst-Awareness-Training) eingesetzt werden, die z. T. allerdings im Rahmen von Einzelbehandlungen erarbeitet werden müssen. Für schwer beeinträchtigte Teilnehmende, bei denen weder eine kognitive Verbesserung noch eine Verhaltensänderung erwartet werden kann, ist der Einsatz der Modifikation von Umweltbedingungen sinnvoll, um eine bessere Bewältigung des Alltags zu ermöglichen.

Menschen mit FASD sind nicht ohne Weiteres den o. g. Gewichtungen zuzuordnen. Oft zeigen sie verschiedene Mischformen von Teilleistungsschwächen und Teilleistungsstärken. Diese grobe Aufteilung in leichte, mittelschwere und erhebliche Beeinträchtigungen ist eine Vereinfachung in praktischer Absicht. Sie entspricht trotz verschiedener Unschärfen dem Spektrum, dem die geplante Intervention gerecht werden soll (Menschen mit sog. High-Functioning FASD, denjenigen mit starken kognitiven Beeinträchtigungen und/oder denjenigen, bei denen komorbide Störungen im Vordergrund stehen) und muss um die jeweiligen Besonderheiten des Einzelnen ergänzt werden.

Da bei FASD ein breites und hochdifferenziertes Spektrum an dauerhaften Defiziten und möglichen Ressourcen besteht, gilt es zusätzlich herauszuarbeiten, ob und inwieweit Teilbereiche auch durch die Entwicklung von Veränderungsmotivation erreicht werden können. Dies bedeutet, dass die Trias von Kompensation der Beeinträchtigungen, Wiederholung der Verwendung von Checklisten in einfacher Sprache und/oder Verfahren des Verhaltensmanagements bei den Einzelnen in jeweils verschiedenen Bereichen greifen und zur Förderung von Teilleistungsstärken genutzt werden können.

In der Regel stehen einige Beeinträchtigungen im Vordergrund der Verhaltensauffälligkeiten, die dann in verschiedener Gewichtung für Einzel- und Gruppensettings berücksichtigt werden müssen.

Die für den praktischen Einsatz gedachte Diagnostikübersicht, ergänzt durch eine Ressourcenkarte, die die Richtung der Interventionen angibt, die mit den Teilnehmenden und ihren Bezugspersonen erarbeitet werden (siehe Anhang B), gewichtet die Beeinträchtigungen innerhalb des Spektrums der Menschen mit FASD und vergleichbaren Beeinträchtigungen. Sicher entsteht daraus eine Reihe von weiteren grundsätzlichen Fragestellungen, die jedoch zugunsten der Beförderung einer schnell wirksamen Praxis beiseitegestellt und auf die Zukunft verschoben werden müssen.

Im Verlaufsschema (Abb. 6.2) ist im Überblick der Weg von der Diagnostik (Kap. 2) über die Vordiagnostik (Kap. 6.1.1) zu einer Gewichtung der Vielzahl möglicher Beeinträchtigungen, die zu je verschiedenen Interventionsschwerpunkten führen – wie sie in diesem Kapitel aufgeführt wurden – zusammengefasst.

6.4.1 Überblick über Verhaltensbesonderheiten und exemplarische Interventionsmöglichkeiten

Die ZNS-Auffälligkeiten mit daraus folgenden Verhaltensstörungen, wie sie in der deutschsprachigen S3-Leitlinie FASD als Diagnosekriterien der ZNS-Auffälligkeiten gefasst sind (Landgraf u. Heinen, 2016), sind vollständig in den Überkategorien des Diagnostischen und Statistischen Manuals Psychischer Störungen (DSM-5, 2013; siehe dazu Kap. 2.6), dort im Forschungsteil unter Verhaltensstörung aufgrund pränataler Schädigung durch Alkohol (VS-PAE) enthalten. Diese für die Diagnostik vorgeschlagenen Kriterien, haben aufgrund ihres, die Verhaltensstörungen beschreibenden Charakters, einen hohen praktischen Gebrauchswert, sodass diese Systematik im Folgenden auch für die tabellarische Übersicht „Interventionsmöglichkeiten im Überblick“ (siehe Anhang A) verwendet wird.

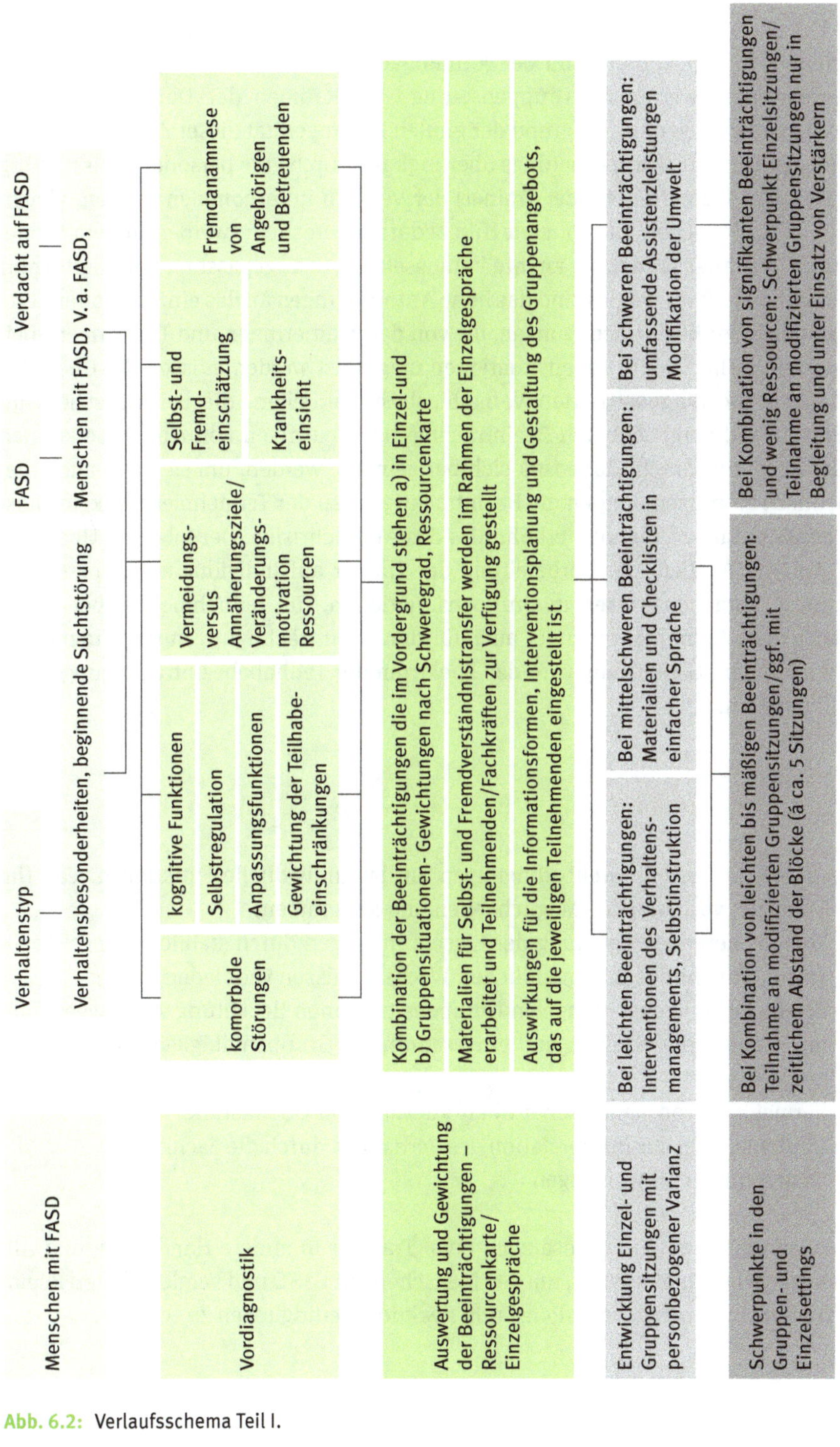

Abb. 6.2: Verlaufsschema Teil I.

Einzeln oder in Kombination findet der Leser die häufigsten Verhaltensbesonderheiten, die im Vordergrund der Auffälligkeiten stehen können, verbunden mit Interventionshinweisen für Gruppensettings. Im Rahmen der Durchführung von Gruppenangeboten muss aufgrund der großen Heterogenität dieser Zielgruppe – dies ist auch auf andere Gruppensettings übertragbar – durch gute personelle Ausstattung (immer zwei Trainerinnen oder Trainer) der Versuch unternommen werden, gleichzeitig auch Menschen mit höheren Hilfebedarfen gerecht zu werden, indem Strategien zur Verhaltensänderung an ihre Voraussetzungen angepasst und das Setting für sie modifiziert wird. Fraglos sind das hohe Anforderungen an das einzelfallorientierte Verständnis der Beeinträchtigungen, die von den Trainerinnen und Trainern erarbeitet und im Halten der Gruppensituationen umgesetzt werden müssen. Im Überblick finden Sie die diagnostizierten Verhaltensbesonderheiten, die bei Menschen mit FASD und mit vergleichbaren Beeinträchtigungen auftreten können. Diese können in der Regel nur durch Diagnostik sichtbar gemacht werden, um sie dann auch therapeutisch zu nutzen. Finden die Beeinträchtigungen der Teilnehmenden keine ausreichende Berücksichtigung, erhöht dies das Abbruchrisiko. Der folgende Überblick (im Anhang A) dient der Vorbereitung der Trainer auf individualisierte personenzentrierte Vorgehensweisen in Gruppensituationen, für Teilnehmende, bei denen verschiedene Kombinationen der aufgeführten Beeinträchtigungen im Vordergrund stehen können. Gleichzeitig wird das Spektrum der Teilhabebeeinträchtigungen bei FASD deutlich.

6.4.2 Allgemeine Hinweise für Adaptionen in weitere Settings

1. Anpassung von Umweltbedingungen an das individuelle Funktionsniveau (im Sinne der vorhandenen Möglichkeiten und Ressourcen)
2. kompensierende Begleitung der Einschränkungen durch stabile Settings (Fachkräfte, Angehörige, Ehrenamtliche); Wechsel müssen vermieden werden
3. für die Zusammenstellung von Gruppensituationen Beachtung von Suggestibilität, Ansteckungseffekten und eingeschränkter Gruppenfähigkeit – d. h. Kleinstgruppen
4. Vermeidung von sensorischer Überforderung und Überlastung
5. Umdenken bei der Interpretation des Verhaltens durch die Fachkräfte
6. Anpassung der Erwartungen

Diese Hinweise sollten grundsätzlich beim Transfer in andere Handlungs- und Alltagssettings beachtet werden, um den Menschen mit FASD und vergleichbaren Beeinträchtigungen günstige Verhaltens- und Reaktionsbedingungen zu schaffen.

7 Modell eines Gruppenangebotes für suchtgefährdete Erwachsene mit FASD – „Clearinggruppe“

7.1 Einleitung

Gela Becker

Frau B. ist 23 Jahre alt und lebt mit der Diagnose Fetales Alkoholsyndrom
Interviewerin: „Haben Sie bestimmte Situationen im Alltag, wo Sie sagen, das ist total stressig für mich?“
Frau B.: „Ja. Da ich auch psychisch nicht ganz stabil bin, ist auch schon der kleinste Einkauf für mich sehr anstrengend.“
Interviewerin: „Okay. Ja.“
Frau B.: „Die ganz vielen Leuten, die ganz vielen Stimmen. Wir gehen schon mal in die „Arkaden“ oder so. Das ist sehr viel. Aber ich krieg' da alles. Deswegen, das ist das Beste, wo man einkaufen gehen kann. Ähm, nee, einkaufen ist sehr anstrengend oder die Termine hintereinander wahrnehmen wie jetzt das Interview und dann noch 'nen Arzttermin, das ist schon wieder zu viel. Also ich brauche so Zeiten, wo ich sagen kann, morgen ist dies und in zwei Tagen ist das. Das ist doch in Ordnung.“
Interviewerin: „Ah ja, das ist ein guter Hinweis, weil man dann auch, wenn man Gruppensitzung macht, zum Beispiel sagen kann, nicht zu eng aneinander, sodass da Platz dazwischen ist.“
Frau B.: „Richtig, richtig.“

Entstanden ist unser Modellprojekt in einem gemeinsamen Diskussionsprozess unserer multiprofessionell zusammengesetzten Projektgruppe unter Einbezug der Empfehlungen von Erwachsenen mit FASD. „Clearingprozess“ bedeutet in diesem Fall die differenzierte Auseinandersetzung der Teilnehmenden mit den eigenen Beeinträchtigungen und anschließend mit dem riskanten Konsum und der beginnenden Suchtstörung. Wir sind von der Hypothese ausgegangen, dass die Auseinandersetzung mit den eigenen Beeinträchtigungen, ergänzt um praktische Hilfestellungen, die sowohl in Einzel- als auch Gruppensettings erarbeitet werden und die anschließend auch dem Helferfeld mitgegeben werden, die Basis für eine differenzierte Auseinandersetzung mit problematischem Konsum bilden – und somit den Zugang zu gesundheitsförderndem Lebensstil, Suchtberatung und Suchtkrankenhilfe erleichtern können.

Die Kommunikationsstrukturen wurden an die besonderen Bedürfnisse angepasst. Bewährte Strategien und Gesprächstechniken aus der Sucht- und Behindertenhilfe wurden modifiziert verwendet, um den Clearingprozess der Betroffenen zu fördern. Die Besonderheiten dieses Modellprojekts bestehen zusätzlich darin, dass ein Teil der zu entwickelnden Materialien individualisiert und personenzentriert mit den Betroffenen gemeinsam erstellt wird.

Die Nachhaltigkeit dieser komplexen psychosozialen Maßnahme die gleichzeitig auch „prä-“therapeutische Funktionen hat, ist nur dann zu gewährleisten, wenn Be-

https://doi.org/10.1515/9783110594492-007

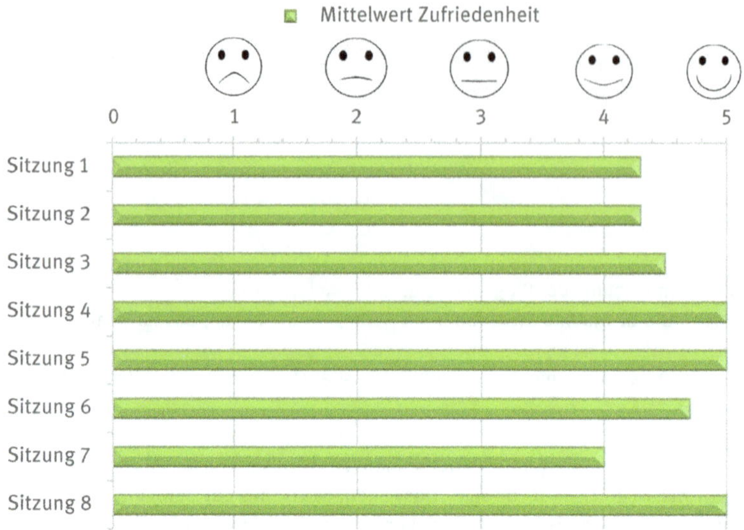

Abb. 7.1: Bewertung des Gruppenangebotes für Jugendliche und Erwachsene mit FASD, Frühjahr 2016, $N = 10$.

zugspersonen (Angehörige, Fachkräfte, Ehrenamtliche) geschult und zur Unterstützung für die Wegbegleitung und das „Ankommen" in der Gruppe sowie für die Arbeit zwischen den Sitzungen eingebunden werden.

Pilottestungen der „Clearinggruppe"

Pilottestungen erfolgten in drei Durchführungen in 2016 (eine Gruppe für Jugendliche, zwei für Erwachsene).

Die Teilnehmenden wurden im Anschluss an die Durchführung des ersten Durchlaufs anonymisiert zur Bewertung der Einzelsitzungen und der Gruppensitzungen befragt. Ein Vierteljahr nach Abschluss der Pilottestung wurden im Rahmen qualitativer Interviews mit Teilnehmenden und Bezugspersonen sowohl Verbesserungsvorschläge für die Sitzungen und Materialien als auch mögliche Effekte auf gesundheitsförderndes Verhalten und verbesserte Teilhabe an Regelangeboten der Suchthilfe erfragt. Die positiven Rückmeldungen bestätigten die Bewertungen der Einzelsitzungen. Ein Großteil (9 der 10 TN) der Teilnehmenden wünschte eine Wiederholung des Angebots. Erste Hinweise eines Teilnehmers an einem Suchthilfeangebot bestätigen eine Anpassung der schriftlichen Anforderungen an seine Fähigkeiten.

Ein weiteres Ergebnis der Durchführungen dieses Gruppenangebots ist, dass sich eine Diskrepanz zwischen der klassifikatorischen Diagnostik zur Sicherung der FASD-Diagnose und einer Diagnostik, die sich an Intervention und Förderung orientiert, auftut. Wesentlich für eine Interventionsdiagnostik ist der Einbezug der Bezugspersonen in die Einschätzung von Teilhabefähigkeit und Schweregraden (siehe dazu auch Vorlagen in Kap. 6).

Das Gruppenangebot wurde mit dem Fokus auf Förderung von Stressbewältigungskompetenzen für Jugendliche und Erwachsene mit FASD weiterentwickelt und kann im Rahmen des Präventionsleistungsgesetzes als Gesundheitskurs angeboten werden.

Theoretischer Hintergrund der Clearinggruppe

Der thematische Aufbau unserer Clearinggruppe folgt den Stadien der Verhaltensänderung im Transtheoretischen Modell TTM (Prochaska u. DiClemente, 1992):

1. Vorbereitung: Motivierung, Begleitung und Beratung als sog. Annäherungspriming (Selbstöffnungs- und Veränderungsbereitschaft durch bedürfnisbefriedigende Erfahrungen) – Stadium der Sorglosigkeit; *wird in Vordiagnostik und Einzelgesprächen sowie Einbezug der Bezugspersonen umgesetzt.*
2. Information über Alkoholkonsum, Förderung von Emotionsregulation (generalisiertes Thematisieren von Ärger- und Stresserfahrungen) *wird in Modulblock II für Erwachsene mit FASD und vergleichbaren Beeinträchtigungen umgesetzt.*
3. Motivierung und Anleitung bei der Selbstwahrnehmung und dem Erkennen von Auslösern, Verhaltensweisen und Folgen – Stadium der Bewusstwerdung erfolgt sowohl in Modulblock II, als auch in *Modulblock III: Vermittlung in weiterführende Angebote.*
4. Motivierung, Begleitung, Beratung konkreter vorstellbarer Ziele, evtl. Aufbrechen in Teilziele in Bezug auf Auslöser und Alkoholkonsum, werden im Rahmen der Nachgespräche unter Einbezug der Bezugspersonen vorbereitet. Schließlich Entscheidung für eine Herangehensweise (stationäre Behandlung, ambulante Beratung, Medikation und/oder Reduzierung der Trinkmenge) – Stadium der Vorbereitung.

Viel gewonnen ist bereits, wenn Ziele im Bereich der „Sicherung des Überlebens“, der „Sicherung des möglichst gesunden Überlebens“ oder sogar der „Reduzierung der Trinkmenge“ (zu Zielhierarchie siehe DHS, 2003; Schwoon, 1992) von den Teilnehmenden perspektivisch angestrebt werden können. Perspektivisch meint in diesem Zusammenhang, dass bei einer Reihe von Teilnehmenden die Teilnahme an sich, die positive Gruppenerfahrung im Vordergrund steht und die Übersetzung in Ziele, die Suchtstörung direkt betreffend, durch die zu Co-Therapeuten fortgebildeten Bezugspersonen nur durch längerfristig geduldiges Thematisieren erreichbar ist. Damit haben alle drei von uns entwickelten thematischen Einheiten das Ziel, zu einer Förderung des Annäherungsprimings (siehe dazu Kap. 7.2.1) beizutragen und damit die Chance für die Teilhabe an Folgeangebote zu erhöhen.

In Folgeangeboten, bspw. der Suchthilfe, ist dann zu beachten, dass die individualisiert erarbeiteten Interventionshinweise übernommen und/oder weiter angepasst und differenziert werden.

Für die Nachhaltigkeit dieses Clearingangebots ist im Anschluss entscheidend, dass die auf die Funktionseinschränkungen der Teilnehmenden abgestimmten Hilfestellungen für die Entwicklung von weniger riskantem Konsum in dauerhafte, von Bezugspersonen (Kap. 7.2) gestützte Routinen und Folgehilfen übergehen. Dadurch kann eine alltagsorientierte Implementierung der Hilfen mit der Folge einer gewohnheitsmäßigen Verstetigung erfolgen.

Für die Veränderungsbereitschaft schwer zu motivierender Klienten wird inzwischen als Gesprächstechnik das „Motivational Interviewing" (MI) als personzentriertes, jedoch nicht konfrontatives Behandlungsverfahren genutzt (Miller u. Rollnick, 2004). Menschen mit FASD und vergleichbaren Beeinträchtigungen erfüllen die für diese Methode erforderlichen Voraussetzungen meist nicht, wie bspw. intaktes verbales Sprachverständnis und Arbeitsgedächtnis, sie können auch nicht allein zwischen den Sitzungen reflektieren. Jedoch gibt es erste Bemühungen um Anpassung der Strategien an den besonderen Bedarf von Menschen mit FASD oder vergleichbaren Beeinträchtigungen (Dubovski, 2014; Stevens 2013; Sagorsky u. Skinner, 2005). Die Richtung dieser Adaptionen, wie größere Aktivität und Orientierungshilfen der Therapeuten, Eingehen auf die eingeschränkten sprachlichen Fähigkeiten, Überprüfung, ob etwas verstanden wurde, häufige Übersicht und Wiederholung sowie der Einsatz verschiedener Sinnesebenen, ebenso wie das Einbeziehen von Angehörigen und Fachkräften für die Sicherstellung des Ankommens bei den Sitzungen (Dubovski, 2014), entspricht auch den Schwerpunkten des hier vorgestellten Ansatzes. Für Einzelsettings kann MI in dieser Form eine ergänzende Methode der Motivationsförderung darstellen.

7.2 Modell einer Clearinggruppe

Gela Becker, Gisela Michalowski, Ellen Scholz, Jessica C. Wagner, Theo Wessel

Um Adaptionen für die verschiedenen Hilfefelder zu erleichtern, versehen wir die Sitzungsbeschreibungen mit Hinweisen zur Flexibilisierung, sodass eine Anpassung an die Schweregrade der Störungen erfolgen kann.

7.2.1 Vom Co-Abhängigen zum Co-Therapeuten

Von einer erfolgreichen Teilnahme an der Clearinggruppe ist bei Menschen mit FASD und vergleichbaren Behinderungen nur dann auszugehen, wenn das Bezugssystem (Angehörige, Ehrenamtliche und Fachkräfte) in die Aufgaben der Clearinggruppe mit einbezogen ist. Einschlägige Studien (Bischoff, 2012) belegen, dass die Einbeziehung von Angehörigen zu einer erheblichen Verbesserung und einer Nachhaltigkeit der Therapieerfolge führen. Da Menschen mit FASD häufig nicht in ihren Herkunftsfamilien heranwachsen, werden im Folgenden die sie begleitenden Angehörigen, Ehrenamtlichen und die Fachkräfte „Bezugspersonen" genannt. Wesentlich ist, dass die Bezugspersonen eine positive Beziehung zu den Teilnehmenden haben und in einem engen und vertrauensvollen Kontakt zu ihnen stehen. In der Regel sind es auch diese Bezugspersonen, die ihre Klienten für eine Teilnahme an der Clearinggruppe motivieren.

Da aber viele Menschen mit FASD und vergleichbaren Beeinträchtigungen aus den Hilfesystemen herausfallen und häufig ein familiäres Bezugssystem fehlt, muss bei einigen Klienten ein stützendes Netzwerk erst aufgebaut werden.

Menschen mit FASD und vergleichbaren Behinderungen können Probleme in verschiedensten Bereichen aufweisen. Diese sind im Folgenden aufgelistet (nach FASworld e. V. Deutschland, 2005):

- Sprache und Kommunikation:
  - Sie können die Informationen, die sie erhalten, nicht verstehen und benötigen einen „Übersetzer", der es ihnen mit einfachen Worten und meist mehrfach erklärt.
  - Sie folgen oft nicht den Anweisungen, wenn diese nicht klar bzw. persönlich an sie gerichtet sind.
- Typisch ist:
  - Sie schalten bei Überforderung ab, ziehen sich zurück oder agieren sich anderweitig aus.
  - Sie sind wenig kooperativ und kompromissbereit.
  - Sie ziehen häufig keine Verbindung zwischen ihrem Verhalten und den daraus resultierenden Konsequenzen, sehen sich also nicht als Verursacher von persönlichen oder interaktiven Problemen.
- Verhaltensbesonderheiten:
  - Sie erfinden Geschichten, um z. B. ihr schwaches Gedächtnis zu kaschieren.
  - Sie mögen keine Veränderungen ihrer Gewohnheiten und widersetzen sich dann häufig.
  - Sie sind oft nicht in der Lage, Gruppendruck auszuhalten.
  - Sie leiden meist unter einer geringen Aufmerksamkeitsspanne, einer erhöhten Aktivität und Impulsivität.
  - Sie verlieren schnell das Interesse an Dingen und Aktivitäten.
  - Sie können sich schlecht organisieren, besitzen keinen Ordnungssinn.
- Gedächtnis
  - Sie können sich schlecht Termine, Verabredungen und tägliche Aufgaben merken.
  - Sie vergessen wichtige Informationen, über die sie – je nach Tagesform – später wieder verfügen können.
  - Sie sind oft unfähig, Nachrichten exakt weiterzuleiten.
  - Sie können sich schlecht orientieren.

Auf Grund dieser hier beschriebenen Verhaltensbesonderheiten (siehe dazu auch Kap. 6.3, sowie Überblick über Interventionen, in Anhang A) benötigen die Teilnehmenden vertraute Bezugspersonen, die ihnen u. a. helfen, die Termine der Treffen einzuhalten, nicht Verstandenes entsprechend zu übersetzen und zwischen Trainern und Teilnehmenden zu vermitteln. Die auf der Ressourcenkarte (siehe Kap. 6.1) durch den Teilnehmenden vermerkten Stärken sollen in Zusammenarbeit mit den Bezugspersonen verstärkt werden, damit der Teilnehmende lernt, sich selbst positiver wahrzunehmen.

Die Bezugspersonen sind im Zusammenleben mit den suchtgefährdeten Menschen mit FASD oder vergleichbaren Behinderungen bzw. in der Betreuung dieses Personenkreises einer permanenten Belastung (ggf. auch einer Überbelastung) ausgesetzt. Daher benötigen sie zwingend eine Stärkung ihrer persönlichen Fähigkeiten, Unterstützung, Beratung und Anleitung.

Vor Beginn der eigentlichen Diagnostik ist eine gründliche Vorbereitung der Bezugspersonen unerlässlich. Sie werden mit dem Einverständnis der Teilnehmenden bereits in die Vordiagnostik für die Fremdeinschätzung und in den Einzelgesprächen zur Projektvorbereitung zur Erstellung der Ressourcenkarte, sowie zur Klärung des Ankommens der Teilnehmenden in den Sitzungen einbezogen.

Eine der Sitzungen ist für Teilnehmende allein, eine für Teilnehmende und Bezugspersonen vorgesehen. Neben den in Kap. 6.1 beschriebenen Gesichtspunkten sind folgende Bereiche vorabzuklären:

- Für die Teilnahme am Modulblock I für Menschen mit FASD, wenn z. B. depressive Störungen im Vordergrund stehen, muss der Vorteil von Verarbeitungshilfen und dem Gefühl in der Gruppe mit dieser Behinderung nicht mehr allein zu sein, gegenüber dem Triggern von pathologischer Trauer, abgewogen werden.
- Wünsche und Empfehlungen für das Ankommen in der Gruppe müssen ebenso vorher geklärt werden.
- Menschen mit diesen Störungen können z. T. erhebliche Probleme haben, sich an Termine zu erinnern oder zu diesen pünktlich zu erscheinen: Die Terminabsprachen sind daher möglichst auf verschiedenen Sinneskanälen anzubieten.

Herr C., Partielles FAS, lebt in einer vollstationären Einrichtung.
Herr C.: „Wenn ich halt – wenn ich Bus fahre, und ich bin die Station schon eine Million mal gefahren, kenne die theoretisch in- und auswendig, und dann ist irgendwas oder es passiert was. Ich bin total aufgeregt dann. Meistens rufe ich in der WG an und sage „ahhaaa“ [im Tonfall: Hilfe, ich weiß nicht weiter!], was eigentlich total unmöglich ist, nur weil ich kenne den Weg.“
Interviewerin: „Okay. Aber wenn dann sozusagen was passiert und Sie ... fahren Sie dann zu weit oder was passiert dann?“
Herr C.: „Ich fahre dann einfach zu weit oder Zufrühaussteigen hatt’ ich auch schon.“
Interviewerin: „Ja.“
Herr C.: „Das wär’ ja theoretisch nicht schlimm, aber manchmal erschreckt mich das halt.“
Interviewerin: „Ja.“

Herr C.: „Ich muss dann sagen: ‚Hey, Junge, wie oft bist du diese Station schon gefahren?'. Ich hab' mich selbst schon mal im ‚Schloss' (ein Einkaufszentrum) verfahren. Also, ich kenne das ‚Schloss' wirklich in- und auswendig [Stimme unverständlich]. Ich könnte sogar von hier dahin laufen. Und, ja, letzte Woche wollt' ich da ein' Kumpel abholen und bin dann einfach zwei Stationen zu früh ausgestiegen."
Interviewerin: „Okay."
Herr C.: „Das fand ich ärgerlich, total. Er hat auch gefragt, wie oft hast du mich jetzt hier abgeholt? Frag mich nicht, warum."

Je nach Grad der Beeinträchtigungen ist der Bedarf an Assistenz sehr unterschiedlich und reicht von fakultativer Unterstützung bis hin zu umfassender persönlicher Begleitung:
- Motivation für die Teilnahme an der Clearinggruppe
- Motivation für jede Sitzung
- Termine gemeinsam schriftlich eintragen
- als Memo aufs Handy oder den MP3-Player sprechen
- Bildkarte mit den Gruppenterminen zum Aufhängen/Aufkleben
- Termine durch eine SMS oder einen Anruf nochmals in Erinnerung rufen
- ggf. Einrichten von Erinnerungsfunktionen im Handy
- ggf. Einsatz positiver Verstärker nach der Teilnahme, z. B. abholen
- Erinnerung an den Termin
- Wegbeschreibung ausdrucken
- Wegetraining
- Wegbegleitung

Vor Beginn der ersten Sitzung der Clearinggruppe findet eine erste Sitzung mit den Bezugspersonen statt, in der sie über den Ablauf, die Ziele und Inhalte des Projekts umfassend informiert und in ihrer persönlichen Motivation zur Teilnahme und Unterstützung gestärkt werden. Schwerpunkte der Information und Anleitung der Bezugspersonen vor Beginn des Modulblocks I für Menschen mit FASD („FASD und dann?") sind:
- „Was ist, wenn es nicht weitergeht?": Vorbereitung und Klärung möglicher Abbrüche
- Informationen zu FASD und Einschränkungen der exekutiven Funktionen
- Informationen zu den besonderen Risikofaktoren für Menschen mit FASD, eine Suchtstörung zu entwickeln (siehe Kap. 4.3.1)
- erste Basisinformationen zum Thema „Annäherungspriming" (siehe Kap. 6.1.4, Kap. 6.1.5, Kap. 6.4.1.1), d. h. Hinweise für die Bezugspersonen, wie sie den Aufbau von Veränderungsmotivation für die Teilnehmenden fördern können
- Achtsamkeitsübungen mit den Teilnehmenden

Im Modulblock II für Menschen mit FASD und vergleichbaren Beeinträchtigungen kann es durch die Hinzunahme einer weiteren Zielgruppe zu einer neuen Gruppenzusammensetzung und damit auch neu hinzukommenden Bezugspersonen kommen. Dadurch ergeben sich leichte Überschneidungen in der Informationsvermittlung.

Schwerpunkte der Information und Anleitung der Bezugspersonen vor Modulblock II („Alkohol als Hindernis“) sind:

- „Was ist, wenn es nicht weitergeht?“: Vorbereitung und Klärung möglicher Abbrüche
- Einführung in die Stadien der Verhaltensänderung (Prochaska u. DiClemente, 1992; Lammers, 2007) heruntergebrochen auf Menschen mit hirnorganischen Beeinträchtigungen
- Erläuterung des Konzepts der Annäherungs- und Vermeidungsziele, verbunden mit praktischen Hinweisen zur Förderung, Basisinformation zum Thema Sucht
- der positiven Verstärkung des suchtvermeidenden Verhaltens
- der sinnvollen Konsequenzen bei konsumorientiertem Verhalten
- der gemeinsamen Erarbeitung kleiner Teilziele mit dem Teilnehmenden zur schrittweisen Verhaltensänderung
- der Entwicklung neuer Tagesstrukturen mit den Teilnehmenden
- Achtsamkeitsübungen mit den Teilnehmenden (siehe Anhang: Materialien aus dem Internet)

Diese Übungen sollen während der weiteren Sitzungen, die parallel zu Gruppensitzungen der Teilnehmenden stattfinden, weiter vertieft werden.

Während des laufenden Projekts wird ein stetiger Austausch zwischen allen Beteiligten über konkrete Inhalte der Sitzungen, Fortschritte, aber auch Hemmnisse gewährleistet sein. Gegebenenfalls sollte auch die Möglichkeit zur Einzelsupervision der Bezugspersonen bestehen.

Schwerpunkte der zweiten Sitzung der Bezugspersonen zu Modulblock II:

- Erarbeitung einer „Hausaufgabe“ für Bezugspersonen und Teilnehmende aus dem Alert© Programm (Williams u. Shellenberger, deutschsprachige Ausgabe 2001, S. 119) „Sensomotorische Methoden zur Veränderung des Drehzahlbereichs“, in der verschiedene Bereiche (in den Mund nehmen, sich bewegen, berühren, sehen, hören) daraufhin überprüft werden, ob sie den Teilnehmenden bei der Emotionsregulation helfen können.
- Die Teilnehmenden bringen diese Materialen wieder mit (ggf. mit Unterstützung durch Bezugspersonen) und so erhalten die Trainerinnen und Trainer ihre Hausaufgabe in der personalisierten Erstellung eines Flyers, der noch um Elemente aus den Gruppensitzungen ergänzt wird.

Zwischen den einzelnen Modulsitzungen sind die Bezugspersonen als Co-Trainerinnen und Trainer gefordert. Sie können als unmittelbare „Kontaktperson“ aufgrund ihrer persönlichen Nähe zu ihrem Teilnehmenden direkt reagieren und Einfluss neh-

Vom Co-Abhängigen zur Co-Trainerin und zum Co-Trainer
Einführungssitzungen für Angehörige, Fachkräfte und Ehrenamtliche mit dem Einverständnis der Teilnehmenden

Modulüberblick für Angehörige und Fachkräfte	Gruppensitzungen	Sitzung mit Bezugsperson
Psychoedukation für Menschen mit FASD – ***FASD und dann?*** MODULBLOCK I	FASD und dann?	+ 1 Sitzung Beeinträchtigungen bei Menschen mit FASD Menschen mit FASD unterstützen
	Was geht gut, was geht manchmal nicht so gut?	
	Wie erkläre ich FASD?	
	Die Herkunftsamilien Teilnahme optional	+ 1 Sitzung Vertiefung bei Bedarf
	Frauen mit FASD Teilnahme optional	
Clearinggruppe für Menschen mit FASD und vergleichbaren Beeinträchtigungen MODULBLOCK II	Alkohol: ein Hindernis	+ 1 Sitzung Was ist, wenn es nicht weiter geht? Konzept der Annäherungs- und Vermeidungsziele
	Wie geht's weiter – Wege	
	Was könnte helfen I (Ersatzverhalten)	
	Was könnte helfen II (Risikosituationen)	+ 1 Sitzung Erarbeitung einer Hausaufgabe für den „Notfallkoffer“
	Was könnte helfen III (Notfallplan)	
Wo kann es hingehen? Vermittlung weiterführender Angebote MODULBLOCK III	Wo kann es hingehen? Informationen	+ 1 Sitzung Informationsüberblick über Angebote
	Gespräch mit denen, die es „geschafft“ haben	
	Einladung von Fachkräften	
	Einzelgespräch für personenzentrierte Empfehlungen	+ 1 Sitzung Personenzentrierte Empfehlung gemeinsam mit Betroffene in Einzelsitzungen
	2. Einzelsitzung bedarfsorientiert, auch zu einem späteren Zeitpunkt	

Abb. 7.2: Verlaufsschema Teil II.

men, wie z. B. Tagesstrukturen anbieten, Alternativen in der Freizeitgestaltung aufzeigen, mit ihm Achtsamkeitsübungen durchführen und sie in ihren Veränderungsbemühungen bestärken und begleiten.

Schwerpunkte der Informationsvermittlung an Bezugspersonen für den Modulblock III („Wo kann es hingehen?") sind:

- Informationsüberblick über mögliche Angebote von ambulant bis stationär
- zwei Einzelgespräche mit Teilnehmenden und Bezugspersonen für die personbezogenen Empfehlungen von Folgehilfen auf Grundlage der Vordiagnostik

Eine erfolglose Projektteilnahme bzw. ein Abbruch von Teilnehmenden muss aufgrund der bekannten Schwierigkeiten mit eingeplant werden. Hier ist es von großer Bedeutung, den Bezugspersonen zu vermitteln, dass dieses nicht in ihrer Verantwortlichkeit liegt. Als mögliche Option wird für Teilnehmende und Bezugsperson ein Wiedereinstieg in das Projekt bei einer Wiederholung des Angebots offenstehen.

Exkurs: Annäherungs- versus Vermeidungsziele, Annäherungspriming, Stresstoleranz und Emotionsmanagement – Erläuterung für Bezugspersonen

> „Frühe Störungen der Entwicklung beginnen in der Schwangerschaft und im Säuglingsalter. Sie beeinflussen entscheidend die Entwicklung des Kindes und haben später [...] langfristige Auswirkungen bis ins Erwachsenenalter." (Brisch, 2011)

Der hier vorgestellte Ansatz betrachtet das Geschehen durch ein (neuro-)psychologisches Fenster (Stichworte: neuronale Strukturen, Neuropsychologie, neuropsychologische Störungen), ohne den Menschen als Ganzes in seiner Lebenssituation mit seiner Geschichte und seinen Bedürfnissen aus den Augen zu verlieren. Für den Bereich der FASD-Betroffenen ist mit dem Zusammentreffen von vorgeburtlichen Veränderungen des Stressregulationssystems und postnatalen vielfältigen traumatischen Erfahrungen von fehlender Bedürfnisbefriedigung für die Bedürfnisse nach Bindung, Sicherheit und Kontrolle, Erhöhung des Selbstwerts und Selbstwertschutz und Lustgewinn/Unlustvermeidung auszugehen.

Die Folgen sind ausgeprägtes, unkontrollierbares Inkongruenzerleben (Diskrepanz zwischen Wahrnehmung und Zielen) begleitet von starker autonomer Erregung und Ausschüttung von Stresshormonen, was die Entstehung stabiler Vermeidungsschemata bei den Betroffenen geradezu notwendig macht (angepasstes Verhalten). Die Betroffenen sind gewissermaßen darauf programmiert, Bedrohungen und Gefahren, mögliche negative Ereignisse frühzeitig zu erkennen, um sie abwehren und vermeiden zu können.

Unangemessene Erwartungen – von außen und sich selbst gegenüber – und Misserfolge bei der Alltagsbewältigung tragen zur Aufrechterhaltung dieser „generalisierten Schutz- und Abwehrhaltung" bei, indem der Betroffene sich auf nichts mehr einlässt, auch nicht auf das klare Erleben von Gefühlen (Grawe, 2004). Eine angemessene Auseinandersetzung mit den Anforderungen der jeweiligen Alltagssituation und deren Bewältigung findet nicht mehr statt.

Es haben sich Vermeidungsstrategien entwickelt, die automatisch abgerufen werden. So kann sich jemand im Gespräch auf bewusster Ebene im Rahmen der Rollenerwartungen verhalten, *„aber in seinem impliziten System können alle Alarmglocken schrillen“* (Grawe, 2004, S. 403), wenn er sich auf einen anderen Menschen (Trainer, Therapeuten, Angehörige) einlassen soll. Jeder, der sich in der praktischen Arbeit mit FASD-Betroffenen befindet, kennt das Phänomen, dass „Einsicht“ in die Notwendigkeit, Hilfestellungen anzunehmen, geäußert wird, dies dann aber in der konkreten Situation vehement abgelehnt wird.

Ziel der Interventionen muss daher sein, eine Annäherungsbereitschaft (Priming) zu entwickeln, die dazu beitragen kann, bessere Bedingungen für eine angestrebte Verhaltensänderung zu schaffen. Positive Ziele mit den Teilnehmenden im Rahmen der hier vorgestellten Interventionen zu entwickeln und diese zu aktivieren wäre vielleicht ein zu hoher Anspruch, aber ein kontinuierliches Annäherungspriming sollte als Vorbereitung dazu angestrebt werden.

Maßnahmen zur Erregungssenkung (Stresstoleranz, Emotionsmanagement, Achtsamkeit) können die Sensitivität für mögliche Bedrohungen entschärfen und zusammen mit der Ressourcenaktivierung durch bedürfnisbefriedigende Erfahrungen (Bindung, Orientierung, Transparenz, Selbstwerterhöhung, angenehme Zustände) die problematischen neuronalen Erregungsmuster (Vermeidungssystem) schwächen oder hemmen und damit den Weg für eine größere Aufnahmebereitschaft der Interventionen ebnen.

In diesem Zusammenhang ist auch wichtig, darauf hinzuweisen, dass die Feststellung und Analyse der Probleme der Betroffenen einen nicht zu intensiven Raum (zeitlich und inhaltlich) einnehmen sollte.

7.2.2 Kinderbetreuung

Menschen mit FASD oder vergleichbaren Störungen können Eltern sein, ebenso aber auch die Bezugspersonen. Um allen eine störungsfreie Teilnahme an der Clearinggruppe zu ermöglichen, sollte im Vorfeld eine Kinderbetreuung während der Teilnahme an den Modulsitzungen geklärt werden (vgl. Gelb u. Rutmann, 2011).

7.3 Allgemeine Hinweise zur Durchführung der Clearinggruppe

7.3.1 Voraussetzungen der Teilnehmenden

Die Zielgruppe für den ersten Modulblock sind erwachsene Personen mit FASD, die sich aktiv mit dem Thema FASD auseinandersetzen möchten oder bereit sind, sich dem Thema ‚im geschützten Rahmen' einer Gruppe zu nähern. Da die Auseinandersetzung mit der Thematik FASD für einige Personen möglicherweise zu konfrontierend sein und Abwehrmechanismen aktivieren könnte, erscheint es sinnvoll und notwendig, eine individuelle Vorbereitung auf die inhaltlichen Themen des ersten Moduls in Vorgesprächen und vorgeschalteten Einzelkontakten zu bahnen. Insbesondere die Teilnahme an den beiden letzten Modulthemen „Familiäre Rollenvorbilder„ und „Informationen für FASD-Betroffene (Frauen) mit Kinderwunsch" sollen den Teilnehmenden der Clearinggruppe freigestellt werden.

Der zweite Modulblock, „Alkohol als Hindernis", ist sowohl für Menschen mit FASD und für Menschen mit vergleichbaren Beeinträchtigungen, also mit Ähnlichkeiten bezüglich der neuropsychologischen Profile, konzipiert. Daher kann sich die Gruppe möglicherweise neu zusammensetzen, sodass Teilnehmende des ersten Modulblocks den Block II nicht mehr belegen oder neue Teilnehmende hinzukommen. Dies bedeutet möglicherweise eine Veränderung im Hinblick auf die Gruppenkohäsion. Falls dies absehbar ist, sollte geprüft werden, ob dies für die Teilnehmenden annehmbar ist. Die Teilnehmenden sollten daher darauf vorbereitet werden, falls es zu Veränderungen der Gruppenzusammensetzung kommt. Da Menschen mit FASD oftmals sehr sensibel auf Veränderungen reagieren und große Probleme zeigen, sich neuen Situationen anzupassen, ist demnach eine gewisse Stabilität der Gruppenzusammensetzung wünschenswert.

Der dritte Modulblock „Wie kann es weitergehen?" stellt den Transfer bzw. die Vermittlung von bestehenden Hilfsangeboten und dem Angebot der Clearinggruppe dar, indem die Gruppe über Möglichkeiten der Weiterbehandlung informiert wird. Hier wäre eine Kontaktaufnahme zu weiteren Therapeuten oder Institutionen aus Gründen des Transfers möglicherweise sinnvoll, sollte jedoch bei der jeweiligen Gruppenzusammensetzung abgewogen werden, da dies ebenfalls für Einzelne eine Überforderung darstellen könnte.

Nüchternheit ist zwar erwünscht, jedoch keine Voraussetzung der Teilnahme an diesem eher niedrigschwellig angelegten Angebot. Ein Problem stellt dabei allerdings ggf. die dadurch bestehende Verführungssituation anderer zum Trinken, insbesondere für Menschen mit FASD (siehe Kap. 4.3.1, dort Hinweise auf physiologische Programmierung), dar. Im Einzelfall muss dies als Problem gelöst werden, bzw. ist ggf. eine Abholsituation durch Bezugspersonen zu organisieren.

Aufgrund der herabgesetzten Gruppenfähigkeit von Menschen mit FASD und vergleichbaren Beeinträchtigungen sollte die Gruppengröße 4 bis maximal 6 Personen nicht überschreiten.

7.3.2 Voraussetzungen der Trainerinnen und Trainer[54]

Die Trainerinnern und Trainer (gemeint sind hier Mitglieder ganz unterschiedlicher Berufsgruppen: Sozialpädagogen, Pädagogen, Psychologen, Mediziner sowie Erzieher und Sozialarbeiter möglichst mit therapeutischer und/oder suchttherapeutischer Zusatzqualifikation), die Kontakt-, Beziehungsarbeit und therapeutische Hilfen leisten, sollten sich sowohl mit der Thematik FASD und neuropsychologischen Beeinträchtigungen als auch mit Menschen mit FASD und/oder vergleichbaren Beeinträchtigungen vertraut gemacht haben, um auch den ersten psycho-edukativen Modulblock vorstellen zu können. Dabei müssen die jeweiligen Besonderheiten der Gruppenkonstellation und die individuelle Umsetzung der Inhalte berücksichtigt und bedarfsgerecht formuliert werden. Die Trainerinnen und Trainer müssen in der Lage sein, Inhalte für Einzelne improvisatorisch – frei – zu „übersetzen". Auch wenn im Manual verschiedene Möglichkeiten zur Auswahl aufgezeigt werden, ist es relevant, Vorüberlegungen (auch in Anlehnung an die Vordiagnostik) zu treffen, was für die betreffenden Personen hilfreicher und unterstützender sein könnte (Kap. 6.1 und Abb. 6.1). In diesem Sinne sind auch diagnostische Kenntnisse, insbesondere ein grundlegendes neuropsychologisches Verständnis wünschenswert. Letztlich wird es jedoch aufgrund der besonderen Heterogenität der vorhandenen Beeinträchtigungen aber auch der Stärken der Teilnehmenden wichtig sein, zu erarbeiten und zu erproben, was sich individuell als hilfreich erweist. Daher ist auf Seiten der Trainerinnen und Trainer eine grundlegende Flexibilität („don't try harder, try differently"; May, 2002) eine Voraussetzung zur Durchführung der Sitzungen. Fort- und Weiterbildungen in einfacher Sprache oder Erfahrungen mit person- und klientenzentrierter Gesprächsführung oder Psychotherapie bieten gute Voraussetzungen. Wesentlich ist eine wertschätzende und akzeptierende Haltung gegenüber den Teilnehmenden ebenso, wie der Verzicht auf konfrontative Techniken.

Berufserfahrung in der Anleitung von (heterogenen) Gruppen erscheint zusätzlich sinnvoll. Die Clearinggruppe muss möglichst mit zwei Trainerinnen oder Trainern durchgeführt werden, um eine binnendifferenzierte Arbeit zu ermöglichen. Aufgrund der geschlechtsspezifischen Unterschiede in der Wahrnehmung, Auffassung und Verarbeitung von Interventionen ist die Anleitung eines gegengeschlechtlichen Trainerteams empfehlenswert. Da die bisherigen Kenntnisse zu FASD und v. a. zu erfolgreichen Interventionen bei FASD noch in den Kinderschuhen der Forschung stecken, sollten Menschen mit FASD stets als „lifelong experts" angesehen werden. In diesem Sinne sollte die therapeutische Haltung stets eigene neue Erfahrungen und ein gegenseitiges Lernen einschließen dürfen.

54 siehe dazu auch Verständigungshinweise für Fachkräfte (siehe Kap. 7.2.1).

7.3.3 Strukturelle Voraussetzungen

Wesentlich für die Auswahl eines Gruppenraums ist:
- dass für die Durchführung der Modulblöcke möglichst derselbe Raum zur Verfügung steht
- die Zeit für die Durchführung so gewählt wird, dass Teilnehmende möglichst nicht mit Menschenmengen in Berührung kommen, die sie ansprechen könnten
- das Licht in diesem Raum dimmbar ist
- die Raumgröße zulässt, sowohl an Tischen zu sitzen, als auch diese beiseite zu schieben
- der Raum so gewählt wird, dass möglichst wenig Lärm von außen eindringen kann

Vor allem für Menschen mit FASD und vergleichbaren Beeinträchtigungen, bei denen z. B. eine sensorische Integrationsstörung vorliegt, erscheint es hilfreich, sich auch innerhalb des Raumes zurückziehen zu können, ohne die Gruppe verlassen zu müssen („Happy-Chair").

Neben den jeweiligen für die entsprechenden Stunden aufgeführten Materialien, ist sinnvoll:
- ein Beamer und Laptop
- oder ein TV und DVD-Player, um z. B. anhand von Videoclips Geschichten und Informationen visualisieren zu können
- zudem sollte eine Flipchart oder ein Whiteboard vorhanden sein.

7.3.4 Aufteilung der Gruppen

Jeder Modulblock enthält Einstiegs- oder Ausstiegsmöglichkeiten, sodass die Durchführung des Gruppenprogramms als halboffene Gruppe möglich ist. Innerhalb der Module ist jedoch eine weitere Gruppenneubesetzung möglichst zu vermeiden. Eine Ausnahme bildet die genderspezifische Moduleinheit im ersten Block, die ausschließlich für Frauen vorgesehen ist. Frauen mit FASD sollen hier die Möglichkeiten haben, offene Fragen zu stellen, da eine gemischte Gruppe eine größere Hemmschwelle darstellen könnte. Eine weitere Neuzusammensetzung der Gruppe könnte auch bei den Vertiefungsmodulen entstehen, die den Teilnehmenden bei Bedarf zusätzlich angeboten werden. Bei Bedarf könnte eine Gruppenaufteilung auch im Rahmen der weiteren Moduleinheiten stattfinden, da dies durch eine doppelte Seminarleitung theoretisch möglich wäre. Eine wichtige Rolle sollte allerdings neben den inhaltlichen Aspekten auch dem Austausch der Teilnehmenden untereinander zukommen.

7.3.5 Allgemeiner Ablauf der Gruppe

Frau B. 23 Jahre alt, Diagnose Fetales Alkoholsyndrom FAS, lebt in einer Wohngemeinschaft.
Interviewerin: „Okay. Und könnten Sie uns also noch so Tipps geben? Also, das Hilfeholen. Das wollen wir ja machen, die Hilfe anbieten. Unsere Idee ist, das erst in Einzelsitzungen zu besprechen, so ein bisschen, was sind denn die Schwierigkeiten im Alltag, wo sind die Stärken, wo sind die Schwächen, und dann später in eine Gruppensitzung überzugehen. Gerade so für die Gruppensitzung 'ne Empfehlung, wie viele Leute sollten da so drin sein, dass das noch angenehm bleibt?"
Frau B.: „Maximal bis 7 oder 8 Leute, aber nicht mehr. Also man muss übersichtlich sein."
Interviewerin: „Es muss übersichtlich sein?"
Frau B.: „Ja."
Interviewerin: „Und könnten Sie sich selber, könnten Sie sich theoretisch gesehen vorstellen, dass das überhaupt etwas ist, was man in der Gruppe besprechen kann?"
Frau B.: „Doch, kann man, glaube ich. Also, wenn man weiß, der andere, der hat es und man ist befreundet und der hat auch das gleiche Problem. Was man natürlich nicht machen sollte, man sollte natürlich nicht nach der Gruppe einen saufen gehen." [lacht]

Die Gruppensitzungen sind aufgrund der eingeschränkten Aufmerksamkeit und Lernschwierigkeiten zunächst auf 60 Minuten ausgelegt. Möglicherweise ist bei gegebener Gruppenzusammensetzung die Sitzungsdauer auf 90 Minuten ausweitbar. Da die Einheiten im Schwerpunkt motivieren sollen, sich in angenehmer Atmosphäre auf bestimmte Inhalte einzulassen, ist eine solche proaktive „Atmosphäre" zu gestalten. In Anlehnung an das Konzept von DIDAK© (Kretschmann-Weelink, 2007) wird ein Angebot an Essen und Trinken mit in die Gruppensitzungen integriert.

Der Termin für die nächste Sitzung wird wiederholt und Hilfe bei der Memorierung angeboten.

7.3.6 Rahmenbedingungen für die Sitzungen im Überblick

- Dauer: 60 Minuten
- Teilnehmerzahl: 4–6 Personen
- möglichst 2 Trainerinnen oder Trainer
- Aus- bzw. Einstieg nach einzelnen Modulblöcken möglich (nach Vereinbarung)
- Essen und Trinken im Rahmen der Sitzung, zu Beginn oder am Ende sollte erlaubt sein, bzw. gemeinsam gestaltet werden
- „Auszeit" innerhalb der Sitzung sollte für Teilnehmer möglich sein (z. B. Happy-Chair; Schlupfecke)

7.3.7 Ziele

Die Ziele der Suchtclearinggruppe bestehen in erster Linie in einer Teilhabeförderung der Teilnehmenden. Die Einschränkungen der Teilhabe und des „Einbezogenseins" beziehen sich in unserem Kontext vor allem auf die eingeschränkten Zugänge zu Angeboten der Suchthilfe und Suchtkrankenhilfe, sind jedoch natürlich in umfassendere Einschränkungen in den Bereichen der sozialen und beruflichen Teilhabe eingebettet. Aufgrund dieser Teilhabebeeinträchtigungen sind Menschen mit FASD und vergleichbaren Beeinträchtigungen oft nicht in der Lage, selbstständig zu erkennen, wann sie mit Situationen überfordert sind und Hilfe benötigen. Individuell schwierige Situationen zu identifizieren und zu erkennen, stellt daher für Menschen mit FASD und vergleichbaren Beeinträchtigungen ein wichtiges Ziel dar.

Eine verbesserte Fähigkeit, frühzeitiger die eigenen Stressreaktionen und Bewältigungskompetenzen einschätzen zu können, könnte daher zu einer Verbesserung der beruflichen und sozialen Teilhabe führen, indem eigene Grenzen aber auch individuelle Lernbedingungen besser kommuniziert werden können. Relevant bleibt eine weitere Verarbeitung mit Hilfe der Bezugspersonen. In diesem Sinne ist die weitere Annahme von Hilfen, insbesondere im Hinblick auf eine möglicherweise vorliegende Suchtmittelproblematik, ein wünschenswertes, jedoch auch hoch gestecktes Ziel auf Seiten der Trainerinnen und Trainer. Die Teilnehmenden selbst werden vermutlich in der deutlichen Mehrheit dieses Ziel nicht teilen, sodass unterschiedliche Ziele mit den Betroffenen in Einzelgesprächen vorher abgeklärt werden sollten. Die Thematik des problematischen Suchmittelkonsums sollte daher sachlich aufklärend und nicht moralisierend vermittelt werden. Letztlich stellt die Teilnahme an der Gruppe eine Bereitschaft dar, sich mit z. T. unangenehmen und schwierigen Themen wie FASD und Sucht auseinanderzusetzen, auch wenn die Motivation zur Gruppenteilnahme bei Menschen mit FASD, geistiger Behinderung oder vergleichbaren Beeinträchtigungen oft eher extrinsisch bestimmt ist. Der Suchtmittelgebrauch spielt eine große Rolle für den Lustgewinn und die Unlustvermeidung, sodass eine „Mauer gegen die Sucht" nur dann entstehen kann, wenn die Teilnahme an der Gruppe nicht aversiv ist.

Ziele zusammengefasst:
- Vermittlung eines besseren Verständnisses über FASD und damit in Zusammenhang stehende individuelle Beeinträchtigungen
- Verbesserung der sozialen Kommunikation (anderen erzählen können, wo eigene Stärken, aber auch Schwächen liegen)
- Ressourcenaktivierung
- Verbesserung des Emotionsmanagements
- Reduktion des Stresserlebens
- erste Hinweise auf die Entwicklung von Veränderungszielen
- erhöhte Bereitschaft zur Hilfeannahme

- Kennenlernen risikoreicher Verhaltensweisen in Bezug auf den Suchtmittelkonsum
- Kennenlernen weiterführender Hilfsangebote zur Behandlung von Sucht/suchtgefährdenden Verhaltensweisen

Indikationen:
- Erwachsene mit FASD
- Erwachsene Menschen mit FASD und riskantem bis abhängigem Konsum
- Erwachsene mit vergleichbaren Beeinträchtigungen
- Erwachsene Menschen mit vergleichbaren Beeinträchtigungen und riskantem bis abhängigem Konsum

Kontraindikationen:
- akute Gewaltandrohungen bzw. -handlungen
- akute Entzügigkeit
- Suizidgefährdung
- ausgeprägte Sozialphobie
- akute Psychose

7.3.8 Überblick über die einzelnen Modulblöcke

Modulblock I: Für erwachsene Menschen mit FASD: Inhalt ist hier die Vermittlung von Wissen über FASD und die Auseinandersetzung mit persönlichen Stärken und Schwächen aufgrund der Erkrankung und Lebensbiographie, sowie die Erstellung eines Flyers um im Transfer Hilfen zur Erklärung der Beeinträchtigungen zu haben.

Modulblock II: Für erwachsene Menschen mit FASD und vergleichbaren Beeinträchtigungen; Inhalt ist die Wissensvermittlung zu Stresserleben, Sucht und Suchtentwicklung sowie Ressourcen, Achtsamkeit und die Anbahnung eines Emotionsmanagementansatzes.

Modulblock III: Für erwachsene Menschen mit FASD und vergleichbaren Beeinträchtigungen; Inhalt ist die Thematisierung möglicher weiterführender Therapieangebote, die im Einzelnen vorgestellt werden sollen. Eine Entscheidungsfindung kann anhand von Empfehlungen im Rahmen von Einzelgesprächen unterstützt werden.

Für die einzelne Sitzung verwenden wir Elemente folgender Verfahren:
- Zielmanagementtechniken: Zürcher Ressourcen Modell® und Dialektisch-Behaviorale Therapie (Storch u. Riedener, 2005; Freiburger Arbeitsgruppe DBT-A, 2009)
- Emotionsmanagement: Alert© Programm (Williams u. Shellenberger, 2001)
- Einführungsmaterialien in das Thema Sucht für Menschen mit geistiger Behinderung wurden von Kretschmann-Weelink (2006) entwickelt

- für die Identitätsentwicklung von Menschen mit FASD, z. B.: Fetale Alkoholspektrumstörung (FASD) und dann? Ein Handbuch mit Strategien für Jugendliche und junge Erwachsene (Bundesdrogenbeauftragte, 2015)
- „leichte Sprache", die auf den Verständnishorizont von Menschen mit kognitiven Beeinträchtigungen eingestellt ist
- wertschätzende Rückmeldungen, Verzicht auf konfrontative Techniken sind Basisvariablen aller Therapieverfahren

Übliche Techniken, wie z. B. Blitzlicht, können nur eingesetzt werden, wenn keine Teilnehmenden dabei sind, die sich dadurch zu sehr unter Druck gesetzt fühlen.

7.4 Modulblock I: FASD und dann? Psychoedukation für Menschen mit FASD

Frau B., 23 Jahre alt, Fetales Alkoholsyndrom, lebt in einer Wohngemeinschaft.
Interviewerin: „Und dann, gäbe es so Sachen, also, wir rechnen damit, dass wir vielleicht auch Menschen haben, die sich noch nicht so gut mit ihrer eigenen Beeinträchtigung auskennen. Gäbe es da so was, was man sagt, was man gerne erzählen wollen würde? Die Schwierigkeiten im Alltag?"
Frau B: „Also, naja, wie gesagt, eine Schwierigkeit ..."
Interviewerin: „Oder es ist überhaupt wichtig, das alles zu wissen?"
Frau B.: „Gute Frage. Das ist 'ne sehr gute Frage. Doch, man sollte schon wissen, wo die Schwierigkeiten sind, was man so für Hilfen auch braucht. Ich brauche manchmal jemanden, der ... ich überschätze mich manchmal mit dem Einkauf und komme gar nicht mehr nach Hause. Also, wo ich sage, gut, dass ich noch im betreuten Wohnen bin. Ich kann einen Betreuer anrufen und sagen, könntest du mich mit dem Auto abholen, der Wagen ist mir zu schwer? Es ist so, so Kleinigkeiten ... da fehlen einfach die Gehirnzellen oder ich weiß nicht, also nicht die Gehirnzellen, aber das Weiterdenken. Wenn du so und so viel einkaufst, wie kommst du denn nach Hause? Darüber denke ich nicht nach. Ich denke darüber nach, ja, du hast eingekauft. Du denkst nur Stück für Stück."

7.4.1 FASD und dann?

Ziele:
- Globalziel: Herstellen einer positiven Gruppenatmosphäre, um für die weitere Teilnahme zu motivieren – Annäherungspriming
- Teilziele:
  - Ankommen und Kennenlernen
  - Kommunikationsregeln zum Teil vorgeben, zum Teil erarbeiten
  - ressourcenorientierte Einführung in FASD
  - Einführung einer Achtsamkeitsübung

Materialien:
- Flipchart, auf dem „Herzlich willkommen!“ steht
- wenn möglich ein zweites Flipchart/Whiteboard aufstellen
- Begrüßung der Teilnehmenden mit Namensaufklebern
- „Ich-Wappen“ – Vorlage, Voraussetzung, dass es keine Teilnehmenden mit feinmotorischen Schwierigkeiten gibt
- Auswahl an Stiften
- hufeisenförmige Anordnung der Tische
- Angebot an Handschmeichlern und Gummis zum Spannungsabbau (Igelbälle, Knautschbälle, ggf. schöne Steine) „etwas in der Hand, dann ist das Gehirn frei“
- alkoholfreie Getränke sowie gesunde Snacks auf einem Beistelltisch, der so platziert ist, dass er in der Nähe des Flipcharts deutlich in die Zuständigkeit der Trainer fällt
- die auf den Bedarf der Teilnehmenden gekürzte Geschichte einer Mutter aus einer Broschüre der Guttempler (siehe Anhang 6: Materialien aus dem Internet) dem FASD-Handbuch (Bundesdrogenbeauftragte, 2015) oder alternativ Filmbeispiele (siehe dazu Anhang G: Materialien aus dem Internet)
- Achtsamkeitsübung (siehe Anhang G: Materialien aus dem Internet)
- FASD-Quiz in Kopie (www.fasd-deutschland.de)

Für Teilnehmende mit besonderen Beeinträchtigungen sollten in allen Sitzungen vorgehalten werden:
- für die Teilnehmenden, die in so gravierende Spannungszustände kommen können, dass sie entweder den Happy-Chair benutzen müssen oder mit einem der Trainer eine kurze Auszeit nehmen, als Signal ein Aufsteller „komme gleich wieder“ (oder Ähnliches), der auch ohne reden zu müssen, genutzt werden kann
- ggf. Sanduhren mit verschiedenen Minutenabständen, um Sprechzeiten zu regulieren
- Sonnenbrillen und Lärmschutzkopfhörer für Phasen der Reizreduktion
- große Uhr, wenn nicht im Raum, dann aufgestellt

Hinweise zur Flexibilisierung – für alle Sitzungen geltend:
- Je nach Spektrum der Schweregrade der Störungen der Teilnehmenden können für den Einstieg auch Möglichkeiten der Selbstvorstellung gewählt werden. Für Menschen, die größere Schwierigkeiten mit Gruppensituationen haben, sollte im Rahmen der Einzelsitzungen die Vorstellung vorher geklärt und ggf. durch Begleitung der Bezugspersonen und/oder die Trainer stellvertretend übernommen werden.
- Die gleiche Variationsbreite betrifft die Vorgabe der Gruppenregeln: Je nach Schweregraden können diese gemeinsam erarbeitet, teilvorgegeben oder insgesamt vorgegeben werden.

- Wesentlich ist hier: Wenn „Vielredner“ dabei sind, muss im Rahmen der Einzelgespräche so wenig kränkend wie möglich vorthematisiert werden, dass Sprechzeiten – im Gruppenrahmen dann allerdings für alle – begrenzt werden.
- Ebenso muss im Rahmen der Einzelgespräche vorher geklärt sein, wie stark Gruppensituationen zu Spannungen führen können. Sind Teilnehmende dabei, bei denen wir zuvor wissen, dass sie dann nicht mehr reden können, erhalten alle für den Bedarfsfall, der Übererregung einen Aufsteller „komme gleich wieder“, der genutzt werden kann ohne reden zu müssen und auf den die Trainer reagieren können.
- Als Bild für die Beeinträchtigungen bei FASD können eine Reihe von Metaphern aus dem Erlebnisraum der Teilnehmenden gewählt werden: Wichtig ist, dass durch diese Beschreibungen die Ressourcenaktivierung möglich bleibt.
- Achtung: Auch Retraumatisierungen oder Aktualisierungen von depressiven Episoden bei Teilnehmenden mit pathologischer Trauer sind bei der Thematisierung der „trinkenden Mutter“ möglich und müssen ggf. aufgefangen werden. Hier müssen Trainerinnen und Trainer ggf. Einzelgespräche anbieten und mit Reframing arbeiten: d. h. die positiven Aspekte der Mutter, die Suchtstörung als Erkrankung charakterisieren, die stärker war als die Mutter. Auf die Thematisierung der Verursachung von FASD kann deshalb nicht verzichtet werden, da sich viele der Menschen mit dieser Behinderung für ihre Verhaltensauffälligkeiten aufgrund der früheren Zuschreibungen schuldig fühlen. Erfahrungsgemäß wird jedoch bei den meisten Teilnehmenden im Vordergrund stehen, sich mit diesem Schicksal nicht mehr allein zu fühlen, also Erleichterung.
- Aufgrund eingeschränkter Zeitwahrnehmung einzelner Teilnehmender das Ende der Sitzung eine Viertelstunde vorher ankündigen, ggf. im Fünf-Minuten-Takt wiederholen.

Ablaufbeschreibung:
- Begrüßung durch den Trainer und die Trainerin, die die Teilnehmenden bereits an der Tür in Empfang nehmen. Die Teilnehmenden erhalten ein Namensschild mit ihrem Namen, das sie aufstellen oder aufkleben können.
- Die Teilnehmenden werden gebeten, sich kurz vorzustellen. Falls dies für die Teilnehmenden schwierig sein sollte, können sie auch von den Trainerinnen und Trainern vorgestellt werden. Je nach Gruppenzusammensetzung kann ein „Ich-Wappen“, oder eine kurze Kennenlernübung durchgeführt werden, z. B. ein Kennenlern-Bingo.
- Das konkret sichtbare Angebot wird vorgestellt: Ein Trainer bietet auf einem schönen Teller die Handschmeichler und Gummis an. Auf den Happy-Chair, die Sonnenbrillen und Kopfhörer für Rückzugsbedarf wird hingewiesen.
- Es folgt je nach Gruppenzusammensetzung die Erarbeitung und/oder Vorgabe der Gruppenregeln.

- Im Anschluss bieten die Trainerinnen und Trainer Getränke und Snacks im Herumgehen mit Tellern und Getränke mit der Frage, was die Einzelnen sich an Getränken wünschen, die ihnen dann serviert werden. Nonverbal wird damit auch die Funktion der Assistenz der Trainerinnen und Trainer deutlich.
- Die Einführung in FASD kann z. B. so erfolgen:
  - Durch Alkoholkonsum der Mutter während der Schwangerschaft hat sich das Gehirn anders entwickelt.
  - Mal funktioniert es gut, mal nicht so gut.
  - Stellen Sie sich das Gehirn wie zwei PC vor, die sich ihre Aufgaben geteilt haben und eigentlich verbunden sein müssen um zu arbeiten. Aber mal hat das Verbindungskabel einen Wackelkontakt und mal ist es nicht zu finden.
- Anschließend erfragen, ohne Einzelne direkt anzusprechen, was sie noch über FASD wissen. Einen möglichen Gesprächsprozess fördern. Die Trainerinnen und Trainer notieren die Äußerungen und kleben sie auf das Flipchart.
- Optional, soweit die Teilnehmenden dafür stabil genug sind und der Zeitrahmen auch ein anschließendes Gespräch zulässt, wird „Die Geschichte einer Mutter" vorgelesen, das anschließende Gespräch mit Reframing-Aspekten geführt.
- Das Blatt mit dem FASD-Quiz wird verteilt und durchgeführt; wiederholt formulieren: „Sie sind nicht schuld an Ihren Beeinträchtigungen".
- Eine Viertelstunde vor dem Ende der Sitzung wird auf die Zeit hingewiesen. Bei Bedarf wird auf die Inhalte der nächsten Stunde hingewiesen und nach besonderen Wünschen gefragt. Ebenso wird auf dem Flipchart die Seite mit Tag, Datum und Uhrzeit der nächsten Sitzung aufgeschlagen.
- Die Ausklangübung bildet eine kurze Achtsamkeitsübung, die in allen weiteren Stunden als Ritual etabliert wird. Die Teilnahme ist freiwillig, die Wahrscheinlichkeit hoch, dass es zunächst nur die Trainer sind, die die Übung durchführen, in der Hoffnung auf Dauer auch die Teilnehmenden dafür zu motivieren (siehe Anhang G: Materialien aus dem Internet).

7.4.2 Was geht gut, was geht manchmal nicht so gut?

Ziele:
- Globalziel: Herstellen einer positiven Gruppenatmosphäre, um für die weitere Teilnahme zu motivieren – Annäherungspriming
- Teilziele:
  - Ankommen und Kennenlernen vertiefen
  - Kommunikationsregeln vertiefen, bei Bedarf ergänzen
  - ressourcenorientierte Einführung in FASD vertiefen
  - Etablierung einer Achtsamkeitsübung

Materialien:
- Plakat „Herzlich willkommen!“; Plakat Gruppenregeln möglichst auf dem Flipchart/Whiteboard, um es weiter zu bearbeiten; Plakat mit gesammelten Statements zu „was wissen wir über FASD“ aus der letzten Sitzung
- Flipchart/Whiteboard zur weiteren Nutzung
- Begrüßung der Teilnehmenden mit Namensaufklebern
- hufeisenförmige Anordnung der Tische
- Angebot an Handschmeichlern und Gummis zum Spannungsabbau (Igelbälle, Knautschbälle, ggf. schöne Steine) „etwas in der Hand, dann ist das Gehirn frei“
- alkoholfreie Getränke sowie gesunde Snacks auf einem Beistelltisch, der so platziert ist, dass er in der Nähe des Flipcharts deutlich in die Zuständigkeit der Trainer fällt
- Laptop mit Boxen; DVD-Player
- Filmbeispiele (siehe Anhang: Materialien aus dem Internet)
- Fragebogen „Was ist manchmal schwer für mich?“ (siehe Anhang D), kann alternativ auch für Statementkarten genutzt werden, dann benötigen Sie zusätzlich einen Korb
- Auswahl von Stiften
- ausgefüllte Ressourcenkarte der Teilnehmenden aus den Einzelgesprächen in Kopie mitbringen

Hinweise für die Trainerinnen und Trainer:
- Je nach Spektrum der Schweregrade der Störungen der Teilnehmenden, sollten Sie das Filmbeispiel sehr sorgfältig auswählen. Für schwerer beeinträchtigte Menschen mit FASD ist es kaum erträglich, wenn ihnen ein Film mit High function FASD gezeigt würde, indem bspw. das Leben in einer eigenen Wohnung vorgeführt wird. Auch was Interviews mit Müttern angeht, muss auf die Belastbarkeit von Teilnehmenden Rücksicht genommen werden.
- Je nach Compliance der Teilnehmenden kann der Fragebogen „Was ist manchmal schwer für mich?“ insgesamt verteilt, vorgelesen oder als Einzelaussagen verteilt werden.

Ablaufbeschreibung:
- Begrüßung durch den Trainer und die Trainerin, die die Teilnehmenden bereits an der Tür in Empfang nehmen. Die Teilnehmenden erhalten, wie in der Sitzung zuvor, ein Namensschild mit ihrem Namen, das sie aufstellen oder aufkleben können. Das konkret sichtbare Angebot wird vorgestellt: Ein Trainer bietet auf einem schönen Teller die Handschmeichler und Gummis an. Auf den Happy-Chair, die Sonnenbrillen und Kopfhörer für Rückzugsbedarf wird hingewiesen.
- Bei Bedarf (aufgrund der Erfahrungen der letzten Sitzung) werden die Gruppenregeln, die sichtbar aufgehängt sind (Flipchart, Whiteboard), nochmals ergänzt. Dazu Rückfragen bei den Teilnehmenden.

- Im Anschluss bieten die Trainerinnen und Trainer Getränke und Snacks im Herumgehen mit Tellern und Getränke mit der Frage, was die Einzelnen sich an Getränken wünschen, die ihnen dann serviert werden. Nonverbal wird damit auch – und dies wird in allen Sitzungen fortgesetzt – die Funktion der Assistenz der Trainerinnen und Trainer deutlich.
- Bei Menschen mit FASD funktionieren einige Dinge gut und andere nicht so gut:
  - als Bild z. B.: Stellen Sie sich das Gehirn wie zwei PC vor, die eigentlich verbunden sein müssen um zu arbeiten. Aber mal hat das Verbindungskabel einen Wackelkontakt (schlechte Verkabelung) und mal ist es nicht zu finden.
- Dieses Thema der Sitzung wird durch einen Film generalisiert eingeführt, der Erwachsene mit FASD zeigt, die erzählen, wie sie leben.
- Die Kommentare zu dem Film werden ressourcenorientiert (d. h., dass immer auch auf die Stärken verwiesen wird, absolute Statements korrigierend) begleitet.
- Ein Fragebogen wird verteilt, der typische Beispiele „Was ist manchmal schwer für mich?“ zusammenfasst. Akzent des Gesprächs: „Schön, wenn man merkt, dass es anderen genauso geht!“ Die Statements des Fragebogens sind im Korb mit Statement-Karten. Die Teilnehmenden ziehen sie und legen die Karten vor sich hin.
- Anschließend werden die in den Einzelgesprächen erarbeiteten Ressourcenkarten verteilt, verbunden mit der Frage, ob es noch weitere Einfälle gibt, was die Einzelnen gut können, oder Bezugspersonen ergänzt haben.
- Trainerinnen oder Trainer sammeln die zugeordneten Beispiele wieder ein und erklären, dass sie nun eine „Hausaufgabe“ haben und für das nächste Mal aus beidem (Ressourcenkarte und Selbsteinschätzungen) ein Profil für die Teilnehmenden erstellen.
- Eine Viertelstunde vor dem Ende der Sitzung wird auf die Zeit hingewiesen. Bei Bedarf wird auf die Inhalte der nächsten Stunde hingewiesen und nach besonderen Wünschen gefragt. Ebenso wird auf dem Flipchart die Seite mit Tag, Datum und Uhrzeit der nächsten Sitzung aufgeschlagen.
- Zum Ausklang findet eine kurze Achtsamkeitsübung statt.

7.4.3 Wie erkläre ich FASD?

Ziele:
- Globalziel: Herstellen einer positiven Gruppenatmosphäre, um für die weitere Teilnahme zu motivieren
- Teilziele:
  - Ankommen und Kennenlernen vertiefen
  - Kommunikationsregeln vertiefen, bei Bedarf ergänzen
  - ressourcenorientierte Einführung in FASD vertiefen
  - Vorarbeiten für den personalisierten Flyer
  - Etablierung einer Achtsamkeitsübung

Materialien:
- Plakat „Herzlich willkommen!"; Plakat Gruppenregeln möglichst auf dem Flipchart/Whiteboard, um es weiter zu bearbeiten; Plakat mit gesammelten Statements zu „Was wissen wir über FASD" aus der letzten Sitzung
- Flipchart/Whiteboard zur weiteren Nutzung
- Begrüßung der Teilnehmenden mit Namensaufklebern – wie in der Sitzung zuvor
- hufeisenförmige Anordnung der Tische
- Angebot an Handschmeichlern und Gummis zum Spannungsabbau (Igelbälle, Knautschbälle, ggf. schöne Steine) „etwas in der Hand, dann ist das Gehirn frei"
- alkoholfreie Getränke sowie gesunde Snacks auf einem Beistelltisch, der so platziert ist, dass er in der Nähe des Flipcharts deutlich in die Zuständigkeit der Trainer fällt
- personalisiertes Profil wird in der Zwischenzeit aus den Materialien der letzten Sitzung erarbeitet und liegt vor
- Fragebogen „Was löst bei mir Stress aus?" (siehe Anhang E)
- Fragebogen „Was hilft mir im Alltag?" (siehe Anhang F), ggf. als Statement-Karten zu verwenden
- Auswahl an Stiften
- wenn möglich Beispielflyer eines Betroffenen zur Verfügung stellen

Hinweise zur Flexibilisierung:
Je nach Gruppenzusammensetzung können die o. g. Fragebögen auch als Statement-Karten verwendet oder vorgelesen werden. Für Gruppenzusammensetzungen, in denen Fragebögen nicht verwendet werden können, können die Trainer im gemeinsamen Rollenspiel verschiedene Situationen, in denen man „FASD erklärt", vorspielen.

Ablaufbeschreibung:
- Begrüßung durch den Trainer und die Trainerin, die die Teilnehmenden bereits an der Tür in Empfang nehmen. Die Teilnehmenden erhalten, wie in der Sitzung zuvor, ein Namensschild mit ihrem Namen, das sie aufstellen oder aufkleben können. Das konkret sichtbare Angebot wird vorgestellt: ein Trainer bietet auf einem schönen Teller die Handschmeichler und Gummis an. (Auf den Happy-Chair, die Sonnenbrillen und Kopfhörer für Rückzugsbedarf wird hingewiesen – falls dies noch nötig ist.)
- Bei Bedarf (aufgrund der Erfahrungen der letzten Sitzung) werden die Gruppenregeln, die sichtbar aufgehängt sind (Flipchart, Whiteboard), nochmals ergänzt. Dazu Rückfragen bei den Teilnehmenden.
- Im Anschluss bieten die Trainerinnen und Trainer Getränke und Snacks im Herumgehen mit Tellern und Getränke mit der Frage, was die Einzelnen sich an Getränken wünschen, die ihnen dann serviert werden.
- Verteilt werden nun die personalisierten Profile aus der letzten Sitzung (Ressourcenkarte und „Was ist manchmal schwer für mich?"). Sie werden besprochen. Veränderungswünsche werden aufgenommen und zu Hausaufgaben der Trainer.

- Anschließend wird der Fragebogen „Was löst bei mir Stress aus?" besprochen, verteilt und ausgefüllt. Diskussionen werden ressourcenorientiert begleitet. Der Fragebogen wird ausgefüllt. Genauso wird mit dem Fragebogen „Was hilft mir im Alltag?" verfahren. Ein Beispielflyer wird verteilt (nach Möglichkeit). Besondere Wünsche werden notiert.
- Die Hausaufgaben der Trainer werden besprochen. Da möglicherweise die beiden nächsten Sitzungen nicht von allen Teilnehmenden wahrgenommen werden, wird geklärt, wer sich in diesem Rahmen wiedersieht und wer nicht, ob vielleicht das Bedürfnis besteht, Kontaktdaten auszutauschen, und wie die Teilnehmenden ihren Flyer erhalten und ob ihn auch die Bezugspersonen erhalten dürfen. Der personalisierte Flyer kann eine Hilfe sein, Mitmenschen FASD zu erklären, wenn man dies zum Beispiel nicht selbst erklären kann oder möchte.
- Eine Viertelstunde vor dem Ende der Sitzung wird auf die Zeit hingewiesen. Bei Bedarf wird auf die Inhalte der nächsten Stunde hingewiesen und nach besonderen Wünschen gefragt. Ebenso wird auf dem Flipchart die Seite mit Tag, Datum und Uhrzeit der nächsten Sitzung aufgeschlagen.
- Die Ausklangübung bildet eine kurze Achtsamkeitsübung, die in allen weiteren Sitzungen als Abschlussritual gestaltet wird.
- Da möglicherweise Teilnehmende die Gruppe verlassen, wird auch in der Abschiedssituation nochmals darauf hingewiesen, wann der nächste Modulblock II beginnt, an dem ein Wiedereinstieg möglich ist.

7.4.4 Die Herkunftsfamilien: Hilfe holen verboten?

Frau B. ist 23 Jahre alt, hat die Diagnose Fetales Alkoholsyndrom und lebt in einer spezialisierten Wohngemeinschaft.
Interviewerin: „Okay. Weil Sie auch die Erfahrung gemacht haben, auch mal zu viel zu trinken, würde Ihnen was einfallen für die Leute, die das nicht schaffen alleine, sich Hilfe zu holen?"
Frau B: „Sich Hilfe holen. Man muss sich nicht schämen. Man muss sich echt nicht schämen. Das passiert. Ich meine, wenn die Mutter, selbst die eigentliche Mutter selber getrunken hat, dann darf man ja auch ... ja, warum kann ich das eigentlich nicht auch? Weil sie hat mir das Leben schwer gemacht, mein Leben ist schwer. Und dann einfach mal abzuschalten, und manchmal weiß man echt die Grenzen nicht mehr. Und wenn man die Grenze noch nicht weiß, ist es ganz schwer, da mal „STOP!" zu sagen. Man trinkt dann einfach mit. Nee, sich Hilfe holen und auch darüber nachdenken, willst du eigentlich so werden wie deine Mutter oder dein Vater oder so?"

Die vierte Stunde des ersten Modulblocks ist als zusätzliche Stunde eingeplant für diejenigen Teilnehmenden, die sich näher mit Familiensystemen in suchtbelasteten Familien auseinandersetzen möchten. Für viele Betroffene mit FASD oder auch Menschen, die in suchtbelasteten Familien aufgewachsen sind, ist die Auseinandersetzung und Reflexion von Familienstrukturen schwierig und belastend, sodass diese

Stunde freiwillig ist. Hier sind die Offenheit und das Interesse für die Thematik wichtig; die Teilnehmenden sollten emotional nicht überfordert werden, zudem an dieser Stelle nur das Interesse geweckt werden kann, sich diesem Thema zu nähern. Eine intensivere Bearbeitung ist im Rahmen der Gruppensitzungen nicht angedacht und würde auch den Rahmen sprengen. Die Anzahl der Teilnehmenden ist daher möglicherweise geringer als in den vorherigen Sitzungen. Diese Sitzung sollte daher auch als eigenständiger Bereich abgeschlossen werden.

Ziele:
- Globalziel: Herstellen einer positiven Gruppenatmosphäre, um für die weitere Teilnahme zu motivieren
- Teilziele:
  - ressourcenorientierte Einführung in FASD vertiefen
  - Auseinandersetzung mit typischen Rollenzuweisungen der Herkunftsfamilie

Materialien:

Für alle Sitzungen: Plakat „Herzlich willkommen!"; Plakat Gruppenregeln möglichst auf dem Flipchart/Whiteboard, um es weiter zu bearbeiten; Flipchart/Whiteboard zur weiteren Nutzung; Begrüßung der Teilnehmenden mit Namensaufklebern; hufeisenförmige Anordnung der Tische; Angebot an Handschmeichlern und Gummis zum Spannungsabbau (Igelbälle, Knautschbälle, ggf. schöne Steine), „etwas in der Hand, dann ist das Gehirn frei"; alkoholfreie Getränke sowie gesunde Snacks auf einem Beistelltisch, der so platziert ist, dass er in der Nähe des Flipcharts deutlich in die Zuständigkeit der Trainer fällt

Zusätzlich:
- Familienkonstellationen anhand von Bildern, Figuren (z. B. Playmobil), Familienbrett
- Vorstellung von Rollenmustern zum Vorlesen vorbereiten (Anhang G: Materialien aus dem Internet)
- Schematherapiekarten

Hinweise zur Flexibilisierung:
- Je nach Spektrum der Schweregrade der Störungen der Teilnehmenden sollte die Varianz der vorgestellten typischen Rollen von Kindern aus suchtbelasteten Familien ausgewählt werden. Für mittelgradig und schwerer beeinträchtigte Menschen sollte man es bei dem Familienmuster: „Hilfe holen verboten" (Festungsfamilie) belassen, ohne auf Rollen von Kindern genauer einzugehen – auch um nicht zu viel zu aktualisieren. Eine Visualisierung mit Hilfe einer Spielburg ist dafür gut geeignet. „Voll normal", zu finden bei www.nacoa.de, dem Selbsthilfeverband von Kindern aus suchtbelasteten Familien, bietet eine gelungene Beschreibung.
- Für Teilnehmende, für die auch das generalisierte Eingehen auf die Rollen der Kinder wichtig ist, sind bei Wegscheider (1988), sowie bei www.nacoa.de nach

Altersstufen aufbereitete Materialien zu finden, die Rollenbeispiele, wie: den Helden, den Sündenbock, das verlorene Kind und das Maskottchen umfassen.

Ablaufbeschreibung:

- Begrüßung, Angebot Handschmeichler, Information über Gruppenregeln, Information über Rückzugsmöglichkeiten und Angebot an Essen und Trinken, wie in den Sitzungen zuvor.
- Zu Beginn der Sitzung wird mit den Teilnehmenden erörtert, was für Kinder in suchtbelasteten Familien eine Rolle spielen kann. Anschließend wird die ausgewählte Geschichte (Familienmuster, alternativ vier Geschichten) vorgelesen. Einleitung zum Übergang in die Geschichten:
- „Familien gehen unterschiedlich mit Erkrankungen eines Familienmitglieds um und das ist genauso bei Suchterkrankungen. Dazu lesen wir Ihnen eine Geschichte mit Pausen vor und überlegen dann gemeinsam in den Pausen, welche Figuren in der Geschichte vorkommen und wo die Spielfiguren platziert bzw. hingestellt werden können."
- Den Teilnehmenden werden nun Spielfiguren gezeigt, die sie zur Umsetzung der Darstellung der Geschichte nutzen können.
- In der Reihenfolge wird eine Geschichte (alternativ: nach der anderen) vorgelesen. Bei jeder Geschichte werden zunächst die Figuren während und nach der Geschichte aufgestellt (alternativ: Danach wird erst die zweite Geschichte vorgelesen usw.).
- Die Teilnehmenden erhalten nun Bildkarten, auf denen die Rollenmuster (Held, das verlorene Kind, der Sündenbock, das Maskottchen) vermerkt sind und können sich eine Karte aussuchen. Das Gespräch darüber wird von den Trainern und Trainerinnen ressourcenorientiert und generalisierend verständnisvoll gelenkt: Ziel ist es herauszuarbeiten, dass viele Menschen mit FASD bereits in der Herkunftsfamilie gelernt haben, dass Hilfe anzunehmen „verboten" ist und dass es manchmal mühsam ist, dies als Erwachsener neu zu lernen.
- Eine Viertelstunde vor dem Ende der Sitzung wird auf die Zeit hingewiesen. Ebenso wird auf dem Flipchart die Seite mit Tag, Datum und Uhrzeit der nächsten Sitzung aufgeschlagen. Da auch die Folgesitzung für Frauen mit FASD nicht allen zugänglich ist, muss an dieser Stelle für einige Teilnehmende thematisiert werden, wann der nächste Modulblock II beginnt.
- Die Ausklangübung bildet eine kurze Achtsamkeitsübung (siehe Anhang G: Materialien aus dem Internet).

7.4.5 Frauen mit FASD

Diese Sitzung ist ebenfalls als zusätzliche Stunde geplant für Frauen mit FASD. Viele erwachsene Frauen mit FASD haben einen Kinderwunsch. Häufiger kommt es zu ungeplanten Schwangerschaften, weil die Einhaltung von Verhütungsmethoden wie die regelmäßige Pilleneinnahme gerade Frauen mit FASD häufig schwerfällt. Ziel der Stunde ist daher die Aufklärung und Sensibilisierung für gesundheitsförderndes Verhalten im Allgemeinen, Risiken vor und während der Schwangerschaft, verbunden mit einer Motivierung für Punkttrockenheit bei einer geplanten Schwangerschaft. Die Exklusivstunde nur für Frauen kann zudem einen Raum eröffnen, um sich über intimere Themen auszutauschen (z. B. Alkohol und Gewalterlebnisse, Traumatisierungen, Alkohol und Fremdgehen, Verhütung). Diese Themen sollten jedoch nicht von Trainer oder Trainerin extrinsisch erzwungen werden. Es ist insbesondere darauf zu achten, dass die Teilnehmerinnen von Trainer und Trainerin gegebenenfalls wieder aufgefangen werden können.

Ziele:
- Globalziel: Herstellen einer positiven Gruppenatmosphäre, um für die weitere Teilnahme zu motivieren
- Teilziel: ressourcenorientierte Einführung in FASD geschlechtsspezifisch vertiefen

Materialien:
Für alle Sitzungen: Plakat „Herzlich willkommen!“; Plakat Gruppenregeln zur weiteren Bearbeitung aufgehängt; Flipchart/Whiteboard zur weiteren Nutzung; Begrüßung der Teilnehmenden mit Namensaufklebern; Anordnung der Tische abhängig von Teilnehmerzahl; Angebot an Handschmeichlern und Gummis zum Spannungsabbau (Igelbälle, Knautschbälle, ggf. schöne Steine), „etwas in der Hand, dann ist das Gehirn frei“; alkoholfreie Getränke sowie gesunde Snacks auf einem Beistelltisch, der so platziert ist, dass er in der Nähe des Flipcharts deutlich in die Zuständigkeit der Trainer fällt

Zusätzlich:
- Laptop und Beamer, alternativ DVD-Player und Fernseher
- Zugang zu einem FASD-Aufklärungsfilm zu Alkoholkonsum in der Schwangerschaft, z. B. von Wigwam Zero (siehe Anhang G: Materialien aus dem Internet)
- Informationsmaterialien zum Thema Alkohol und Schwangerschaft, z. B. von der Bundeszentrale für gesundheitliche Aufklärung (BzgA) oder einer Beratungsstelle für eine Schwangerschaft ohne Alkohol (Wigwam Zero), dort auch in leichter Sprache für Menschen mit kognitiven Beeinträchtigungen erhältlich
- Karteikarten
- Klebstoff

Hinweise zur Durchführung:

- Die Exklusivstunde nur für Frauen kann zudem einen Raum eröffnen, um sich über intimere Themen auszutauschen (z. B. Alkohol und Gewalterlebnisse, Traumatisierungen, Alkohol und Fremdgehen, Verhütung etc.). Diese Themen müssen behutsam begrenzt und in Einzelsitzungen aufgefangen werden.
- Diese Sitzung sollte möglichst nur durch Trainerinnen durchgeführt werden.
- Im zweiten Teil der Sitzung: Je nach Voreinschätzung der Teilnehmerinnen kann die Sitzung mit dem Fokus auf „gesunde Ernährung in der Schwangerschaft" oder eigene Wünsche in Bezug auf Schwangerschaft durchgeführt werden.

Ablaufbeschreibung:

- Begrüßung, Angebot Handschmeichler, Information über Gruppenregeln, Information über Rückzugsmöglichkeiten und Angebot an Essen und Trinken, wie in den Sitzungen zuvor.
- Der Einstieg in das Thema „gesundheitsförderndes Verhalten" kann über ein Video erfolgen. Die Teilnehmerinnen sollen im Anschluss ihre Wünsche und Befürchtungen in Bezug auf eine Schwangerschaft oder Mutterschaft (ggf. kann ein alternatives Thema gewählt werden, z. B. die Rolle in Partnerschaften, Umgang mit Gewalt) auf Karteikarten schreiben (bei Bedarf durch Trainerinnen). Diese werden zunächst gesammelt und für alle sichtbar aufgeklebt und aufgehängt.
- Die Wünsche sollen dabei im Fokus stehen. Aus den formulierten Wünschen soll die Frage abgeleitet werden, wie diese erfüllt werden können und welches Bedürfnis dahintersteht (Materialien: Wunschkarten).
- Die Teilnehmerinnen sollen die Erfahrung machen, dass Wünsche und Bedürfnisse ernstgenommen werden ohne Bewertung. Aus den formulierten Wünschen und Bedürfnissen ergibt sich die Frage, was die Teilnehmerinnen brauchen, um diese erfüllen zu können.
- Diese Übung kann durch Beispielvorgaben für die Stunde vereinfacht werden und im Einzelkontakt individualisiert werden.
- Alternativ: Thema gesunde Schwangerschaft (oder alternatives Thema) thematisieren. Hierzu sollen auf dem Tisch verschiedene Bildkarten ausgelegt werden. Die Teilnehmenden werden gebeten, sich ein (bzw. mehrere Bilder) zu greifen und zu beschreiben, was das Bild mit gesunder Schwangerschaft zu tun hat. Auf ein großes Blatt oder Flipchart aufkleben. Weitere Materialien können hinzugefügt werden.
- Eine Viertelstunde vor dem Ende der Sitzung wird auf die Zeit hingewiesen. Ebenso wird auf dem Flipchart die Seite mit Tag, Datum und Uhrzeit der nächsten Sitzung aufgeschlagen und noch einmal geklärt, wer auch am Modulblock II teilnehmen möchte.
- Die Ausklangübung bildet eine kurze Achtsamkeitsübung (siehe Anhang G: Materialien aus dem Internet).

7.5 Modulblock II: Alkohol ein Hindernis. Clearinggruppe für Menschen mit FASD und vergleichbaren Beeinträchtigungen

Der zweite und auch dritte Modulteil ist für Menschen mit FASD aber auch für Menschen mit vergleichbaren Beeinträchtigungen konzipiert. Neuropsychologische Beeinträchtigungen und Defizite können bei einer Vielzahl unterschiedlicher Ursachen und Syndrome vorhanden sein, etwa bei genetischen Syndromen, bei frühgeborenen Kindern, bei Menschen mit perinataler Sauerstoffunterversorgung oder bei erworbenen Hirnschädigungen. Thematisiert wird zunächst der Umgang mit Stress und das Erleben von Glück bzw. Wohlbefinden, das bei Menschen mit ähnlichen Beeinträchtigungen – z. B. der Exekutivfunktionen, der Aufmerksamkeit, mit Lernschwierigkeiten oder Gedächtnisproblemen – häufig wenig reflektiert werden kann, aber z. T. sehr viel häufiger als schwierig erlebt wird. In Bezug auf die Entstehung einer Suchtstörung oder eines Missbrauchs von Suchtmitteln scheint Stresserleben eine vielfältige und modulierende Rolle zu spielen, im Hinblick auf die Entstehung, Aufrechterhaltung, das Entzugserleben und das Risiko von Rückfällen. Eine Verbesserung des Umgangs mit Stress, also ein verbessertes Stressmanagement, eingebettet in einen ersten Ansatz zur Emotionsregulation könnte daher auch indirekt zu einer Stärkung der Betroffenen führen, die ihnen längerfristig ermöglichen könnte, ihren Suchtmittelkonsum zu reduzieren und andere Bewältigungsformen auszuprobieren und einzusetzen. Insbesondere schwierige Situationen können zu individuellen Risikosituationen werden, in denen der Suchtmittelkonsum naheliegt. Daher liegt auf der Identifizierung solcher Risikosituationen ein weiterer Fokus. Im Sinne der Teilhabeförderung werden auch in diesem Modulblock individualisierte Materialien erarbeitet (Notfallkoffer), die sowohl für die Weiterarbeit der Bezugspersonen als auch für den Transfer in Folgeeinrichtungen eine Hilfestellung geben können.

7.5.1 Alkohol: ein Hindernis

Ziele:

- Globalziel: Herstellen einer positiven Gruppenatmosphäre, um für die weitere Teilnahme zu motivieren – Annäherungspriming, Förderung von Veränderungsmotivation
- Teilziele:
  - Ankommen und Kennenlernen
  - Kommunikationsregeln zum Teil vorgeben, zum Teil erarbeiten
  - Einführung in gesundheitsförderndes Verhalten und in die Risiken von Alkoholkonsum
  - Einführung einer Achtsamkeitsübung

Materialien:
- Flipchart mit der Aufschrift „Herzlich willkommen!"
- wenn möglich ein zweites Flipchart/Whiteboard aufstellen
- Begrüßung der Teilnehmenden mit Namensaufklebern
- „Ich-Wappen" – Vorlage, Voraussetzung, dass es keine Teilnehmenden mit feinmotorischen Schwierigkeiten gibt; alternativ Kennenlern-Bingo oder andere Kennenlernspiele
- Auswahl an Stiften
- hufeisenförmige Anordnung der Tische
- Angebot an Handschmeichlern und Gummis zum Spannungsabbau (Igelbälle, Knautschbälle, ggf. schöne Steine), „etwas in der Hand, dann ist das Gehirn frei"
- alkoholfreie Getränke, sowie gesunde Snacks auf einem Beistelltisch, der so platziert ist, dass er in der Nähe des Flipcharts deutlich in die Zuständigkeit der Trainer fällt
- mögliche Materialien: Fragebogen zu Alkoholkonsum aus FASD-Handbuch (Sonnenhof e. V., 2015); die eskalierende Alkoholanamnese (Siedentopf et al., 2004); Einführungsmaterialien aus DIDAK© (Kretschmann-Weelink, 2006)
- Materialien zum Verteilen an die Teilnehmenden: Rezeptbuch alkoholfreie Drinks (z. B. zu beziehen über BzgA, siehe Anhang F: Materialien aus dem Internet)
- Achtsamkeitsübung in Kopie; (siehe Anhang F: Materialien aus dem Internet)

Für Teilnehmende mit besonderen Beeinträchtigungen sollten vorgehalten werden:
- für die Teilnehmenden, die in so gravierende Spannungszustände kommen können, dass sie entweder den Happy-Chair benutzen müssen oder mit einem der Trainer eine kurze Auszeit nehmen, als Signal ein Aufsteller „komme gleich wieder" (oder Ähnliches), der auch ohne reden zu müssen genutzt werden kann
- Sanduhren mit verschiedenen Minutenabständen, um ggf. Sprechzeiten zu regulieren
- Sonnenbrillen und Lärmschutzkopfhörer für Phasen der Reizreduktion
- große Uhr, wenn nicht im Raum, dann aufgestellt

Hinweise zur Flexibilisierung – für alle Sitzungen geltend:
- Je nach Spektrum der Schweregrade der Störungen der Teilnehmenden können für den Einstieg auch Möglichkeiten der Selbstvorstellung gewählt werden. Für Menschen, die größere Schwierigkeiten mit Gruppensituationen haben, sollte im Rahmen der Einzelsitzungen die Vorstellung vorher geklärt und ggf. durch Begleitung der Bezugspersonen und/oder die Trainer stellvertretend übernommen werden.
- Die gleiche Variationsbreite betrifft die Vorgabe der Gruppenregeln: je nach Schweregraden können diese gemeinsam erarbeitet, teilvorgegeben oder insgesamt vorgegeben werden.

- Wesentlich ist hier: Wenn „Vielredner“ dabei sind, muss im Rahmen der Einzelgespräche so wenig kränkend wie möglich vorthematisiert werden, dass Sprechzeiten – im Gruppenrahmen dann allerdings für alle – begrenzt werden.
- Ebenso muss im Rahmen der Einzelgespräche vorher geklärt sein, wie stark Gruppensituationen zu Spannungen führen können. Sind Teilnehmende dabei, bei denen wir zuvor wissen, dass sie dann nicht mehr reden können, erhalten alle für den Bedarfsfall, der Übererregung einen Aufsteller: „komme gleich wieder“, auf die die Trainer reagieren können, ohne dass gesprochen werden muss.
- Die Erarbeitung des Themas Substanzmissbrauch bzw. Möglichkeiten der Konsumreduktion ist hier eingestellt auf Teilnehmende mit mittelschweren Beeinträchtigungen und muss daher als Thema wertend „gesetzt“ und vorgegeben werden. Für Teilnehmende mit „High Function“-FASD sind auch andere Herangehensweisen, die ein höheres Maß an Reflexionsfähigkeit voraussetzen, vorstellbar.

Ablaufbeschreibung:
- Begrüßung durch den Trainer und die Trainerin, die die Teilnehmenden bereits an der Tür in Empfang nehmen. Die Teilnehmenden erhalten ein Namensschild mit ihrem Namen, das sie aufstellen oder aufkleben können. Zu Beginn der Stunde steht das Kennenlernen der Teilnehmenden im Vordergrund, sofern diese sich nicht bereits aus dem ersten Modulblock kennen. Die Teilnehmenden werden gebeten, sich kurz vorzustellen. Falls dies für Einzelne zu schwierig sein sollte, können sie auch von den Trainerinnen und Trainern vorgestellt werden. Je nach Gruppenzusammensetzung kann eine kurze Kennenlernübung durchgeführt werden. Das konkret sichtbare Angebot, für einige Teilnehmende bereits bekannt, wird vorgestellt: ein Trainer bietet auf einem schönen Teller die Handschmeichler und Gummis an. Auf den Happy-Chair, die Sonnenbrillen und Kopfhörer für Rückzugsbedarf wird hingewiesen. Es folgt je nach Gruppenzusammensetzung die Erarbeitung und oder Vorgabe der Gruppenregeln.
- Im Anschluss bieten die Trainerinnen und Trainer Getränke und Snacks im Herumgehen mit Tellern und Getränke mit der Frage, was die Einzelnen sich an Getränken wünschen, die ihnen dann serviert werden. Nonverbal wird damit auch die Funktion der Assistenz der Trainerinnen und Trainer deutlich.
- Thematisiert wird am Flipchart, als Sammlung, auf Karteikarten und dann aufgeklebt oder anhand von Fragebögen:
  - Haben Sie schon mal getrunken?
  - Was waren das für Situationen?
  - Auch, wenn Sie sich geärgert haben?
- Vorbereitet ist im Anschluss auf dem Flipchart eine Ideensammlung: „Was Alkohol verhindert“. Je nach Gruppenzusammensetzung kann dies in der Gruppe erarbeitet werden, oder es werden einzelne Statements vorgeben:

  Alkohol verhindert:

  - dass ich eine Wohnung bekomme
  - dass ich pünktlich zur Arbeit komme
  - ....
- Anschließend erfolgt die Ideensammlung (am Flipchart, die Trainerinnen und Trainer schreiben) zu dem Thema:
  - „Wenn ich weniger trinke/alkoholfrei lebe, dann..."
- Anschließend:
  - „Was kann ich stattdessen trinken?" Beispiele sammeln. Das Rezeptbuch wird verteilt. Die Trainerinnen und Trainer erhalten die Hausaufgabe (wenn nötig in einem vorgegebenen Rahmen) für alkoholfreie Mixgetränke den Wünschen der Teilnehmenden entsprechend zur nächsten Sitzung einzukaufen.
  - „Was könnte ich noch anders machen, was tut mir gut?"
- Eine Viertelstunde vor dem Ende der Sitzung wird auf die Zeit hingewiesen. Ebenso wird auf dem Flipchart die Seite mit Tag, Datum und Uhrzeit der nächsten Sitzung aufgeschlagen.
- Die Ausklangübung bildet eine kurze Achtsamkeitsübung, die hier für neu Teilnehmende eingeführt werden muss.

7.5.2 Wie geht's weiter – Wege

Ziele:
- Globalziel: Herstellen einer positiven Gruppenatmosphäre, um für die weitere Teilnahme zu motivieren – Annäherungspriming, Förderung von Veränderungsmotivation (Annäherungsziele)
- Teilziele:
  - Ankommen
  - Kommunikationsregeln festigen und bei Bedarf ergänzen
  - Einführung in gesundheitsförderndes Verhalten und die Aufklärung über Risiken von Alkoholkonsum vertiefen
  - Achtsamkeitsübung fortsetzen und festigen

Materialien:
- „Herzlich willkommen!" im Raum aufhängen
- Gruppenregeln in einfacher Sprache (bei Bedarf mit Visualisierungen), mit Möglichkeit zur Ergänzung
- die in der letzten Sitzung erarbeiteten Plakate: „Alkohol verhindert"; „Wenn ich weniger trinke ..."; „Was könnte ich anders machen, was tut mir gut?" sind an den Wänden angebracht
- Flipchart/Whiteboard
- Begrüßung der Teilnehmenden mit Namensaufklebern
- Auswahl an Stiften

- hufeisenförmige Anordnung der Tische
- Angebot an Handschmeichlern und Gummis zum Spannungsabbau (Igelbälle, Knautschbälle, ggf. schöne Steine), „etwas in der Hand, dann ist das Gehirn frei“
- die von den Teilnehmenden bestellten Getränke und Utensilien zentral auf einem Tisch platzieren; Auswahl an Rezeptbüchern hinzufügen
- Informationsmaterialien in Visualisierungen, wie viel Alkohol in welchen Getränken ist, steht als Materialien zum Mitnehmen zur Verfügung
- gesunde Snacks auf einem Beistelltisch
- Waage mit vorbereiteten Gewichten, Kleber zum Beschriften
- Optional: Fragebogen, um die Entscheidungsfindungen zu personalisieren
- Achtsamkeitsübung in Kopie (siehe Anhang G: Materialien aus dem Internet)

Hinweise zur Flexibilisierung:
Bei einem geringen Grad der Beeinträchtigungen der Teilnehmenden könnte die Waage auch zur praktischen Visualisierung eines Annäherungs-Vermeidungskonflikts, wie für die motivierende Gesprächsführung (Adaptionen von MI für FASD, siehe Kap. 3.5) zentral genutzt werden. Aufgrund der Fragilität der Veränderungsmotivation hat der Einsatz der Waage in dieser Sitzungsbeschreibung eher motivierenden, orientierenden Charakter.

Ablaufbeschreibung:
- Begrüßung durch den Trainer und die Trainerin, die die Teilnehmenden bereits an der Tür in Empfang nehmen. Die Teilnehmenden erhalten ein Namensschild mit ihrem Namen, das sie aufstellen oder aufkleben können. Das konkret sichtbare Angebot, für einige Teilnehmende bereits bekannt, wird vorgestellt: Ein Trainer bietet auf einem schönen Teller die Handschmeichler und Gummis an. Auf den Happy-Chair, die Sonnenbrillen und Kopfhörer für Rückzugsbedarf wird hingewiesen. Es folgt bei Bedarf die Ergänzung der Gruppenregeln, die immer sichtbar im Raum hängen.
- Der Bogen mit Visualisierung von Alkoholmengen in verschiedenen Getränken wird verteilt und besprochen.
- Anschließend werden gemeinsam die alkoholfreien Drinks hergestellt.
- Wenn alle wieder an ihrem Platz angekommen sind, wird die Waage zur Entscheidungsfindung eingeführt. Die Gewichte sind entsprechend den in der letzten Stunde erarbeiteten Themen beschriftet und dienen einer Visualisierung, die zur Konsumreduktion motivieren kann. Evtl. Verteilung eines Fragebogens auf dem die Einzelnen die Vorteile einer Veränderung/Reduzierung des Konsums notieren können.
- Eine Viertelstunde vor dem Ende der Sitzung wird auf die Zeit hingewiesen. Ebenso wird auf dem Flipchart die Seite mit Tag, Datum und Uhrzeit der nächsten Sitzung aufgeschlagen.
- Die Ausklangübung bildet eine kurze Achtsamkeitsübung.

7.5.3 Was könnte helfen – Teil I

Herr C. Partielles FAS, lebt in einer vollstationären Einrichtung.
Herr C: „Meistens gehe ich auch so, hört sich komisch an, in eine Parfümerie und ich sprüh' mich da ein."
Interviewerin: „Ja, und das hilft auch?"
Herr C: „Macht Spaß, also macht Spaß, und vielen anderen Leute gefällt's nicht, aber mir ist das egal."
Interviewerin: „Das wäre ja jetzt z. B. eine Idee, wenn Sie sagen Sie werden so angespannt oder so sauer, da vielleicht eine kleine Duftflasche dabei zu haben und wenn Sie sauer werden, einfach ..."
Herr C: „Hab' ich auch schon überlegt. Diese kleinen Pro..." [findet das Wort nicht]
Interviewerin: „Diese Probefläschchen. Genau. Dann auf die Hand und dann bisschen riechen. Das wäre z. B. solche Methode, und das wären so Sachen, die würden wir dann in der Gruppe besprechen. Und auch mal ausprobieren, damit man weiß, wie das geht. Und dann könnte man sagen: ‚Ach, bis zur nächsten Sitzung, wenn ich nächstes Mal wütend werde, probiere ich das aus.' Und dann kann man berichten, ob das geklappt hat oder nicht."
Herr C.: „Also was ich wirklich noch empfehlen kann, mache ich z. B. auch ab und zu, wenn ich wirklich unbedingt eine kiffen möchte, dann rufe ich einfach egal, nehme mein Handy und rufe irgendeine Person an und sag: ‚Hey! Du musst jetzt mit mir reden! Ich werde jetzt eine rauchen!"
Interviewerin: „Ja. Das sind doch schon mal gute Methoden."
Herr C.: „Es gibt schon Tricks auf jeden Fall."

Ziele:
- Globalziel: Herstellen einer positiven Gruppenatmosphäre, um für die weitere Teilnahme zu motivieren, Annäherungspriming, Förderung von Veränderungsmotivation (Annäherungsziele)
- Teilziele:
  - Ankommen
  - Kommunikationsregeln festigen und bei Bedarf ergänzen
  - Einführung in gesundheitsförderndes Verhalten und Aufklärung über Risiken von Alkoholkonsum vertiefen
  - Vorbereitungen zu einer individualisierten Materialie für die Emotionsregulation – Ersatzverhalten – unter Einbezug der Bezugspersonen
  - Achtsamkeitsübung fortsetzen und festigen

Materialien:
- „Herzlich willkommen!" im Raum aufhängen
- Gruppenregeln in einfacher Sprache (bei Bedarf mit Visualisierungen), mit Möglichkeit zur Ergänzung
- die in der letzten Sitzung erarbeiteten Plakate: „Alkohol verhindert", „Wenn ich weniger trinke", „Was könnte ich anders machen, was tut mir gut?" sind an den Wänden angebracht
- Flipchart/Whiteboard
- Begrüßung der Teilnehmenden mit Namensaufklebern

- Auswahl an Stiften
- hufeisenförmige Anordnung der Tische
- Angebot an Handschmeichlern und Gummis zum Spannungsabbau (Igelbälle, Knautschbälle, ggf. schöne Steine), „etwas in der Hand, dann ist das Gehirn frei“
- Auswahl von Fotokarten, die positive Assoziationen erzeugen
- Getränke und gesunde Snacks auf einem Beistelltisch
- Vorbereitung auf eine „Hausaufgabe“ für Bezugspersonen und Teilnehmende (Williams u. Shellenberger, 2001 S. 158f), Materialien: „Was kann ich tun, damit mein Motor ‚genau richtig‘ läuft?“
- Arbeitsbogen „Ressourcenpool“ aus dem Zürcher Ressourcen Modell® (siehe Anhang G: Materialien aus dem Internet)
- Achtsamkeitsübung in Kopie (siehe Anhang G: Materialien aus dem Internet)

Hinweise zur Flexibilisierung:

- Die „Hausaufgabe“ für Teilnehmende und Bezugspersonen aus dem Alert© Programm wird in einem detaillierten Fragebogen (Williams u. Shellenberger, 2001, S. 165f) beschrieben. „Sensomotorische Methoden zur Veränderung des Drehzahlbereichs“: verschiedene sensorische Bereiche (in den Mund nehmen, sich bewegen, berühren, sehen, hören) sollen daraufhin überprüft werden, ob sie den Teilnehmenden bei der Emotionsregulation helfen können; Alternativ sind auch Elemente aus Therapiemanualen der Dialektisch-Behavioralen Therapie denkbar (z. B. Freiburger Arbeitsgruppe DBT-A, 2009).
- Die Bezugspersonen sind auf diese Aufgabe in der Begleitsitzung vorbereitet worden. Die Checkliste der sensomotorischen Präferenzen umfasst den mundmotorischen, vestibulären, taktilen, visuellen und auditiven Input. In positiven Formulierungen wird gefragt, ob eine Tätigkeit die Erregung erhöht oder senkt, z. B.:
  - etwas in den Mund nehmen: einen Milchshake trinken – auf einem harten Bonbon lutschen – die Zunge im Mund hin und herbewegen – auf einem Bleistift herumkauen – langsam und tief atmen – ein kaltes Eis am Stiel essen – eingelegte Gurken essen – Kaugummi kauen – Popcorn essen
  - sich bewegen: die Beine übereinanderschlagen und mit einem Bein schwingen – in einem Schaukelstuhl schaukeln – laufen/joggen, Fahrrad fahren – Gewichte heben – mit einem Stuhl kippeln
  - berühren: an den Haaren herumspielen – mit der Hand in einer Schüssel mit Münzen (Bohnen etc.) herumspielen – kalte Dusche – warmes Bad – einen Hund oder eine Katze streicheln
  - sehen: in ein Feuer in einem offenen Kamin schauen (alternativ auf Bildschirm) – gedämpftes Licht – Sonnenlicht – rosafarbenes Zimmer – Aquarium
  - hören: klassische Musik – Hard Rock – in einem ruhigen Raum arbeiten – in einem lauten Raum arbeiten – singen oder Selbstgespräche

- Aufgrund der Umfänglichkeit empfehlen wir die Reduzierung der Checkliste auf etwa 10 wesentliche Fragen pro Bereich, die – wenn möglich – innerhalb der nächsten zwei Wochen von Bezugspersonen und Teilnehmenden gemeinsam erarbeitet werden. Wir empfehlen zusätzlich die Ergänzung durch olfaktorische Reize. Anschließend werden diese Checklisten den Trainern zugesandt, die daraus personalisierte „Notfallkoffer" für die Teilnehmenden gestalten, die gleichzeitig Basismaterialien auch für therapeutische Folgeeinrichtungen sind. Sollten keine Bezugspersonen zur Verfügung stehen, die dies gemeinsam mit Teilnehmenden erarbeiten können, muss dies durch Einzelsitzungen kompensiert werden.
- Gegebenenfalls kann mit Hilfe einer Befindlichkeitsskala ein emotionaler „Mittelwert" als Ziel erarbeitet werden. In einem mittleren Spannungslevel kann Versuchungssituationen noch widerstanden werden.
- Das Einverständnis der Teilnehmenden, dass dieser „Notfallkoffer" von den Bezugspersonen aufbewahrt werden darf, sollte erwirkt werden. Je nach Grad der Einschränkungen der Teilnehmenden betrifft dies alle wichtigen Materialien: da aufgrund der diversen Einschränkungen immer die Gefahr besteht, sie zu verlieren oder zu verlegen. Um hier einen Stressfaktor herauszunehmen, verzichtet dieses Modellprojekt auf einen Projektordner, stellt jedoch bei Bedarf immer wieder Kopien zur Verfügung.
- Der Fragebogen aus dem Zürcher Ressourcen Modell®, „Ressourcenpool", wird ohne die körperliche Verankerung mit dem Schwerpunkt „wer hilft mir" genutzt.
- Geachtet werden muss darauf, dass die Veränderungsziele positiv formuliert werden: die Reduzierung des Alkoholkonsums ist der Weg dorthin.

Ablaufbeschreibung:
- Begrüßung durch den Trainer und die Trainerin, die die Teilnehmenden bereits an der Tür in Empfang nehmen. Die Teilnehmenden erhalten ein Namensschild mit ihrem Namen, das sie aufstellen oder aufkleben können. Das konkret sichtbare Angebot, für einige Teilnehmende bereits bekannt, wird vorgestellt: Ein Trainer bietet auf einem schönen Teller die Handschmeichler und Gummis an. Auf den Happy-Chair, die Sonnenbrillen und Kopfhörer für Rückzugsbedarf wird hingewiesen. Es folgt bei Bedarf die Ergänzung der Gruppenregeln, die immer sichtbar im Raum hängen.
- Mit Verweis auf die Plakate, die in der ersten Sitzung erarbeitet wurden, auf denen (sicher) Äußerungen zu finden sind, die auf Emotionsregulation und Stressreduktion verweisen, wird dies herausgegriffen und direkt zum Thema. Starke Gefühle und Stress erhöhen das Risiko zu viel zu trinken – wie in der Gruppe bereits erarbeitet wurde. Es folgt die Ankündigung einer „Hausaufgabe", gemeinsam mit den Bezugspersonen alles zu erarbeiten was helfen kann, die in der vorherigen Sitzung erarbeiteten Ziele (Veränderungsziele zu erreichen durch Konsumreduktion) auch wirklich realisieren zu können. Die verschiedenen Sinne, mit denen man sich „herunterregeln" kann, werden erklärt (und ggf. anhand von DBT-Ma-

terialien, z. B. „Fertigkeiten zur Stresstoleranz“, oder mit Hilfe von Fotokarten, visualisiert). Erklärt wird auch, dass es wichtig ist, dies genau zu wissen, damit man sich herunterregeln kann, solange es noch leicht geht. Zur Motivierung für diese Aufgabe wird erklärt, dass auch die Trainer viel zu tun bekommen: Nämlich die Auswertungen in einen Bogen „Notfallkoffer“ („Wie kann ich mich runterregeln?“) für jeden Teilnehmenden zu formulieren, der – wenn möglich – in der letzten Sitzung dieses Modulteils als Materialien vorliegt.
- Anschließend wird den Teilnehmenden die Arbeitsmaterialien „Ressourcenpool“ (aus Zürcher Ressourcen Modell®) verteilt und vorgestellt, die jeder für sich eintragen kann. Die Trainer bieten an, auch diesen Fragebogen für den „Notfallkoffer“ zu verwenden, wenn die Teilnehmenden damit einverstanden sind. Zusätzlich werden den Teilnehmenden Fotokarten gezeigt. Sie sollen herausfinden, welche ihnen gefallen, mit welchen sie sich wohlfühlen. Soweit möglich besteht das Angebot, diese oder ähnliche Fotos in den Notfallkoffer einzuarbeiten.
- Eine Viertelstunde vor dem Ende der Sitzung wird auf die Zeit hingewiesen. Ebenso wird auf dem Flipchart die Seite mit Tag, Datum und Uhrzeit der nächsten Sitzung aufgeschlagen.
- Die Ausklangübung bildet – wie in allen Sitzungen – eine kurze Achtsamkeitsübung.

7.5.4 Was könnte helfen – Teil II

Ziele:
- Globalziel: Herstellen einer positiven Gruppenatmosphäre, um für die weitere Teilnahme zu motivieren, Annäherungspriming, Förderung von Veränderungsmotivation (Annäherungsziele)
- Teilziele:
  - Ankommen
  - Kommunikationsregeln festigen und bei Bedarf ergänzen
  - Einführung in gesundheitsförderndes Verhalten und die Risiken von Alkoholkonsum vertiefen
  - Emotionsregulation – Ersatzverhalten – vertiefen
  - Einführung in Risikosituationen
  - Achtsamkeitsübung fortsetzen und festigen

Materialien:
- „Herzlich willkommen!“-Plakat hängt im Raum
- Gruppenregeln in einfacher Sprache (bei Bedarf mit Visualisierungen), mit Möglichkeit zur Ergänzung

- die in der ersten Sitzung erarbeiteten Plakate „Alkohol verhindert", „Wenn ich weniger trinke", „Was könnte ich anders machen, was tut mir gut?" sind an den Wänden angebracht
- Flipchart/Whiteboard
- Begrüßung der Teilnehmenden mit Namensaufklebern
- Ablehnungstraining (Lindenmeyer, 2005), wenn zugänglich Joysticktraining
- In Kopie, Fragebögen zu Risikosituationen in einfacher Sprache, z. B. in DIDAK© (Kretschmann-Weelink, 2006)
- Auswahl an Stiften und Karteikarten
- hufeisenförmige Anordnung der Tische
- Angebot an Handschmeichlern und Gummis zum Spannungsabbau (Igelbälle, Knautschbälle, ggf. schöne Steine), „etwas in der Hand, dann ist das Gehirn frei"
- Getränke und gesunde Snacks auf einem Beistelltisch

Flexibilisierung:
- Je nach Gruppenzusammensetzung und Zugang kann in ein Element eines Ablehnungstrainings (z. B. Lindemann, 2005), wenn möglich eines internetbasierten Ablehnungstrainings (per Joystick, alkoholische Getränke in den Hintergrund rücken) eingeführt werden (muss gegenüber der Gefahr des Aufbaus einer Versuchungssituation abgewogen werden).
- Alternativ ist auch die Planung eines Stoppers für Versuchungssituationen: Brief, Film etc. auf dem Handy, möglich. Hier soll die wichtigste Bezugsperson eindringlich den Teilnehmenden bitten, nicht zu trinken, weil sie sich Sorgen macht. Dies soll dann von Teilnehmenden vor dem Konsum abgespielt werden.
- Eine weitere Alternative ist ein generalisiertes Ablehnungstraining, ohne Alkoholkonsum zu erwähnen: Genutzt wird ein einfaches Bild, wie z. B. „ein Pferd oder ein nasser Hund liegt in Ihrem im Bett" oder „ein Auto steht in Ihrer Küche", verbunden mit der Aufforderung an Teilnehmende, zu erklären, warum man das nicht möchte („‚nein' sagen üben").
- Aufgrund der leichten Suggestibilität bei Teilnehmenden mit FASD sind Ablehnungstrainings (‚nein' sagen, Situation sofort verlassen, Bezugsperson anrufen) für die Reduzierung von Konsum wesentlich und sollten auch im Transfer für die Durchführung mit Bezugspersonen empfohlen werden.

Ablaufbeschreibung:
- Begrüßung, Ankommen und Versorgung mit Getränken, wie in den Sitzungen zuvor ritualisiert.
- Zum Thema „Risikosituationen" wird eine Themensammlung (entweder direkt auf dem Flipchart, alternativ auf Karteikarten notiert und von den Trainern aufgeklebt) durchgeführt. Ein Fragebogen zu Risikosituationen wird verteilt und besprochen. Anschließend wird ein Element eines Ablehnungstrainings (aufgrund der hohen Attraktivität bevorzugt Joysticktraining) eingeführt und mit den Teilnehmenden durchgeführt.

- Eine Viertelstunde vor dem Ende der Sitzung wird auf die Zeit hingewiesen. Ebenso wird auf dem Flipchart die Seite mit Tag, Datum und Uhrzeit der nächsten Sitzung aufgeschlagen.
- Die Ausklangübung bildet – wie in allen Sitzungen – eine kurze Achtsamkeitsübung.

7.5.5 Was könnte helfen – Teil III

Frau B. 23, Jahre alt, Fetales Alkoholsyndrom (Vollbild), lebt in einer spezialisierten Wohngemeinschaft.
Frau B: „Man soll einander sagen: Hey – also offen sein – ich hab' grade Druck zu saufen, ich brauche 'n Bier!, soll der andere sagen: Hey. Komm, wir gehen spazieren oder so!"
Interviewerin: „Super!"
Frau B: „Also, ablenken! Ablenken und dann vielleicht noch 'nen Therapeuten hinzufügen oder so. Um zu sagen, warum habe ich denn jetzt eigentlich diesen Druck zu saufen? Es muss ja 'n Hintergrund geben. Man hat es ja meist eigentlich nicht so."
Interviewerin: „Ja, das stimmt."
Frau B.: „Und so soll man es haben."
Herr C., 24 Jahre alt, Partielles Fetales Alkoholsyndrom, lebt in einer vollstationären Einrichtung.
Herr C: „Ich weiß halt nicht, ob meine Betreuer das halt auch mitkriegen. Oder nur ich. Mir ist wirklich alles egal."
Interviewerin: „Ja. Und sind Sie mehr alleine oder eher sozusagen in sozialen Situationen, mit Freunden?"
Herr C: „Also ich treffe, wir treffen ... also. Ich treffe mich dann mit Kumpels."

Ziele:
- Globalziel: Herstellen einer positiven Gruppenatmosphäre, um für die weitere Teilnahme zu motivieren, Annäherungspriming, Förderung von Veränderungsmotivation (Annäherungsziele)
- Teilziele:
  - Ankommen
  - Kommunikationsregeln festigen und bei Bedarf ergänzen
  - Einführung in gesundheitsförderndes Verhalten und die Risiken von Alkoholkonsum vertiefen
  - Emotionsregulation – Ersatzverhalten – vertiefen
  - Einführung in Risikosituationen, Verhaltensalternativen im sozialen Umfeld
  - ggf. Notfallkoffer
  - Achtsamkeitsübung fortsetzen und festigen

Materialien:
- „Herzlich willkommen“-Plakat hängt im Raum
- Gruppenregeln in einfacher Sprache (bei Bedarf mit Visualisierungen), mit Möglichkeit zur Ergänzung
- die in der ersten Sitzung erarbeiteten Plakate: „Alkohol verhindert“, „Wenn ich weniger trinke...“, „Was könnte ich anders machen, was tut mir gut?“ sind an den Wänden angebracht
- Flipchart/Whiteboard
- Begrüßung der Teilnehmenden mit Namensaufklebern
- DVD zu Risikosituationen z. B. „in echt“ zu beziehen bei der BzgA (siehe Anhang G: Materialien aus dem Internet)
- In Kopie, Fragebögen zu „einen Plan machen, der mir helfen kann“ in einfacher Sprache z. B. bei DIDAK© (Kretschmann-Weelink, 2006)
- Auswahl an Stiften
- hufeisenförmige Anordnung der Tische
- Angebot an Handschmeichlern und Gummis zum Spannungsabbau (Igelbälle, Knautschbälle, ggf. schöne Steine), „etwas in der Hand, dann ist das Gehirn frei“
- Getränke und gesunde Snacks auf einem Beistelltisch

Hinweise zur Flexibilisierung:
Je nach Gruppenzusammensetzung und Reflexionsfähigkeit können als Fragebogen auch andere Materialien, z. B. aus dem Zürcher Ressourcen Modell® oder aus anderen Programmen der Alkoholprävention eingesetzt werden.

Ablaufbeschreibung:
- Begrüßung, Ankommen und Versorgung mit Getränken, wie in den Sitzungen zuvor ritualisiert.
- Ein Film zu Risikosituationen wird gezeigt. Die Kommentare der Teilnehmenden werden ggf. aufgenommen und visualisiert. Der Fragebogen „einen Plan machen, der mir helfen kann“ (oder ein vergleichbarer) wird vorgestellt und verteilt (ggf. Hilfestellungen beim Ausfüllen). Wenn die Teilnehmenden einverstanden sind, wird für eine schwierige Situation (Ablehnung von Alkoholangeboten bei einem Date, bei Kumpeln etc.) im Rollenspiel (die Trainer führen dies als erste vor) geübt, wie man „Nein!“ sagen kann, wenn einem Alkohol angeboten wird.
- Soweit sie vorliegen werden im Anschluss die individualisierten „Notfallkoffer“ verteilt.
- Eine Viertelstunde vor dem Ende der Sitzung wird auf die Zeit hingewiesen. Ebenso wird auf dem Flipchart die Seite mit Tag, Datum und Uhrzeit der nächsten Sitzung aufgeschlagen. Dies ist dann die erste Sitzung des Modulblocks III. Es wird nochmals erfragt, wer alles dabei sein wird.
- Die Ausklangübung bildet – wie in allen Sitzungen – eine kurze Achtsamkeitsübung.

- Teilnehmende, die den nächsten Modulblock nicht wahrnehmen, werden auf weitere Teilnahmemöglichkeiten hingewiesen.

7.6 Modulblock III: Wo kann es hingehen? Vermittlung weiterführender Angebote

Modulblock III dient der Vermittlung von Wissen und Empfehlungen zur möglichen Weiterbehandlung (Punktabstinenz, Abstinenz, Reduktion des riskanten Konsums etc.). Es sollen im dritten Modul nun weitere Hilfsangebote präsentiert, übersichtlich vermittelt und Ängste abgebaut werden. Der Transfer zwischen Information über Behandlungsmöglichkeiten und Annahme von Hilfsangeboten könnte durch die Einladung von Therapeuten/Beratern/Sozialpädagogen aus den Einrichtungen ggf. erleichtert werden, sodass Teilnehmende Gelegenheit haben, Fachkräfte kennenzulernen und diesen außerhalb ihres Settings Fragen zu stellen. Auf der anderen Seite muss jedoch bedacht werden, dass dies auch eine Überforderung von Teilnehmenden darstellen und „Fluchtreflexe“ auslösen könnte.

Die beiden letzten Sitzungen finden als Einzelsitzungen gemeinsam mit Bezugspersonen statt. Soweit nur eine Sitzung nötig ist, wird die zweite als Puffersitzung für einen späteren Bedarf „aufgehoben“.

7.6.1 Wo kann es hingehen – Informationen

Materialienbedarf und Ablauf erfolgen wie jeweils in den ersten Sitzungen der vorherigen Modulblöcke beschrieben und ritualisiert. Wenn neue Teilnehmende hinzugekommen sind, wird ein Kennenlernspiel durchgeführt.

Zur Informationsvermittlung werden die Bereiche „ambulante Therapiemöglichkeiten“, „stationäre Therapiemöglichkeiten“, „Beratungsangebote“ und „Medikamentöse Behandlung“ für die Teilnehmenden (je nach Gruppenzusammensetzung mit den Teilnehmenden) anhand von vier großen Plakaten gestaltet, die sichtbar aufgehängt werden können. Die Vor- und Nachteile der jeweiligen Settings, Methoden und die Intensität der Angebote können besprochen, mit Hilfe der Waage visualisiert oder mit Hilfe von Fragebögen (auf denen bspw. eine Waage abgebildet ist) individualisiert besprochen werden.

Eine Viertelstunde vor dem Ende der Sitzung wird auf die Zeit hingewiesen. Ebenso wird auf dem Flipchart die Seite mit Tag, Datum und Uhrzeit der nächsten Sitzung aufgeschlagen.

Die Ausklangübung bildet – wie in allen Sitzungen – eine kurze Achtsamkeitsübung.

7.6.2 Gespräch mit denen, die es „geschafft“ haben

Materialienbedarf, Ablauf und Beendigung der Sitzung erfolgen wie in den Sitzungen der vorherigen Modulblöcke beschrieben und ritualisiert. In der zweiten Sitzung sollen positive (motivierende) Vorbilder eine Rolle spielen. Wenn es möglich ist, können trockene Alkoholiker eingeladen werden, mit denen sich die Teilnehmenden identifizieren oder an denen sie sich gut orientieren können. Denkbar wäre hier zum einen, Teilnehmende mit ähnlichen Beeinträchtigungen oder Personen, die aus ihrer Sicht schildern, wie sie es geschafft haben, ohne Suchtmittelkonsum auszukommen. Falls dies nicht möglich sein sollte, können stattdessen auch Filmbeispiele vorgestellt werden. Wichtig erscheint zum einen die Beleuchtung auch schwieriger Momente und zum anderen der Fokus auf Chancen, die eine Reduktion bzw. Abstinenz eröffnet.

7.6.3 Einladung von Fachkräften

Der Materialienbedarf (da dies die letzte Gruppensitzung ist: ggf. Zertifikat und kleine Abschlussfeier mit den Lieblingsdrinks aus Modulblock II; dafür Verlängerung um eine halbe Stunde, dies wird in der Sitzung zuvor angekündigt) und Ablauf der Sitzung erfolgen, wie in den Sitzungen der vorherigen Modulblöcke beschrieben und ritualisiert. Der Transfer zwischen Information über Behandlungsmöglichkeiten und Annahme von Hilfsangeboten könnte durch die Einladung von Fachkräften aus möglichen Folge- Einrichtungen (Beratungsstellen, auch Psychotherapeuten für Einzeltherapien sind denkbar) gegebenenfalls erleichtert werden, sodass Teilnehmende Gelegenheit haben, Fachkräfte kennenzulernen und diesen außerhalb ihres Settings Fragen zu stellen. Abhängig von der Gruppenzusammensetzung muss jedoch bedacht werden, dass dies auch eine Überforderung von Teilnehmenden darstellen könnte.

Den Abschluss bilden die Zertifikatsverleihung und alkoholfreie Lieblingsgetränke.

7.6.4 Einzelgespräche für personenbezogene Empfehlungen

Aus Sicht der Trainerinnen und Trainer, Bezugspersonen und weiterer Therapeuten wird auf der Grundlage des neuropsychologischen Profils und der Verhaltensbeobachtungen eine Empfehlung erarbeitet, die den Teilnehmenden empathisch vermittelt wird. Die Empfehlung kann mit den Wünschen und Zielen der Teilnehmenden kollidieren. Daher ist es wichtig zu betonen, dass die Entscheidungsfreiheit immer bei den Teilnehmenden liegt. Die Stärken der Teilnehmenden sollten erneut hervorgehoben werden. Die drei individualisierten Materialien: die in der Vordiagnostik erstellte Ressourcenkarte, das im Modulblock I erstellte Profil sowie der in Modulblock

II erarbeitete Notfallkoffer werden in diesem Gespräch nochmals thematisiert und empfohlen, sie auch den Fachkräften einer Folgehilfe zur Verfügung zu stellen.

Die zweite Einzelsitzung kann bedarfsorientiert zu einem späteren Zeitpunkt genutzt werden.

Nachwort

Es konnte gezeigt werden, dass es für eine gar nicht so kleine Personengruppe von Menschen mit Störungen nach intrauteriner Alkoholexposition qualifizierte diagnostische Verfahren gibt, die sehr genau die persönlichen Bedingungen ermitteln können, die den Betroffenen in seinen Lebensvollzügen beeinträchtigen bzw. bisher so beeinträchtigt haben, dass er mit sich und der Welt und die Welt mit ihm nicht so ohne weiteres zurechtkommt. Das Ausmaß der Probleme reicht von leidlicher Anpassung an oftmals ganz speziell gestaltete Wohn- und Arbeitsbedingungen bis hin zum völligen Ausschluss von der gesellschaftlichen Teilhabe (soziale und dissoziale Verwahrlosung, seelisches Leiden unter einer psychischen Erkrankung und/oder einer Suchtstörung bis hin zum Suizid). Das individuelle Leid und das der betroffenen Familien ist oft erheblich und erfährt meist erst Linderung, wenn die Gründe für das Anderssein und das Nicht-Zurechtkommen im Alltag und mit dem Leben insgesamt deutlich werden. Mit dem vorliegenden Buch, das umfassend über diese Problembereiche berichtet, hoffen wir, dass die vielfältigen enthaltenen Anregungen auf längere Sicht in Forschung, Praxis, Versorgung und Politik aufgegriffen und nachhaltige Effekte zeigen werden.

Wir haben elaborierte Interventionsprogramme vorgestellt, die nicht nur für die spezielle Personengruppe, sondern auch für Menschen mit ähnlichen Beeinträchtigungen, insbesondere für intellektuell beeinträchtigte Personen, geeignet sind. Die Programme sind ebenfalls wissenschaftlich gut fundiert, teilweise aus anderen evaluierten Programmen übernommen. Die Normierung der Testverfahren wie auch die Evaluation der Interventionsangebote für deutsche Verhältnisse stehen allerdings noch aus. Auch hier zeigt sich, dass die deutsche Forschungslandschaft sich dem Thema der pränatal erworbenen Alkoholschädigungen noch nicht hinreichend geöffnet hat.

Die Pilottestung des in der Erstauflage vorgestellten Modellprojektes hat nicht nur eine hohe Zustimmung bei den Teilnehmenden gefunden, sondern ergab deutliche Hinweise für weitere differenzierte Behandlungsansätze. Der neu aufgenommene Beitrag von Natalie N. Brown – einer ausgewiesenen Forscherin zum Thema exekutive Funktionen und FASD – liefert dazu den aktuellen Forschungsstand. Mit Unterstützung des Bundesdrogenbeauftragten konnte unser Modellprojekt in die kassenfinanzierten Gesundheitskurse mit den Schwerpunkten Stressbewältigungskompetenzen, Suchtprävention und Psychoedukation implementiert werden. Dies stellt eine deutliche Verbesserung der Versorgung für Menschen mit FASD dar. Auf jeden Fall ist davon auszugehen, dass es eine Vielzahl unentdeckter oder unterversorgtere Menschen mit der Diagnose FASD oder FAS in diesen Feldern gibt. Ein praxisrelevanter Einstieg in die Erwachsenendiagnostik wird vorgestellt. In einem über die Erstauflage hinausgehenden Schritt, stellen wir die Evaluation des Life History Screening (Grant et al., 2013) vor, womit erstmals ein deutschsprachiges biographisches Screening-Interview vorliegt. Wünschenswert für eine Verbesserung der Versorgung von Erwachsenen mit

https://doi.org/10.1515/9783110594492-205

FASD sind auch weiterhin breite Kooperations- und Forschungsbemühungen, die helfen, diese Menschen frühzeitig zu identifizieren, um im nächsten Schritt hilfreiche Interventionen zu implementieren oder bestehende anzupassen. Dies sollte sowohl in spezialisierten als auch, sobald und überall, wo es möglich ist, in inklusiven Kontexten erfolgen.

Es geht also nicht um Stigmatisierung oder Ausgrenzung, sondern um die passende, nachhaltig wirksame und umfassende Hilfe. Vor allem aber geht es darum, eine größere Aufmerksamkeit in den verschiedenen Hilfefeldern zu bewirken, damit Menschen mit FASD früher erkannt und ihnen mit den entsprechenden Umgangsformen begegnet werden kann, damit sie nicht allzu schnell als „unkooperativ" stigmatisiert und vorschnell abgelehnt werden. Fachkräfte in den Feldern der Behinderten-, Eingliederungs- und Suchthilfe, in der Jugendhilfe und im Bildungsbereich und nicht zuletzt im Justizsystem, sollen ein vertieftes Verständnis für FASD-typische Symptome und Probleme erhalten. Es geht im Grunde um eine breit angelegte Sensibilisierung für diese alles andere als seltene Behinderung, eine FASD-spezifische Empathie im interdisziplinären Kontext. Diese sollte in allen relevanten Versorgungsfeldern entwickelt werden.

Damit diese Angebote auch in der schwierigen Realität der deutschen Finanzierungs- und Versorgungssysteme eine Chance haben, muss sehr intensiv und ohne die üblichen „Grenzstreitigkeiten" über die Finanzierungsmodalitäten nachgedacht werden und über die Einrichtungen, an denen diese Programme durchgeführt werden können. Auf die Schwierigkeiten mit BTHG und Pflegeleistungsgesetzen weist der umfassende Beitrag der auf FASD spezialisierten Rechtsanwältin Gila Schindler hin.

Es handelt sich bei den Verhaltensbesonderheiten von Menschen mit FASD und vergleichbaren Beeinträchtigungen um ein Problemverhalten, das die gegenwärtigen Strukturen und Rechtskreise überschreitet. Die üblichen Kategorisierungen und „Eintrittskarten" in die verschiedenen Behinderungsformen und Versorgungssysteme reichen nicht aus, wie in diesem Buch ausführlich belegt werden konnte. So ist häufig keine eindeutige Zuordnung zu den verschiedenen Hilfefeldern, der Suchthilfe, der Behindertenhilfe und der sozialpsychiatrischen Versorgung (einschließlich der forensischen Psychiatrie) möglich. Die Weiterentwicklung der Hilfen für diese Menschen in ihrer Not zwingt also dazu, Gemeinsamkeiten und Schnittstellen in den verschiedenen Hilfekulturen zu suchen und sie dem besonderen Bedarf entsprechend auszubauen. Gerade unter dem Aspekt der Inklusion im Sinne der UN-Konvention über die Rechte von Menschen mit Behinderungen müssen die vorhandenen Finanzierungs- und Versorgungsbarrieren dringend beseitigt werden – neue Barrieren durch einen eingeengten Behinderungsbegriff dürfen nicht entstehen. Es darf daran erinnert werden, dass die Leitprinzipien aller Versorgungssysteme für Menschen mit Behinderungen und andauernden Lebensproblemen ausnahmslos die gleichen sind, nämlich Autonomie, Selbstbestimmung, Empowerment, Sozialraumorientierung und Gewährleistung der gesellschaftlichen Teilhabe.

Nicht vergessen werden sollte bei allen notwendigen Bemühungen für Menschen mit FASD, dass die Prävention dieser komplexen Störung in Deutschland gestärkt werden muss. Jeglicher Alkoholkonsum in der Schwangerschaft muss vermieden werden. Dies kann durch verbesserte und intensivere Information, Aufklärung, Beratung und therapeutische Hilfen geschehen.

Gela Becker, Klaus Hennicke, Michael Klein, Mirjam Landgraf

Danksagung

Zunächst danken wir der ehemaligen Bundesdrogenbeauftragten Frau Marlene Mortler, dass sie uns ermöglicht hat, dieses Modellprojekt in Angriff zu nehmen und damit auf die Versorgungsproblematik der Erwachsenen mit FASD und vergleichbaren Beeinträchtigungen insgesamt hinzuweisen. Wir danken ihr und ihrer Referentin Frau Dr. Kirsten Reinhard dafür, dass in einem zweiten Schritt die Implementierung unseres Modellprojekts – mit den Schwerpunkten der Förderung von Stressbewältigungskompetenzen, Suchtprävention und Psychoedukation – auf Jugendliche und Erwachsene mit FASD ausgeweitet, nun im Rahmen von Präventionskursen angeboten werden kann.

Für die Finanzierung unserer Forschungsarbeiten zur Evaluierung des BSI danken wir herzlichst namentlich Frau Schütz und den Kollektenmitteln der Diakonie, dem Gesamtverband der Suchthilfe GVS und dem Bundesverband der evangelischen Behindertenhilfe.

Wir danken den Erwachsenen mit FASD, die sich zu einem Interview bereit erklärt und an der Pilottestung teilgenommen haben. Neben unseren hochengagierten, zumeist ehrenamtlich mitwirkenden Projektmitgliedern danken wir herzlich den Autorinnen und Autoren, die unentgeltlich ihre Forschung zur Verfügung stellen sowie einer Vielzahl von ehrenamtlichen Mitarbeiterinnen und Mitarbeitern, die von der Recherche bis hin zum Korrekturlesen und verschiedenen Übersetzungstätigkeiten mitgeholfen haben, die Zweitauflage zu einem „neuen Grundlagenbuch" für Erwachsene mit FASD zu machen. Namentlich danken wir besonders Frau Lina Schwerg für ihre unermüdliche Mitarbeit.

https://doi.org/10.1515/9783110594492-206

Anhang

Vorbemerkung: Das Funktionsniveau jedes einzelnen FASD-Betroffenen (neuropsychologisches Profil) ist einzigartig, daher kann es notwendig sein, bei den Materialien im Anhang sprachliche Veränderungen vorzunehmen, um Unter- oder Überforderungen zu vermeiden. Dies liegt im Ermessen und in der Verantwortung des jeweiligen Trainers.

https://doi.org/10.1515/9783110594492-207

Anhang A: Interventionsmöglichkeiten im Überblick

Tab.: Interventionsmöglichkeiten im Überblick, *ZRM = Zürcher Ressourcen Modell®, **EF = Exekutive Funktionen.

Die Gewichtung der Beeinträchtigungen erfolgt innerhalb des FASD-Spektrums. Typisch sind Mischformen des Grades der Beeinträchtigung in verschiedenen Funktionsbereichen, sodass eine Zusammenschau (siehe dazu auch Abb. 6.1: Gewichtung der Beeinträchtigungen) für die Gesamtgewichtung erforderlich ist.
Wesentlich für die Wirksamkeit der Gruppensitzungen ist (graduell abgestuft je nach Beeinträchtigung) der Einbezug von Angehörigen und/oder Fachkräften, die als Co-Trainerinnen und Co-Trainer ausgebildet werden (siehe Kap. 7).

Die folgenden Überkategorien und Einschränkungen wurden als Systematik aus dem DSM-5 entnommen, und um Kategorien der deutschsprachigen FASD-Diagnostikleitlinien sowie weitere typische Beispiele ergänzt	**Mögliche personenbezogene Interventionen zur Förderung von Informationsaufnahme und perspektivisch Verhaltensänderung** – exemplarisch bezogen auf den prätherapeutischen Kontext der Gruppensitzungen	**Bei leichten Beeinträchtigungen:** Interventionen des Verhaltensmanagements (Selbstinstruktionstechniken, Zielmanagement, wie bspw. ZRM*)	**Bei mittelschweren Beeinträchtigungen:** Infos in einfacher Sprache, Checklisten, (Interventionen des Verhaltensmanagements den Co-Therapeuten zur Verfügung stellen – anleiten)	**Bei erheblichen Beeinträchtigungen:** Modifikation der Umwelt; Einzelsettings sind vorzuziehen
Beeinträchtigungen der neurokognitiven Funktionen (mit Folgen auch für Emotion und Interaktion)				
Beeinträchtigungen der globalen intellektuellen Leistungsfähigkeit				
	Zugang suchen – verbal: einfache Sprache, keine Metaphern, Scherze erläutern – visuell: bildlich, filmisch – Wiederholungen der Informationen – Häufig ist der Zugang zu unangenehmen Informationen nur über bestimmte Personen möglich, d. h. Herstellen einer tragfähigen Beziehung zu Trainern/Therapeuten	Zugang suchen – Informationen werden in dem Sinneskanal zur Verfügung gestellt, der zugänglich ist – Fragebögen zu Trinkmengen und/oder – Hilfestellungen für reduzierten Konsum können vorbesprochen und zur Verfügung gestellt werden	Zugang suchen – Wiederholung der Informationen im zugänglichen Modus – Förderung – Initiative von außen	Überprüfen, ob Teilnehmende von Gruppenangebot profitieren können. Wenn ja – Begleitung durch Bezugsperson ggf. in die Gruppe hinein – Einsatz positiver Verstärker (Lieblingssnack etc.) – Pausen bei Bedarf

Beeinträchtigungen	Mögliche personenbezogene Interventionen	Bei leichten Beeinträchtigungen	Bei mittelschweren Beeinträchtigungen	Bei erheblichen Beeinträchtigungen
1. Beeinträchtigungen der Exekutiven Funktionen (EF)**				
a) Vorausschau: unrealistische Erwartungen, Reizabhängigkeit, Unfähigkeit, Konsequenzen vorherzusehen	störungsabhängiger Einsatz von Checklisten und Visualisierungen	Wiederholung eines Überblicks über Planungen in jeder Sitzung	Wiederholungen gemeinsam mit Betreuern/Bezugspersonen	abhängig von dem Kontakt zu Trainern oder der Einstellung der Bezugspersonen
b) Planung: Entwicklung und Auswahl geeigneter Ziele und Methoden zur Zielerreichung → Ordnen und Organisieren, z. B. Durcheinander im Zimmer und weiteren Ordnungsbereichen, wie Finanzen, Gesundheit, Arbeit etc.		Ausbau der bislang erarbeiteten hilfreichen Planungsmethoden Bsp: Termine des Gruppenangebots sollen wahrgenommen werden. → Assistenz für Wegebeschreibung (Routenplaner) → Erinnerungsfunktion im Handy einrichten	– persönliche Erinnerung an die Sitzungen – mehrfaches Wegetraining – Aufbewahrung der Materialien in Kopie bei Fachkräften und Bezugspersonen	– mehrfache Erinnerungen an den Termin – Begleitung zu den Sitzungen durch Bezugspersonen – positive Verstärker
→ Planen und Strukturieren (Sequenzieren) = die Fähigkeit, eine Idee zielgerichtet von ihrem Anfang bis zu ihrer vollendeten Durchführung in Lösungsschritte zu unterteilen, z. B. keine Vorausplanungen. Ausnahme: emotional wichtige Aktivitäten, Dinge	diese Fähigkeiten sind wesentlich für: – das Verständnis der eigenen Einschränkungen, – den Transfer – die Auseinandersetzung mit der Suchtproblematik – → Entwicklung von Hilfestellungen für jedes dieser Felder – zentral: die Förderung von Veränderungsmotivation	Hilfestellungen durch Strukturierungshilfen/Checklisten im zugänglichen Sinneskanal	Teilschritte werden von Fachkräften und Bezugspersonen im zugänglichen Sinneskanal wiederholt	die Planung von Handlungsschritten wird stellvertretend übernommen und mit positiven Verstärkern verknüpft angeboten
→ Befähigung zu komplexer Organisation von Handlungsabfolgen	diese Fähigkeit ist die Voraussetzung für eigenständige Entscheidungsfindungen und Zukunftsplanungen mit Bezug auf die Frage von anschließenden Therapien	Ziel der Teilnahme an allen drei Modulblöcken ist die Förderung von Entscheidungen zur Weiterbehandlung	Zukunftsplanungen werden eher emotional getroffen	abhängig von Modifikation der Umgebung: Wahl zwischen zwei Angeboten oder Vorgabe – dennoch wesentlich: emotionale Zustimmung erarbeiten

Beeinträchtigungen	Mögliche personenbezogene Interventionen	Bei leichten Beeinträchtigungen	Bei mittelschweren Beeinträchtigungen	Bei erheblichen Beeinträchtigungen
→ Konzeptentwicklung Verständnis von Konzepten wie Zeit, Raum, Geld, Mengen, Humor	bei Einschränkungen im Verständnis von größeren Konzepten auf einfache Sprache achten, komplexe Konzepte, die im Clearingprojekt genutzt werden, wie Zeit, Sucht, visualisieren und kleinschrittig erläutern *Achtung:* keinen Transfer erwarten	Bsp.: Zeitmanagement und Priorisierung → Assistenz bei der Einrichtung des Handys → Checklisten → einfache Diagramme für den Blick in die Zukunft	→ stellvertretende Ausführung bei Einrichtung des Handys, des Weckers von Zeituhren → Betreuer müssen Hilfs-Ich-Funktionen übernehmen	personenbezogene mehrfach wiederholte Hilfen *Achtung:* Verständnis nicht erwarten → die meisten Betroffenen reagieren auf emotionale Wärme: Kontakt und Akzeptanz in Gruppensituationen wesentlicher als Informationen
c) **Ausführung:** Initiative zeigen (Antrieb) = eine Aufgabe aus eigenem Antrieb beginnen, z. B. Teilnehmende beginnen nicht von sich aus oder sind ohne Bezug zur Situation und ihren Anforderungen tätig	im Rahmen von Gruppensitzungen Spektrum von Redefluss bis Vermeidung verbaler Aktivitäten möglich → Sitzungsbeginn ritualisieren: – gleiche Einleitungsworte etc. – dito: geordnete Worterteilung	Bsp.: ständiger Redefluss → Begrenzungen bspw. mit Sanduhren einführen	→ eigene verbale Initiativen positiv verstärken	→ Beginn der Sitzung mit den gleichen Einleitungsworten deutlich machen (Routine) → Gruppenbeiträge des Klienten erleichtern, z. B. statt mündlichem Beitrag: Auswahl von Therapiekarten
→ Arbeitsgedächtnis = die Fähigkeit, mehrschrittige Anweisungen/Hinweise im Gedächtnis zu behalten; z. B. kurze Aufmerksamkeitsspanne	Informationsvermittlung an die Fähigkeiten der Teilnehmenden anpassen: – einfache Sprache – nur eine Information zur gleichen Zeit – keine Störungen	→ Checklisten	→ Einbezug von Bezugspersonen/Fachkräften → wiederholte Präsentation	→ Einbezug von Bezugspersonen, die Hilfs-Ich-Funktionen übernehmen → wiederholte Präsentation mit langfristiger Perspektive
Selbstbeobachtung/Umstellen = die Flexibilität, sich gedanklich und verhaltensmäßig von einer Situation zu lösen und die Aufmerksamkeit auf neue Situationen zu lenken, z. B. Teilnehmende regen sich über neue Situationen auf	Fähigkeit ist wesentlich für: – Transfer – Informationsaufnahme – Interaktionsfähigkeiten	→ Einsatz von Selbstbeobachtungstechniken kann im Rahmen von Einzelgesprächen erarbeitet werden	→ Üben → eng gestützt durch Betreuer/Bezugspersonen	*Achtung:* Respekt vor den Eigenheiten der Teilnehmer → ggf. Setting anpassen

Beeinträchtigungen	Mögliche personenbezogene Interventionen	Bei leichten Beeinträchtigungen	Bei mittelschweren Beeinträchtigungen	Bei erheblichen Beeinträchtigungen
→ Überprüfen: Aufgaben und sich selbst überprüfen, z. B. Klient überprüft Aufgaben nicht auf Fehler; merkt nicht, dass gewisse Verhaltensweisen stören (eingeschränkte Fehlererkennung und Korrektur)	Routinen in Verhaltensstandards – freundliche Korrektur – gleiche Worte – Vorrang von positiven Verstärkern vor Konsequenzen	personenbezogene Hilfe	personenbezogene Hilfe	personenbezogene Hilfe
2. Lernschwierigkeiten				
Spezifische Lernschwierigkeiten	bspw. Rechnen – mit Auswirkungen auf Verfahren des Verhaltensmanagements	bspw. Schwierigkeiten, die Konsummenge von Alkohol und Anzahl an Jahren des Alkoholmissbrauchs realistisch einzuschätzen → behutsam externe Hilfen	→ für den Einbezug externer Unterstützung motivieren	→ kompensierende Hilfen
3. Gedächtnisstörungen				
	→ externe Gedächtnishilfen: Notizbücher, Kalender, Erledigungslisten, Notizzettel → Maßnahmen zur Verminderung der Gedächtnisanforderungen: Einbettung von Handlungen in regelmäßig wiederkehrende Routinen, Aufbewahrung von Gegenständen an gleichbleibenden Orten, feste Strukturierung des Tagesablaufs			
Kurzzeitgedächtnis	keine Veränderungen des Settings, Routinen	personenbezogene Hilfen	Ich-stützende Funktion der Bezugsperson	Kompensation der Beeinträchtigung durch das Hilfesetting
Auditives Kurzzeitgedächtnis	visuelle Hilfen entwickeln – bei Konzipierung der Gruppensitzung darauf deutlich vorbereiten – Materialien für längerfristige Wiederholung zur Verfügung stellen	personenbezogene Hilfen	personenbezogene Hilfen	Kompensation der Beeinträchtigung durch das Hilfesetting
Visuelles Kurzzeitgedächtnis	auditive Hilfen entwickeln – bei Konzipierung der Gruppensitzung darauf deutlich vorbereiten – Materialien für längerfristige Wiederholung zur Verfügung stellen	personenbezogene Hilfen	personenbezogene Hilfen	Kompensation der Beeinträchtigung durch das Hilfesetting

Beeinträchtigungen	Mögliche personenbezogene Interventionen	Bei leichten Beeinträchtigungen	Bei mittelschweren Beeinträchtigungen	Bei erheblichen Beeinträchtigungen
4. Störung des visuell-räumlichen Denkens				
Achtung: **Bei Betroffenen mit diesen Einschränkungen keine Verschriftlichung oder Zeichnung im Gruppenrahmen erwarten**				
Räumlich-visuelle Wahrnehmung	**Gruppensetting räumlich nicht verändern**	personenbezogene Hilfen	personenbezogene Hilfen	personenbezogene Hilfen
Beeinträchtigung der Selbstregulation				
1. Störung der Affekt- oder Verhaltensregulation = die Fähigkeit, Emotionen in einem adäquaten Verhältnis zum Auslöser zu modulieren, z. B. Teilnehmende überreagieren bei kleinen Problemen	negative Affekte, Gereiztheit, Impulsdurchbrüche – vorbesprochene Pausen – personenbezogene Hilfen/ Hilfekoffer – Reizreduktion – bspw. durch Kopfhörer → je nach Ursache – Rollenspiele – orale Stimulation – „Denkstuhl“ angewandt für selbstbestimmtes „Time-out“, ohne die Gruppe verlassen zu müssen	– Notfallstrategien – Emotionsmanagement (Förderung emotionsregulatorischer Kompetenzen) – Selbstachtsamkeits- und/oder Entspannungsübungen	– Rollenspiele – Krisensituationen im Rahmen der Einzelsitzungen vorbereiten	– Begleitung – evtl. Abbruch der Sitzung
	Achtung: Strategien, die nicht wirken, nicht massiver nutzen, sondern gemeinsam kreativ werden – etwas anderes versuchen!			
2. Aufmerksamkeitsdefizit	Aufmerksamkeitswechsel, Konzentrationsfähigkeit – Pausen mit personenbezogenen Hilfen, wie kinesiologischen Übungen, Musik hören etc.; insgesamt sollten auch die Gruppensitzungen eine enge zeitliche Begrenzung haben	→ Pausen	personenbezogene Hilfe	personenbezogene Hilfe

Beeinträchtigungen	Mögliche personenbezogene Interventionen	Bei leichten Beeinträchtigungen	Bei mittelschweren Beeinträchtigungen	Bei erheblichen Beeinträchtigungen
3. Störungen der Impulskontrolle = die Fähigkeit, einem Impuls zu widerstehen, z. B. Teilnehmende platzen mit Antworten heraus		→ Selbstwahrnehmung von Auslösern – bevor sich Krisen aufbauen	→ Notfallplan vorbesprechen, „Was hilft?“, „Notfallkoffer“, Hilfsmittel, wie Igelbälle, Gummibänder etc., bereithalten	→ Wahrnehmung durch Trainer und Bezugspersonen vorbesprechen, mitbringen, was hilft
a) Schwierigkeiten, abzuwarten, bis man an der Reihe ist	Verbalisierung mit den gleichen Worten	→ Rollenspiel	→ üben	→ ggf. vorlassen → Pause
b) Schwierigkeiten, Regeln zu folgen	Regeln den Kanälen entsprechend visuell im Gruppenraum aufhängen und bei Bedarf verbal wiederholen	→ ggf. Konsequenzen nur auf die Situation direkt beziehen	personenbezogene Hilfe	personenbezogene Hilfe
Beeinträchtigung adaptiver Funktionen				
1. Kommunikationsdefizit				
Sprachverständnis	Übergang auf andere Kanäle und dort Materialien dem kognitiven Niveau entsprechend anbieten: – einfache Sprache, – Piktogramme – andere Visualisierungen – in jeder Sitzung Wiederholung wichtiger Informationen	→ einfache Checklisten	→ Wiederholungen in allen Kanälen → Fachkräfte/Bezugspersonen mit Hilfs-Ich-Funktionen	überprüfen, ob Teilnahme an Gruppensitzungen sinnvoll ist
2. Störung der sozialen Kommunikation und Interaktion				
Suggestibilität = übermäßige Freundlichkeit gegenüber Fremden	Einsatz zur positiven Motivation für Gruppenangebot muss im psycho-edukativen Block intensiv als Rückfallgefährdung thematisiert werden	→ Psychoedukation → Freundschaftstraining, z. B. „Good Buddies“	personenbezogene Hilfe	personenbezogene Hilfe

Beeinträchtigungen	**Mögliche personenbezogene Interventionen**	**Bei leichten Beeinträchtigungen**	**Bei mittelschweren Beeinträchtigungen**	**Bei erheblichen Beeinträchtigungen**
Schwierigkeiten, soziale Hinweise zu verstehen	→ überdeutliche Visualisierung und Mimik → sofortige Erläuterung missverständlicher Mimik, Körperhaltung etc. *Achtung:* fehlenden Augenkontakt nicht als fehlende Motivation interpretieren	Übungen zur Verbesserung der Emotionserkennung, z. B. Einsatz von Mimikkarten	personenbezogene Hilfe	personenbezogene Hilfe
Schwierigkeiten, soziale Konsequenzen zu verstehen	soziales Kompetenztraining, Rollenspiele verschiedener sozialer Situationen, positive Verstärker haben Vorrang	Materialien, Gespräche, Visualisierungen	Rollenspiele, Übungen	personenbezogene Hilfe
3. Beeinträchtigung von Fertigkeiten der alltäglichen Lebensführung				
Schwierigkeiten, Routinen einzuhalten, können nicht eigenständig den Tagesablauf organisieren	externe Supervision Installieren von Hilfs-Ich-Funktionen	→ Hilfs-Ich-Funktionen können als Erinnerungsfunktionen auf Strukturierungsgespräche und Apparate übertragen werden	→ Hilfs-Ich-Funktionen bei Betreuern	→ Umfeld muss Hilfs-Ich-Funktionen übernehmen
4. Beeinträchtigung motorischer Fertigkeiten				
z. B. der Feinmotorik oder anhaltende Probleme mit der Grobmotorik, der Koordination oder Balance	keine schriftlichen Übungen in der Gruppensituation	personenbezogene Hilfe	personenbezogene Hilfe	personenbezogene Hilfe
motorische Unruhe	Pausen, Bewegung anbieten	Hilfekoffer	Igelball, Gummibänder	→ Bezugsperson geht bei Bedarf gemeinsam mit dem Teilnehmenden, Abbau der Spannung durch Bewegung

Beeinträchtigungen	Mögliche personenbezogene Interventionen	Bei leichten Beeinträchtigungen	Bei mittelschweren Beeinträchtigungen	Bei erheblichen Beeinträchtigungen
Ergänzungen				
Sensorisch bedingte Überreaktion: überstarke Reaktion bspw. auf – Berührungen – Licht – Wärme – Gerüche etc.	– keine starken Lichtquellen im Raum – Aufsetzen einer Sonnenbrille – keine Berührungen zulassen – Lautstärke regulieren → Happy-Chair: nicht neben Viel- und Lautredner setzen – Gerüche minimieren – „Wohlfühl-Ecke“	Selbstmanagement und Verbalisierung → eigenständiges Verändern unangenehmer Situationen	Wahrnehmung und Lösungen trainieren	Bezugspersonen müssen darauf reagieren → Störreize entfernen
Sensorisch bedingte Unterreaktion (Analgesie), bspw. – eingeschränktes Kälte- und Wärmeempfinden – eingeschränktes Schmerzempfinden	muss external im Gruppensetting mitbeachtet werden *Achtung:* Verletzungsgefahr	personenbezogene Hilfe	personenbezogene Hilfe	personenbezogene Hilfe

Anhang B: Ressourcenkarte

Was kann ich gut? Was haben meine Bezugspersonen über mich gesagt?

Es gibt Menschen in meinem Leben, die mich sehr mögen.
Hier sind die Dinge, die sie an mir besonders gut finden:

Das finde *ich* an mir gut (das kann ich gut):

Am liebsten verbringe ich meine Zeit mit:

Anhang C: Hilfen in Stresssituationen

Mir hilft, wenn Sie
- erkennen, dass ich genervt bin.
- langsam und ruhig mit mir sprechen.
- mich sachte darauf hinweisen, dass ich kurz vor dem Ausrasten bin.
- mich zu einem ruhigen Ort bringen, wo ich wieder, ohne dass die anderen lästern, „runterkommen" kann.
- verstehen, was mich wütend macht.

Wenn ich mich ganz doll aufrege, brauche ich jemanden, der mich in eine ruhige Umgebung bringt, damit ich meine Beherrschung wiedergewinnen kann. Mit mir zu reden oder zu diskutieren, wenn ich mitten in einem Ausraster bin, wird uns nur beide frustrieren.
Warten Sie, bis ich mich beruhigt habe, bevor wir über das sprechen können, was passiert ist.

Anhang D: Was ist manchmal schwer für mich?

Ich nehme alles sehr wörtlich und denke ganz direkt.	☐ trifft zu ☐ trifft nicht zu
Das bedeutet, dass ich Sätze nicht verstehen kann, wenn Sie nicht das sagen, was Sie meinen.	☐ trifft zu ☐ trifft nicht zu
„Pass auf, was du sagst", „Kümmere dich um dein Zimmer", „Du weißt ja, was du zu tun hast". Ich weiß nicht, was diese Sätze bedeuten sollen!	☐ trifft zu ☐ trifft nicht zu
Auch wenn ich etwas schon öfter mal geschafft habe, kann es sein, dass das wieder weg ist. Jede Situation ist wieder total neu für mich, weil ich mich nicht erinnern kann, was ich vorher gemacht habe und wie ich das hingekriegt habe.	☐ trifft zu ☐ trifft nicht zu
Ich denke langsamer. Es kann sein, dass ich länger brauche, um Ihnen zu antworten, weil ich mehr Zeit brauche, um zu verstehen, was Sie gesagt haben.	☐ trifft zu ☐ trifft nicht zu
Ich kann manchmal nicht voraussehen und ahnen, was passieren wird. Das heißt, dass ich dadurch ganz schnell reagiere und mich dann darüber wundere, was plötzlich los ist, weil ich das so nicht meinte oder wollte.	☐ trifft zu ☐ trifft nicht zu
Wenn ich erst einmal etwas gelernt habe, bleibt das fest in meinem Kopf und ich kann dann nicht davon weg.	☐ trifft zu ☐ trifft nicht zu
Ich kann den Gesichtsausdruck der anderen oft nicht verstehen. Das bedeutet, dass ich oft nicht weiß, was sie wirklich meinen, und das macht es sehr schwer, mit anderen Menschen zurechtzukommen.	☐ trifft zu ☐ trifft nicht zu
Manchmal erinnere ich mich an Dinge, und manchmal gehen Dinge in meinem Kopf verloren. Es ist möglich, dass ich etwas wiederholen kann, wenn ich vor Ihnen stehe, aber es sofort vergesse, sobald ich mich umgedreht habe.	☐ trifft zu ☐ trifft nicht zu
Eine leichte Berührung kann mir wie ein Schlag vorkommen, oder normale Beleuchtung kann auf mich wie Flackerlicht wirken. Das macht mich manchmal nervös und nervt mich.	☐ trifft zu ☐ trifft nicht zu

Anhang E: Was löst bei mir Stress aus?

Wer füllt diesen Fragebogen aus?	__________
Selbsteinschätzung (das denke ich über mich)	__________ __________ __________
Fremdeinschätzung (das sagen andere über mich)	__________ __________ __________
Dieser Fragebogen ist über (Name)	__________
Ich werde sauer, wenn ...	☐ ... ich etwas nicht verstehe.
	☐ ... Situationen zu schnell für mich ablaufen.
	☐ ... ich merke, dass ich nicht mehr weiß, wovon eigentlich geredet wird.
	☐ ... mir etwas nicht mehr einfällt.
	☐ ... jemand mich anfasst.
	☐ ... mir alles zu viel wird.
	☐ ... ich nicht weiß, welche Fragen ich stellen soll.
Und meine Reaktionen darauf: Ich reagiere dann, indem ich ...	☐ ... frech werde und mich gegen alles wehren möchte.
	☐ ... laut werde.
	☐ ... nerve.
	☐ ... mich körperlich bewegen muss.
	☐ ... andere Sachen oder Menschen angreife.
	☐ ... aufgebe.
	☐ ... weggehe.
	☐ ... zu viel rede.

Anhang F: Was hilft mir im Alltag?

Ich reagiere am besten auf Menschen, die so sind:	☐ geduldig – keinen Druck auf mich ausüben ☐ positiv – nicht dauernd meckern ☐ klare Ansagen machen – nicht dauernd was anderes wollen ☐ alles gut vorbereiten – mich nicht durcheinander bringen ☐ ruhig – nicht unfreundlich mit mir reden ☐ gleichbleibend – nicht unzuverlässig sind

Benutzen Sie eine genaue Sprache. Ich kenne mich mit schwierigen Worten nicht aus, daher verstehe ich oft gar nicht, was Sie meinen. Bitte achten Sie auf Ihre Worte und versuchen Sie, eine Sprache zu benutzen, die genau das meint, was sie sagt.	☐ trifft zu ☐ trifft nicht zu
Mein Gedächtnis ist manchmal nicht besonders gut. Ich muss alles wieder und wieder lernen, bevor es sich in meinem Kopf festsetzen kann. Bitte werden Sie nicht böse oder ungeduldig wegen meines Vergessens. Ich möchte das ja nicht.	☐ trifft zu ☐ trifft nicht zu
Helfen Sie mir, dass ich nicht ständig mein Gedächtnis anstrengen muss. Listen, Erinnerungen, Hinweiskarten – alles kann für mich hilfreich und unterstützend sein.	☐ trifft zu ☐ trifft nicht zu
Sprechen Sie langsam, mit weniger Worten. Wenn Sie mir etwas erklären wollen und ich verstehe es nicht, versuchen Sie, weniger Worte zu benutzen. Ihre Informationen strengen mich an, und zu viele Worte überlasten mich.	☐ trifft zu ☐ trifft nicht zu
Verändern Sie Ihre Worte für das, was ich tun soll, nicht. Wenn Sie mal sagen, „renne nicht“, mal „gehen, bitte“ und mal „langsam“ kann mein Kopf nicht verstehen, dass Sie jedes Mal dasselbe Verhalten meinen. Benutzen Sie genau die gleichen Wörter oder Sätze, damit mein Gehirn versteht, was Sie von mir erwarten.	☐ trifft zu ☐ trifft nicht zu
Geben Sie mir genaue Anweisungen. Es fällt mir schwer, alle Einzelheiten zu behalten und auch, was ich wann machen soll. Helfen Sie mir bei der Planung und dabei, die Aufgaben in kleinere Schritte aufzuteilen. (Und erwarten Sie nicht, dass ich auf mein Gedächtnis zurückgreifen kann – schreiben Sie es mir auf!)	☐ trifft zu ☐ trifft nicht zu

Anhang G: Materialien aus dem Internet

Anhang G.1 Geschichte einer Mutter

http://www.guttempler.de/dokumente/category/16-alkohol-in-schwangerschaft-und-stillzeit

Anhang G.2 FASD – und dann? Ein Handbuch für Jugendliche und junge Erwachsene

Buchprojekt in Planung

Anhang G.3 Beispiele für Achtsamkeitsübung (übergreifend für alle Sitzungen)

- http://www.borderline-selbsthilfe-schwerte.de/index.php?option=com_content&view=article&id=101&Itemid=111
- http://www.borderline-selbsthilfe-schwerte.de/index.php?option=com_content&view=article&id=52&Itemid=75
- https://www.youtube.com/watch?v=wtFP9oZkC3o

Anhang G.4 Filmbeispiele für Modulblock I, erste und zweite Sitzung (Kap. 7.4.2)

Zu finden unter:

- https://www.youtube.com/watch?v=85KY4nr1fxk
- https://www.youtube.com/watch?v=NoPWkjLf6kM
- https://www.youtube.com/watch?v=r4qqFGeULdE
- https://www.youtube.com/watch?v=HZxgdRxceaA
- https://www.youtube.com/watch?v=8Cz9zPCxAnY
- https://www.youtube.com/watch?v=nLZ5odgdQlw

  oder zu bestellen unter:
- http://www.filmsortiment.de; Titel: „Jetzt lieber nicht“ und „Jetzt weiß ich, es war falsch“.

Anhang G.5 Materialien für Modul I, Sitzung 1 (Kap. 7.4.1)

http://www.guttempler.de/dokumente/send/16-alkohol-in-schwangerschaft-und-stillzeit/687-kind-trinkt-mit

Anhang G.6 Beispiele für Rollenvorbilder für Modul I, Sitzung 4 (Kap. 7.4.4)

http://www.nacoa.de/images/stories/pdfs/Rollenmuster.pdf

Anhang G.7 Informationsmaterialien zum Thema Alkohol und Schwangerschaft für Modul I, Sitzung 5 (Kap. 7.4.5)

- www.bzga.de: hier u. a. Rezeptbuch für alkoholfreie Drinks (kostenlos zum Bestellen)
- Aufklärungsfilm zu Alkoholkonsum in der Schwangerschaft zu finden unter www.wigwamzero.de

Anhang G.8 Materialien für Modul II, Sitzung 3 (Kap. 7.5.3)

Arbeitsbogen Ressourcenpool

- http://ismz.ch//daten/Arbeitsblaetter_ZRM-Jugend_2014.pdf (auf Seite 8 der pdf-Datei)

Anhang G.9 Materialien für Modul II, Sitzung 5 (Kap. 7.5.5)

DVD „Thema: Alkohol" z. B. mit fünf dokumentarischen Kurzfilmen. Im Kurzfilm „In Echt" berichten neun Jugendliche bzw. junge Erwachsene über ihren Umgang und ihre Erfahrungen mit Alkohol. Sie sprechen sowohl über Beweggründe zu trinken als auch über Einstellungen, Wirkungen und Folgen von Alkoholkonsum.

- http://www.bzga-avmedien.de/?uid=d894d22e627d37d9ce2405ec4282f3f3&id=-thema.suchtpraevention&idx=104

Anhang H: Hilfreiche Adressen

Anhang H.1 Adressen für Beratung und Behandlung

Suchtberatung Lebenshilfe, Berlin
- Internet: http://www.lebenshilfe-berlin.de/de/unsere-angebote/beratung/suchtberatung.html

Heilpädagogische Ambulanz Berlin
- ambulante Suchtrehabilitation für Menschen mit geistiger Behinderung
- Internet: http://hpa-berlin-ev.de/de/Sucht

Fachklinik Oldenburgerland
- Entwöhnungsbehandlungen für Menschen mit Intelligenzminderung
- Internet: http://www.archiv.dw-ol.de/index.asp?ID=19537

Fachklinik Fischer-Haus
- Entzugsbehandlungen für Männer mit Lernbehinderung und geistiger Behinderung – in Gaggenau-Michelbach
- Internet: www.fischer-haus.de

Fachklinik Schloz in Freudenstadt
- Klinik für alkohol- und medikamentenabhängige Frauen im Alter von 18 bis 70 Jahren. Die Klinik arbeitet nach einem integrierten frauenspezifischen Ansatz. Es werden auch Frauen mit Doppeldiagnosen behandelt.
- Internet: http://www.bw-lv.de/fachkliniken/fachklinik-schloz

Evangelisches Krankenhaus Alsterdorf
- bietet qualifizierten Entzug für Menschen mit Lern- und geistiger Behinderung an
- Internet: http://www.evangelisches-krankenhaus-alsterdorf.de

Datenbank Geistige Behinderung und Sucht
- Vollerhebung, Sucht und Geistige Behinderung; LWL
- Internet: http://www.geistige-behinderung-und-sucht.de/projekt

Anhang H.2 Allgemeine Informationen zu FASD

Patienten- und Elternvertretung
- www.fasd-deutschland.de

Bundesdrogenbeauftragte
- http://drogenbeauftragte.de/drogen-und-sucht/alkohol/alkohol-und-schwangerschaft.html

Best Practice
- Leitlinien für Interventionsstrategien für Menschen mit FASD: Substance Abuse and Mental Health Services Administration (SAMHSA) has recently published a Treatment Improvement Protocol (TIP) #58, entitled „Addressing Fetal Alcohol Spectrum Disorders" (SAMHSA, 2014). This document offers best-practices guidelines based on an evidence base of scientific research findings and clinical practice theory and principles. Download verfügbar unter: http://store.samhsa.gov/product/TIP-58-Addressing-Fetal-Alcohol-Spectrum-Disorders-FASD-/SMA13-4803

Anhang H.3 FASD-Diagnostik für Erwachsene

Berlin
Prof. Dr. med. H.-L. Spohr
FASD-Zentrum Berlin
Anmerkung: ohne Einschränkungen
Internet: www.fas-spohr.de

Charité
Campus Virchow Klinikum
Klinik für Kinder- und Jugendpsychiatrie
Hochschulambulanz FASD-Sprechstunde (Frau Wolter, Ärztin)
Augustenburger Platz 1
13353 Berlin
Tel. 030 450 566229
Anmerkung: bundesweit, jedoch nur bis zum Alter von 21 Jahren.

FASD-Ambulanz an der Psychiatrischen Institutsambulanz für psychische Gesundheit bei Entwicklungsstörungen
Evangelisches Krankenhaus Königin Elisabeth Herzberge gGmbH
Herzbergstraße 79
10365 Berlin
Tel.: 030 5472 4960
Mail: an.hartmann@keh-berlin.de
Internet: www.keh-berlin.de
Anmerkung: nur Berliner Anfragen

FASD-Fachzentrum
Sonnenhof
Neuendorfer Str. 60
13585 Berlin
Mail: fasd-sprechstunde@ev-sonnenhof.de
Internet: www.fasd-fachzentrum.de
Anmerkung: Erwachsene aus dem Bundesgebiet

Erlangen
Spezialsprechstunde FASD im Erwachsenenalter
Kopfkliniken
Psychiatrische und Psychotherapeutische Klinik
Schwabachanlage 6
91054 Erlangen
Mail: psych-fasd@uk-erlangen.de

Essen
LVR-Klinikum Essen
Klinik für Abhängiges Verhalten und Suchtmedizin Sprechstunde FASD bei Erwachsenen
Virchowstraße 174
45147 Essen
Tel: 0201 7227 265
Ansprechpartnerinnen: Dr. Henrike Schecke und Lisa Francke, M.Sc. Psych.
Anmerkung: Diagnostik ab 18 Jahren

Leipzig
Sozialpädiatrisches Zentrum Leipzig
Frau Dr. Hoff-Emden
Anmerkung: Auf Anfrage
Mail: spz@fhle.de

Literaturverzeichnis

Abel EL, Hannigan JH. Maternal risk factors. In: fetal alcohol syndrome: provocative and permissive In:fluences. Neurotoxicol Teratol. 1995;17(4):445-62.

Abkarian GG. Communication effects of prenatal alcohol exposure. Journal of Communication Disorders. 1992;25:221-40.

Achenbach TM, Rescorla LA. (2001). Manual for the ASEBA School-Age Forms and Profiles. Burlington: University of Vermont, Research Center for Children, Youth, and Families; 2001.

Adams M, Effertz T. Volkswirtschaftliche Kosten des Alkohol- und Tabakkonsums. In: Singer MV, Batra A, Mann K, Hrsg. Alkohol und Tabak. Grundlagen und Folgeerkrankungen. Stuttgart: Thieme; 2011. S. 57-62.

Adubato SA, Cohen DE, editors. Prenatal alcohol use and fetal alcohol spectrum disorders: diagnosis, assessment and new directions in research and multimodal treatment. Sharjah: Bentham Science Publishers; 2011. p. 57.

Aichele V. Behinderung und Menschenrechte: Die UN-Konvention über die Rechte von Menschen mit Behinderungen. Aus Politik und Zeitgeschichte (APuZ 23/2010). Bundeszentrale für politische Bildung, Hrsg; 2010.

AFET Bundesverband für Erziehungshilfe, Hrsg. AFET-Modell der Fachleistungsstunden für ambulante Erziehungshilfen. Eine Arbeitshilfe. 3. Aufl. Hannover: AFET; 2014.

AFET Bundesverband für Erziehungshilfe, Hrsg. Funktion und Funktionalität von Schulbegleitung im inklusiven Schulsystem!? Expertise im Auftrag des AFET. Hannover: AFET; 2017.

Akjstat, TU Dortmund, Hrsg. Datenanalysen der Dortmunder Arbeitsstelle Kinder- und Jugendhilfestatistik. Bereich: Eingliederungshilfen für seelisch behinderte junge Menschen. Wie viele Eingliederungshilfen gibt es und wie hoch sind die regionalen Unterschiede? 2009. http://www.akjstat.tu-dortmund.de/fileadmin/Analysen/Eingliederungshilfen/eh2.pdf. : 23.03.2018.

Alati R, Clavarino A, Najman JM, et al. The developmental origin of adolescent alcohol use: findings from the Mater University Study of Pregnancy and its outcomes. Drug Alcohol Depen. 2008;98(1-3):136-43.

Alex K, Feldmann R. FAS und ADHS: Ähnlichkeiten und feine Unterschiede. Kinder-Spezial. 2011;40.

American Psychiatric Association (APA). Diagnostic and statistical manual of mental disorders. 3rd ed. Washington DC: APA; 1980.

American Psychiatric Association (APA). Diagnostic and statistical manual of mental disorders. 3rd ed. Washington DC: APA; 1987.

American Psychiatric Association (APA). Diagnostic and statistical manual of mental disorders. 4th ed. Washington DC: APA; 2000.

American Psychiatric Association (APA). Diagnostic and statistical manual of mental disorders. 5th ed. Washington DC: APA; 2013.

Aragon AS, Kalberg WO, Buckley D, et al. Neuropsychological study of FASD in a sample of American Indian children: processing simple versus complex information. Alcoholism: Clinical and Experimental Research. 2008;32:2136-48.

ASMK. 84. Arbeits- und Sozialministerkonferenz 2007 am 15./16. November 2007, Beschlussprotokoll der 84. Konferenz der Ministerinnen und Minister, Senatorinnen und Senatoren für Arbeit und Soziales der Länder. Top 4.4 Weiterentwicklung der Eingliederungshilfe für Menschen mit Behinderungen. Berlin; 2007.

Astley SJ. Diagnostic guide for fetal alcohol spectrum disorders: the 4-digit diagnostic code. 3rd ed. Seattle: University of Washington Publication Services; 2004.

Astley SJ. Diagnosing fetal alcohol spectrum disorders (FASD). In: Adubato SA, Cohen DE, editors. Prenatal alcohol use and fetal alcohol spectrum disorders: diagnosis, assessment and new

directions in research and multimodal treatment. United Arab Emirates: Bentham Science Publisher; 2011. p. 3-29.
Astley SJ. Twenty years of patient surveys confirm a FASD 4-Digit Code. Interdisciplinary diagnosis afforded substantial access to interventions that met patients' needs. J Popul Ther Clin Pharmacol. 2014;21(1):e81-e105.
Astley SJ. Palpebral fissure length measurement: accuracy of the FAS facial photographic analysis software and accuracy of the ruler. J Popul Ther Clin Pharmacol. 2015;22(1):e9-26.
Astley SJ. FAS facial photographic analysis software version 2.1. Seattle: University of Washington; 2016.
Astley SJ, Bailey D, Talbot C, Clarren SK. Fetal alcohol syndrome (FAS) primary prevention through FAS diagnosis: II. A comprehensive profile of 80 birth mothers of children with FAS. Alcohol Alcohol. 2000;35(5):509-19.
Badry D, Bell M, Walsh C. Delivering housing and support interventions to chronically and episodically homeless with FASD. http:// www.interprofessional.ubc.ca/ AdultsWithFASD2014/ A!cBadry.pdf. Zugriff: 23.12.2014.
Baer JS, Barr HM, Bookstein FL, Sampson PD, Streissguth AP. Prenatal alcohol exposure and family history of alcoholism in the etiology of adolescent alcohol problems. J Stud Alcohol. 1998;59(5):533-43.
Baer JS, Sampson PD, Barr HM, Connor PD, Streissguth AP. A 21-year longitudinal analysis of the effects of prenatal alcohol exposure on young adult drinking. Arch Gen Psychiatry. 2003;60(4):377-85.
BAR (Bundesarbeitsgemeinschaft für Rehabilitation), Hrsg. Begutachtung. Gemeinsame Empfehlung. Frankfurt/Main: BAR; 2016.
BAR (Bundesarbeitsgemeinschaft für Rehabilitation), Hrsg. Reha-Prozess. Gemeinsame Empfehlung. Frankfurt/Main: BAR; 2019. https://www.bar-frankfurt.de/fileadmin/dateiliste/publikationen/empfehlungen/downloads/GEReha-Prozess.web_2019.pdf.
Barr HM, Bookstein FL, O'Malley KO, et al. Binge drinking during pregnancy as a predictor of psychiatric disorders on the structured clinical interview for DSM-IV in young adult offspring. Am J Psychiat. 2006;163(6):1061-65.
Beauftragte der Bundesregierung für die Belange von Menschen mit Behinderungen, Hrsg. Die UN-Behindertenrechtskonvention. Übereinkommen über die Rechte von Menschen mit Behinderung. Berlin; 2017. Stand: Januar 2017.
Beck U, Beck-Gernsheim E, Hrsg. Riskante Freiheiten. Individualisierung in modernen Gesellschaften. Berlin: Suhrkamp; 1994.
Becker G. Fetale Alkoholspektrum-Störungen: Besonderheiten einer Behinderung. Deutsches Ärzteblatt. 2015;13(8):369-70.
Becker G, Hantelmann D. Fetales Alkoholsyndrom. Oft fehldiagnostiziert und falsch betreut. Deutsches Ärzteblatt. 2013;110(42):A1944-5.
Beckmann J. Themengutachten TG-1028. Berechnung der Entgelte bei der Entgeltfinanzierung von Leistungen. 2014. Verfügbar unter: https://www.kijup.nomos.de/fileadmin/kijup/doc/Leseproben/TG-1028_Berechnung_der_Entgelte.pdf.
Beine W. Suchtgefährdete Menschen mit geistiger Behinderung im Betreuungsalltag – ausgewählte Aspekte. In: Klauß T, Hrsg. Geistige Behinderung und Sucht [Materialien der DGSGB]. 2003;7:13-9.
Bell CC, Chimata R. Prevalence of neurodevelopmental disorders in low-income African-Americans at a family medicine clinic on Chicago's Southside. Psychiatric Services. 2015;66:539-42.
Benkert D, Krause KH, Aidelsburger P. Medikamentöse Behandlung der ADHS (Aufmerksamkeitsdefizit-/Hpyeraktivitätsstörung) im Erwachsenenalter in Deutschland. HTA-Bericht 108. Köln:

Deutsches Institut für medizinische Dokumentation und Information; 2010. http://portal.dimdi.de/de/hta/hta_berichte/hta267_bericht_de.pdf. Zugriff: 16.01.2015.

Bergmann EE, Bergmann RL, Ellert U, Dudenhausen JW. Perinatale Einflussfaktoren auf die spätere Gesundheit – Ergebnisse des Kinder- und Jugendgesundheitssurveys (KiGGS). Bundesgesundheitsblatt – Gesundheitsforschung – Gesundheitsschutz. 2007;50:670-6.

Bertrand J, Floyd RL, Weber MK, et al. Fetal Alcohol Syndrome: guidelines for referral and diagnosis. Atlanta GA: Centers for Disease Control and Prevention; 2004.

Bertrand J. Interventions for children with fetal alcohol spectrum disorders (FASDs): overview of findings for five innovative research projects. Res Dev Disabil. 2009;30:986-1006.

Bertrand L. Förderdiagnostik bei Schülern mit spezifischem Förderbedarf. [Schriftlicher Beitrag für die Jahrestagung der Integrationsforscher, Eisenstadt (A), 27. Februar bis 02. März 2001]. Innsbruck: bidok – behinderung inklusion dokumentation Bibliothek; 2001. http://bidok.uibk.ac.at/library/bertrand-eisenstadt.html. Zugriff: 21.03.2012.

BGBL. Bundesgesetzblatt vom 29.12.2016. Teil I, Nr. 66, S. 3234.

Biederman J, Wilens T, Mick E, et al. Psychoactive substance use disorders in adults with attention deficit hyperactivity disorder (ADHD): effects of ADHD and psychiatric comorbidity. Am J Psychiat. 1995;152.1652-8.

Bielefeldt H. Zum Innovationspotenzial der UN-Behindertenrechtskonvention. 3. Aufl. Berlin: Deutsches Institut für Menschenrechte; 2009.

Bierman KL. Peer rejection: developmental processes and intervention strategies. New York: Guilford; 2004.

Bischof C. Das „Community Reinforcement and Family Training" CRAFT. SuchtMagazin. 2012;1:30-2.

Bishop S, Gahagan S, Lord C. Re-examining the core features of autism: a comparison of autism spectrum disorder and fetal alcohol spectrum disorder. Journal of Child Psychology and Psychiatry. 2007;48:1111-21.

Böhnisch L. Lebensbewältigung: Ein Konzept für die Soziale Arbeit. Zukünfte. Weinheim, Basel: Beltz Juventa; 2016.

Boland FJ, Burrill R, Duwyn M, Karp J. Fetal alcohol syndrom: implications for correctional service. Corrections Canada, Corporate Development, Research Branch; 1998. http://www.csc-scc.gc.ca/research/forum/e143/e143s-eng.shtml. Zugriff: 03.12.2014.

Bolen LM. WISC–III score changes for EMH students. Psychology in the Schools. 1998;35:327-32.

Braune NJ, Schröder J, Gruschka P, Daecke, Pantel J. Determinanten eines Therapieabbruchs während der stationären qualifizierten Entgiftungsbehandlung bei Patienten mit Alkohol- und Drogenabhängigkeit. Fortschr Neurol Psychiat. 2008;76.217-24.

Brisch KH, Hrsg. Bindung und frühe Störungen der Entwicklung. Stuttgart: Klett-Cotta; 2011.

Brown F, Leon-Chisen N, editors. ICD-9-CM coding handbook without answers (2012 revised edition). Chicago: Central Office on ICD-9-CM of the American Hospital Association; 2012.

Brown J, Mitchell M, Wartnik A, Russel, A. FASD and the courts: a reference for legal professionals. Bench and Bar of Minnesota. 2015;24-8.

Brown J, Rich SD, Freeman N. Neurodevelopmental disorder associated with prenatal alcohol exposure (ND-PAE): a beginner's guide for clinical and forensic mental health professionals. Behavioral Health. 2016;4:1-6.

Brown JM, Haun J, Zapf PA, Brown NN. Fetal alcohol spectrum disorders (FASD) and competency to stand trial (CST): suggestions for a ‚best practices' approach to forensic evaluation. International Journal of Law and Psychiatry. 2017;52:19-27.

Brown NN, Wartnik AP, Connor PD, Adler RS. A proposed model standard for forensic assessment of FASD. Journal of Psychiatry and Law. 2010;38:383-418.

Brown NN, Gudjonsson G, Connor P. Suggestibility and fetal alcohol spectrum disorders (FASD): I'll tell you anything you want to hear. Journal of Psychiatry and Law. 2011;39:39-71.

Brown NN, Connor PD, Adler RS. (2012). Conduct-disordered adolescents with fetal alcohol spectrum disorder: intervention in secure treatment settings. Crim Justice Behav. 2012;39:770-93.

Brown RT, Coles CD, Smith IE, et al. Effects of prenatal alcohol exposure at school age. II. Attention and behavior. Neurotoxicology and Teratology. 1991;13:369-76.

Brunk D. Should fetal alcohol spectrum disorder be included in DSM-5? Clinical Psychiatry News. 2009;26.

BSG (Bundessozialgericht). Beschluss vom 17.03.2015 – B 3 P 1/15 S. NZS 2015, 508; 2015.

Drucksache des Deutschen Bundestages 18/5926 vom 07.09.2015. Entwurf eines Zweiten Gesetzes zur Stärkung der pflegerischen Versorgung und zur Änderung weiterer Vorschriften (Zweites Pflegestärkungsgesetz – PSG II). Berlin.

Drucksache des Deutschen Bundestages 18/9518 vom 05.09.2016. Entwurf eines Dritten Gesetzes zur Stärkung der pflegerischen Versorgung und zur Änderung weiterer Vorschriften(Drittes Pflegestärkungsgesetz – PSG III). Berlin.

Drucksache des Deutschen Bundestages 18/9522 vom 05.09.2016. Gesetzentwurf der Bundesregierung. Entwurf eines Gesetzes zur Stärkung der Teilhabe und Selbstbestimmung von Menschen mit Behinderungen (Bundesteilhabegesetz – BTHG). Berlin.

Buckles J, Luckasson R, Keefe E. A systematic review of the prevalence of psychiatric disorders in adults with intellectual disability, 2003–2010. Journal of Mental Health Research in Intellectual Disabilities. 2013;6(3)2013.

Bühringer G, Kräplin A, Behrendt S. Universal characteristics and consequences of the addiction syndrome. In: Shaffer HJ, editor. The APA Addiction Syndrome Handbook (pp. 291–316). Washington DC: American Psychological Association Press; 2012.

Bundesarbeitsgemeinschaft überörtlicher Sozialhilfeträger – BAgüS, Hrsg. Kennzahlenvergleich der überörtlichen Träger der Sozialhilfe, Münster; 2013. http://www.dvfr.de/ fileadmin/download/Aktuelles/Kennzahlenvergleich_2012_31-01-14.pdf. Zugriff: 03.12.2014

Bundesärztekammer. Stellungnahme der Zentralen Kommission zur Wahrung ethischer Grundsätze in der Medizin und ihren Grenzgebieten (Zentrale Ethikkommission) bei der Bundesärztekammer: Die neue UN-Konvention für die Rechte von Menschen mit Behinderung als Herausforderung für das ärztliche Handeln und das Gesundheitswesen. Dtsch Ärztebl. 2010;107:7A297.

Bundesministerium für Arbeit und Soziales, Hrsg. Arbeitsgruppe Bundesteilhabegesetz – Abschlussbericht – Teil A. Bonn: Bundesministerium für Arbeit und Soziales; 2015.

Bundesministerium für Gesundheit (BMG), Hrsg. Glossar. Zweites Pflegestärkungsgesetz (PSG II). Berlin: BMG; 2017. Verfügbar unter: https://www.bundesgesundheitsministerium.de/service/begriffe-von-a-z/p/pflegestaerkungsgesetz-zweites-psg-ii.html

Bundesverband evangelischer Behindertenhilfe e. V. (BeB), Hrsg. Fachexpertise. Geistige Behinderung und Sucht. Ergebnisse der verbandsübergreifenden Arbeitsgruppe. Berlin: BeB; 2015.

Bundesverfassungsgericht (BVerfG). Beschluss 26.10.1994 - 2 BvR 445/91. BVerfGE 91, 228, 236.

Bundesverwaltungsgericht (BVerwG). Urteil vom 22.11.1957 - VII C 69/57. VerwRspr 1958, 736.

Bundesverwaltungsgericht (BVerwG). Urteil vom 23.09.1999 - 5 C 26/98. NJW 2000, 2688.

Bundesverwaltungsgericht (BVerwG). Urteil vom 24.11.2017 - 5 C 15.16. ZKJ 2018, 112–115.

Bundeszentrale für gesundheitliche Aufklärung (BzgA), Hrsg. Die Drogenaffinität Jugendlicher in der Bundesrepublik Deutschland 2011. Teilband Alkohol. Köln: BzgA; 2012.

Bund-Länder-Arbeitsgruppe, Hrsg. „Weiterentwicklung der Eingliederungshilfe für Menschen mit Behinderungen“ der ASMK, Eckpunkte für die Reformgesetzgebung „Weiterentwicklung der Eingliederungshilfe für Menschen mit Behinderungen“. Berlin: Bund-Länder-Arbeitsgruppe; 2012. Verfügbar unter: https://www.bagues.de/spur-download/sht/85_10an1a.pdf

Burd L, Selfridge RH, Klug MG, Juelson T. Fetal alcohol syndrome in the Canadian corrections system. Journal of FAS International. 2003;1:e14.

Burden MJ, Jacobson SW, Sokol RJ, Jacobson JL. Effects of prenatal alcohol exposure on attention and working memory at 7.5 years of age. Alcohol Clin Exp Res. 2005;29:443-52.

Buschkämper S, Struck D, Peter K. Von der geschlossenen Wohngruppe zum Wohnen im Apparte-ment: Ein abstinenz- und entwicklungsorientiertes Wohnangebot für Menschen mit geistiger Behinderung und erheblicher Sucht-/Substanzmissbrauchsproblematik. Normal berauscht? Geistige Behinderung und Sucht/Substanzmissbrauch. Forum Sucht. 2009;44:63-5.

Carmichael Olson H, Feldman JJ, Streissguth AP, Sampson PD, Bookstein FL. Neuropsychological deficits in adolescents with fetal alcohol syndrome: clinical findings. Alcohol Clin Exp Res. 1998;22:1998-2012.

Carmichael Olson H, Ot, R, Gelo J, Beck S. „Family matters“: fetal alcohol spectrum disorders and the family. Developmental Disabilities Research Reviews. 1999;15:235-49.

Carmichael Olson H, Streissguth AP, Sampson PD, et al. Association of prenatal alcohol exposure with behavioral and learning problems in early adolescence. Journal of the American Academy of Child and Adolescent Psychiatry. 1997;36:1187-94.

Carr JL, Agnihotri S, Keightley M. Sensory processing and adaptive behavior deficits of children across the fetal alcohol spectrum continuum. Alcohol Clin Exp Res. 2010;34:1022-32.

Carroll K, Rounsaville B. History and significance of childhood attention deficit disorder in treatment-seeking cocaine abusers. Compr Psychiat.1993;34:75-82.

CDU/CSU/SPD. Deutschlands Zukunft gestalten. Koalitionsvertrag zwischen CDU, CSU und SPD, 18. Legislaturperiode. Berlin; 2013.

Centers for Disease Control and Prevention (CDC).Fetal alcohol syndrome: guidelines for referral and diagnosis. National Center on Birth Defects and Developmental Disabilities, National Task Force on Fetal Alcohol Syndrome and Fetal Alcohol Effect. 2004. http://www.cdc.gov/ncbddd/fasd/documents/fas_guidelines_accessible.pdf. Zugriff: 23.12.2014.

Chang G. Alcohol screening instruments for pregnant women. Alcohol Res Health. 2001;25(3):204-9.

Chasnoff IJ, Wells AM, King L. Misdiagnosis and missed diagnoses in foster and adopted children with prenatal alcohol exposure. Pediatrics. 2015;135:264-70.

Chen WJ, Maier SE, Parnell SE, West JR. Alcohol and the developing brain: neuroanatomical studies. Alcohol Research and Health. 2003;27:174-80.

Chiodo M, Janisse J, Delaney-Black V, Sokol RJ, Hannigan JH. A metric of maternal prenatal risk drinking predicts neurobehavioral outcomes in preschool children. Alcohol Clin Exp Res. 2009;33:634-44.

Chudley AE, Conry J, Cook J, et al. Fetal alcohol spectrum disorder: Canadian guidelines for diagnosis (5th Suppl.). Can Med Assoc J. 2005;1:172.

Chudley AE, Kilgour AR, Cranston M, Edwards M. Challenges of diagnosis in fetal alcohol syn-drome and fetal alcohol spectrum disorder in the adult. Am J Med Genet C Semin Med Genet. 2007;145C(3):261-72.

Clark E, Lutke J, Minnes P, Ouellette-Kuntz H. Secondary disabilities among adults with fetal alcohol spectrum disorder in British Columbia. Journal of FAS International. 2004;2(13):1-12.

Clarren SK, Chudley AE, Wong L, Friesen J, Brant R. Normal distribution of palpebral fissure lengths in Canadian school age children. Can J Clin Pharmacol. 2010;17:e67-e78.

Coggins TE, Timler GR, Olswang LB. A state of double jeopardy: impact of prenatal alcohol ex-posure and adverse environments on the social communication abilities of school-age children with fetal alcohol spectrum disorder. Language, Speech, and Hearing Services in Schools. 2007;38:117-27.

Coles CD, Brown RT, Smith IE, et al. Effects of prenatal alcohol exposure at school age. I. Physical and cognitive development. Neurotoxicology and Teratology. 1991;13:357-67.

Coles CD, Platzman KA. Behavioral development in children prenatally exposed to drugs and alcohol. International Journal of the Addictions. 1993;28:1393-433.

Coles CD, Platzman KA, Raskind-Hood CL, et al. A comparison of children affected by prenatal alcohol exposure and attention deficit hyperactivity disorder. Alcohol Clin Exp Res. 1997;21:150-61.

Connor PD, Sampson PD, Bookstein FL, Barr HM, Streissguth AP. Direct and indirect effects of prenatal alcohol damage on executive function. Developmental Neuropsychology. 2000;18:331-54.

Cook J, Loock Ch, Conry J. A new conversation: Canadian guidelines for adult diagnosis of FASD. FASD: changing the conversation. 6th national biennial conference on adolescents and adults with fetal alcohol spectrum disorder. Vancouver: Interprofessional Continuing Education; 2014.

Cook JL, Green CR, Lilley CM, et al. Appendix 1 (as supplied by the authors): full-text version — fetal alcohol spectrum disorder (FASD): a guideline for diagnosis across the lifespan. 2015. Verfügbar unter: http://www.cmaj.ca/content/cmaj/suppl/2015/12/14/cmaj.141593.DC1/app1.pdf

Cook JL, Green CR, Lilley CM, et al. Fetal alcohol spectrum disorder: a guideline for diagnosis across the lifespan. Canadian Medical Association Journal. 2016;188(3),191-7.

Cooper SA, Smiley E, Morrison J, Williamson A, Allan L. (2007). Mental ill-health in adults with intellectual disabilities: prevalence and associated factors. Brit J Psychiat. 2007;190:27-35.

Cranston M, Mhanni A, Marles S, Chudley AE. Concordance of three methods for palpebral fissure length measurement in the assessment of fetal alcohol spectrum disorders. Canadian Journal of Clinical Pharmacology. 2009;16(1):e234-41.

Crocker N, Vaurio L, Riley EP, Mattson SN. Comparison of adaptive behavior in children with heavy prenatal alcohol exposure or attention-deficit/ hyperactivity disorder. Alcohol Clin Exp Res . 2009;33:2015-23.

Dau DH, Düwell FJ, Joussen J, Asmalsky T, Hrsg. Sozialgesetzbuch IX. Rehabilitation und Teilhabe von Menschen mit Behinderungen: SGB IX, BTHG, SchwbVWO, BGG, Lehr- und Praxiskommentar. 4. Aufl. Baden-Baden: Nomos; 2014.

Der Senat von Berlin, Hrsg. Gesamtkonzept „Inklusive Schule“. Schlussbericht des Senats von Berlin. BildWiss II D (Drucksache 16/3822 vom 31.01.2011).

Deutsche Gesellschaft für Neurologie. S2e-Leitlinie Diagnostik und Therapie von exekutiven Dysfunktionen bei neurologischen Erkrankungen. AWMF online. 2011. http://www.awmf.org/leitlinien/detail/ll/030-125.html. Zugriff: 02.12.2014.

Deutsche Hauptstelle für Suchtfragen e. V., Hrsg. Alkoholabhängigkeit. Suchtmedizinische Reihe (Bd. 1). Hamm; 2003.

Deutsche Hauptstelle für Suchtfragen e. V., Hrsg. Jahrbuch Sucht. Lengerich: Pabst Science Publishers; 2013.

Deutsche Hauptstelle für Suchtfragen e. V., Hrsg. Jahrbuch Sucht. Lengerich: Pabst Science Publishers; 2014.

Deutscher Bundestag, Hrsg. Bericht über die Lebenssituation junger Menschen und die Leistungen der Kinder- und Jugendhilfe in Deutschland – 13. Kinder- und Jugendbericht. (Drucksache 16/12860 v. 30.04.2009).

Deutsches Institut für Medizinische Dokumentation und Information (DIMDI), Hrsg. Internationale statistische Klassifikation der Krankheiten und verwandter Gesundheitsprobleme (10. Revision German Modification). Köln; 2015. https://www.dimdi.de/static/de/klassi/icd-10-gm/. Zugriff: 14.01.2015.

Die Fachverbände. Diskussionspapier. Vorstellung der Fachverbände für Menschen mit Behinderung zu einer inklusiven Lösung innerhalb der Reform des SGB VIII vom 15.05.2017. http://kijup-sgbviii-reform.de/wp-content/uploads/2016/07/Fachverb%C3%A4nde-Beh.hilfe-Diskussionspapier-15.5.2017.pdf. Zugriff: 24.01.2019.

Die Vereinten Nationen, Hrsg. UN-Behindertenrechtskonvention. Übereinkommen über die Rechte von Menschen mit Behinderung. 2008. http://www.institut-fuer-menschenrechte.de/menschenrechtsinstrumente/vereinte-nationen/menschenrechtsabkommen/behindertenrechtskonvention-crpd. Zugriff: 03.12.2014.

DiJuf (Deutsches Institut für Jugendhilfe und Familienrecht e. V.). Archiv: Inklusive Lösung. 2016. http://kijup-sgbviii-reform.de/archiv-inklusive-loesung. Zugriff: 17.11.2018.

Dilling H, Freyberger HJ, Hrsg. Taschenführer zur ICD-10 Klassifikation psychischer Störungen. Nach dem Pocket Guide von J. E. Cooper. 6. Aufl. Bern: Huber; 2012.

Döpfner M, Lehmkuhl G, Heubrock D, Petermann F. Diagnostik psychischer Störungen im Kindes- und Jugendalter. Leitfaden Kinder- und Jugendpsychotherapie. Göttingen: Hogrefe;.2000.

Dörner K. De-Institutionalisierung im Lichte von Selbstbestimmung und Selbstüberlassung. (Vortrag Universität Hamburg, 27.11.2007). http://www.zedis-ev-hochschule-hh.de/files/dorner_deinstitutionalisierung.pdf. Zugriff: 14.02.2015.

Dörner K, Plog U, Bock T, et al, Hrgs. Irren ist menschlich: Lehrbuch der Psychiatrie und Psychotherapie. 24. Aufl. Köln: Psychiatrie Verlag; 2017.

Doyle LR, Mattson SN. Neurobehavioral disorder associated with prenatal alcohol exposure (ND-PAE): review of evidence and guidelines for assessment. Current Developmental Disorders Reports. 2015;2:175-86.

Drechsler R, Steinhausen HC. BRIEF: Verhaltensinventar zur Beurteilung exekutiver Funktionen. Deutschsprachige Adaptation des Behavior Rating Inventory of Executive Function (BRIEF) von G. A. Gioia, P. K. Isquith, S. C. Guy L. Kennworthy und der Self-Report-Version (BRIEF-SR) von S. C. Guy, P. K. Isquith G. A. Gioia. Bern: H. Huber; 2013.

Drescher R, Wessel T. Geistige Behinderung und Sucht. In: Bundesverband evangelischer Behindertenhilfe e. V., Hrsg. Fachexpertise. Geistige Behinderung und Sucht. Ergebnisse der verbandsübergreifenden Arbeitsgruppe. Berlin: BeB; 2015.

Drogenbeauftragte der Bundesregierung, Hrsg. Fetale Alkoholspektrumstörung (FASD) und dann? Ein Handbuch für Jugendliche und junge Erwachsene. 2015.

Drogenbeauftragte der Bundesregierung, Hrsg. Die Fetale Alkoholspektrumstörung. Die wichtigsten Fragen der sozialrechtlichen Praxis. Berlin: Bundesministerium für Gesundheit; 2017.

Dubovsky D. Modifying FASD prevention. Strategies for individuals with an FASD. [Arc prevention strategies webinar]. http://www.thearc.org/document.doc?id=4799. Zugriff: 02.12.2014.

Elstner S, Schade C, Diefenbacher A, Hrsg. DBToP-gB-Manual für die Gruppenarbeit. An der Dialektisch Behavioralen Therapie orientiertes Programm zur Behandlung emotionaler Instabilität bei Menschen mit geistiger Behinderung. Bielefeld: Bethel; 2012.

Ewing JA. Detecting alcoholism. The CAGE questionnaire. JAMA. 1984;252(14):1905-7.

European Monitoring Centre for Drugs and Drug Addiction. Cost and financing of drug treatment services in Europe: an exploratory study. Luxembourg: Publications Office of the European Union; 2011.

Eyal R, O'Connor MJ. Psychiatry trainees' training and experiences in fetal alcohol spectrum disorders. Acad Psychiatr. 2011;35(4):238-40.

Falkai P, Wittchen HU, Rief W, Saß H, Zaudig M. Diagnostisches und Statistisches Manual Psychischer Störungen – DSM-5. Göttingen: Hogrefe; 2014.

Famy C, Streissguth AP, Unis AS. Mental illness in adults with fetal alcohol syndrome or fetal alcohol effects. Am J Psychiat. 1998;155(4):552-4.

Fasd-Deutschland, Hrsg.Lebenslang durch Alkohol. 2012. http://www.fasd-deutschland.deimages12010041_fasd_broschuere_din_a5_web.pdf. Zugriff: 12.12.2018.

FAS Diagnostic & Prevention Network (FAS DPN). The 4 diagnoses under the FASD umbrella. 2014. https://depts.washington.edu/fasdpn/htmls/fasd-fas.htm. Zugriff: 12.10.2018.

Fast DK, Conry J, Loock CA. Identifying fetal alcohol syndrome among youth in the criminal justice system. Journal of Developmental and Behavioral Pediatrics. 1999;20:370-2.

Fast DK. Conry J. Fetal alcohol spectrum disorders and the criminal justice system. Developmental Disabilities Research Reviews. 2009;15(3):250-7.

FASworld e. V. Deutschland, Hrsg. Das Verhalten bei FASD und wie wird damit umgegangen im Alltag–Schule–Strafrecht. FAS. 2005;1:40-2.

Frankel F, Myatt R. Children's friendship training. New York: Brunner Routledge; 2003.

Freiburger Arbeitsgruppe DBT-A, Hrsg. Dialektisch-Behaviorale Therapie für Jugendliche (DBT-A) (Arbeitsbuch). Freiburg; 2009.

Fretz S. Menschen mit kognitiver Beeinträchtigung und problematischem Alkoholkonsum – Psychotherapeutische Interventionen und Konzepte zur Prävention und Behandlung. Hamburg: Diplomica; 2012.

Freunscht I, Feldmann R. Junge Erwachsene mit Fetalem Alkoholsyndrom (FAS): Emotionale, soziale und berufliche Entwicklung. In: Lepke K, Michalowski G, Feldmann R, Hrsg. FASD: Wenn Liebe allein nicht ausreicht... 1. Aufl. Idstein: Schulz-Kirchner; 2014. S. 149-62.

Friedman NP, Miyake A, Young SE, et al. Individual differences in executive functions are almost entirely genetic in origin. J Exp Psychol Gen. 2008;137:201-25.

Fryer SL, McGee CL, Matt GE, Riley EP, Mattson SN. Evaluation of psychopathological conditions in children with heavy prenatal alcohol exposure. Pediatrics. 2007;119:e733-41.

Gehrmann J. FASD und ADHS: Was bringt die medikamentöse Therapie? In: Lepke K, Michalowski G, Feldmann R, Hrsg. FASD: Wenn Liebe allein nicht ausreicht... 1. Aufl. Idstein: Schulz-Kirchner; 2014. S. 125-7.

Gelb K, Rutmann D. Substance using women with FASD and FASD prevention. A literature review on promising approaches in substance use treatment and care for women with FASD. Canada BC: School of Social Work, University of Victoria; 2011.

Gioia GA, Kenworthy L, Isquith PK. Executive function in the real world: BRIEF lessons from Mark Ylvisaker. Journal of Head Trauma and Rehabilitation. 2010;25:433-9.

Gibbs A. If only Teina Pora had a MedicAlert bracelet. The New Zealand Medical Journal. 2018;131(1473):85-7.

GKV-Spitzenverband u. Bundesarbeitsgemeinschaft der überörtlichen Träger der Sozialhilfe. Empfehlung des GKV-Spitzenverbandes und der Bundesarbeitsgemeinschaft der überörtlichen Träger der Sozialhilfe gemäß § 13 Abs. 4 Satz 5 SGB XI. 2018. https://www.gkv-spitzenverband.de/media/dokumente/pflegeversicherung/richtlinien__vereinbarungen__formulare/rahmenvertraege__richlinien_und_bundesempfehlungen/2018_10_15_Pflege_Empfehlungen_nach_13_Abs__4_SGB_XI.pdf. Zugriff: 23.04.2019.

Glasenapp J, Hennicke K, Hrsg. Intensivbetreuung in der Diskussion – Orientierungspunkte für Diagnostik und Therapie. (Dokumentation der Arbeitstagung der DGSGB in Kooperation mit dem Netzwerk Intensivbetreuung am 15.03.2013 in Kassel). Materialien der DGSGB, Bd. 30. Berlin: Selbstverlag; 2013.

Goh YI, Chudley AE, Clarren SK, et al. Development of Canadian screening tools for fetal alcohol spectrum disorder. Canadian J Clin Pharmacol. 2008;15(2):e344-66.

Goodlett CR, Horn KH. Mechanisms of alcohol-induced damage to the developing nervous system. Alcohol Research and Health. 2001;25:175-84.

Graham DM, Crocker N, Deweese BN, et al. Prenatal alcohol exposure, attention-deficit/hyperactivity disorder, and sluggish cognitive tempo. Alcohol Clin Exp Res. 2013;37:E338-46.

Grant TM, Huggins J, Connor P, et al. A pilot community intervention for young women with fetal alcohol spectrum disorders. Community Ment Hlt J. 2004;40(6):499-511.

Grant TM, Brown NN, Graham JC, et al. Screening in treatment programs for fetal alcohol spectrum disorders that could affect therapeutic process. The International Journal of Alcohol and Drug Research. 2013;2(3):37-49.

Grant TM, Brown NN, Dubovsky D, Sparrow J, Ries R. The impact of prenatal alcohol exposure on addiction treatment. Journal of Addiction Medicine. 2013;7(2):87-95.

Grant TM, Brown NN, Graham JC, Ernst CC. Substance abuse treatment outcomes in women with fetal alcohol spectrum disorder. The International Journal of Alcohol and Drug Research. 2014;3(1):43-9.

Grawe K. Neuropsychotherapie. Göttingen: Hogrefe; 2004.

Green C, Mihic A, Nikkel S, et al. Executive function deficits in children with fetal alcohol spectrum disorders (FASD) measured using the Cambridge Neuropsychological Tests Automated Battery (CANTAB). Journal of Child Psychology and Psychiatry. 2009;50:688-97.

Green CR, Munoz DP, Nikkel SM, Reynolds JN. Deficits in eye movement control in children with fetal alcohol spectrum disorders. Alcohol Clin Exp Res. 2007;31:500-11.

Greenbaum RL, Stevens SA, Nash K, Koren G, Rovet J. Social cognitive and emotion processing abilities of children with fetal alcohol spectrum disorders: a comparison with attention deficit hyperactivity disorder. Alcohol Clin Exp Res. 2009;33:1656-70.

Greenspan S. Annals of gullibility: why we get duped and how to avoid it. 1. Aufl. Westport, Connecticut: Praeger Publishers; 2009.

Greenspan S. Foolish action in adults with intellectual disabilities: the forgotten problem of risk-unawareness. In: Glidden LM, editor. International review of research in mental retardation. New York: Elsevier; 2009.

Greenspan S, Driscoll J. The role of intelligence in a broad model of personal competence. In: Flanagan DP, Genshaft JL, Harrison PL, editors. Contemporary intellectual assessment: Theories, tests, and issues. New York: Guilford Press; 1997. S. 131-50.

Greenspan S, Driscoll JH. Why people with FASD fall for manipulative ploys: ethical limits of interrogators' use of lies. In: Nelson M, editor. Fetal alcohol spectrum disorders in adults: ethical and legal perspectives. Berlin: Springer; 2016. S. 23-38.

Greenspan S, Brown NN, Edwards W. FASD and the concept of „intellectual disability equivalence". In: Nelson M, M. Trussler M, editors. Law and ethics in fetal alcohol spectrum disorder. Amsterdam: Springer; 2016.

Greenspan S, Loughlin G, Black RS. Credulity and gullibility in people with developmental disorders: a framework for future research. In: Glidden LM, editor. International review of research in mental retardation. San Diego US: Academic Press; 2001. p. 101-35.

Greenspan S, Olley G. Variability of IQ scores. In: Polloway E. editor. Intellectual disability and the death penalty. Washington, DC: AAIDD; 2015.

Greenspan S, Switzky HN, Woods GW. Intelligence involves risk-awareness and intellectual disability involves risk-unawareness: implications of a theory of common sense. Journal of Intellectual and Developmental Disabilities. 2011;36: 242-53.

Greenspan S, Woods GW. Intellectual disability as a disorder of reasoning and judgment: the gradual move away from intelligence quotient-ceilings. Current Opinions in Psychiatry. 2014;27:110-6.

Greenspan S, Woods GW. Social incompetence of FASD offenders: risk-awareness as a factor in criminal culpability. In: E. Jonsson E, Clarren S, Binnie I, editors. Ethical and legal perspectives in fetal alcohol spectrum disorders (FASD); Foundational issues. New York: Springer International Publishing; 2018.

Gresham FM, Reschly DJ. Standard of practice and Flynn Effect testimony in death penalty cases. Intellectual and Developmental Disabilities. 2011;49(3):131-40.

Gröschke D. Praxiskonzepte der Heilpädagogik. Versuch einer Systematisierung und Grundlegung. München: Reinhardt; 1989.

Grosse Holtforth M, Grawe K. Fragebogen zur Analyse Motivationaler Schemata (FAMOS). Manual. Göttingen: Hogrefe; 2002.

Grossman HJ. Classification in mental retardation. Washington DC: AAMD; 1983.

Grüsser SM, Thalemann CN. Verhaltenssucht. Diagnostik, Therapie, Forschung. Bern: Huber; 2006.

Häßler F, Weirich S, Reis O. Fetale Alkoholspektrumstörung und Delinquenz. Forens Psychiatr Psychol Kriminol. 2017;11:342-8.

Hagan JF, Balachova T, Bertrand J, et al. Neurobehavioral disorder associated with prenatal alcohol exposure. Pediatrics. 2016;138:e2011553.

Hellemans KG, Sliwowska JH, Verma P, Weinberg J. (2010). Prenatal alcohol exposure: fetal programming and later life vulnerability to stress, depression, and anxiety disorders. Neurosci Biobehav R. 2010;34(6):791-807.

Hennicke K. Psychiatrische Diagnostik bei Menschen mit geistiger Behinderung. In: Stahl B, Irblich D, Hrsg. Diagnostik bei Menschen mit geistiger Behinderung – Ein interdisziplinäres Handbuch. Göttingen: Hogrefe; 2005. S. 349-366.

Hennicke K. Zur Versorgung von Menschen mit Intelligenzminderung und psychischen Störungen in den Kliniken für Kinder- und Jugendpsychiatrie/Psychotherapie in Deutschland – Ergebnisse einer Fragebogenuntersuchung. Z. Kinder-Jugendpsychiat Psychother. 2008;36(2):127-134.

Hennicke K. Das Leistungsspektrum der ambulanten Kinder- und Jugendpsychiatrie für Kinder und Jugendliche mit Behinderung und die Probleme der Transition ins psychiatrische Versorgungssystem für Erwachsene. Medizin für Menschen mit geistiger oder mehrfacher Behinderung. 2013;10(1):36-41.

Hermanns J. Geistige Behinderung und Sucht. Fachseminarreihe Komorbidität. 2013. http://www.lssh.de/images/materialien/Folien%20Geistige%20Behinderung%20und%20Sucht.pdf. Zugriff: 16.01.2015.

Hoff-Emden H. Fetale Alkoholspektrumstörungen. Eine interdisziplinäre sozialmedizinische Herausforderung. Ärzteblatt Sachsen 2013;9:386-9.

Hörning M, Kretschmann-Weelink M. Ergebnisse der Vollerhebung NRW „Geistige Behinderung und Sucht". Forum Sucht. 2012;44:30-6.

Hosenbocus S, Chahal R. A review of executive function deficits and pharmacological management in children and adolescents. Journal of the Canadian Academy of Child and Adolescent Psychiatry. 2012;21:223-9.

Howell KK, Lynch ME, Platzman KA, Smith GH, Coles CD. (2006). Prenatal alcohol exposure and ability, academic achievement, and school functioning in adolescence: a longitudinal follow-up. Journal of Pediatric Psychology. 2006;31:116-26.

Hoyme HE, May PA, Kalberg WO, et al. A practical clinical approach to diagnosis of fetal alcohol spectrum disorders: clarification of the 1996 Institute of Medicine criteria. Pediatrics. 2005;115(1):39-47.

Huggins JE, Grant TM, O'Malley K, Streissguth AP. Suicide attempts among adults with fetal alcohol spectrum disorders: clinical considerations. Mental Health Aspects of Developmental Disabilities. 2008;11(2):33-41.

Hurrelmann K, Klotz T, Haisch J, Hrsg. Lehrbuch Prävention und Gesundheitsförderung. Bern: Huber; 2007.

Hutchinson J, Marquardt TP. Functional treatment approaches to memory impairment following brain injury. Top Lang Disord. 1997;18(1):45-57.

Immisch P. Bindungsorientierte Verhaltenstherapie. Behandlung der Veränderungsresistenz bei Kindern und Jugendlichen. Tübingen: GVT-Verlag; 2004.

Ipsiroglu OS, Veer D. FASD und Schlafstörungen – ein transdisziplinärer Zugang. In: FASD-Deutschland, Hrsg. FASD 2011. Facetten eines Syndroms. 13. Fachtagung in Neumünster 23.–24.09.2011. Dresden: kleanthes; 2012.

Jacobi F, Höfler M, Siegert J, et al. Twelve-month prevalence, comorbidity and correlates of mental disorders in Germany: the mental health module of the German health interview and examination survey for adults (DEGS1-MH). Int J Methods Psychiatr Res. 2014;23(3):304-19.

Jacobson JL, Jacobson SW, Sokol RJ, Ager JW. Relation of maternal age and pattern of pregnancy drinking to functionally significant cognitive deficit in infancy. Alcohol Clin Exp Res. 1998;22:345-51.

Jantzen W. Integration und Exklusion. In: Kaiser A, Schmetz D, Wachtel P, Werner B, Hrsg. Bildung und Erziehung. Enzyklopädisches Handbuch der Behindertenpädagogik. Stuttgart: Kohlhammer; 2010. S. 96-104.

Jellinek EM. The disease concept of alcoholism. New Haven: Hillhouse Press; 1960.

Jirikowic T, Kartin D, Olson HC. Children with fetal alcohol spectrum disorders: a descriptive profile of adaptive function. Canadian Journal of Occupational Therapy. 2008;75:238-48.

Jones KL, Smith DW. Recognition of the fetal alcohol syndrome in early infancy. Lancet. 1973;2(836):999-1001.

Jones KL, Smith DW, Ulleland CN, Streissguth P. Pattern of malformation in offspring of chronic alcoholic mothers. Lancet. 1973;1(7815):1267-71.

Jost A. Die sozialpsychiatrische Perspektive. In: Jost A, Wirth JV, Hrsg. Mehrperspektivisches Arbeiten in der Kinder- und Jugendhilfe. „Steven M." – ein Junge mit FASD. Kohlhammer Verlag: Stuttgart; 2017. S. 108-121.

Jost A, Krause J. FAS – die nicht gestellte Diagnose und die Konsequenzen für die Sozialpsychiatrie. Sozialpsychiatrische Informationen. 2008;38(4):31-3.

Juretko K. Das Muster kognitiver Funktionsstörungen bei Patienten mit fetalem Alkoholsyndrom und fetalen Alkoholeffekten. Schwerpunkt: Die Intelligenz. Münster: Universitätsklinikum. 2006. http://fasd-deutschland.de/cms/upload/Fachbereich/ Veroeffentlichungen/dokserv.pdf. Zugriff: 16.01.2015.

Joussen J. § 2 Begriffsbestimmungen. In: Dau DH, Düwell FJ, Joussen J, Asmalsky T, Hrsg. Sozialgesetzbuch IX. Rehabilitation und Teilhabe von Menschen mit Behinderungen : SGB IX, BTHG, SchwbVWO, BGG: Lehr- und Praxiskommentar. 2014;65-73.

Kable JA, O'Connor MJ, Carmichael Olson H, et al. Neurobehavioral disorder associated with prenatal alcohol exposure (ND-PAE): proposed DSM-5 diagnosis. Child Psychiatry and Human Development. 2016;47:335-46.

Kaemingk KL, Mulvaney S, Halverson PT. Learning following prenatal alcohol exposure: performance on verbal and visual multitrial tasks. Archives of Clinical Neuropsychology. 2003;18:33-47.

Kaemingk KL, Halverson PT. Spatial memory following prenatal alcohol exposure: more than a material specific memory deficit. Child Neuropsychology. 2000;6:115-28.

Kelly SJ, Day N, Streissguth AP. Effects of prenatal alcohol exposure on social behavior in humans and other species. Neurotoxicology and Teratology. 2000;22:143-9.

Kessler RC, Adler L, Barkley R, et al. The prevalence and correlates of adult ADHD in the United States: results from the National Comorbidity Survey Replication. Am J Psychiat. 2006;163:716-23.

Keupp H. Förderung von Inklusion – eine zentrale Leitlinie des 13. Kinder- und Jugendberichts. Vortrag anlässlich der Tagung des GEW-Arbeitskreises Inklusion „Profession braucht Inklusion" am 29./30. Oktober 2010 in Fulda. 2010. http://www.gew.de/Binaries/Binary78118/Pr%C3%A4sentation-Keupp.pdf. Zugriff: 03.01.2015.

Kielholz P, Ladewig D. Die Abhängigkeit von Drogen. München: dtv; 1973.

Klein M. Klassifikation von Alkoholikern durch Persönlichkeits- und Suchtmerkmale. Bonn: Nagel; 1992.

Klein M. Praxisfeld Suchthilfe. In: Badry E, M. Buchka M,Knapp R, Hrsg. Pädagogik. Grundlagen und Arbeitsfelder. 4. Aufl. Neuwied: Luchterhand; 2003. S. 481-94.

Klein M. Die Bewältigungskompetenz der gesamten Familie stärken. In der Arbeit mit suchtbelasteten Eltern und ihren Kindern helfen die Ergebnisse der Resilienzforschung. Partnerschaftlich. 2012;3:7-10.

Klein M. Geschichte der Suchtprävention. In: Hoff T, Klein M, Hrsg. Geschichte der Suchtprävention. Berlin: Springer; (im Druck).

Klein M, Bischof G. Angehörige Suchtkranker – Der Erklärungswert des Co-Abhängigkeitsmodells. Sucht. 2013;59:65-8.

Kodituwakku PW. Defining the behavioral phenotype in children with fetal alcohol spectrum disorders: a review. Neurosci Biobehav R. 2007;31(2):192-201.

Kodituwakku PW. Neurocognitive profile in children with fetal alcohol spectrum disorders. Developmental Disabilities Research Reviews. 2009;15:218-24.

Kodituwakku PW. A neurodevelopmental framework for the development of interventions for children with fetal alcohol spectrum disorders. Alcohol. 2010;44:717-28.

Kodituwakku PW, Adnams CM, Hay A, et al. Letter and category fluency in children with fetal alcohol syndrome from a community in South Africa. Journal of Studies on Alcohol. 2006;67:502-9.

Kodituwakku PW, Handmaker NS, Cutler SK, Weathersby EK, Handmaker SD. Specific impairments in self-regulation in children exposed to alcohol prenatally. Alcohol Clin Exp Res. 1995;19:1558-64.

Kodituwakku PW, Kalberg W, May PA. The effects of prenatal alcohol exposure on executive functioning. Alcohol Research and Health. 2001;25(3):192-8.

Kodituwakku PW, Kodituwakku E. Cognitive and behavioral profiles of children with fetal alcohol spectrum disorders. Current Developmental Disorders Reports. 2014;1:149-60.

Kodituwakku PW, Segall JM, Beatty GK. Cognitive and behavioral effects of prenatal alcohol exposure. Future Neurology. 2011;6:237-59.

Kolb B, Wishaw IQ. Neuropsychologie. Heidelberg: Spektrum Akademischer Verlag; 1993.

Kopera-Frye K, Dehaene S, Streissguth AP. Impairments of number processing induced by prenatal alcohol exposure. Neuropsychologia. 1996;34:1187-96.

Korkman M, Kettunen S, Autti-Ramo I. Neurocognitive impairment in early adolescence following prenatal alcohol exposure of varying duration. Child Neuropsychology. 2003;9:117-28.

Kossens M, von der Heide D, Maaß M, Dopatka F, Hrsg. SGB IX. Rehabilitation und Teilhabe behinderter Menschen, Kommentar. 4. Aufl. München: Beck; 2015.

Kraus L, Pabst A, Piontek D, Gomes de Matos E. Substanzkonsum und substanzbezogene Störungen: Trends in Deutschland 1980-2012. Sucht 59. 2013;333-45.

Kretschmann-Weelink M. Didaktisches – handlungsorientiertes Präventionsprogramm DIDAK. Menschen mit geistiger Behinderung und einer Alkoholproblematik. Münster: Westfalenfleiß GmbH Arbeiten und Wohnen; 2006.

Kretschmann-Weelink M. Prävalenz von Suchtmittelkonsum bei Menschen mit geistiger Behinderung in Nordrhein-Westfalen. Gevelsberg: AWO Unterbezirk Ennepe-Ruhr, Hrsg; 2013.

Kretschmann-Weelink M, Hörning M. Menschen mit geistiger Behinderung und Suchtmittelkonsum – Ergebnisse der „Vollerhebung Sucht und geistige Behinderung in NRW“. In: Deutsche Hauptstelle für Suchtfragen – DHS, Hrsg. Jahrbuch Sucht. Lengerich: Pabst; 2014. S. 248-57.

Krishnan-Sarin S. Heritability. In: Zernig C, Saria A, Kurz M, O'Malley SS, editors. Handbook of alcoholism. New York: CRC Press; 2000.

Kully-Martens K, Denys K, Treit S, Tamana S, Rasmussen C. A review of social skills deficits in individuals with fetal alcohol exposure: profiles, mechanisms, and interventions. Alcohol Clin Exp Res. 2012;36:568-76.

LaDue RA, Streissguth AP, Randels SP. Clinical considerations pertaining to adolescents and adults with fetal alcohol syndrome. In: Sonderegger TB, editor. Perinatal substance abuse: research findings and clinical implications. Baltimore: Johns Hopkins University Press; 1992.

LaFrance MA, McLachlan K, Nash K, et al. Evaluation of the neurobehavioral screening tool in children with fetal alcohol spectrum disorders (FASD). Journal of Population Therapeutics and Clinical Pharmacology. 2014;21:e197-210.

Lammers CH. Emotionsbezogene Psychotherapie: Grundlagen, Strategien und Techniken. 2. Aufl. Stuttgart: Schattauer; 2007.

Landgraf MN, Heinen F. Fetales Alkoholsyndrom: S3-Leitlinie zur Diagnostik. Stuttgart: Kohlhammer; 2013.

Landgraf MN, Nothacker M, Kopp IB, Heinen F. Diagnose des Fetalen Alkoholsyndroms. Dtsch Arztebl Int. 2013;110(42):703-10.

Landgraf MN, Heinen F. Fetale Alkoholspektrumstörungen: S3-Leitlinie zur Diagnostik. Stuttgart: Kohlhammer; 2016.

Landgraf MN, Heinen F. Diagnostik Fetaler Alkoholspektrumstörungen in der Kinder- und Jugendmedizin – Empfehlungen für die Praxis gemäß der S3-Leitlinie. Monatsschr Kinderheilkd. 2016;165:786-93.

Landgraf MN, Albers L, Rahmsdorf B, et al. Fetal alcohol spectrum disorders (FASD) – What we know and what we should know – The knowledge of German health professionals and parents. Eur J Paediatr Neurol. 2018;22(3):507-15.

Lange S, Rovet J, Reym J, Popova S. Neurodevelopmental profile of fetal alcohol spectrum disorder: a systematic review. BMC Psychology. 2017;5:22.

Lange S, Shield K, Rehm J, Popova S. Prevalence of fetal alcohol spectrum disorders in child care settings: A meta-analysis. Pediatrics. 2013;132:e980-95.

Lauth GW, Minsel WR. Kölner ADHS-Test für Erwachsene (KATE). Göttingen: Hogrefe; 2014.

Lemoine P, Harousseau H, Borteyru JP, Menuet JC. Les enfants des parents alcooliques. Anomalies observées. A propos de 127 cas. Ouest-médical. 2968;8:476-82.

Lemoine P. The history of alcoholic fetopathies. J FAS Int. 2003;3:e2.

Levin FR, Evans SM, McDowell D, Kleber HD. Methylphenidate treatment for cocaine abusers with adult attention-deficit/ hyperactivity disorder: A pilot study. J Clin Psychiat. 1997;58;1-21.

Lindinger NM, Malcolm-Smith S, Dodge NC, et al. Theory of mind in children with fetal alcohol spectrum disorders. Alcohol Clin Exp Res. 2016;40:367-6.

Löser H, Bierstedt T, Blum A. Alkoholembryopathie im Erwachsenenalter. Eine Langzeitstudie. Deut Med Wochenschr. 1999;124(14):412-8.

LSG Bayern. Landessozialgericht. Urteil vom 16.11.2017 – L 8 SO 284/16. ZKJ 2018, 69.

Luckasson RS, Coulter DL, Polloway EA, et al. Mental retardation: definition, classification, and systems of supports. 9th ed. Washington DC: AAMR; 1992.

LVR.Landesverband Rheinland. Vorlage-Nr. 14/2744. 2018. https://dom.lvr.de/lvis/lvr_recherchewww.nsf/0/8DD3C58B7658771AC12582AC002774FB/$file/Vorlage14_2744.pdf. Zugriff: 23.04.2019.

MacMillan DL, Siperstein GN, Gresham FM. (1996). A challenge to the viability of mild mental retardation as a diagnostic category. Exceptional Children. 1996;62:356-71.

MacPherson P, Chudley AE. Fetal Alcohol Spectrum Disorder (FASD): screening and estimating incidence in an adult correctional population. Presented at the 2nd International Conference on Fetal Alcohol Spectrum Disorder: Research, Policy, and Practice Around the World. Victoria BC; 2007.

Mäkelä K. Studies of the reliability and validity of the Addiction Severity Index. Addiction. 2004;99(4):398-10; discussion 411-8.

Malbin D. Trying differently rather than harder: fetal alcohol spectrum disorders. Portland: Perfect paperback; 2002.

Mansfield M. Accommodation the fetal alcohol spectrum disorders in the diagnostic and statistical manual of mental disorders (DSM V). J FAS Int. 2006;4:e23.

Martinez-Raga J, Marshall EJ, Keaney F, Ball D, Strang J. Unplanned versus planned discharges from in-patient alcohol detoxification: retrospective analysis of 470 first-episode admissions. Alcohol. 2002;37:277-81.

Mattson SN, Crocker N, Nguyen TT. Fetal alcohol spectrum disorders: neuropsychological and behavioral features. Neuropsychol. Rev. 2011;21(2):81-101.

Mattson SN, Goodman AM, Caine C, Delis DC, Riley EP. Executive functioning in children with heavy prenatal alcohol exposure. Alcohol Clin Exp Res. 1999;23(11):1808-15.

Mattson SN, Riley EP. Review of the neurobehavioral deficits in children with fetal alcohol syndrome or prenatal exposure to alcohol. Alcohol Clin Exp Res. 1998;22:279-94.

Mattson SN, Riley EP. Implicit and explicit memory functioning in children with heavy prenatal alcohol exposure. Journal of the International Neuropsychological Society. 1999;5:462-71.

Mattson SN, Riley EP. Parent ratings of behavior in children with heavy prenatal alcohol exposure and IQ-matched controls. Alcohol Clin Exp Res. 2000;24(2):226-31.

Mattson SN, Riley EP, Gramling LJ, Delis DC, Jones KL. Heavy prenatal alcohol exposure with or without physical features of fetal alcohol syndrome leads to IQ deficits. Journal of Pediatrics. 1997;131:718-21.

Mattson SN, Roebuck TM. Acquisition and retention of verbal and nonverbal information in children with heavy prenatal alcohol exposure. Alcohol Clin Exp Res. 2002;26:875-82.

Mattson SN, Roesch SC, Fagerlund A, et al. (2010). Towards a neurobehavioral profile of fetal alcohol spectrum disorders. [NIH Public Access. Author manuscript]. Alcohol Clin Exp Res. 2010;34(9):1640-50.

Mariasine J, Pei J, Poth C, Henneveld D, Rasmussen C. Adaptive functioning, social skills, mental health, and personal strengths among adolescents with prenatal alcohol exposure (PAE). International Journal of Psychological Studies. 2014;6(2):36-48.

May PA. A multiple-level, comprehensive approach to the prevention of fetal alcohol syndrome (FAS) and other alcohol-related birth defects (ARBD). International Journal of the Addictions. 1995;30:1549-602.

May PA, Fiorentino D, Gossage J, et al. Epidemiology of FASD in a province in Italy: Prevalence and characteristics of children in random sample schools. Alcohol Clin Exp Res. 2006;30(9):1562-75.

May PA, Gossage JP, Kalberg WO, et al. Prevalence and epidemiologic characteristics of FASD from various research methods with an emphasis on recent in-school studies. Developmental Disabilities Research Reviews. 2009;15(3):176-92.

May PA, Fiorentino D, Coriale G, et al. Prevalence of children with severe fetal alcohol spectrum disorders in communities near Rome, Italy: new estimated rates are higher than previous estimates. Int J Environ Res Public Health. 2011;8(6):2331-51.

McGee CL, Bjorkquist OA, Price JM, Mattson SN, Riley EP. Social information processing skills in children with histories of heavy prenatal alcohol exposure. Journal of Abnormal Child Psychology. 2009;37:817-83.

McGee CL, Bjorkquist OA, Riley EP, Mattson SN. Impaired language performance in young children with heavy prenatal alcohol exposure. Neurotoxicology and Teratology. 2000;31:71-5.

McGee CL, Fryer SL, Bjorkquist OA, Mattson SN, Riley EP. Deficits in social problem solving in adolescents with prenatal exposure to alcohol. American Journal of Drug and Alcohol Abuse. 2008;34:423-31.

McGee CL, Schonfeld AM, Roebuck-Spencer TM, Riley EP, Mattson SN. Children with heavy prenatal alcohol exposure demonstrate deficits on multiple measures of concept formation. Alcohol Clin Exp Res. 2008;32:1388-97.

McLachlan K, Roesch R, Viljoen JL, Douglas KS. Evaluating the psycholegal abilities of young offenders with fetal alcohol spectrum disorder. Law and Human Behavior. 2014;38(1):10-22.

McLellan AT, Kushner H, Metzger D, et al. The fifth edition of the addiction severity index. Journal of Substance Abuse Treatment. 1992;9(3):199-213.

Mela M, Luther G. Fetal alcohol spectrum disorder: can diminished responsibility diminish criminal behaviour? International Journal of Law and Psychiatry. 2013;36(1):46-54.

Menzel-Begemann A. Handlungsorganisation und Tagesplanung (HOTAP). Testverfahren zur Erfassung der Planungsfähigkeit im Alltag. Göttingen: Hogrefe; 2010.

Miller WR. Motivational interviewing with problem drinkers. Behavioural Psychotherapy. 1983.11:147-72.

Miller WR, Rollnick S, editors. Motivational interviewing: preparing people to change addictive behavior. New York: Guilford Press; 1991.

Miller WR, Rollnick S. Motivational interviewing: preparing people for change. 2nd ed. New York: The Guilford Press; 2002.

Miller WR, Rollnick S. Motivierende Gesprächsführung. Ein Konzept zur Beratung von Menschen mit Suchtproblemen. 2. Aufl. Freiburg im Breisgau: Lambertus; 2004.

Miyake A, Friedman NP, Emerson, MJ, et al. The unity and diversity of executive functions and their contributions to the complex „frontal lobe" tasks: a latent variable analysis. Cognitive Psychology. 2000;41:49-100.

Moore TE, Green M. Fetal alcohol spectrum disorder (FASD): a need for closer examination by the criminal justice system. Criminal Reports. 2004;19:99-108.

Nash K, Koren G, Rovet J. A differential approach for examining the behavioral phenotype of fetal alcohol spectrum disorders. Journal of Population Therapeutics and Clinical Pharmacology. 2011;18:e440-53.

Nash K, Rovet J, Greenbaum R, et al. Identifying the behavioural phenotype in fetal alcohol spectrum disorder: sensitivity, specificity and screening potential. Archives of Women's Mental Health. 2006;9:181-6.

Nash K, Stevens S, Rovet J, et al. Towards identifying a characteristic neuropsychological profile for fetal alcohol spectrum disorders. Journal of Population Therapeutics and Clinical Pharmacology. 2013;20:e44-52.

National Institute on Drug Abuse (NIDA). DrugFacts: treatment statistics. National Institutes of Health, U. S. Department of Health and Human Services. 2011. http://www.drugabuse.gov/publications/drugfacts/treatment-statistics. Zugriff: 21.12.2014.

National Institute of Mental Health (NIMH). Results from the 2012 National Survey on Drug Use and Health: Mental Health Findings. 2012. http://www.nimh.nih.gov/health/statistics/prevalence/any-mental-illness-ami-among-adults.shtml. Zugriff: 21.12.2014.

Nohl H. Die pädagogische Bewegung in Deutschland und ihre Theorie. 10. Aufl. Frankfurt am Main: Klostermann; 1988.

Noland JS, Singer LT, Arendt RE, et al. Executive functioning in preschool-age children prenatally exposed to alcohol, cocaine, and marijuana. Alcohol Clin Exp Res. 2003;27:647-56.

Norman DA, Shallice T. Attention to action: willed and automatic control of behaviour. In: Davidson RJ, Schwartz GE, Shapiro D, editors. Consciousness and self-regulation: advances in research and theory. New York: Plenum Press; 1986.

O'Connor MJ, Shah B, Whaley S, et al. Psychiatric illness in a clinical sample of children with prenatal alcohol exposure. The American Journal of Drug and Alcohol Abuse. 2001;28(4):743-54.

O'Connor MJ, Frankel F, Paley B, et al. A controlled social skills training for children with fetal alcohol spectrum disorders. J Consult Clin Psych. 2006;74(4):639-48.

O'Connor MJ, Paley B. Psychiatric conditions associated with prenatal alcohol exposure. Developmental disabilities research reviews. 2009;15:225-34.

O'Connor MJ, Paley B. Behavioral interventions for children and adolescents with fetal alcohol spectrum disorders. Alcohol Res Health. 2011;34(1):64-75.

O'Connor MJ, Laugeson EA, Mogil C, et al. Translation of an evidence-based social skills intervention for children with prenatal alcohol exposure in a community mental health setting. Alcohol Clin Exp Res. 2012;36(1):141-52.

Ohlmeier MD, Peters K, Te Wildt BT, et al. Comorbidity of alcohol and substance dependence with attention-deficit/hyperactivity disorder (ADHD). Alcohol. 2008;43(3):300-4.

Olson HC, Feldman JJ, Streissguth AP, Sampson PD, Bookstein FL. Neuropsychological deficits in adolescents with fetal alcohol syndrome: clinical findings. Alcohol Clin Exp Res. 1998;22:1998-2012.

Olson HC, Ohlemiller MM, O'Connor MJ, et al. Advancing essential services and research on fetal alcohol spectrum disorders: a report of the National Task Force on fetal alcohol syndrome and fetal alcohol effect. Atlanta GA: Centers for Disease Control and Prevention; 2009.

O'Malley KD. ADHD and fetal alcohol spectrum disorders (FASD). New York: Nova Science Publishers; 2007. p. 10.

Ontario Neurotrauma Foundation, editor. Brain injury and substance abuse. The cross-training advantage. Ontario: ONF; 2001.

OVG Niedersachsen. Niedersächsisches Oberverwaltungsgericht. Beschluss vom 11.06.2008 - 4 ME 184/08. NDV RD 2009, 49.

Paditz E, Rißmann A, Götz D. Alkoholgeschädigte Kinder und pränatale Alkoholexposition: Wie oft? Dresden: kleanthes; 2012.

Paley B, O'Connor MJ. Intervention for individuals with fetal alcohol spectrum disorders: treatment approaches and case management. Dev Disabil Res Rev. 2009;15:258-67.

Passmore HM. Improving the management of young people with fetal alcohol spectrum disorder (FASD) in detention – FASD Hub. 2018. https://www.fasdhub.org.au/research-and-publications/research-projects/management-youth-FASD-detention/. Zugriff: 01.10.2018.

Passmore HM, Mutch RC, Burns S, et al. Fetal alcohol spectrum disorder (FASD): knowledge, attitudes, experiences and practices of the Western Australian youth custodial workforce. International Journal of Law and Psychiatry. 2018;59:44-52.

Pattison EM. The concept of alcoholism as a syndrome. In: Pattison EM, editor. Selection of treatment for alcoholics. New Brunswick: Publications Division Rutgers Center of Alcohol Studies; 1982. p. 11-9.

Pattison EM, Kaufman E. The alcoholism syndrome: definitions and models. In: Pattison EM, Kaufman E, editors. Encyclopedic handbook of alcoholism. New York: Gardner Press; 1982. p. 3-30.

Peadon E, Rhys-Jones B, Bower C, Elliott JE. Systematic review of interventions for children with fetal alcohol spectrum disorders. BMC Pediatrics. 2009;9(35).

Pei J, Denys K, Hughes J, Rasmussen C. Mental health issues in fetal alcohol spectrum disorder. Journal of mental health. 2011;20(5).438-48.

Peterander F, Strasser E, Städler T, Kahabka T. Werdenfelser Testbatterie (WTB) zur Messung kognitiv-intellektueller Fähigkeiten bei Menschen mit Behinderung. Göttingen: Hogrefe; 2009.

Pfinder M, Feldmann R. Die pränatale Alkoholexposition und ihre lebensbegleitenden Folgen. Suchttherapie. 2011;12(3):109-14.

Popova S, Lange S, Shield K, et al. Comorbidity of fetal alcohol spectrum disorder. A systematic review and meta-analysis. The Lancet. 2016;387(10022):978-87.

Popova S, Stade B, Lange S, Bekmuradov D, Rehm R. Economic impact of fetal alcohol syndrome (FAS) and fetal alcohol spectrum disorders (FASD). A systematic literature review. Toronto: Center for Addiction and Mental Health CAMH; 2012.

Praetor Intermedia UG. Zugang zur Justiz. UN-Behindertenrechtskonvention. 2018. https://www.behindertenrechtskonvention.info/zugang-zur-justiz-3812/. Zugriff: 01.10.2018.

Price JM, Chamberlain P, Landsverk J, et al. Effects of a foster parent training intervention on placement changes of children in foster care. Child Maltreatment. 2008;13:64-75.

Prochaska JO, DiClemente CC. Toward a comprehensive model of change. In: Miller WR, Heather N, editors. Addictive behaviors: processes of change. New York: Plenum Press; 1986. p. 3-27.

Prochaska JO, DiClemente CC. Stages of change in the modification of problem behaviors. In: Hersen M, Eisler RM, Miller P, editors. Progress on behavior modification.Sycamore: Sycamore Press; 1992. p. 184-214.

Prouty G, Pörtner M, van Werde D. Prä-Therapie. 3. Aufl. Stuttgart: Klett-Cotta; 2011.

Public Health Agency of Canada. Congenital anomalies in Canada – a perinatal health report. 2002. http://publications.gc.ca/collections/Collection/H39-641-2002E.pdf. Zugriff: 05.01.2015.

Public Health Agency of Canada. Assessment and diagnosis of FASD among adults: a national and international systematic review. 2011. http://www.phac-aspc.gc.ca/hp-ps/dca-dea/prog-ini/fasd-etcaf/publications/ad-ed/index-eng.php. Zugriff: 05.01.2015.

Quattlebaum JL, O'Connor MJ. Higher functioning children with prenatal alcohol exposure: Is there a specific neurocognitive profile? Child Neuropsychology. 2013;19:561-78.

Rahn E. Dialektisch-behaviorale Therapie bei Menschen mit Intelligenzminderung. In: Schanze C, Hrsg. Psychiatrische Diagnostik und Therapie bei Menschen mit Intelligenzminderung. 2. Aufl. Stuttgart: Schattauer; 2014.

Raldiris TL, Bowers TG, Towsey C. Comparisons of intelligence and behavior in children with fetal alcohol spectrum disorder and ADHD. Journal of Attention Disorders. 2018;22:959-70.

Rangmar J, Hjern A, Vinnerljung B, et al. Psychosocial outcomes of fetal alcohol syndrome in adulthood. Pediatrics. 2015;135(1):e52-8.

Rasmussen C. Executive functioning and working memory in fetal alcohol spectrum disorder. Alcohol Clin Exp Res. 2005;29(8):1359-67.

Rasmussen C, Bisanz J. Executive functioning in children with fetal alcohol spectrum disorders: profiles and age-related differences. Child Neuropsychology. 2009;15:201-15.

Remschmidt H, Hrsg. Kinder- und Jugendpsychiatrie. Eine praktische Einführung. 3. Aufl. Stuttgart: Thieme; 2000.

Remschmidt H, Mattejat F. Integratives Denken und Handeln in der Kinder- und Jugendpsychiatrie. Forum der Kinder- und Jugendpsychiatrie. Supplement zu H.2, 13. „Wege zur seelischen Gesundheit – integrative Versorgung in der Kinder- und Jugendpsychiatrie und Psychotherapie." (Vorträge vom WHO-Symposium am 15.11.02 in Stuttgart). Wiesbaden: Forum Verlag; 2003.

Reynolds JN, Weinberg J, Clarren S, et al. Fetal alcohol spectrum disorders: gene-environment interactions, predictive biomarkers, and the relationship between structural alterations in the brain and functional outcomes. Pediatr Neurol. 2011;18(1):49-55.

Rich S. Shifting diagnostic paradigms for improved treatment and surveillance of fetal alcohol spectrum disorder in DSM-V. Child and Adolescent Psychiatry Society of Greater Washington Newsletter. 2012:4-7.

Riley EP. McGee CL. Fetal alcohol spectrum disorders: an overview with emphasis on changes in brain and behavior. Experimental Biology and Medicine. 2005;230(6):357-65.

Roebuck TM, Mattson SN, Riley EP. Behavioral and psychosocial profiles of alcohol-exposed children. Alcohol Clin Exp Res. 1999;23(6):1070-6.

Roosen-Runge G. Psychotherapie mit geistig behinderten Kindern und Jugendlichen. Kooperationsbedingungen und Vernetzungen zwischen Schule und Praxis im „Möllner Modell". In: Hennicke K, Klauß T, Hrsg. Problemverhalten von Schülern mit geistiger Behinderung. Marburg: Lebenshilfe-Verlag; 2013. S. 220-49.

Rothschild MA, Erdmann E, Parzeller M. Der Patient vor Gericht – Verhandlungs- und Vernehmungsfähigkeit. Deutsches Ärzteblatt. 2007;104(44):A-3029,B-2667,C-2586.

Rovert J, Nash K, Skocic J, et al. Self-regulation therapy induces neuroplastic changes in children with FASD. (Im Druck)

Royall DR, Lauterback EC, Cummings JL. Executive control function: a review of its promise and challenges for clinical research. Journal of Neuropsychiatry and Clinical Neuroscience. 2002:14;377-405.

Russell M. New assessment tools for drinking in pregnancy: T-ACE, TWEAK, and others. Alcohol Health Res World. 1994;18:55-61.

Sagorsky L, Skinner WJ. Using motivational interviewing with clients who have concurrent disorders. In: Skinner WJ, editor. Treating Concurrent disorders: a guide for counselors. Toronto: Centre for Addiction and Mental Health; 2005. p. 85-110.

Sanders AM. Alcohol and drug use after traumatic brain injury: Why not? (TBI Community News). Houston: Institute for Rehabilitation and Research. 2008. http://www.tbicommunity.org/resources/newsletter/Spring2008.pdf. Zugriff: 03.12.2014.

Sanders J. „A window of opportunity“: the proposed conclusion of fetal alcohol spectrum disorder in the DSM-5. Journal of Developmental Disabilities.12013;9(3):8-4.

Sanders JL, Breen REH, Netelenbos N. Comparing diagnostic classification of neurobehavioral disorder associated with prenatal alcohol exposure with the Canadian fetal alcohol spectrum disorder guidelines: a cohort study. CMAJ Open. 2017;5(1):E178-83.

Sarimski K, Steinhausen HC. Psychische Störungen bei geistiger Behinderung. Göttingen: Hogrefe; 2008.

Saß H, Wittchen HU, Zaudig M. Diagnostisches und statistisches Manual psychischer Störungen DSM-IV. Göttingen: Hogrefe; 1996.

Saß H, Wittchen HU, Zaudig M, Houben, I. Diagnostisches und statistisches Manual psychischer Störungen – Textrevision – DSM-IV-TR. Göttingen: Hogrefe; 2003.

Schäfer I, Krausz M, Hrsg. Trauma und Sucht – Konzepte, Diagnostik, Behandlung. Stuttgart: Klett-Cotta; 2006.

Schäfer I, Schulze-Thüsing J. Trauma und Sucht. In: Backmund M, Hrsg. Sucht-Therapie: Grundlagen, Klinik, Standards (XI–4) (IX–4). Heidelberg: Ecomed; 2009. S. 1-20.

Schäfer I, Stubenvoll M, Dilling A, Najavits L. Traumatisierungen bei Suchtkranken – eine Herausforderung für das deutsche Hilfesystem. In: Najavits L, Hrsg. Posttraumatische Belastungsstörung und Substanzmissbrauch – Das Therapieprogramm „Sicherheit finden“. Göttingen: Hogrefe; 2009. S. 15-8.

Schalock RL, Borthwick-Duffy SA, Bradley VJ, et al. Intellectual disability: definition, classification, and systems of supports. 11th ed. Washington DC: American Association on Intellectual and Developmental Disabilities (AAIDD), 2010.

Schanze C. Psychiatrische Diagnostik und Therapie bei Menschen mit Intelligenzminderung. Ein Arbeits- und Praxisbuch für Ärzte, Psychologen, Heilerziehungspfleger und -pädagogen. 2. Aufl. Stuttgart: Schattauer; 2014.

Scherbaum N. Die komorbide Nikotinabhängigkeit bei Alkohol- und Opiatabhängigkeit. In: Landschaftsverband Rheinland, Hrsg. Die Bedeutung der Suchtforschung für die Behandlung von Abhängigkeitserkrankungen. Dokumentation der gemeinsamen Fachtagung des Suchtforschungsverbundes NRW und der Koordinationsstelle Sucht des Landschaftsverbandes Rheinland am 2. Juli 2003. Köln: Landschaftsverband Rheinland; 2003.

Scheurich A, Brokate B. Neuropsychologie der Alkoholabhängigkeit. Göttingen: Hogrefe; 2009.

Schindler G. Recht auf Hilfe – Sozialleistungen und andere Ansprüche von Menschen mit FAS. In: Lepke K, Michalowski G, Feldmann R, Hrsg. FASD: Wenn Liebe allein nicht reicht. 1. Aufl. Schulz-Kirchner: Idstein; 2014. S. 113-8.

Schindler G. Jugendämter werden Rehabilitationsträger – in der Krise liegt die Chance?.In: Katzenstein H, Lohse K, Schindler G, Gila G, Schönecker L, Hrsg. Das Recht als Partner der Fachlichkeit in der Kinder- und Jugendhilfe. 2018a:339-50.

Schindler G. Inklusive Weiterentwicklung der Pflegekinderhilfe. Rechtsgutachten zur Vorbereitung einer Reform der Kinder- und Jugendhilfe. Expertise für das Dialogforum Pflegekinderhilfe. 2018b. https://www.dialogforum-pflegekinderhilfe.de/fileadmin/upLoads/projekte/Expertise_Rechtsgutachten_f%C3%BCr_eine_inklusive_Pflegekinderhilfe__2018__.pdf. Zugriff: 07.05.2019.

Schindler G. Teilhabe oder Pflege? Die Schnittstelle zwischen den Leistungen der Pflegeversicherung und der Eingliederungshilfe als Praxisherausforderung. Sozialrecht aktuell. 2018;22(4):137.

Schindler G. Fetale Alkoholspektrum-Störungen (FASD) in der sozialrechtlichen Praxis. Gutachten der Rechtsanwältin Gila Schindler vom 15. November 2011 im Auftrag der Bundesdrogenbeauftragten der Bundesregierung. 2011. https://www.drogenbeauftragte.de/fileadmin/dateien-dba/Drogenbeauftragte/2_Themen/2_Suchtstoffe_und_Abhaengigkeiten/2_Alkohol/Downloads/11-11-30_Rechtsgutachten_FASD.pdf. Zugriff: 07.05.2019.

Schindler G, Hoff-Emden H. Die Fetale Alkoholspektrum-Störung. Die wichtigsten Fragen der sozialrechtlichen Praxis. Gutachten im Auftrag der Bundesrepublik Berlin; 2011. http://www.drogenbeauftragte.de/fileadmin/dateien-dba/ DrogenundSucht/Alkohol/Downloads/FASD_online_Juni14.pdf. Zugriff: 10.12.2014.

Schonfeld AM, Mattson SN, Lang AR, Delis DC, Riley EP. Verbal and nonverbal fluency in children with heavy prenatal alcohol exposure. Journal of Studies on Alcohol and Drugs. 2001;62:239-46.

Schonfeld AM, Paley B, Frankel F, O'Connor MJ. Executive functioning predicts social skills following prenatal alcohol exposure. Child Neuropsychology. 2006;12:439-52.

Schrapper C. SGB VIII Reform. Grundsätzliche Anmerkungen zu veränderten Begriffen und zur Neuregelung der Hilfeplanung im Arbeitsentwurf vom 23.08.2016. Neue Praxis: Zeitschrift für Sozialarbeit, Sozialpädagogik und Sozialpolitik. 2016;46(5):485-90.

Schrepferman L, Snyder J. Coercion: the link between treatment mechanisms in behavioral parent training and risk reduction in child antisocial behavior. Behav Ther. 2002;33:339-59.

Schretlen DJ. Modified Wisconsin Card Sorting Test (M-WCST). Göttingen: Hogrefe; 2011.

Schubert M, Theunissen G. Alkoholkonsum von Menschen mit geistiger Behinderung. Vierteljahresschrift für Heilpädagogik und ihre Nachbargebiete (VHN). 2005;74:312-21.

Schubert M, Theunissen G. Alkoholismus und geistige Behinderung. In: Hennicke K, Hrsg. Psychologie und geistige Behinderung. Dokumentation der Fachtagung der DGSGB vom 29.09. bis 1.10.2005 in der Pädagogischen Hochschule Heidelberg (Bd. 12). Berlin: DGSGB; 2006.

Schuckit MA. A clinical model of genetic influences in alcohol dependence. J Stud Alcohol. 1994;55:5-17.

Schuckit MA, Smith TL. Assessing the risk for alcoholism among sons of alcoholics. J Stud Alcohol. 1997;58:141-5.

Schwarz C. Interventionen für Kinder mit fetalem Alkoholsyndrom (FAS): eine Literaturübersicht. 2012. http://fasd-netz.de/wp-content/uploads/2014/01/Pr%C3%A4sentation-Schwarz-Carla-BA-FAS-NN-20.11.13.pdf. Zugriff: 13.01.2015.

Schwoon DR. Motivation – Ein kritischer Begriff in der Behandlung Suchtkranker. In: Wienberg G, Hrsg. Die vergessene Mehrheit – Zur Realität der Versorgung alkohol- und medikamentenabhängiger Menschen. Bonn: Psychiatrie-Verlag; 1992.

Seidel M. Gesundheitsleistungen für Menschen mit geistiger und mehrfacher Behinderung in der Eingliederungshilfe und in der Krankenversorgung – Rahmenbedingungen und Schnittstellen. In: Hennicke K, Hrsg. Praxis der Psychotherapie bei erwachsenen Menschen mit geistiger Behinderung. Marburg: Lebenshilfe-Verlag; 2011. S. 126-47.

Senat von Berlin, Hrsg. Gesamtkonzept „Inklusive Schule" – Umsetzung der UN-Konvention über die Rechte von Menschen mit Behinderungen. Schlussbericht des Senats von Berlin BildWiss – II D – an das Abgeordnetenhaus Berlin. 2011. http://www.eltern-beraten-eltern.de/wp-content/uploads/2011/02/Konzept-inklusive-Schule.pdf. Zugriff: 13.02.2015.

Sennekamp W, Scharlau A. Evaluation eines Unterstützungsangebots für Menschen mit geistiger Behinderung und Suchtproblemen. Geistige Behinderung. 2008;47(2):148-58.

Shallice T. Specific impairments of planning. Philosophical Transactions of the Royal Society of London. Series B, Biological Sciences. 1982;298:199-209.

Shallice T. From neuropsychology to mental structure. Cambridge UK: Cambridge University Press; 1988.

Shallice T, Burgess P. The domain of supervisory processes and the temporal organization of behaviour. In: Roberts AC, Robbins TW, Weiskrantz L, editors. The prefrontal cortex. Oxford: Oxford University Press; 1998. S. 22-35.

Shaw P, Greenstein D, Lerch J, et al. Intellectual ability and cortical development in children and adolescents. Nature. 2006;440:676-9.

Shaywitz SE, Cohen DJ, Shaywitz BA. Behavior and learning difficulties in children of normal intelligence born to alcoholic mothers. Journal of Pediatrics. 1980;96:978-82.

Sher KJ, Grekin, E. The etiology of alcohol use disorders. University of Missouri-Columbia and the Midwest Alcoholism Research Center. 2013

Siedentopf JP, Nagel M, Büscher U, Dudenhausen JW. Alkohol konsumierende Schwangere in der Schwangerenberatung. Prospektive, anonymisierte Reihenuntersuchung zur Abschätzung der Prävalenz. Deutsches Ärzteblatt. 2004;101(39):A2623-6.

Slate JR. Discrepancies between IQ and index scores for a clinical sample of students: useful diagnostic indicators? Psychology in the Schools. 1995;12:103-8.

Sowell ER, Lu LH, O'Hare ED, et al. Medial temporal and frontal lobe activation abnormalities during verbal learning in children with fetal alcohol spectrum disorders. NeuroReport. 2007;18:635-9.

Sowell ER, Mattson SN, Kan E, et al. Abnormal cortical thickness and brain-behavior correlation patterns in individuals with heavy prenatal alcohol exposure. Cerebral Cortex. 2008;18:136-44.

Sowell ER, Thompson PM, Toga AW. Mapping changes in the human cortex throughout the span of life. Neuroscientist. 2004;10:372-92.

Sparrow J, Grant TM, Connor P, Whitney N. The value of the neuropsychological assessment for adults with fetal alcohol spectrum disorders: a case study. The International Journal of Alcohol and Drug Research. 2013;2(3):79-86.

Speck O. System Heilpädagogik. Eine ökologisch reflexive Grundlegung. 2. Aufl. München/Basel: Reinhardt; 1991.

Spohr HL. Das Fetale Alkoholsyndrom: Im Kindes- und Erwachsenenalter. Berlin: De Gruyter; 2014.

Spohr HL, Willms J, Steinhausen HC. Prenatal alcohol exposure and long-term developmental consequences. Lancet. 1993;3(11):907-10.

Spohr HL, Willms, Steinhausen HC. Fetal alcohol spectrum disorders in young adulthood. Journal of Pediatrics. 2007;150:175-9.

Spohr HL, Steinhausen HC. Fetale Alkoholspektrum-Störungen. Persistierende Folgen im Erwachsenenalter. Deutsches Ärzteblatt. 2008;105(41):693-8.

Stade B, Clark K, D'Agostino D. Fetal alcohol spectrum disorder and homelessness. Training manual. FAS at Street Level. 2004. http://www.motherisk.org/JFAS_documents/FAS_Street_Level.pdf. Zugriff: 02.02.2015.

Stade B, Ali A, Bennett D, et al. The burden of prenatal exposure to alcohol: revised measurement of cost. Can J Clin Pharmacol. 2009;16:e91-102.

Statistisches Bundesamt, Hrsg. Statistik der Sozialhilfe. Eingliederungshilfe für behinderte Menschen. 2010. https://www.destatis.de/DE/Publikationen/Thematisch/Soziales/Sozialhilfe/Eingliederungshilfe_Behinderte5221301107004.pdf?_blob=publicationFile. Zugriff: 14.12.2014.

Steinhausen HC. Psychopathology and cognitive functioning in children with fetal alcohol syndrome. In: Spohr HL, Steinhausen HC, editors. Alcohol, pregnancy and the developing child. (pp. 227–246). New York: Cambridge University Press; 1996.

Steinhausen HC, Willms J, Spohr HL. Long-term psychopathological and cognitive outcome of children with fetal alcohol syndrome. Journal of the American Academy of Child and Adolescent Psychiatry. 1993;32:990-4.

Storch M, Riedener A. Ich packs! Selbstmanagement für Jugendliche. Ein Trainingsmanual für die Arbeit mit dem Zürcher Ressourcen Modell. Bern: Huber; 2005.

Stratton K, Howe C, Battaglia F. Fetal alcohol syndrome: diagnosis, epidemiology, prevention, and treatment. Washington DC: National Academy Press; 1996.

Streissguth AP. Fetal alcohol syndrome: a guide for families and communities. 2. print. Baltimore: Brookes Publishing; 1997.

Streissguth AP. Offspring effects of prenatal alcohol exposure from birth to 25 years: the Seattle Prospective Longitudinal Study. Journal of Clinical Psychology in Medical Settings. 2007;14(2):81-101.

Streissguth AP, Aase JM, Clarren SK, et al. Fetal alcohol syndrome in adolescents and adults. Journal of the American Medical Association. 1991;265:1961-7.

Streissguth AP, Barr HM, Kogan J, Bookstein FL. Understanding the occurrence of secondary disabilities in clients with fetal alcohol syndrome (FAS) and fetal alcohol effects (FAE). Final report to the Centers for Disease Control and Prevention (CDC) (Tech. Rep. 96–06). Seattle: University of Washington, Fetal Alcohol and Drug Unit; 1996.

Streissguth AP, Bookstein FL, Barr HM, Press S, Sampson PD. A fetal alcohol behavioral scale. Alcohol Clin Exp Res. 1998;22(2):325-33.

Streissguth AP, Bookstein F, Barr H, et al. Risk factors for adverse life outcomes in fetal alcohol syndrome and fetal alcohol effects. Developmental and Behavioral Pediatrics. 2004;25(4):228-38.

Streissguth AP, Sampson PD, Barr HM. Neurobehavioral dose-response effects of prenatal alcohol exposure in humans from infancy to adulthood. Annals of the New York Academy of Sciences. 1989;562:145-58.

Streissguth AP, Sampson PD, Carmichael Olson H, et al. Maternal drinking during pregnancy and attention/memory performance in 14-year-old children: a longitudinal prospective study. Alcohol Clin Exp Res. 1994;18:202-18.

Strömland K, Chen Y, Norberg T, Wennerström K, Michael G. Reference values of facial features in Scandinavian children. measured with a range-camera technique. Scand J Plast Reconstr Hand Surg. 1999;33:59-65. http://www.ncbi.nlm.nih.gov/pubmed/10207966. Zugriff: 23.12.2014.

Stuss DT, Benson FD. The frontal lobes. New York: Raven Press; 1986.

Stuss DT, Alexander MP, Floden D, et al. Fractionation and localization of distinct frontal lobe processes: evidence from focal lesions in humans. In: Stuss DT, Knight RT, editors. Principles of frontal lobe function. New York: Oxford University Press; 2002.

Substance Abuse and Mental Health Services Administration (SAMHSA). Treatment Episode Data Set (TEDS) 2009. Discharges from substance abuse treatment services. 2012. http://www.samhsa.gov/data/2k12/TEDS2009N/TEDS09DWeb.pdf. Zugriff: 03.12.2014.

Substance Abuse and Mental Health Services Administration (SAMHSA). Addressing Fetal Alcohol Spectrum Disorders (FASD). Treatment Improvement Protocol (TIP) (Series 58). HHS Publication No. (SMA) 13–4803. 2014. http://store.samhsa.gov/product/TIP-58-Addressing-Fetal-Alcohol-Spectrum-Disorders-FASD-/SMA13-4803. Zugriff: 23.12.2014.

Substance Abuse and Mental Health Services Administration (SAMHSA) and Fetal Alcohol Spectrum Disorders Center for Excellence, Hrsg. Das gemeinsame Auftreten von Fetalen Alkoholspektrum-Störungen und psychischen Störungen (Komorbidität). 2014. http://www.ev-sonnenhof.de/dokumente/Komorbiditaet.pdf. Zugriff: 13.01.2015.

Tait CL, Mela M, Boothman G, Stoops MA. The lived experience of paroled offenders with fetal alcohol spectrum disorder and comorbid psychiatric disorder. Transcultural Psychiatry. 2017;54(1):107-24.

Tarullo AR, Gunnar MR. Child maltreatment and the developing HPA axis. Hormones and Behavior. 2006;50:e632-9.

Temple V, Shewfelt L, Tao L, Casati J, Klevnick L. Comparing daily living skills in adults with fetal alcohol spectrum disorder (FASD) to an IQ matched clinical sample. Journal of Population Therapeutics and Clinical Pharmacology. 2011;18:e397-402.

Thanh NX, Johnsson E, Moffatt J, Dennett L. Fetal alcohol spectrum disorder – poverty trap? J Popul Ther Clin Pharmacol. 2013;20(1):e63-6.

Theunissen G. Alkoholgefährdung und Suchtprobleme bei Menschen mit geistiger Behinderung. Überhöhter Alkoholkonsum, Alkoholgefährdungen und Alkoholismus als soziales Problem – eine Protokollnotiz zur Einführung in die Thematik. In: Wüllenweber E, Hrsg. Soziale Probleme von Menschen mit geistiger Behinderung. Stuttgart: Kohlhammer; 2004. S. 219-23.

Theunissen G, Schubert M. Alkohol und Sucht. In: Hennicke K, Hrsg. Psychologie und geistige Behinderung. Berlin: DGSGB; 2006.

Thomas SE, Kelly SJ, Mattson SN, Riley EP. Comparison of social abilities of children with fetal alcohol syndrome to those of children with similar IQ scores and normal controls. Alcohol Clin Exp Res. 1998;22:528-33.

Thorne JC, Coggins TE, Carmichael Olson H, Astley SJ. Exploring the utility of narrative analysis in diagnostic decision making: picture-bound reference, elaboration, and fetal alcohol spectrum disorders. Journal of Speech, Language, and Hearing Research. 2007;50:459-74.

Tretter F. Suchtmedizin kompakt: Suchtkrankheiten in Klinik und Praxis. Stuttgart: Schattauer; 2008.

Tretter F. Ist das Gehirn der Geist? Grundfragen der Neurophilosophie. Göttingen: Hogrefe; 2010.

Treit S, Lebel C, Baugh L, et al. Longitudinal MRI reveals altered trajectory of brain development during childhood and adolescence in fetal alcohol spectrum disorders. The Journal of Neuroscience. 2013;33:10098-109.

Umsetzungsbegleitung Bundesteilhabegesetz. Änderungen im Einzelnen. Was ändert sich durch das BTHG? 2019. https://umsetzungsbegleitung-bthg.de/gesetz/aenderungen-im-einzelnen/

United Nations Office on Drugs and Crime (UNODC). World Drug Report 2012. United Nations publications. Sales No. E.12.XI.1. http://www.unodc.org/documents/data-and-analysis/WDR2012/WDR_2012_web_small.pdf. Zugriff: 03.12.2014.

United Nations General Assembly Resolution (UNGAR). United Nations principles for the protection of persons with mental illness and for the improvement of mental health care. 1991. http://www.health.wa.gov.au/mhareview/reports/synthesis/15%20MHA%20Synthesis%20%20-%20Appendices%201.pdf. Zugriff: 23.12.2014.

Uphoff G, Kauz O, Schellong Y. Junge Menschen mit geistiger Behinderung am Übergang zum Erwachsenwerden – Bildungsprozesse und pädagogische Bemühungen. Zeitschrift für Inklusion [Internet]. 2010;4:1.

Van der Kolk BA. Entwicklungstrauma-Störung: Auf dem Weg zu einer sinnvollen Diagnostik für chronisch traumatisierte Kinder. Prax Kinderpsychol Kinderpsychiat. 2009;58:572-86.

Vaurio L, Riley EP, Mattson SN. Differences in executive functioning in children with heavy prenatal alcohol exposure or attention-deficit/hyperactivity disorder. Journal of the international neuropsychological society. 2008;14(01):119-29.

Vaurio L, Riley EP, Mattson SN. Neuropsychological comparison of children with heavy prenatal alcohol exposure and an IQ-matched comparison group. Journal of the international neuropsychological society. 2011;17(03):463-73.

VG Stuttgart. Verwaltungsgericht Stuttgart. Urteil vom 26.07.2011 - 7 K 4112/09. JAmt 2012, 406.

VGH Bayern (Bayrischer Verwaltungsgerichtshof). 2009. Beschluss vom 21.01.2009–12 CE 08.2731. JAmt 2009, 317.

Vorbohle C. Wenn Systeme und Beziehungen nicht mehr halten. Zur besonderen Problematik von Menschen mit geistiger Behinderung und Verhaltensauffälligkeiten oder psychischen Störungen. Unveröffentl. Diplomarbeit, Evangelische Fachhochschule RWL Bochum, Fachbereich Heilpädagogik; 2009.

Wacker E, Wetzler R, Frings S. Delphi-Studie zur Gesundheitsförderung und Gesundheitschancen von Kindern und Jugendlichen mit Behinderungen. [Materialien zum 13. Kinder-Jugendbericht der Bundesregierung]. 2009. http://www.fk-reha.tudortmund.de/ Soziologie/ cms/de/Lehrgebiet/ Publikationen/Publikationen_Frings.pdf. Zugriff: 23.12.2014.

Wagner J. Neuropsychologische Diagnostik. In: Spohr HL. Das Fetale Alkoholsyndrom im Kindes- und Erwachsenenalter. Berlin: De Gruyter; 2014.

Wagner J. Spät ist nie zu spät? Zu den Herausforderungen der FASD-Diagnostik im Erwachsenenalter. In: Feldmann R, Michalowski G, Lepke K, Hrsg. FASD: Wenn Liebe alleine nicht ausreicht. 1. Aufl. Idstein: Schulz-Kirchner; 2014. S. 61-74.

Wagner JC, Kruse B. Vorstellung der FASD-Ambulanz im Krankenhaus Königin Elisabeth Herzberge gGmbH (KEH). In: Michalowski G, Lepke K, Hrsg. FASD – unberechenbar?! 19. FASD-Fachtagung in Hamburg 29.–30.09.2017. Idstein: Schulz-Kirchner; 2003.

Waldschmidt A. Selbstbestimmung als behindertenpolitisches Paradigma – Perspektiven der Disability Studies. Aus Politik und Zeitgeschichte. 2003;8:13-20.

Walloch JE, Burger PH, Kornhuber J. Was wird aus Kindern mit fetalem Alkoholsyndrom (FAS)/ fetalen Alkoholspektrumstörungen (FASD) im Erwachsenenalter? Fortschr Neurol Psyc. 2012;80(6):320-6.

Ware AL, Crocker N, O'Brien JW, et al. Executive function predicts adaptive behavior in children with histories of heavy prenatal alcohol exposure and attention deficit/hyperactivity disorder. Alcohol Clin Exp Res. 2012;36:1431-41.

Watson SMR, Westby CE. Strategies for addressing the executive function impairments of students prenatally exposed to alcohol and other drugs. Communication Disorders Quarterly. 2003;24(4):194-204.

Wegscheider S. Es gibt doch eine Chance: Hoffnung und Heilung für die Alkoholiker-Familie. Wildberg: Bögner-Kaufmann; 1988.

Weinberger J, Dolan M, Dolan-Templeton L. Returning to work after brain injury: a strategy guide for job coaches. New Jersey: Brain Injury Association of New Jersey, North Brunswick; 2009.

Weiß H. Kinder in Armut als Herausforderung für eine inklusive Perspektive. Zeitschrift für Inklusion. 2010. http://www.inklusion-online.net/index.php/inklusion-online/ article/view/114/114. Zugriff: 15.05.2012.

Wells AM, Chasnoff IJ, Schmidt CA, Telford E, Schwartz LD. Neurocognitive habilitation therapy for children with fetal alcohol spectrum disorders: an adaption of the alert program. Am J Occup Ther. 2012;66(1):24-34.

Weltgesundheitsorganisation (WHO), Hrsg. Internationale Klassifikation der Funktionsfähigkeit, Behinderung und Gesundheit (ICF). Köln: Deutsches Institut für Medizinische Dokumentation und Information (DIMDI); 2005. http://www.dimdi.de/static/de/klassi/icf/. Zugriff: 23.12.2014.

Weltgesundheitsorganisation (WHO). Taschenführer zur ICD-10-Klassifikation psychischer Störungen. 5. Aufl. Göttingen: Huber; 2011.

West DD, Niemeier J. Memory matters: strategies for managing everyday memory problems. Richmond: Virginia Commonwealth University, National Resource Center for Traumatic Brain Injury; 2005.

Whaley SE, O'Connor MJ, Gunderson B. Comparison of the adaptive functioning of children prenatally exposed to alcohol to a nonexposed clinical sample. Alcohol Clin Exp Res. 2001;25:1018-24.

Wienberg G, Drießen M, Hrsg. Auf dem Weg zur vergessenen Mehrheit. Innovative Konzepte für die Versorgung von Menschen mit Alkoholproblemen. Bonn: Psychiatrie-Verlag; 1992.

Wiesner R. § 35a Eingliederungshilfe für seelisch behinderte Kinder und Jugendliche. In: Wiesner R, Hrsg. SGB VIII. Kinder- und Jugendhilfe, Kommentar. 5. Aufl. 2015;606-70.

Wilens TE, Biederman J, Mick E, Faraone SV, Spencer T. Attention deficit hyperactivity disorder (ADHD) is associated with early onset substance use disorders. J Nerv Ment Dis. 1997;85:475-82.

Williams MS, Shellenberger S. Wie läuft eigentlich dein Motor? Theorie und Praxis der Selbstregulierung für Menschen mit ADS/HKS – Das „Alert Program". Dortmund: Verlag modernes Lernen; 2001.

Wohlfahrt N. Inklusion: sozialpolitische Realitäten in den Blick nehmen! Teilhabe. 2014;4:146-7.

Wocken H. Über Widersacher der Inklusion und ihre Gegenreden. Aus Politik und Zeitgeschichte. 2010;23:25-31.

Wolf B. Geistige Behinderung, psychische Erkrankungen und Sucht – wenn alles zusammen kommt. 2014. http://www.berlin.de/imperia/md/content/bapankow/ga/sekretariat/wolf_geistige_behinderung_und psychische erkrankung_und_sucht.pdf. Zugriff: 03.12.2014.

World Health Organization (WHO), Hrsg. ICF – Internationale Klassifikation der Funktionsfähigkeit, Behinderung und Gesundheit. Köln: Deutsches Institut für Medizinische Dokumentation und Information; 2004.

World Health Organization (WHO), editor. Gender, health, and alcohol use. 2005. http://www.who.int/gender/documents/Alcoholfinal.pdf. Zugriff: 12.12.2014.

Wüllenweber E, Theunissen G, Hrsg. Handbuch Krisenintervention. Hilfen für Menschen mit geistiger Behinderung, Theorie, Praxis, Vernetzung. Stuttgart: Kohlhammer; 2001.

Wüllenweber E, Theunissen G, Hrsg. Handbuch Krisenintervention Band II. Hilfen für Menschen mit geistiger Behinderung. Praxiskonzepte. Stuttgart: Kohlhammer; 2004.

Wunder M. Psychotherapie für Menschen mit geistiger Behinderung – Ist dies eine Selbstverständlichkeit? In: Hennicke K, Hrsg. Praxis der Psychotherapie bei erwachsenen Menschen mit geistiger Behinderung. Marburg: Lebenshilfe-Verlag; 2011. S. 23-40.

Yates WR, Cadoret RJ, Troughton EP, Stewart M, Giunta TS. Effect of fetal alcohol exposure on adult symptoms of nicotine, alcohol, and drug dependence. Alcohol Clin Exp Res. 2006;*22*(4):914-92.

Stichwortverzeichnis

Symbole

2-Milieu-Prinzip 61
4-Digit Code 96
§ 35a SGB VIII 34

A

Abbruch
– einggeplant 214
Abbruchquote 137, 178
Abbruchrisiko 204
Abhängigkeitsstörungen 156
Ablehnung durch Gleichaltrige 127
Ablehnungstraining 243
Achtsamkeitsübung 225
adaptive Fähigkeiten 116
adaptive Funktionen 127, 130
adaptive Funktionsniveaus 118
ADHD 136
Affektregulation 101
– kanadische Leitlinie 97
Aggressionsformen 45
Akzeptanz 59
Alert© Programm 180, 240
Alkoholanamnese 86
– gesicherte 96
alkoholbedingte entwicklungsneurologischen Störung (ARND) 81
alkoholbedingte Geburtsdefekte (ARBD) 81
Alkohol-Embryopathie 108
Alkoholexposition
– Gewichtung der Wahrscheinlichkeit 100
Alkoholkonsum
– mütterlicher 79, 150, 153
– riskanter 76
Alkohol-Präventionsprogramm
– Step Up 179
Alltagsanforderungen 100
Alltagsbewältigung 126
Alltagseinschränkungen 114
Alltagsverhalten 150, 153
Angststörungen 104, 105
Annäherungsbereitschaft 215
Annäherungspriming 242
Annäherungs-Vermeidungskonflikt 238
Annäherungsziele 195
Anpassungsfähigkeit 119, 124, 125, 127
– gesamte Lebensdauer 125
– konzeptionell, sozial und praktisch 125
– Lernen, Gedächtnis und Kommunikation 125
– Vergleichbarkeit mit einer Person mit einem niedrigeren IQ-Wert 119
Anpassungsverhalten 101, 122
Anwalt 48, 51
– Umgang mit FASD-Klienten 51
Äquivalenz der intellektuellen Beeinträchtigung (ID) 115, 119, 131
Arbeitsdiagnose 86, 113, 114
Arbeitsgedächtnis 125
Asante-Screening-Programm 136
Asperger-Syndrom 106
Assistenz 57, 211
Auffälligkeiten
– des Gesichts 77
– funktionelle, des zentralen Nervensystems 78
Aufmerksamkeit 94
Aufmerksamkeitsdefizit 105
aufsuchende Arbeit 175
ausgehalten 56
Außenlenkung 91
Autismus-Spektrum-Störungen 106

B

Bedarfserkennung 30
Bedarfsermittlung 32
– transparente 37
Bedarfsermittlungsinstrument 41
Bedürfnisbefriedigung
– fehlende 214
Beeinträchtigung
– adaptiver Funktionen 111
– Affekt- oder Verhaltensregulation 110
– Äquivalenz der intelektuellen 119
– Aufmerksamkeitsdefizit 110
– der alltäglichen Lebensführung 111
– der globalen intellektuellen Leistungsfähigkeit 110
– der Impulskontrolle 111
– der Selbstregulation 110
– der sozialen Kommunikation und Interaktion 111
– des visuell-räumlichen Denkens 110

– exekutiver Funktionen 110, 122
– Kommunikationsdefizit 111
– mit zunehmendem Alter 91
– motorischer Fertigkeiten 111
Begleitbehandlung der Bezugspersonen 180
Begleitung 57
Begutachtung 36
Behandlungsempfehlungen 143
Behandlungsmodifikationen 54, 55
Behandlungsplanung 135
Behindertenhilfe
– ohne Anspruch auf 116
Behinderungsbild 36
Belastbarkeit 226
Beratung 102
Beschäftigung 150, 153
Betreuung 87
– hoch-protektive 104
Betreuungskulturen 175
Betreuungspersonen
– Co-Therapeutinnen 193
Bevölkerungsdurchschnitt 117
Beziehungsarbeit 53
Beziehungsqualitäten 175
Bezugspersonen 206
– Co-Therapeuten 207
Bindungsstörungen 105
Binge drinking 76
biographische Besonderheiten 100
Biographisches-Screening-Interview 146
bipolare Störungen 104
BSI-FASD 146, 148, 150, 154

C

Clearingprozess 205
– individualisiert 205
– personenzentriert 205

D

Deeskalationsmanagement 62
Demenz 88
Depression 104
Diagnose
– falsch-negative 118
Diagnosekriterien des DSM-5 127
Diagnosesysteme 108
Diagnostik
– klassifikatorische 206
Dialektisch-Behaviorale Therapie 240
Differenzialdiagnose 82
Doppelleistungen 39
Drogenmissbrauch 135
DSM 108
DSM-5 109, 110, 118
Dysmorphien
– bei Erwachsenen 98

E

Eindruck
– klinischer 101
eingeschränkte Testfähigkeit 101
Einkommen 150, 153
Eltern 73
Eltern-Kind-Unterstützungsprogramm (Parent-Child Assistance Program, PCAP) 138
Emotionsmanagement 196
Emotionsregulation 181, 212, 234, 240, 241
– schulübergreifende Hinweise 195
Empfehlungen der BAR 29
Entstehung einer Suchtstörung
– Stresserlebnis 234
entwicklungsfreundliches Milieu 60
Entwicklungsstörung
– neurologische 130, 134
epidemiologische Studien 115
Erfolg der Teilhabeleistungen 42
Erkrankungsraten
– überdurchschnittliche 88
Erregungsmuster
– neuronales 215
Erregungssenkung 215
Erscheinungsbild
– Überschneidungen 105
exekutive Dysfunktionen 120
exekutive Funktionen 46, 51, 92, 94, 121, 123, 128, 131
– Initiierung 121
– kognitive Prozesse 121
– kognitiver Verarbeitungsprozess 122
– komplexe Aufgaben regulieren 121
– kontextabhängiges Konstrukt 121
– Planung 121
– Regulierung 121
– Sequenzierung 121
– strukturierte Situationen 123
Exposition
– minimale 110

F

Fachdiensten 102
Fachkompetenz 36
Fallabgabe 31
Familien
– suchtbelastete 229
FASD-Screening 178
FASD-Verhaltensphänotyp 137
faziale Auffälligkeiten 83
Fehlanpassungen des Verhaltens 120
Fehlbehandlungen 106
Fehldiagnosen 105
– häufige 105
Fetale Pathologie 82
Fetales Alkoholsyndrom 76
Flexibilisierung
– Hinweise 223
Flynn-Effekt 118
Förderung 27
Fremdeinschätzung 210
Frontallappenläsionen 129
Funktionsbeeinträchtigungen 82, 103
– der internationalen Klassifikation 103
Funktionsdiagnostik
– ausreichende 63
Funktionsfähigkeit 36
Funktionsprofil 188

G

Gedächtnis 93
Gedächtnisprobleme 182
Gedächtnisstörungen 110
geistige Behinderung 130, 131, 132
– alltägliche Lebensführung bei FASD 128
– biologisch bedingter Zusammenbruch der exekutiven Funktionen in Kontexten situativer Komplexität 124
– exekutive Funktionen 122
– mit normalem IQ und FASD ähnlichen Funktionsniveaus 125
– unabhängig vom IQ 125
Gemeinsamkeiten
– biographische 67
genetisch bedingte Erkrankungen 83
Gesamt-IQ 117
Gesamtplan 27, 28
gesetzliche Betreuung 73
Gestalt 82
gestörte intrauterine Versorgung 83
Gesundheitskurs 187
– Präventionsleistungsgesetz 207
Gewalterlebnis 232
globale Intelligenzminderung 101
Gruppenerfahrung
– positive 207
Gruppenfähigkeit
– eingeschränkte 193
– herabgesetzte 216
Gutachten 37, 102

H

Handy 69
Happy-Chair 218
Haupttäter 47
High-Functioning FASD 187
Hilfebedarf 204
Hilfekultur 88
– Suchthilfe 174
hirnorganische Beeinträchtigungen 86, 130
hirnorganische Schädigungen 121
Hyperaktivitätsstörung (ADHS) 105

I

ICD-10 108
ICD-11 108
– Releaseversion 109
ICF 33, 88, 103
– basierte Instrumente 33
Informationsverarbeitung
– auf höherer Ebene 123
– rechtliche Konsequenzen 124
– Teilbereich exekutiver Funktionen 124
inklusive Lösung 22
Instrumente 33
Instrumente der Bedarfsermittlung 27
– ICF-Basierung 31
intellektuelle Funktionen 118
Intelligenz 92
Intelligenzprofil
– Diskrepanzen 101
Internationale Klassifikation der Funktionsfähigkeit, Behinderung und Gesundheit 31
Interventionsdiagnostik 201
– Einbezug 206
Interventionseinrichtung 157
Interventionsniveau 188
Interventionsschwerpunkt 202

IQ-Durchschnitt
- Defizite der exekutiven Funktionen 124
- Grenzbereich 121
IQ-Gesamtwert
- Hindernis für den Zugang zu Hilfesystemen 120
IQ-Grenzwert
- willkürlicher 120

J

Jugendhilfe 172
Jugendstrafvollzug 136
Justizvollzugsanstalten 116
- Prävalenzraten 116

K

kanadische Leitlinie 96
Kennenlernübung 224
Kinderwunsch 232
Kleinstgruppenerfahrung
- positive 196
Kliniken
- forensisch-psychiatrische 53, 54
klinische Beurteilung 130
Kodierungsmöglichkeit
- eingeschränkte 106
Kommunikationsfähigkeit 125
- Defizite im verbalen und nonverbalen Enkodieren 125
- verbales Arbeitsgedächtnis 125
Kommunikationsverhalten 198
komorbide Störungen 104
- ADHS 174
Kompetenzen
- psycholegale 48
Kompetenzprobleme
- soziale 46
komplexe Verarbeitung 122
- ablenkende Umgebung 123
- fehlende Struktur 123
- interne Zustandsfaktoren 123
- konkurrierende soziale Reize 123
- Mehrdeutigkeit von Aufgaben 123
- soziale Erwünschtheit 123
- Unberechenbarkeit 123
Komplexität 124
Konfabulation 86
konfrontative Techniken
- Verzicht 217
Konsequenzen 174
Kontaktzeiten
- feste 68
Krankheitseinsicht 201

L

Langzeitstudie 98
Lebenserwartung 88
Lebenszeitrisiko
- bei Menschen mit ADHS 173
Leistungsidentität 39, 40
- optische 39
Leistungsträger 35
Leistungsvorrang 34
Lernschwierigkeiten 110
Lidspaltenvermessung 98
Life History Screen (LHS) 146
Life-History-Screen (LHS) 133

M

Manual Psychischer Störungen (DSM) 108
Medikation 106
Medizinisches Zentrum für Erwachsene Menschen mit Behinderung (MZEB) 50
Mentale Retardierung 117
Metaanalyse 104
Mikrozephalie 84
modifizierte Strategien 145
Motivational Interviewing 175
motivierende Gesprächsführung 144
multidisziplinäre Diagnostik 128
Mutter
- leibliche 90

N

Nachsorge
- forensische 54
ND-AE 96
Nebenwelten 66
Negativerfahrungen
- neuronal verfestigte 196
Neigung zu Konfabulationen 52
Neurobehavioral Disorder associated with Prenatal Alcohol Exposure, ND-PAE 109
Neurobehavioral Screening Test (NST) 135
Neuroimaging 129
neurokognitives Profil 122
neuronale Schaltkreise 122

Neuropsychologische Funktions- und Verhaltensstörung 96
– bei pränataler Alkoholexposition 96
Notfallkoffer 241

O
oppositionelles Verhalten 105

P
Paarberatung 71
Personalfluktuation 72
personenorientiert 56
persönliche Dienstleistung 21
Persönlichkeitsstörung
– emotional-instabile 105
Pflege 42
Pflegebedarf 39, 40
Pflegebedürftigkeit 22, 38
Pflegedienste 42
Pflegeeltern 41
Pflegegrad 38
Pflegeleistung 39
Pflegeversicherung 22, 38
Photosoftware 98
physiologische Programmierung 172
positive Verstärker 144
posttraumatische Belastungsstörung 106
präfrontaler Kortex 122
pränatale Alkoholexposition (PAE) 137
pränatale Wachstumsstörungen 82
„prä-"therapeutische Funktionen 205
Prä-Therapie 196
Prävalenz 76, 116
– Unterschätzung der 117
Prävalenzrate 116
Präventionsprogramm
– DIDAK© 183
Praxis der Eingliederungshilfe 43
Profile
– Auswertung der neuropsychologischen 201
Prozessdiagnostik 113
psychiatrische Komorbidität 53
psychische Beeinträchtigung
– rechtlich bedeutsam 47
psychische Gesundheit 150, 153
psychische Störungen 97
– Risikofaktoren 181
Psychoedukation 187
psychotische Symptome 104

R
räumlich-visuelle Wahrnehmung 93
Reaktionshemmung 129
recall bias 157
Reframing 224
Regeln der fachlichen Kunst 29
Resozialisierung 52
Ressourcenkarte 210
Ressourcenpool 241
Richter 52
riskanter Konsum
– Abstinenz 246
– Punktabstinenz 246
– Reduktion 246
ROC-Analyse 154
Rollenbeispiele 231

S
Schädel-Hirn-Trauma 106
Schlafprobleme 102
Schulabbruch 104
schulischer Werdegang 150, 153
Schulleistungstestbatterien 125
Schweregrad 87, 187, 226
Screening 146, 148, 151, 154
– individualisieren 135
– Interview 156
Screening-Verfahren 135
– Eigenanamnese 137
sekundäre Störungen 87, 104
Selbsthilfegruppe 67
Selbstregulation 180
Selbstregulierung 127
selbstständiges Leben 128
Selbstwertgefühl
– positives 61
Sensitivität 154
Sexualpädagogische Begleitung 71
soziale Erwünschtheit 157
soziale Fähigkeiten 101
Soziale Kompetenz 127
Sozialverhalten 126
– am meisten betroffene adaptive Domäne 126
– Distanzlosigkeit 126
– Einschränkungen in der Impulskontrolle 126
– Empathie und moralische Entwicklung 127
– Gefahr komorbider Störungen 127
– mangelndes Risikobewusstsein 126
– Naivität 127

– Nichtverstehen sozialer oder sexueller Grenzen 127
– niedriges Selbstwertgefühl 127
– Schwierigkeiten beim Deuten sozialer Hinweise 127
– Schwierigkeiten, die Perspektiven anderer zu verstehen 126
– sozial isoliert 127
– verbale und nonverbale Flexibilität 127
Spektrumstörung
– geistige Behinderung 30
– seelische Behinderung 30
Spezifität 154
Sprache
– einfache 217
Stadien der Verhaltensänderung 212
stationäre Leistung 42
Statische Enzephalopathie 96
Steuerungsverantwortung 28
Stigmatisierung 34
Störung
– der neuronalen und mentalen Entwicklung 130
– der neuronalen und mentalen Entwicklung bei pränataler Alkoholexposition 109
– des Sexualverhaltens 104
– des Sozialverhaltens 128
– des Sozialverhaltens bei FASD mit zunehmendem Alter 129
– ganzheitlich hirnorganisch basierte 119
– komorbide 104
Straffälligkeit 45, 49
Straftäter 45
Strafverfahren 47, 48
– Handlungsrichtlinien 49
– psychiatrisches Gutachten 50
Stresslevel
– neuroendokriner 97
Stressmanagement
– verbessertes 234
Stressreaktionen
– einschätzen 220
Stressregulationssystem 194, 214
Stress- und Belohnungssystem 172
Struktur 64
Substanzgebrauch 150, 153, 155, 157
Substanzmissbrauch
– als Ausdruck vermeintlich selbstbestimmten Handelns 169
– ausgedünnte Betreuungsformen 170
– erhöhte Risiken 179
– Normalisierung 170
– Risikofaktoren 170
– von Menschen mit Behinderung 169
Suchmittelkonsum
– sachlich aufklären 220
Suchtbehandlung für Menschen mit FASD
– ambulante Behandlungen 177
– stationäre Angebote 177
Suchthilfe 137
Suchtmittelabhängigkeit 134
Suchtstörung 104
Suchttherapie
– eingeschränktes Erfahrungslernen 143
Suggestibilität 86, 171, 243
Suizid 104
Symptomschwere 96

T

Team
– multiprofessionelles 100
Teilhabe 36, 39
– Anspruch 24
– erforderliche und geeignete Leistungen 24
– Leistung 24
– selbstwirksame 74
Teilhabeansprüche 40
Teilhabebedarf 35
– Feststellung 37
– Feststellung von 31
Teilhabebeeinträchtigung 34, 35, 38, 87, 114
Teilhabeförderung 220
Teilhabeplanung 28
Teilhabestörung 103
Teilleistungsstärken 202
Testbatterien
– begrenzte Greifbarkeit 131
Testdiagnostik 91
Testprofile
– ausgeprägte Inhomogenität 121
Testsituation
– hochstrukturierte 91
Token-Systeme 144
toxische Effekte in der Schwangerschaft 83
Träger der Eingliederungshilfe 25
– Kommunen 26
Transparenz 43

Transparenzgebot 37
Transtheoretisches Modell 207
– Verhaltensänderung 207
Trauer
– pathologische 224

U

UN-Behindertenrechtskonvention 21, 49
Unterdiagnostik 85, 194
– chronische 85
– intellektuelle Beeinträchtigung 118
Unterformen
– unsichtbar 87
Unterstützung 57
– von außen 57

V

Veränderungsängstlichkeit 177
Veränderungsmotivation 195, 202
– Besonderheiten 184
– eingeschränkte Planungsfähigkeit 195
– fremdbestimmte 184
– Leidensdruck durch Konsequenzen 195
– Umweltabhängigkeit 195
Verarbeitungsgeschwindigkeit 93
verbale Fähigkeiten 197
Verhalten
– gesundheitsförderndes 232
Verhaltensauffälligkeiten 101
– Spektrum von 197
Verhaltensbesonderheiten 210
Verhaltensphänotyp 86
Verhaltensstörung 109, 127
– aufgrund pränataler Schädigung durch Alkohol VS-PAE 109
– ODD/CD 136
Verhaltenstypen 86, 177
Verhandlungsfähigkeit
– beschränkte 48
Verhör 47
Vermeidungsschemata
– stabile 214
Vermeidungsziele 194
Versorgung
– suchttherapeutische 178
Verzögerung der Hirnreifung 129
Vielredner
– Sprechzeiten 224
Vordiagnostik 193, 210
Vorstrafen 150, 153, 155, 157
VS-PAE 132
– Gleichsetzbarkeit mit geistiger Behinderung 132

W

Wachstumsauffälligkeiten 76
Wahrnehmung 93
Wechselwirkungen 33
Weiterentwicklung fachlicher Qualität 44
wesentliche Behinderung 21
Wirksamkeit
– frühzeitiger Interventionen 104
Wohnsituation 150, 153

Z

Zeitwahrnehmung 224
Zielhierarchie 207
ZNS-Auffälligkeit 84
– funktionelle 84, 92
– psychische Störungen 84
– spezielle Verhaltensauffälligkeiten 84
– strukturelle 79
ZNS- Beeinträchtigungen
– mittelgradige 96
Zuordnung
– Probleme der 88
Zürcher Ressourcen Modell® 241
Zuständigkeit 41
Zuständigkeitsbestimmung 25
Zuständigkeitswechsel 31

www.ingramcontent.com/pod-product-compliance
Lightning Source LLC
LaVergne TN
LVHW080807011026
849160LV00015B/1559
* 9 7 8 3 1 1 0 5 9 5 9 5 6 *